Ruth Ozeki

Die leise Last der Dinge

Roman

Aus dem amerikanischen Englisch
von Andrea von Struve und Petra Post

EISELE

Besuchen Sie uns im Internet:
www.eisele-verlag.de

MIX
Papier
FSC FSC® C083411

Die Originalausgabe »The Book of Form and Emptiness«
erschien 2021 bei Canongate Books Ltd, Edinburgh.

Taschenbuchausgabe
1. Auflage März 2024

Gesetzt aus Scala OT
Satz: Pinkuin Satz und Datentechnik, Berlin
Druck und Bindearbeiten: CPI books GmbH, Leck
ISBN 978-3-96161-176-8

Für meinen Vater,
dessen Stimme mich noch immer leitet

(Pro captu lectoris) habent sua fata libelli.
(Je nach Auffassungsgabe des Lesers)
haben Bücher ihre Schicksale

WALTER BENJAMIN, *ICH PACKE MEINE BIBLIOTHEK AUS*

AM ANFANG

Ein Buch muss irgendwo beginnen. Ein tapferer Buchstabe muss sich freiwillig melden und vorangehen, sich in die Schusslinie begeben, voller Zuversicht, damit ein Wort Mut fasst und ihm nachfolgt, einen Satz im Schlepptau. Und so formieren sich die Sätze nach und nach zu einem Absatz, und das Buch macht sich auf den Weg, findet seine Stimme und erweckt sich selbst zum Leben.

Ein Buch muss irgendwo beginnen, und dieses beginnt hier.

EIN JUNGE

Pssst ... Hört mir zu!

Das ist mein Buch, und es spricht mit euch. Könnt ihr es hören?

Falls nicht, dann ist das auch in Ordnung. Ihr könnt nichts dafür. Dinge sprechen die ganze Zeit, aber wenn eure Ohren nicht darin geübt sind, müsst ihr erst noch lernen, ihnen zuzuhören.

Ihr könnt damit beginnen, indem ihr eure Augen benutzt, denn das ist einfach. Betrachtet die Dinge, die euch umgeben. Was seht ihr? Ein Buch, das ist offensichtlich, und offensichtlich spricht es mit euch. Also versucht es mit etwas Anspruchsvollerem. Dem Stuhl, auf dem ihr sitzt. Dem Bleistift in eurer Tasche. Dem Schuh an eurem Fuß. Könnt ihr immer noch nichts hören? Dann kniet euch hin und legt den Kopf auf euren Stuhl oder zieht einen Schuh aus und haltet ihn euch ans Ohr – nein, wartet, wenn andere Leute in der Nähe sind, könnten sie euch für verrückt halten, also versucht es zuerst mit dem Stift. Bleistifte tragen Geschichten in sich, und ihr könnt sie euch gefahrlos anhören, solange ihr euch nicht die Spitze ins Ohr steckt. Haltet den Stift einfach an euren Kopf und lauscht. Könnt ihr das Holz flüstern hören? Den Geist der Kiefer? Das Gemurmel des Grafits?

Manchmal ist es mehr als eine Stimme. Manchmal dringt aus einem einzigen Gegenstand ein ganzer Chor von Stimmen, vor allem, wenn es ein menschengemachter Gegenstand ist, an dessen Entstehung viele verschiedene Menschen beteiligt waren, aber habt keine Angst. Ich glaube, alles hängt davon ab, wie es ihnen damals in Guangdong oder Laos, oder sonst wo, erging, ob sie in der Ausbeuterfabrik einen guten Tag hatten oder nicht, und wenn sie in dem Moment, als eine bestimmte Schnürsenkel-Öse auf dem Band an ihnen vorbeirollte und durch ihre Finger glitt, einen fröhlichen Gedanken hatten, dann wird dieser fröhliche Gedanke der Öse anhaften. Manchmal ist es weniger ein Gedanke als ein Gefühl. Ein angenehmes, warmes Gefühl, wie Liebe zum Beispiel. Sonnig und gelb. Aber wenn es ein Gefühl von Trauer ist oder von Wut, das in euren Sneaker eingeschnürt ist, dann nehmt euch in Acht, denn der Schuh könnte irgendeinen verrückten Scheiß anstellen, indem er euch zum Beispiel vor einen Nike-Laden lotst und euch dazu bringt, die Schaufensterscheibe mit einem Baseballschläger einzuschlagen, der aus wütendem Holz gemacht ist. Sollte das passieren, dann könnt ihr trotzdem nichts dafür. Entschuldigt euch einfach bei dem Fenster, sagt zum Glas, dass es euch leidtut, und egal, was ihr macht, versucht nicht, etwas zu erklären. Der Polizist, der euch festnimmt, schert sich nicht um die miesen Arbeitsbedingungen in der Baseballschläger-Fabrik. Die Kettensägen und die robuste Esche, aus der der Baseballschläger gemacht ist, sind ihm egal, also haltet lieber den Mund. Bleibt ruhig. Seid höflich. Und vergesst nicht zu atmen.

Es ist wirklich wichtig, sich nicht aufzuregen, sonst gewinnen die Stimmen die Oberhand und bemächtigen sich eures Verstands. Dinge sind bedürftig. Sie nehmen Raum ein. Wollen Aufmerksamkeit. Treiben euch in den Wahnsinn, wenn ihr es zulasst. Also, stellt euch einfach vor, dass ihr ein Fluglotse wärt – nein, halt, eher der Dirigent einer großen Blaskapelle, die den Jazzkram des ganzen Planeten im Repertoire hat, und ihr schwebt da draußen im Weltraum, über dem riesigen Müllberg, der sich Erde nennt, mit gegelten Haaren, einem schicken Anzug, den Taktstock hoch erhoben, umgeben von diesen ganzen gierigen Dingen, und einen kurzen, wunderbaren Moment lang verstummen alle Stimmen und warten darauf, dass ihr den Dirigentenstab schwingt.

Musik oder Wahnsinn. Das hängt ganz allein von euch ab.

TEIL EINS

ZU HAUSE

Jede Leidenschaft grenzt ja ans Chaos,
die sammlerische aber an das der Erinnerungen.

WALTER BENJAMIN, *ICH PACKE MEINE BIBLIOTHEK AUS*

DAS BUCH

1

Beginnen wir also mit den Stimmen.

Wann hat er sie zum ersten Mal gehört? Als er noch klein war? Benny war schon immer ein kleiner Junge, der sich nur langsam entwickelte, so als sträubten sich seine Zellen dagegen, sich zu vermehren und in der Welt Raum einzunehmen. Als er zwölf wurde, scheint er mehr oder weniger zu wachsen aufgehört zu haben, im selben Jahr, in dem sein Vater starb und seine Mutter anfing, Gewicht zuzulegen. Die Veränderung war unauffällig, aber es schien, als würde Benny im selben Maß schrumpfen, in dem seine Mutter zunahm, als würde sie sich den Kummer ihres kleinen Sohns mit einverleiben.

Ja. So war es wohl.

Vielleicht begannen die Stimmen also auch damals, kurz nachdem Kenny gestorben war? Er wurde bei einem Autounfall getötet – nein, eigentlich wurde er von einem Lastwagen überrollt. Kenny Oh war Jazz-Klarinettist, hieß aber in Wirklichkeit Kenji, also wollen wir ihn auch so nennen. Er spielte meistens Swing, Big-Band-Sachen, auf Hochzeiten und Bar Mitzwas und in angesagten Hipster-Clubs downtown, wo die Typen alle Bärte und Pork-Pie-Hüte trugen, karierte Hemden und mottenzerfressene Tweedjacken von der Heilsarmee. Nach einem seiner Gigs war er noch ausgegangen, um zu trinken oder sich was reinzupfeifen oder was er sonst so mit seinen Musikerfreunden machte – nur ein kleines bisschen Koks vielleicht, aber es muss wohl so viel gewesen sein, dass er, als er auf dem Heimweg stolperte und hinfiel, keine Notwendigkeit sah, gleich wieder aufzustehen. Er war nicht mehr weit von zu Hause entfernt, nur ein paar Meter noch bis zu dem klapprigen Tor, das zur Rückseite seines Hauses führte. Wenn er es geschafft hätte, ein Stück weiter zu kriechen, wäre ihm nichts passiert, aber stattdessen blieb er einfach auf dem Rücken liegen, im trüben Lichtkegel einer Straßenlaterne neben dem Müllcontainer vor dem Secondhandladen der Gospel Mission. Die langen kalten Wintertage neigten sich dem Ende zu, und in der Gasse hing der Frühlingsnebel. Er lag da, starrte hinauf ins Licht und in die winzigen Nebeltröpfchen, die glitzernd durch die Luft tanzten. Er war betrunken. Oder high. Oder beides. Das Licht war wunderschön. Er hatte sich am frühen Abend mit seiner Frau gestritten. Vielleicht tat ihm das jetzt leid. Vielleicht nahm er sich im Geiste vor, sich zu bessern. Wer weiß schon, was er in diesem Moment tat? Vielleicht schlief er auch ein. Hoffentlich. Jedenfalls hat er dort noch gelegen, als ungefähr eine Stunde später ein Lastwagen die Gasse entlangratterte.

Der Fahrer konnte nichts dafür. Die Gasse war voller Spurrillen und Schlaglöcher. Sie war mit halb ausgeleerten Müllbeuteln, Essensabfällen, vollgesogenen Kleiderbündeln und kaputten Haushaltsgeräten übersät, die die Mülltaucher zurückgelassen hatten. Im fahlen grauen Licht der nebligen Morgendämmerung konnte der Fahrer zwischen dem Abfall und dem schlanken Körper des Musikers, der mittlerweile von Krähen belagert war, nicht unterscheiden. Die Krähen waren Kenjis Freunde. Sie versuchten lediglich, ihm zu helfen, indem sie ihn warm und trocken hielten, aber jeder weiß, dass Krähen Abfall lieben. Ist es da ein Wunder, dass der Fahrer Kenji für einen Müllsack hielt? Der Fahrer hasste Krähen. Krähen brachten Unglück, und deshalb hielt er mit dem Laster direkt auf sie zu. Er hatte Kisten mit lebenden Hühnern für die chinesische Schlachterei am Ende der Gasse geladen. Er trat aufs Gaspedal und spürte, wie die Räder über den Körper hinwegrumpelten, während die Krähen direkt vor seiner Frontscheibe aufflogen und ihm die Sicht versperrten, sodass er die Kontrolle verlor und in die Laderampe der Eternal Happiness Printing Company Ltd. schlitterte. Der Lastwagen kippte um, und die Hühnerkisten flogen in hohem Bogen heraus.

Der Lärm von kreischenden Vögeln weckte Benny, dessen Zimmerfenster auf die Gasse hinausging. Er lag da und lauschte, dann schlug die Hintertür zu. Ein hoher, dünner Schrei stieg von der Gasse auf, entrollte sich wie ein Seil, schlängelte sich wie ein lebender Tentakel durch sein Fenster, packte ihn und zerrte ihn aus dem Bett. Er ging ans Fenster, zog die Vorhänge zur Seite und spähte auf die Straße hinunter. Der Himmel begann sich gerade aufzuhellen. Er konnte den umgekippten Lastwagen sehen, dessen Räder sich drehten. Die Luft war voller flatternder Flügel und fliegender Federn, obwohl die in Käfigen aufgezogenen Hühner gar nicht richtig fliegen konnten. Sie sahen nicht einmal wie richtige Vögel aus. Sie erinnerten ihn an die Tribbles aus Raumschiff Enterprise, wie sie da kopflos in eine dunkle Ecke flüchteten. Der dünne Schrei straffte sich wie eine Klaviersaite, lenkte Bennys Blick auf eine geisterhafte Gestalt, von einer Wolke aus transparentem Weiß umhüllt, die Quelle des Geräuschs, die Quelle seines Lebens: seine Mutter, Annabelle.

Sie stand im Nachthemd da, allein im Lichtkegel der Laterne. Um sie herum war alles in Bewegung, Federn stoben wie Schnee durch die Luft, aber sie stand vollkommen reglos da, wie eine versteinerte Prinzessin, dachte Benny. Sie blickte auf etwas, was vor ihr auf dem Boden lag, und plötzlich wusste er, dass das Etwas sein Vater war. Von seinem Fenster aus konnte er das Gesicht seines Vaters nicht sehen, aber er erkannte seine Beine, die angewinkelt waren und zuckten, so als würde Kenji tanzen, nur dass er jetzt auf der Seite auf dem Boden lag.

Seine Mutter machte einen Schritt auf ihn zu. »Neeein!«, schrie sie und fiel auf die Knie. Ihr üppiges goldenes Haar floss über ihre Schultern, fing das Licht der Laterne ein und umhüllte den Kopf ihres Mannes. Sie beugte sich vor, und während sie versuchte ihn aufzurichten, wimmerte sie: *»Nein, Kenji, nein, nein, bitte, es tut mir leid, ich hab's nicht so gemeint …«*

Ob er sie hören konnte? Hätte er in diesem Moment die Augen geöffnet, hätte er das schöne Gesicht seiner Frau gesehen, das über ihm schwebte wie ein bleicher Mond. Vielleicht tat er es ja. Er hätte die Krähen gesehen, die auf den Dächern und schaukelnden Stromleitungen saßen und ihn beobachteten. Und wenn er über die Schulter seiner Frau hinweggeblickt hätte, hätte er seinen Sohn gesehen, der ihn von seinem Fenster aus ebenfalls beobachtete. Er wird ihn wohl gesehen haben, denn nun beruhigten sich seine tanzenden Beine, hörten auf zu zucken und regten sich nicht mehr. Wenn in diesem Moment Annabelle Kenjis Mond war, dann war Benny sein Stern, und als er ihn hell funkelnd am blassen Morgenhimmel sah, bewegte Kenji leicht den Arm, hob die Hand und wackelte mit den Fingern.

Als hätte er mir zugewinkt, dachte Benny später. Als hätte er mir zum Abschied gewinkt.

Kenji starb auf dem Weg ins Krankenhaus. Die Beerdigung fand in der darauffolgenden Woche statt. Es war an Annabelle, die nötigen Vorkehrungen zu treffen, aber sie war nicht besonders gut darin, solche Dinge zu organisieren. Im Gegensatz zu Kenji war sie kein besonders kontaktfreudiger Mensch, und als Ehepaar hatten sie kaum Besuch gehabt oder Leute zu sich eingeladen. Sie hatte nur wenig Freunde, wenn überhaupt welche.

Der Bestatter stellte ihr viele Fragen über die Familie und den Glauben des Verstorbenen, die sie kaum beantworten konnte. Sie wusste nichts über etwaige Familienangehörige. Er war in Hiroshima zur Welt gekommen, und seine Eltern waren gestorben, als er noch ein Kind war. Seine Schwester, damals noch ein Säugling, hatte man in die Obhut von Tante und Onkel gegeben, während Kenji bei seinen Großeltern in Kyoto aufwuchs. Er sprach nur selten über seine Kindheit, erwähnte nur, dass seine Großeltern sehr traditionell und streng gewesen seien und er sich nicht gut mit ihnen verstanden habe; aber natürlich waren sie inzwischen auch tot. Vermutlich lebte seine Schwester noch, aber er hatte den Kontakt zu ihr verloren. Wenn Annabelle ihn in den ersten Jahren ihrer Ehe danach fragte, lächelte er nur, strich ihr über die Wange und sagte, dass sie die einzige Familie sei, die er brauche.

Was seinen Glauben anging, so wusste sie, dass seine Großeltern Buddhisten gewesen waren. Er hatte ihr einmal erzählt, dass er während seines Studiums eine Zeit lang in einem Zen-Kloster gelebt hatte. Sie erinnerte sich noch daran, wie er gelacht hatte. *Witzig, was? Ich, ein Mönch!* Und sie lachte damals auch, weil er ihr kein bisschen mönchisch erschien. Er sagte, er brauche keine Religion, denn er habe ja den Jazz. Der einzige religiöse Gegenstand, den er besaß, war eine hübsche Gebetskette, die er manchmal ums Handgelenk trug. Aber sie hatte ihn nie damit beten sehen. Angesichts seiner buddhistischen Wurzeln fand sie es nicht richtig, dass ein christlicher Geistlicher die Trauerfeier abhielt, und deshalb antwortete sie auf die Fragen des Bestatters: Nein, es gebe keine Familie, nein, er sei nicht religiös gewesen, und sie wünsche auch keine Trauerfeier. Der Bestatter wirkte enttäuscht.

»Und was ist mit Ihrer Familie?«, fragte er eilfertig, und als sie zögerte, fügte er hinzu: »In Zeiten wie diesen ist es gut, die Familie um sich …«

Eine schemenhafte Erinnerung blitzte in ihr auf. Sie dachte an den ausgezehrten Körper ihrer Mutter im Krankenhausbett. Die schattenhafte Gestalt ihres Stiefvaters, der in ihrer Zimmertür stand. »Nein«, unterbrach sie ihn entschieden. »Wie ich bereits sagte, keine Familie.«

Verstand er es nicht? Dass sie und Kenji ganz allein auf der Welt waren und dass es das war, was sie zusammenschweißte, bis Benny geboren wurde.

Der Bestatter sah auf seine Uhr und ließ nicht locker. Er fragte sie, wie sie über eine offene Aufbahrung denke. Wieder zögerte sie, worauf er ihr die Sache erklärte. Der Anblick des sorgfältig zurechtgemachten Leichnams könne das durch den gewaltsamen Tod eines Angehörigen ausgelöste Trauma verringern. Er könne die schmerzlichen Erinnerungen lindern und es den Hinterbliebenen erleichtern, die Realität des physischen Todes zu akzeptieren. Der Aufbahrungsraum sei persönlich gehalten und geschmackvoll eingerichtet. Man könne für die Trauergäste gern Erfrischungen bereitstellen, eine reiche Auswahl an Tee, Kaffee und eine Palette von köstlichen aromatisierten Kaffeeweißern, und etwas Gebäck vielleicht?

Kaffeeweißer?, dachte sie und unterdrückte ein Grinsen. Ernsthaft? Das musste sie sich merken, um es später Kenji zu erzählen – das war genau die Art von Absurdität, die ihn zum Lachen bringen würde –, aber der Bestatter wartete auf eine Antwort, und so willigte sie ein, ja, Gebäck wäre schön. Er machte sich einen Vermerk und erkundigte sich dann nach ihren Wünschen bezüglich der Bestattung der sterblichen Überreste des Verschiedenen. Sie saß auf der Kante des zu dick gepolsterten Sofas und hörte sich dabei zu, wie sie einer Einäscherung zustimmte, aber eine Grabparzelle und ein Urnenfach ablehnte, als ihr plötzlich ein Gedanke durch den Kopf schoss: Sie konnte Kenji ja gar nicht von den »köstlichen aromatisierten Kaffeeweißern« erzählen, weil Kenji *tot* war. Diesem Gedanken folgten schnell weitere: Der Verschiedene, über dessen Überreste sie sprachen, war *Kenji*, und es waren die Überreste von *Kenjis Körper*, derselbe geliebte Körper, den sie so gut kannte und den sie, wenn sie die Augen schloss, so deutlich vor sich sah, die sehnigen Schultermuskeln, die glatte, bräunlich-gelbe Haut, die Rundung seines nackten Rückens.

Sie entschuldigte sich und fragte, ob sie die Toilette benutzen könne. Selbstverständlich, sagte der Bestatter, und wies den mit Teppichboden ausgelegten Flur entlang. Sie schloss die Tür hinter sich. Die Lufterfrischer in den Steckdosen verströmten einen penetranten Parfümduft. Sie kniete sich vor die Toilettenschüssel und erbrach sich in das hellblaue desinfizierte Wasser.

Und nun lag Kenjis Leichnam in einem offenen Sarg in dem salonartigen Aufbahrungsraum des Beerdigungsinstituts. Als Benny und Annabelle eintrafen, führte der Bestatter sie hinein und trat dann diskret zurück, um ihnen einen Moment Zeit zu lassen. Annabelle holte tief Luft. Dann fasste sie ihren Sohn am Ellbogen und ging mit ihm auf den Sarg zu. Benny hatte noch nie erlebt, dass sich seine Mutter an ihm festhielt, so als trüge er jetzt allein die Verantwortung. Er kam sich vor wie ein

Handlauf oder ein Geländer. Steifbeinig führte er sie nach vorn. Dann standen sie Seite an Seite am Sarg.

Kenji war ein kleiner Mann, und jetzt, da er tot war, wirkte er noch kleiner. Er trug den hellblauen Seersucker-Blazer, den Annabelle für ihn ausgesucht hatte, denselben Blazer, den er immer zu schwarzen Jeans getragen hatte, wenn er im Sommer auf Hochzeitsfeiern aufgetreten war, allerdings ohne den Pork-Pie-Hut. Seine Klarinette lag quer über seiner Brust. Annabelle atmete aus, ein langer, leiser, zitternder Seufzer.

»Er sieht gut aus«, flüsterte sie. »Als würde er schlafen. Und der Sarg ist auch schön.« Als Benny nicht antwortete, zupfte sie ihn am Arm. »Findest du nicht?«

»Glaub schon«, sagte Benny. Er betrachtete den Leichnam in dem edlen Sarg. Obwohl seine Augen geschlossen waren, sah es nicht so aus, als ob er schlief. Aber lebendig sah er auch nicht aus. Nicht einmal lebendig genug, um tot zu sein. Er sah nicht einmal aus, als hätte er je gelebt. Jemand hatte seine Wunden überschminkt, aber sein Dad hätte niemals Schminke benutzt. Jemand hatte seine langen schwarzen Haare gebürstet und auf dem Satinkissen ausgebreitet. Kenji trug sein Haar nur dann offen, wenn er zu Hause war und sich ausruhte. In der Öffentlichkeit hatte er es immer zu einem dicken schwarzen Pferdeschwanz gebunden. All diese Details bewiesen Benny, dass das Ding in dem Sarg nicht sein Vater war. »Werden Sie seine Klarinette auch verbrennen?«

Sie saßen auf unbequemen Klappstühlen und warteten. Nach und nach trafen die ersten Trauergäste ein. Mrs. Wong, ihre alte chinesische Vermieterin. Zwei Kolleginnen von Annabelle. Die Jungs aus Kenjis Band und seine Freunde aus der Clubszene. Die Musiker blieben in der Tür stehen, als wollten sie gleich wieder gehen, aber der Bestatter winkte sie energisch herein. Mit zögernden Schritten gingen sie zum Sarg. Einige standen nur stumm da und starrten hinein. Andere sprachen mit dem Toten oder rissen einen Witz – *Also, mal ehrlich, Kumpel, ausgerechnet ein Hühnerlaster?* –, was Annabelle geflissentlich überhörte. Als sie den Tisch mit den Erfrischungen entdeckten, steuerten sie eilig darauf zu, aber nicht, ohne vorher stehen zu bleiben, um Annabelle ein paar unbeholfene Beileidsworte zu sagen und Benny kurz zu drücken und den Kopf zu tätscheln. Annabelle war gnädig. Es waren nun mal Kenjis Freunde. Benny war zwölf und hasste diese Tätscheleien, aber die Umarmungen hasste er noch mehr. Einige der Bandmitglieder klopften ihm auf die Schulter. Dagegen hatte er nichts.

Vielleicht war es die Klarinette im Sarg, die jemanden auf die Idee gebracht hatte, denn es tauchten immer mehr Leute auf, die ein Instrument dabeihatten. Und dann stellten sich einige Bandmitglieder in einer Ecke auf und fingen an zu spielen. Ruhiger Jazz, nichts Beschwingtes. Weitere Gäste trafen ein. Als auf dem Tisch mit den Erfrischungen, direkt neben den Kaffeeweißern, eine Whiskyflasche auftauchte, sah es so aus, als würde der Bestatter gleich einschreiten, aber der Trompeter nahm ihn beiseite und redete mit ihm. Und so trat er den Rückzug an, und die Band spielte weiter.

Kenjis Freunde wussten, wie man richtig feiert. Und kurz bevor der Leichnam ihres Freundes zum Krematorium gefahren werden sollte, sagten die Musiker den Leichenwagen ab und nahmen die Sache selbst in die Hand. Der Sarg war schwer, was nicht an Kenjis Gewicht gelegen haben konnte. Sie hoben ihn auf ihre Schultern und gingen los. Sie zogen mit ihm durch enge Gassen und dunkle, regennasse Straßen, genau wie bei den Jazz-Beerdigungen in New Orleans. Annabelle und Benny gingen mit. Jemand führte sie an die Spitze des Trauerzugs, direkt hinter den Sarg, und drückte Benny einen leuchtend roten Regenschirm in die Hand, den er stolz über den Kopf seiner Mutter hielt, wie eine prächtige Fahne, bis sein Arm steif wurde und schier abbrechen wollte.

Es war Frühling. Der Regen hatte die Pflaumenblüten von den Bäumen gefegt, hellrosa Blütenblätter klebten auf dem nassen Straßenpflaster. Über ihnen kreisten und kreischten Möwen, stiegen mit den Luftströmen immer höher hinauf. Von dort oben muss der rote Schirm wie das rote Auge einer Schlange ausgesehen haben, die sich langsam durch die durchnässte Stadt wand. Die Krähen flogen tiefer, folgten der Prozession, flogen von Ast zu Ast durch die Bäume, ließen sich auf Straßenlaternen und Stromleitungen nieder. Mittlerweile war die Band fast vollzählig, und während der Leichenzug durch den triefenden Regen zog, spielten die Musiker Trauermelodien und reichten Flaschen in braunen Papiertüren herum, während Huren und Junkies hinter ihnen her taumelten wie aufgewirbeltes Laub.

Im Krematorium war nicht genug Platz für alle, aber da der Regen nachgelassen hatte, blieben die Musiker draußen und spielten weiter. Annabelle und Benny folgten dem Sarg bis zum Eingang, doch als die Tür geöffnet wurde, scheute Benny zurück. Er hatte von dem Ofen gehört. Selbst wenn das Ding da im Sarg nicht sein Vater war, wollte er nicht zusehen, wie man es ins Feuer warf und verbrannte wie einen Holzscheit oder grillte wie ein Stück Fleisch, deshalb bestand er darauf, draußen bei dem Trompeter zu bleiben, der das in Ordnung fand. Annabelle machte ein verstörtes Gesicht, traf dann aber eine Entscheidung. Sie nahm das zarte, runde Gesicht ihres Sohnes zwischen die Hände, gab ihm einen schnellen Kuss und wandte sich dem Trompeter zu. »Lassen Sie ihn nicht aus den Augen«, sagte sie und ging hinein.

Die Band wechselte von Trauerliedern zu einem Satz Benny-Goodman-Stücke. Goodman war Kenjis Lieblingsmusiker. Sie spielten »Body and Soul« und »Life Goes to a Party«. Dann spielten sie »I'm a Ding Dong Daddy«, »China Boy« und »The Man I Love«. Und die ganze Zeit über klopfte Bennys Herz wie wild, weil er an die Flammen im Ofen dachte. Als in »Sometimes I'm Happy« das Klarinetten-Solo an der Reihe war, verstummten die Blechbläser, während der Drummer mit seinem Besen ruhig den Takt hielt und so den Raum ausfüllte, der sonst der Klarinette vorbehalten war. Es war Kenjis Erkennungsmelodie, und man hätte meinen können, das vertraute Riff würde durch den Dunst zu ihnen herüberwehen. Und vielleicht hörte Benny ihn ja wirklich. Er lauschte angestrengt. Als der Break zu Ende war und die Hörner wieder einstiegen, schlich er sich weg. Drahtig wie sein Vater, aber klein und schmalgliedrig, schlängelte er sich zwischen den Musikern hindurch, die mittlerweile zu benebelt waren, um es zu bemerken. Er hatte gesehen, wohin seine Mutter gegangen war. Als sich die schwere Tür hinter ihm schloss, konnte er immer noch die Musik draußen hören, aber jetzt lauschte er auf etwas anderes.

Benny …?

Die Stimme kam von irgendwoher tief im Innern des Gebäudes, er folgte ihr. Während er einen düsteren Korridor entlangging, wurde das Geräusch der Lüftungsanlage immer lauter. Er gelangte in einen Warteraum mit einem Sofa und ein paar niedrigen, gepolsterten Stühlen. Auf einem Beistelltisch stand eine Vase mit weißen Plastiklilien, daneben lag eine Schachtel Kleenex. Ein riesiges Fenster blickte auf den Verbrennungsraum. Obwohl Benny nicht wusste, wie der eigentlich hieß, wusste er doch genau, was dort, hinter der Glasscheibe, passierte. Er konnte seine Mutter sehen. Sie hielt die Klarinette seines Vaters in der Hand, unbeholfen und verkrampft, da sie nicht wusste, wie man damit umging. Neben ihr stand der edle Sarg. Er war leer. Wo war der Leichnam? Außer seiner Mutter war noch ein Krematoriumsmitarbeiter da. Sie standen zu beiden Seiten eines langen, schmalen Kartons, der so unscheinbar war, dass Benny ihn erst bemerkte, als er wieder die Stimme hörte.

Benny …?

Dad?

Es war die Stimme seines Vaters. Benny konnte sie wegen des Lärms der Lüftung kaum hören, aber er wusste, dass sie aus dem Karton kam. Er stellte sich auf die Zehenspitzen, um hineinsehen zu können.

Oh, Benny …

Sein Dad klang traurig, als ob er ihm etwas sagen wollte und es nun zu spät wäre, und tatsächlich, genau in diesem Moment nickte Annabelle kurz dem Mitarbeiter zu und wandte sich ab. Der Mitarbeiter setzte den Deckel auf den Karton. Benny presste die Handflächen an die Scheibe.

»Mom!«, rief er und schlug gegen das Glas. *»Mom!«*

Und da begann sich der Karton wie von selbst zu bewegen.

»Nein!«, schrie Benny, aber das Glas war zu dick, die Lüftung zu laut. Der Karton glitt über eine kurze Rampe, direkt auf den Schlund des Ofens zu, der sich öffnete, um ihn zu verschlingen. Er sah den rot glühenden Rachen und die lodernde Flammenzunge, hörte das Grollen des Feuers und das Fauchen der Luft, das sich mit dem Trauerlied einer einsamen Posaune auf der Straße mischte. »Don't Be That Way«. Sie spielten »Don't Be That Way«.

Benny hämmerte mit den Fäusten gegen die Scheibe. »*Nein!*«, schrie er. »*Nein!*«

Da blickte Annabelle auf. Sie hielt immer noch Kenjis Klarinette umklammert, das Gesicht aschfahl und tränenüberströmt. Als sie ihren Sohn hinter der Scheibe entdeckte, streckte sie die Hände nach ihm aus und formte mit den Lippen seinen Namen.

Benny ...!

Hinter ihr glitt der Karton in den Ofen, und die Tür schob sich zu.

Als sie das Krematorium verließen, hatte sich Benny wieder etwas beruhigt. Die meisten Musiker hatten ihre Instrumente zusammengepackt und waren heimgegangen. Nur ein paar der Jungs standen noch vor dem Urnenfriedhof herum. Der Trompetenspieler lehnte an einer Wand und spielte eine schwermütige Interpretation von »Smoke Gets in Your Eyes«, während sie zusahen, wie flimmernde Schwaden heißer Luft durch den hohen Schornstein aufstiegen.

Jemand nahm sie im Wagen mit. Zu Hause ging Benny sofort ins Bett und schlief durch bis zum Morgen. Als er wach wurde, sagte Annabelle ihm, dass er nicht zur Schule müsse und bis zum Mittagessen Videospiele spielen dürfe. Am Nachmittag fuhren sie mit dem Bus noch einmal zum Bestattungsinstitut, um Kenjis Asche abzuholen. Die Asche war in einen Plastikbeutel eingeschweißt, der in einer Plastikschachtel lag, die sich wiederum in einer braunen Einkaufstüte befand. Im Bus weigerte Benny sich, die Tüte zu nehmen, als fürchtete er, die Fahrgäste könnten merken, dass sich sterbliche Überreste darin befanden. Als sie von der Haltestelle heimgingen, versammelten sich die Krähen in der Gasse vor ihrem Haus, saßen auf dem Gartentor und dem Dach. Kenji hatte auf der rückwärtigen Veranda ein Futterhaus aufgestellt, das aus einer umfunktionierten alten Fernsehkommode bestand, die er im Müllcontainer gefunden hatte. Als Annabelle die Hintertür aufschloss und sah, dass das Futterhaus leer war, nahm sie sich vor, es gleich aufzufüllen. Sie stellte die Tüte mit der Asche auf dem Küchentisch ab, holte ein Blech aus dem Backofen und heizte ihn vor.

»Fischstäbchen oder Chicken Nuggets?«

»Egal.«

Sie musste ihn irgendwie beschäftigen, dachte sie. Er brauchte eine Aufgabe. »Schatz, könntest du bitte Dads Krähen füttern?« Sie reichte ihm einen Plastikbeutel mit altbackenen Mondkuchen, die Kenji in der chinesischen Bäckerei ergattert hatte und die er immer an den Türgriff der Verandatür hängte. Sie durfte nicht vergessen, die Mondkuchen auf die Liste all der Erledigungen zu setzen, für die sie jetzt zuständig war.

Benny nahm den Beutel und ging auf die Veranda, kam aber gleich wieder zurück. »Guck mal«, sagte er und hielt ihr einen Kronkorken, eine zerbrochene Muschel und einen angelaufenen Goldknopf hin. Sie streckte die Hand aus, und er ließ seinen Fund hineinfallen.

»Wie seltsam«, sagte sie und betrachtete den Knopf. »Ich habe von Krähen gehört, die Geschenke hinterlassen.« Und dann dämmerte es ihr. »Ach so! Glaubst du …« Sie hielt inne.

»Was?«

»Ach, nichts.« Sie nahm eine kleine Schale aus dem Regal und legte die Sachen behutsam hinein. »Könntest du bitte den Tisch freiräumen, mein Schatz?«

Die Tüte mit der Asche stand immer noch auf dem Tisch. Benny beäugte sie. Sie sah wie eine ganz normale Einkaufstüte aus. »Willst du die da stehen lassen?«

»Ich dachte, wir könnten nach dem Essen einen besonderen Platz dafür finden.« Sie öffnete die Gefriertruhe und nahm eine Packung Chicken Nuggets heraus. »In Japan machen sie das so, weißt du. Sie bewahren die Asche bei sich zu Hause auf einem kleinen buddhistischen Altar auf.«

»So was haben wir aber nicht.«

»Wir könnten einen machen.« Sie riss die Schachtel auf und verteilte die Nuggets auf dem Backblech. »In einem der Bücherregale. Wir könnten die Lieblingssachen deines Dads hineinstellen, zum Beispiel seine Klarinette. Dann könnte er im Jenseits darauf spielen.« Sie schob das Blech in den Ofen und klappte ihn zu. »Hol dir deine Milch und deck bitte den Tisch.«

»Heißt das, dass er jetzt so 'ne Art Zombie ist?«

Annabelle lachte. »Nein, mein Schatz. Dein Dad ist kein Zombie. Die Buddhisten glauben an ein Leben nach dem Tod. Die Seele wird wiedergeboren und erwacht in einem anderen Körper zu neuem Leben.«

»Ist er dann ein anderer Mensch?«

»Vielleicht gar kein Mensch. Vielleicht ein Tier. Vielleicht eine Krähe ...«

»Ist ja schräg«, sagte er und ging zum Küchenschrank. »Aber wir sind ja sowieso keine Buddhisten. Wir sind gar nichts.« Er zerrte an der alten Schublade und zog sie ruckelnd heraus.

Annabelle blickte auf. »Möchtest du denn etwas sein?«

»Wie meinst du das?«

»Na ja, ein Buddhist. Oder etwas anderes. Vielleicht ein Christ?«

»Nein.« Er nahm zwei Gabeln und seinen Spezziallöffel aus der Schublade und legte alles auf den Tisch, peinlich darauf bedacht, der Asche nicht zu nahe zu kommen. Er holte ein Glas aus dem Küchenregal und ging zum Kühlschrank.

»Dein Dad war früher Buddhist«, sagte Annabelle. »Vielleicht ist er's ja noch.«

»Meinst du jetzt?«

»Klar, warum nicht?«

Benny stand vor dem Kühlschrank und starrte auf die Ansammlung von Küchenmagneten, während er darüber nachdachte. Er verschob einige Magnete. Es waren Wortmagnete, die man immer wieder neu anordnen und zu Gedichten zusammenstellen konnte. Annabelle hatte sie im Secondhandladen besorgt, damit Kenji sein Englisch aufbessern konnte. Und immer wenn er daran dachte, legte er ein Gedicht für sie, und Benny tat es manchmal auch. Einige Wörter fehlten in der Sammlung, aber Annabelle fand das nicht schlimm, weil man für ein Gedicht nicht viele Worte brauche.

»Nein«, sagte Benny schließlich. »Er ist jetzt gar nichts. Er ist einfach tot.«

An dem Tag, als Kenji starb, kurz bevor er zum Club aufgebrochen war, hatte er ein Gedicht gelegt. Es war immer noch da, inmitten der bunten Ansammlung von Wörtern.

»Ja, sicher«, sagte Annabelle. »Aber wir wissen nicht genau, was das bedeutet. Tot sein.«

Benny verschob einige der Wörter und ordnete sie neu an. »Doch, wissen wir. Es bedeutet, dass er nicht mehr lebt.«

Annabelle stand gebückt vor dem offenen Backofen und wendete die Nuggets. Als sie den entschiedenen Tonfall ihres Sohns bemerkte, drehte sie sich um.

»Oh, Benny, nein!« Sie ließ den Pfannenwender fallen und knallte die Ofentür zu, lief zum Kühlschrank und stieß ihn zur Seite. »Schieb sie wieder zurück! Wir müssen sie wieder zurückschieben. *Frau* gehört hierhin, und *Sinfonie* dahin, aber da war doch noch ein Adjektiv. Aber welches? Ich erinnere mich nicht mehr! Warum erinnere ich mich nicht mehr? Oh, Benny, weißt du's noch?«

Sie drehte sich um und sah ihn flehend an, doch er wich zurück. Er hatte das Gedicht seines Vaters nicht zerstören wollen. Die Magnete wollten verschoben werden, um neue Verse zu bilden, und er versuchte nur, ihnen zu helfen. Er öffnete den Mund, um es ihr zu erklären, aber er fand nicht die richtige Worte. Als Annabelle seine geknickte Miene sah, ließ sie es gut sein und streckte die Arme aus.

»Ach, mein Schatz«, sagte sie. »Es tut mir so leid. Komm her.« Sie drückte ihn an sich. Er spürte das Gewicht ihrer Arme auf seinen Schultern und die Wölbung ihrer Brust.

»Ich wollte nicht …«, sagte er.

Sie drückte ihn noch fester an sich. »Ich weiß, Benny. Mach dir keine Gedanken. Du kannst nichts dafür. Ist schon gut. Weine nicht, es wird alles wieder gut …«

Er weinte nicht. Sie war es, die weinte. Als sie ihn wieder losließ, wischte sie sich mit dem Zipfel ihres T-Shirts das Gesicht ab. Und dann gab es Abendessen. Später setzten sie Kenjis Gedicht wieder zusammen. Benny rührte die Magnete nicht mehr an, legte kein Gedicht mehr, und eine Zeit lang blieb die schiefe Anordnung der Wörter unverändert.

Meine Wunder schöne Frau Mutter Göttin Geliebte

zusammen sind wir Sinfonie

Ich bin verrückt nach dir

2

In jenem ersten Sommer nach Kenjis Tod schlief Benny viel und war in sich gekehrter als sonst, doch er schien nie den Wunsch oder das Bedürfnis zu haben, über seine Gefühle zu sprechen, obwohl ihn seine Mutter dazu ermunterte. Manchmal, abends im Bett kurz vor dem Einschlafen, glaubte er, die Stimme seines Vater zu hören, der ihn rief, und dann war er wieder hellwach, aber da sonst nichts weiter passierte, sprach er nicht darüber.

Im darauffolgenden Herbst, als er in die siebte Klasse kam, stellte seine Klassenlehrerin bei ihm eine gewisse Konzentrationsschwäche und ein Aufmerksamkeitsdefizit fest, aber die Schulpsychologin erwies sich als sehr hilfreich. Sie vereinbarte regelmäßige Gesprächstermine mit ihm, bei denen sie ihm erklärte, dass das, was er gerade durchmache, ein ganz normaler Teil des Trauerprozesses sei. Trauer, sagte sie, sei etwas ganz Individuelles und könne sich auf ganz unterschiedliche Weise äußern. Annabelle fand das einleuchtend und war erleichtert, als die Psychologin sagte, dass keine Notwendigkeit für eine medikamentöse Behandlung bestehe, solange sich die Probleme nicht verschlimmerten.

Benny war in der Schule nie sonderlich beliebt gewesen, aber er hatte immer Freunde gehabt – sonderbare, verschlagene kleine Jungs mit leerem, ausweichendem Blick, ungewaschenen Haaren und mit Müttern, denen Annabelle nicht recht über den Weg traute. Kenji holte die Jungen immer von der Schule ab und nahm sie mit nach Hause, wo er ihnen einen Snack zurechtmachte und sie dann nach draußen zum Spielen schickte, wo Annabelle sie traf, wenn sie von der Arbeit heimkam.

Da Benny Elternteile unterschiedlicher Herkunft hatte, fürchtete sie, dass er aufgrund seines Aussehens gemobbt wurde. »Ist das deine richtige Mom?«, hörte sie die Jungen einmal fragen, und sie hätte am liebsten *Natürlich bin ich seine richtige Mutter!* gerufen, aber Benny blieb ungerührt, sagte einfach nur ja. Die Spiele, die sie spielten, bereiteten ihr noch größere Sorgen – Spiele wie »Okay, ich bin der Cowboy und du bist der Indianer. Du musst versuchen, mich zu skalpieren, und dann massakrier ich dich.« Oder, als sie ein wenig älter waren: »Ich bin ein Anti-Terrorkämpfer, und du bist ein ultranationalistischer, islamistischer Terrorist. Du musst versuchen, mich in die Luft zu sprengen, und dann vernichte ich dich.« Benny schien immer derjenige zu sein, der massakriert oder vernichtet wurde, aber als sie Kenji darauf ansprach, lachte er nur.

»Es sind eben Jungs«, sagte er. »Ich pass schon auf, dass keiner vernichtet wird.«

Und es passierte tatsächlich nichts. Nach Kenjis Tod ließen sich die Jungen nicht mehr blicken, und als Annabelle Benny darauf ansprach, zuckte er bloß mit den Schultern.

»Ich konnte die sowieso nie leiden. Diese Deppen.« Er wirkte weder unglücklich noch einsam, was Annabelle erleichterte. Abgesehen von der ständigen Angst um ihren Job, ging es ihnen beiden gut zusammen.

Ihr Job machte ihr wirklich Sorgen. Als Annabelle Kenji kennenlernte, hatte sie gerade angefangen, Bibliothekswissenschaften zu studieren. Schon als Schulmädchen, als sie viele Stunden in der Leihbücherei verbracht hatte, hatte sie davon geträumt, einmal Bibliothekarin zu werden. Sie war ein Einzelkind, und Bücher waren ihre besten Freunde. Ihre Mutter machte sich nichts aus Büchern, und ihr Vater trank. Nur bei den netten Bibliotheksmitarbeiterinnen fühlte sie sich wohl. Als sie den Studienplatz bekam, freute sie sich unbändig, aber bald darauf wurde sie schwanger. Sie wusste, dass es nicht leicht sein würde, zu dritt von dem zu leben, was Kenji mit seinen Auftritten verdiente. Also brach sie das Studium ab und nahm eine Stelle im Regionalbüro einer Firma für Medienbeobachtung an, wo sie auch jetzt noch arbeitete. Sie war für die Sichtung der Printmedien zuständig. Ihre Aufgabe bestand darin, die Stapel von Lokal- und Regionalzeitschriften, die jeden Morgen ins Büro geliefert wurden, im Schnelldurchlauf zu durchforsten und alle Artikel auszuschneiden, die für die Kunden von Interesse waren, und sie ihnen dann zuzuschicken. Zu ihren Kunden zählten Wirtschaftsunternehmen, Parteien und Interessengruppen. Die Artikel befassten sich meist mit Lokalpolitik, Umweltfragen und ökoregionalen Branchen – Forstwirtschaft, Fischerei, Öl, Kohle, Gas, Ressourcengewinnung, Waffenkontrolle sowie Wahlen auf Gemeinde- und bundesstaatlicher Ebene. Die Kollegen, die die Fernseh-, Radio- und Online-Beiträge verfolgten, waren nicht sehr gesprächig. Spaß machte die Arbeit nur wegen der anderen Schnipsel-Ladys.

Als sie in der Print-Abteilung anfing, arbeiteten noch vier andere Frauen dort. Sie waren so cool mit ihren Fiskars-Scheren, Schablonenmessern, Metalllinealen und OLFA-Schneideunterlagen. Und so selbstbewusst und auch ein bisschen einschüchternd, aber sie nahmen sie herzlich in ihrer Runde auf, und sie gewöhnte sich schnell ein. Sie waren ein tolles Team, wie sie da um den großen Tisch saßen, schnippelten, schwatzen und sich über interessante Artikel unterhielten. Aber dann verließ eine nach der anderen die Firma. Die beiden letzten Kolleginnen, die aufhörten, waren eine ältere Schwarze, die in Rente ging, und eine aus Pakistan stammende Frau mittleren Alters, die perfekt Englisch sprach und vorhatte, Englisch als Fremdsprache zu unterrichten. Annabelle vermisste sie. Sie waren alle so nett zu ihr gewesen. Als Kenji gestorben war, hatten die Lokalzeitungen demütigende Berichte über den Unfall gebracht, voller reißerischer Details über kreischende Hühner, herumfliegende Federn und Drogen. Aber, wie Annabelle nicht entging, schnitten ihre Kolleginnen die Artikel rasch aus und ließen sie verschwinden, damit sie in Würde trauern konnte.

Diese Freundlichkeit vermisste Annabelle am meisten, als sie fortgingen, aber die Zeiten änderten sich, und während die Online-Nachrichten auf dem Vormarsch waren, kämpfte die Print-Abteilung ums Überleben. Die alten Tonbandgeräte und VHS-Rekorder, die zum Überspielen von Radio- und TV-Sendungen gedient hatten, waren schon vor langer Zeit entsorgt und durch Computer und digitale Ausrüstung ersetzt worden. Die Wandgestelle, auf denen die Geräte gestanden hatten, waren leere Metallskelette, auf denen sich der Staub ansammelte. Die ihr noch verbliebenen Kollegen waren allesamt Männer mit vielfältig einsetzbaren Fähigkeiten, dieselben Männer, die einst geistesabwesend auf ihren Busen gestarrt hatten, um sich die Langweile zu vertreiben. Annabelle war eine hübsche Frau gewesen, drall und sinnlich, wenn auch auf nicht mehr zeitgemäße Art; man konnte sie sich gut mit leicht zerzaustem Haar in einem aufgeknöpften Kittel und mit einem sexy Mieder vorstellen, wie sie überschwappende Milchkannen schleppte. Aber das war, bevor Kenji starb und sie anfing zuzunehmen. Seit die Kollegen wussten, dass Annabelles Tage gezählt waren, versteckten sie sich hinter ihren Monitoren, weil es ihnen peinlich war, ihr zu begegnen. Und nun saß Annabelle mit der Schere in der Hand, in einer ausgeleierten Stretchhose und einem schlabberigen Sweatshirt, allein am langen Arbeitstisch, umgeben von Stapeln Zeitungspapier und verwaisten Hockern. Sie war die letzte der Schnipsel-Ladies. Es war das Ende einer Ära.

Niemand war überrascht, als die E-Mail von der Unternehmenszentrale eintraf, in der die Umstrukturierung der Firma ankündigt wurde. Alle Regionalbüros, auch ihres, würden geschlossen werden; aber, glücklicherweise, so hieß es in der E-Mail weiter, werde dies nicht zu weiteren Entlassungen führen. Stattdessen werde man die Angestellten mit der nötigen Hardware und einem Breitbandanschluss ausstatten, damit sie von zu Hause aus arbeiten könnten. Annabelles Kollegen waren begeistert. Sie fanden es prima, einen kostenlosen Breitbandanschluss zu bekommen und nicht mehr pendeln zu müssen. Sie fanden es prima, morgens aus dem Bett steigen und in Unterwäsche am Computer sitzen zu können, aber Annabelle wusste nicht, was sie davon halten sollte. Von der Print-Abteilung war in den Mitteilungen der Firmenleitung keine Rede gewesen, und als letzte verbliebene Schnipsel-Lady rechnete sie mit dem Schlimmsten.

Die Angst drückte sie nieder wie ein drohendes Unwetter. Da sie fürchtete, ihre dunklen Vorahnungen könnten sich bestätigen, wartete sie einfach ab, ging ihrem Vorgesetzten aus dem Weg und tat so, als ob sie die Begeisterung ihrer Kollegen teilte. Sie wollte zuversichtlich bleiben. Vielleicht würden sie irgendwo in einem kleinen Büro einen Raum mit einem Arbeitstisch für sie anmieten. Das wäre schön. Und falls sie die Print-Abteilung ganz auflösten, könnte sie vielleicht an einer Computerschulung teilnehmen, obwohl sie sich keine großen Hoffnungen machte, da die Firma bekanntermaßen sexistisch war, und außerdem war sie eher ein analoger Mensch. Aber vielleicht war die Kündigung genau das, was sie jetzt brauchte. Vielleicht schickte ihr das Universum eine Botschaft, machte den Weg frei für einen neuen Job, der kreativer und befriedigender war.

Nach vier Tagen bangen Wartens bekam sie eine E-Mail von ihrem Chef, der sie darüber informierte, dass man die von ihr zu sichtenden Zeitungen zu ihr nach Hause schicken werde und dass am nächsten Tag ein Computer, ein Modem und ein High-Speed-Scanner geliefert und installiert würden.

Am selben Nachmittag verabschiedete sich Annabelle von ihren Kollegen und fuhr nach Hause, um alles vorzubereiten. Es war ein kleines, altes Haus, eine Doppelhaushälfte mit einer Wohnküche, einer Abstellkammer und einem Wohnzimmer im Erdgeschoss und zwei Zimmern und Bad im ersten Stock. Der einzige Ort, an dem sie ihr Homeoffice einrichten konnte, war das Wohnzimmer. Kenji hatte an den Wänden Regale aufgebaut, auf denen er seine Audioausrüstung, seine Instrumente und Schallplatten aufbewahrte. Ihre ganzen Bücher, Bastelsachen und das Sammelsurium aus altem Blechspielzeug, Porzellanpuppen-Teilen, alten Apothekerflaschen und historischen Urlaubskarten fremder Leute stapelten sich ebenfalls in den Regalen. Und auch Kenjis Asche war dort gelandet. Annabelle war nie dazu gekommen, einen richtigen buddhistischen Altar einzurichten, und so fand sich die Schachtel neben einem Schuhkarton voller unsortierter Fotos wieder. Sie hatte eigentlich vorgehabt, die Asche im Sommer irgendwo zu verstreuen und vielleicht mit Benny eine kleine Zeremonie abzuhalten, aber sie war einfach nicht dazu gekommen. Die Monate waren einfach so verstrichen. Und woher hätte sie denn auch die Zeit für eine Zeremonie hernehmen sollen? Sie war eine alleinerziehende Mutter mit einem toten Mann und einem Sohn, für den sie sorgen musste. Sie nahm die Schachtel mit der Asche aus dem Regal, ging hoch ins Schlafzimmer und verstaute sie im obersten Fach ganz hinten in ihrem Wandschrank. Wenn sie beide ein wenig zur Ruhe gekommen wären, könnten sie ja vielleicht etwas Besonderes machen, zum Beispiel ein Boot mieten und aufs Meer hinausfahren. Vielleicht könnten sie sogar irgendwann nach Japan fliegen und dort die Asche verstreuen.

Ihren ganzen Krimskrams und ihre Bücher brachte sie ebenfalls nach oben ins Schlafzimmer. Das Spielzeug arrangierte sie auf der Fensterbank, die Bücher stapelte sie an den Wänden, bis sie weitere Regale besorgt hätte. Die Bastelsachen kamen ins Bad – ebenfalls eine vorübergehende Maßnahme. Sie wischte sich den Schweiß von der Stirn und ging wieder ins Wohnzimmer hinunter, um nachzusehen, was noch übrig war. Sie wusste, dass es langsam Zeit wurde, Kenjis Sachen loszuwerden, aber die Instrumente waren sein kostbarster Besitz, und Benny würde sie vielleicht eines Tages haben wollen. Einige Schallplatten waren Raritäten und wahrscheinlich ziemlich wertvoll, aber um sie verkaufen zu können, würde sie sie erst von einem Fachmann schätzen lassen müssen. Ihr blieb nichts anderes übrig, als vorerst alles in Kisten zu verpacken und sie in Kenjis Schrank zu verstauen.

Entschlossen ging sie wieder nach oben. Seit dem Abend, an dem sie den Blazer für die Beerdigung rausgesucht hatte, hatte sie nicht mehr in den Schrank geschaut. Jetzt nahm sie ihren ganzen Mut zusammen und öffnete ihn. Durch den Luftzug aufgestört, winkten ihr die ordentlich aufgehängten Flanellhemden zaghaft zu. Doch es war der Geruch, den sie als Erstes wahrnahm – Kenjis Geruch, scharf und salzig wie der Wind, der vom Meer herüberweht. Er überwältigte sie geradezu. Sie schloss die Augen, neigte sich vor, ließ sich vom Geruch umfangen, der sie weich und warm umhüllte. Sie sog ihn ein, bis ihre Lungen voll waren, und dann entfuhr ihr ein langer, bebender Schluchzer. Die Augen immer noch geschlossen, schob sie die Hände zwischen die Hemden und griff sich ein Bündel, so dick wie ein menschlicher Körper, und warf es aufs Bett. Dann ging sie zurück zum Schrank und holte die Jacketts heraus, dann die T-Shirts, dann die Pullover, immer weiter und weiter, bis sich alles auf dem Bett stapelte und der Schrank leer war. Von der Anstrengung erhitzt, setzte sie sich auf die Bettkante, um kurz auszuruhen. Erschöpft ließ sie sich zurückfallen in den wohlig-weichen Berg aus verschlissener Baumwolle, ausgeblichenem Denim und abgetragenem Tweed.

Eine vertraute Wärme durchdrang das Gewebe, das immer noch seine Gegenwart atmete. Sie wühlte sich tiefer hinein, drückte das Gesicht auf die Kragen, Taschen und Ärmel, entlockte ihnen einen Hauch von Rauch und Whisky – verbliebene Spuren der Nachtclub-Gerüche, die sie an das allererste Mal erinnerten, als er die Hände auf ihre Schultern gelegt, sie zu sich umgedreht und sie geküsst hatte. Sie erschauerte bei der Erinnerung. Die kratzige Wolle und der weiche Flanell fühlten sich so gut auf ihrer Haut an, und es verlangte sie nach mehr. Sie setzte sich auf und zog ihr Sweatshirt über den Kopf, aber als sie aufstand, um ihre Jogginghose auszuziehen, fiel ihr Blick in den Spiegel an der Innenseite der Schranktür. Sie starrte auf ihr Spiegelbild, auf den fülligen, weißen Körper mit den Speckfalten, die über den Rand ihrer Unterwäsche quollen. Sie schaute weg, dabei fiel ihr Blick auf die kantigen, roten Ziffern des Digitalweckers neben dem Bett. Es war fast drei Uhr, gleich würde die Schule aus sein. Benny hasste es, wenn er auf sie warten musste. Langsam zog sie ihr Sweatshirt an und setzte sich wieder auf den Rand des zerwühlten Betts, befühlte den Ärmel eines grünen Flanellhemds, der auf ihrem Knie lag. Es war Kenjis Lieblingshemd, das mit dem hübschen gelb-blauen Schottenmuster. Man könnte eine schöne Patchworkdecke daraus machen, dachte sie. Es gab Leute, die aus den Kleidern ihrer verstorbenen Angehörigen Memory Quilts nähten. Wirklich eine schöne Idee, sich in Erinnerungen einzumummeln und so alte Sachen zu neuem Leben zu erwecken.

BENNY

Moment mal, willst du uns nicht erzählen, wie sie sich kennengelernt haben? Ich will dir ja nicht vorschreiben, wie du deinen Job zu machen hast, aber du überspringst die ganzen guten Sachen, die coolen Sachen, und wenn du die nicht erzählst, erfahren die Leute, die das hier lesen, nicht, wie normal alles am Anfang war. Und wie sehr sich meine Mom und mein Dad geliebt haben, und das war ja auch der Grund, weshalb sie später so fertig war. Die werden alle nur denken, ach, diese Annabelle, die ist eben eine komplette Versagerin, und das ist nicht fair.

Und überhaupt hätte ich nichts dagegen, es auch mal zu hören. Als mein Dad noch lebte, redeten meine Eltern ständig über ihre große Liebe, aber sie erzählten mir nur bestimmte Sachen, zum Beispiel, dass mein Dad sich auf den ersten Blick in meine Mom verliebte, wie hübsch sie war, und wie nett er war, und dass sie füreinander bestimmt wären und so weiter, aber ich wusste genau, dass sie einiges für sich behielten. Manchmal, wenn sie sich anschauten, blitzten ihre Augen geradezu vor Geheimnissen, die ihr Sohn nicht erfahren sollte, und dann lachten sie und sahen weg oder bissen sich auf die Lippen und wechselten das Thema. Das machte mir nichts aus. Ich fand es gut, dass sie Geheimnisse hatten, solange sie das glücklich machte, aber als mein Dad starb, wurde meine Mutter ganz traurig, und es blitzten keine Geheimnisse mehr in ihren Augen auf. Und deshalb braucht man sie ja nicht mehr für sich zu behalten, oder? Natürlich gibt es Dinge, die ein Kind über seine

Eltern nicht zu wissen braucht, aber ein paar davon könntest du schon erzählen.

Aber warte mal. Da fällt mir ein, dass du die Geheimnisse meiner Eltern vielleicht gar nicht kennst? Ich hab immer gedacht, dass Bücher alles wissen, aber vielleicht bist du ja ein dummes Buch oder ein faules, die Art von Buch, das in der Mitte anfängt, weil es nicht weiß, wie man eine Geschichte beginnt, und es auch nicht für nötig hält, es herauszufinden. Stimmt's? Bist du so ein Buch? Denn wenn das der Fall ist, solltest du dir lieber eine andere Geschichte suchen, die du erzählen kannst, von irgendeinem normalen netten Jungen mit jeder Menge Freunde, der keine Stimmen hören kann oder ihnen nicht zuhören will. Es gibt jede Menge solcher Jungs, also bitte, tu dir keinen Zwang an. Du hast die Wahl.

Es ist nur leider so, dass ich keine Wahl habe. Wenn du mein Buch bist, muss ich gut aufpassen. Wenn ich's nicht tue, werde ich wieder verrückt, und zurzeit ist es mein Job, das zu verhindern. Also würde ich vorschlagen, dass du deinen Job machst und ich meinen. Versuch's noch mal. Erzähl den Leuten, wie sie sich kennengelernt haben. Fang mit dem Anfang an.

DAS BUCH

Geschichten beginnen nie am Anfang, Benny. Das unterscheidet sie vom Leben. Das Leben wird von der Geburt bis zum Tod gelebt, vom Anfang bis in eine unbekannte Zukunft. Aber Geschichten werden rückblickend erzählt. Geschichten sind rückwärts gelebtes Leben.

3

Sie lernten sich im Herbst 2000 in einem Downtown-Jazzclub kennen. Annabelle war damals auf der Uni und hatte ein Verhältnis mit einem Saxofonspieler, der Bibliothekarinnen sexy fand, zumindest sagte er ihr das, während sie ein Faible für Musiker hatte. Er hieß Joe und war ein großer, hagerer Mann mit tief liegenden Augen und einem lässigen, anzüglichen Grinsen, das sein Gesicht in zwei Hälften teilte. Anfangs fand sie seinen Gesichtsausdruck ironisch, dann sarkastisch und schließlich grausam.

Das Jazzlokal war eine heruntergekommene Bar am Rand von Chinatown, wo Musiker zu Jamsessions zusammenkamen. Joe war der Leiter einer kleinen Jazzband, die dort regelmäßig spielte. Eines Abends hatte er die Idee, bei nächster Gelegenheit Annabelle auf die Bühne zu holen. Die Vorstellung amüsierte ihn. Sie hatte eine interessante Stimme, irgendwie sphärisch und geheimnisvoll. Außerdem sang sie gern. Aber sie hatte noch nie vor Publikum gesungen, und Joe wusste, dass ihr das Angst machte. Er wartete den Samstag ab, als der Laden brechend voll war – Hipster, Programmierer, Risikokapital-Anleger und andere Nichtmusiker hatten den Club offenbar zu ihrem bevorzugten Treffpunkt erklärt, der ideale Ort, um jemanden abzuschleppen und sich gleichzeitig einen kultivierten Anstrich zu geben. Annabelle saß an ihrem üblichen Platz, an einem Tisch direkt vor der Bühne.

Nach der Hälfte des Sets wandte sich Joe an die Band und sagte: »Und jetzt ›Mein Liebling‹, okay?« Sie spürte, wie ihr das Herz in die Hose rutschte. Er nahm das Mikrofon.

»Und nun, liebe Leute«, säuselte er. »Eine kleine Extraüberraschung. Ein herzlicher Applaus für die reizende und überaus begabte Miss Annabelle Lange!«

Mit einer ausladenden, dramatischen Geste wies er auf Annabelle. In diesem Moment bemerkte Kenji sie. Er spielte zum ersten Mal mit der Band. Er war noch nicht lange in der Stadt, war mit einem Touristenvisum aus Tokio eingereist und sah sich in der Jazzszene um. Sein Englisch war nicht besonders gut, sein Deutsch gleich null, aber »Mein Liebling« verstand man in jeder Sprache. Der Bandleader hielt das Mikro einer blassen, grobknochigen Blondine mit hellrosa Strähnchen und ausdrucksvollen, lavendelblauen Augen hin. Erschrocken schüttelte sie den Kopf und sah ihn flehentlich an, aber Joe hatte sich bereits wieder umgedreht und leckte an seinem Blatt. Doch sie schien zu begreifen, dass ihr keine Wahl blieb, stand auf und stakste auf die Bühne wie ein kleines Mädchen, das sich verkleidet hat und die High Heels seiner Mutter trägt. Sie blieb kurz am Rand des Scheinwerferkegels stehen, biss sich auf die Unterlippe und schluckte. Sie hatte eine wunderschöne Unterlippe, fiel Kenji auf. Voll und prall. Kein Lippenstift, überhaupt kein Make-up. Nur ihr zartes, nacktes, von goldenen Locken umrahmtes Gesicht. Sie setzte die Spitze ihres Schuhs in den Lichtkreis, zögerte und sah das Publikum an, dann Joe, der sie mit laszivem Blick und seinem typischen, lässigen Grinsen beobachtete. Selbst von seinem Platz bei den Blechbläsern aus sah Kenji, dass sie zitterte.

Kenji nahm seine Klarinette und griff ein paar Töne. Die Hörner würden das Stück beginnen, und er würde über die Breaks einsteigen. Er hatte vor dem Set mit der Band einen Joint geraucht und war bereit.

Joe wippte ungeduldig mit dem Fuß. Endlich trat Annabelle ins Scheinwerferlicht. Ihr Kleid, ein altmodisches Cocktailkleid aus aquamarinblauem Satin, war zu eng und sah ziemlich unbequem aus. Hatte Joe sie gezwungen, es anzuziehen? Der Satin glänzte. Ihre langen, blonden Locken umspielten ihre nackten, runden Schultern, während die rosa Strähnchen das Licht einfingen. Tropfenförmige Strassohrringe glitzerten an ihren Ohrläppchen. Die Trompeter hoben ihre Instrumente an. Joe neigte den Kopf und zählte, und dann legten sie los.

Einen Augenblick lang schien es, als würde sie am liebsten davonlaufen. Ihr Stiletto verhakte sich in einem Kabel, aber sie griff geistesgegenwärtig nach dem Mikroständer und fing sich wieder. Sie nahm das Mikro und starrte es an, als wüsste sie nicht, was sie damit anfangen sollte. Zögerlich fuhr sie mit den Fingern an der Schnur entlang. Das Schlagzeug setzte ein, der Bass folgte, sechs schnelle Takte, und dann war sie an der Reihe. Sie führte das Mikro zum Mund, und Kenji beobachtete, wie es vor Wonne zitterte, weil es ihren Lippen so nah war. Sie begann zu singen.

Before I met you, my dear, I thought I knew

Nichts stimmte, dachte Kenji. Ihre Stimme war zu dünn und ängstlich und so leise, dass er sie neben den Hörnern kaum hören konnte. »Mein Liebling« musste man mit Selbstvertrauen singen, wenn schon nicht im sinnlichen Cabaret-Stil einer Zarah Leander, dann wenigstens auf die forsch-fröhliche amerikanische Art einer Martha Tilton oder der Andrews Sisters. Aber nicht so. Dieses junge Mädchen sang weder fröhlich noch selbstbewusst.

All the many words for love, but then they flew ...

Die zögerliche Phrasierung tat Kenji in der Seele weh. Nach nur zwei Zeilen war sie schon verloren. Niemand konnte sie retten. Er schlug mit dem Fuß den Takt und leckte wieder an seinem Blatt, wartete auf seinen Einsatz und fühlte, wie sein Herz zu bersten drohte. Und in diesem Moment, als hätte sie seine Blicke gespürt, drehte sie den Kopf und sah ihn direkt an. In ihren lavendelblauen Augen standen Tränen.

Far, far away ...

Niemand konnte sie retten, aber Kenji musste es wenigstens versuchen. Er schloss die Augen, setzte seine Klarinette an den Mund und spielte eine geschmeidige Tonfolge, die sich wie ein Seil emporschwang, sich durch die Trompeten wand und noch höher hinauf durch den Bass, die Snare bändigte und am Sax vorbei eine Schleife drehte, bis sie endlich Annabelle erreichte. Sie griff sein Riff auf und ließ sich davon mittragen.

There are no words in any tongue,
Or any song that can be sung,
That can possibly convey …

Er spielte für sie, trug sie durch die zweite Strophe und dann weiter, voller Elan, zum Refrain.

Du bist mein Liebling, can't you see
How wunderschön you are to me …?

Als sie jetzt mit voller, kräftiger Stimme sang, schwiegen selbst die ignoranten Hipster. Bärte drehten sich zur Bühne, Stiefel begannen im Takt zu wippen und Finger zu schnipsen, während sich der Song zu einem letzten, furiosen Crescendo steigerte – und dann war es vorbei. Kenji ließ das Blatt von den Lippen gleiten, ließ sein tropfendes Instrument sinken und wischte sich den Schweiß aus den Augen. Als er sie wieder öffnete, sah er, dass sie ihn anschaute, aber jetzt lächelte sie, und ihre Wangen waren gerötet. Sie schüttelte ihre blonden Locken und drehte sich zum Publikum um. Der Applaus schwoll an und ebbte ab, während sie sich mit gefalteten Händen unbeholfen verbeugte. Joe trat zu ihr ins Scheinwerferlicht und legte einen Arm um ihre Taille, aber sie entzog sich mit einer kleinen Drehbewegung seinem Griff und stakste zurück an ihren Tisch.

Später an diesem Abend, im abgedunkelten Schlafzimmer des kleinen Apartments downtown, das sich Annabelle mit zwei Mitbewohnerinnen teilte, öffnete Kenji den Reißverschluss ihres langen Satincocktailkleids. Wie in einem Traum spürte sie, wie er es über ihre runden, weißen Schultern schob und auf den Boden fallen ließ. Wie konnte das sein? Er hakte ihren

BH auf und half ihr, ihre Arme daraus zu befreien, und dann stützte er sie am Ellbogen, während sie aus ihrem Schlüpfer stieg. Als sie nackt war, trat er einen Schritt zurück und betrachtete sie. Sie stand da, unsicher, reglos, vom Fenster eingerahmt – wie ein Gemälde. Das Licht der Straßenlaterne, das durch die durchscheinenden Vorhänge hereinfiel, verlieh ihrer cremefarbenen Haut einen perlmuttartigen Schimmer. Sie wartete auf irgendeine Reaktion von ihm, Gefallen oder Missfallen, aber als er sich nicht rührte, bedeckte sie ihre Brüste und ihre Scham mit den Händen. Es verschlug ihm den Atem. Sie sah umwerfend aus. Wie sie da in einer Lache aus billigem aquamarinfarbenem Satin und schäbiger Spitze stand, erinnerte sie ihn an Botticellis Venus, die den Wellen entstieg, oder war es eher eine Muschel? Er wusste es nicht mehr, aber er war sich sicher, dass sie die schönste Frau war, die er je gesehen hatte. Und falls er *Botticelli* geflüstert hatte, so hatte sein Akzent das Wort verfälscht und sie hatte es nicht verstanden. Verwirrt wandte sie sich von ihm ab, und er war beschämt. Schnell machte er einen Schritt auf sie zu. Er legte die Hände auf ihre Schultern und drehte sie zu sich, umfasste ihr liebliches Gesicht und küsste sie auf den Mund. Er spürte, wie sie zitterte. Alles an ihr. Ihr ganzer Körper.

Sie liebten sich, und als sie danach zwischen zerwühlten Laken lagen, sang sie ihm den Text des Lieds leise ins Ohr, während er einen Joint rauchte und eine rosa Strähne aus ihrem blonden Lockenschopf zog und sie sich um den Finger wickelte.

Du bist mein Liebling, can't you see
How wunderschön you are to me ...?

»Wunderschön?«, fragte er.

Sie beobachtete, wie seine Lippen das unbekannte Wort formten. Sein Gesicht war glatt und ebenmäßig. Sie hatte keine Ahnung, wie alt er war, wusste so gut wie nichts über ihn.

»*Wonderful*«, flüsterte sie und errötete. »Oder *beautiful.* Oder eigentlich beides. *Wonderbeautiful.* Auf Deutsch hängt man die Wörter oft aneinander. Das sagt ein Mann zu einer Frau.«

Überrascht richtete er sich auf und stützte sich auf seinen Ellbogen. Er hatte eine schmale, aber muskulöse Brust. »Das sagt ein Mann?«

Sie nickte. »Er sagt der Frau in mehreren Sprachen, dass er sie schön findet.«

I could say bella, schön, or très jolie,
Ich liebe dich, do you love me …?

»Bella? Aber so heißt du doch! Ich sollte dieses Lied für dich singen.« Er beugte sich zu ihr vor und strich ihr die Locken aus dem Gesicht. »*Bella, Bella*«, sang er leise, und während seine Lippen ihre Kehle hinunterwanderten, bog sie den Rücken durch und schloss die Augen. »*Wunder*«, flüsterte er, umschloss mit beiden Händen ihre vollen, runden Brüste und saugte zärtlich an ihren Brustwarzen. »*Schön …*«

Wenn Haut die Grenze zwischen dem *Ich* und dem *Du* bildet, dann taten sie in dieser Nacht alles, um diese Grenze zu überwinden. Für Annabelle war das eine ganz neue Erfahrung. Sie hatte schon vorher Sex gehabt, aber dabei nie Leidenschaft oder gar Begehren empfunden, eher so etwas wie Resignation. An einem bestimmten Punkt, nach einer bestimmten Anzahl von Verabredungen zum Abendessen oder Gläsern Wein, war es eben das, was man machte. Oder vielmehr nicht machte, denn sie war nie besonders aktiv gewesen. Es schien einfach zu passieren, etwas, was wenig mit ihr zu tun hatte, egal, ob sie etwas dazu beitrug oder nicht. Ihr eigenes Vergnügen hatte dabei nie eine Rolle gespielt, und sie war immer erleichtert gewesen, wenn es vorbei war.

Aber Sex mit Kenji war anders. In körperlicher Hinsicht war er das Gegenteil der Männer, mit denen sie gewöhnlich schlief – bullige, dominante Männer wie ihr Stiefvater, mit groben, grabschenden Fingern, schwitzenden Gesichtern und Wangen so kratzig wie Schmirgelpapier. Sie war sechzehn, als er zum ersten Mal in ihr Zimmer kam – oder vielleicht auch erst fünfzehn. Es war in dem Jahr, als ihre Mutter mit Krebs im Krankenhaus lag. Ihre Erinnerungen an diese Zeit waren vage, aber es gab Dinge, die sie nie vergessen würde. Das Geräusch seiner Schritte im Flur. Die Art, wie die Matratze nachgab, wenn er sich auf die Bettkante setzte. Der Alkoholgeruch in seinem Atem und der Schweiß, der von seiner Stirn auf ihr Gesicht tropfte. Als ihre Mutter starb, zog sie von zu Hause aus, aber obwohl sie ihm entkam, waren die Männer, die auf ihn folgten, genau wie er. Kenji schwitzte nicht. Seine Haut war gepflegt und geschmeidig. Er hatte die feinfühligen Hände eines Musikers und einen schmalen Penis, der nichts Einschüchterndes an sich hatte. Außerdem war er kleiner als sie, was ihr anfangs etwas unangenehm war. Ihr Körper war daran gewöhnt, in Besitz genommen zu werden. Er fühlte sich plump an, ihr Verlangen war ihr fremd, und sie kam sich ungeschickt vor. Aber Kenjis Art, sie zu lieben, änderte all das, und anschließend fühlte sie sich genau richtig – sinnlich und gelöst. Er war verrückt nach ihr und sagte ihr das auch. Sie war die schönste Frau der Welt. Das hatte er gedacht, als er sie zum ersten Mal auf der Bühne singen gehört hatte, und später, als sie ihn an ihren Tisch bat und sich einen Drink von ihm spendieren ließ, war er der glücklichste Mann auf Erden.

»Eigentlich hätte ich dir einen Drink spendieren sollen«, sagte sie am nächsten Morgen. »Du hast mich wirklich gerettet.« Sie saßen in der Küche beim Frühstück, und er saß auf dem handbemalten Holzstuhl, der unter Joes Gewicht immer geächzt und geknarrt hatte, aber jetzt keinen Mucks von sich gab. Kenji strich gerade Butter auf seinen Toast. Annabelle musste an *Goldlöckchen und die drei Bären* denken: Ihr Stuhl war perfekt für ihn, ebenso wie ihr Tisch und ihr Körper. Während sie darauf wartete, dass der Kaffee durchlief, betrachtete sie ihn von der Küchentheke aus. Sein dichtes, schwarzes Haar reichte ihm bis zur Schulter. Er leckte sich die Marmelade von den Fingern und schüttelte den Kopf.

»Nein«, sagte er. »Du warst toll. Du bist eine sehr gute Sängerin.«

Sie lächelte wehmütig. »Als ich klein war, habe ich im Kirchenchor gesungen, das hat mir gefallen. Aber dann habe ich damit aufgehört. Es macht mir Angst, vor Publikum zu singen, und außerdem ist meine Stimme nicht voll genug. Joe weiß das. Er war einfach nur gemein.«

»Ist Joe dein Freund?«, fragte Kenji.

Sie zuckte mit den Schultern, und er machte eine Armbewegung, die den Toast, die Küche und sie beide mit einschloss.

»Er ist bestimmt wütend ...«

»Das ist mir egal«, sagte sie. »Er hat jede Menge Freundinnen. Er wird stinksauer sein, aber ich wollte sowieso mit ihm Schluss machen. Deshalb hat er mich auf die Bühne geholt. Er wusste, dass ich nicht gerade wie eine Bombe einschlagen würde, aber ich musste mitspielen, um ihn verlassen zu können, verstehst du?«

Kenji verstand es nicht, aber er verstand das Wort *Bombe.* »Nein, du bist kein Bombe«, sagte er lächelnd. »Aber du bist … wie sagt man … *BUMM*!« Er ahmte das Geräusch einer Explosion nach und demonstrierte mit den Händen, wie etwas in den Himmel schoss und dann in einem Funkenregen wieder zur Erde fiel.

»Ein Feuerwerk?«

Sein Gesicht leuchtete auf. »Ja! Du bist ein *Feuerwerk*!«

Wenn er in dieser Nacht und auch in allen darauffolgenden Nächten mit den Fingerspitzen über ihre Haut fuhr, schloss sie die Augen und erschauerte, dachte daran, wie seine Finger die Luft gekitzelt hatten, als er den Funkenregen nachgeahmt hatte. Und jetzt berührten sie sie, erkundeten all die Stellen ihres Körpers, für die sich nie zuvor jemand interessiert hatte. Sex mit Kenji war atemlos, spontan und voller Überraschungen. Annabelle konnte ihr Glück kaum fassen. Kenji hatte eine andere Erklärung. Es war *en*, sagte er, ihr Schicksal oder ihre Bestimmung, eine geheimnisvolle Verbindung, vielleicht aus einem früheren Leben, die sie in dem jetzigen zusammenschweißte.

Hatte Kenji recht? Wie um alles in der Welt konnte es sein, dass sich auf diesem riesigen Planeten mit seinen acht Milliarden Menschen zwei unbedeutende menschliche Wesen, die füreinander bestimmt waren, tatsächlich begegneten? Ein zynischerer Mensch als Kenji würde sagen, das wäre unmöglich – oder vielmehr, sie wären nicht füreinander bestimmt. Denn natürlich begegnen sich Menschen und verlieben sich, aber diese Begegnungen sind reiner Zufall. Und erst im Nachhinein sagen sie sich, dass es das Schicksal so gewollt hatte.

Aber was für eine hübsche Geschichte! Und das ist alles, was für uns zählt. Dafür sind wir Bücher schließlich da. Wir erzählen eure Geschichten, bewahren sie, solange es geht, sicher zwischen unseren Buchdeckeln auf. Wir tun unser Bestes, um euch Vergnügen zu bereiten und euren Glauben an den Sinn eurer Existenz aufrechtzuerhalten. Eure Gefühle sind uns wichtig, und wir glauben ganz fest an euch.

Aber eine andere Frage: Ist es euch je in den Sinn gekommen, dass Bücher auch Gefühle haben könnten? Wenn ihr euch diese romantische Geschichte über zwei vom Pech verfolgte Liebende anhört, fragt ihr euch da je, was wir dabei empfinden? Wenn es stimmt, dass die Haut die Grenze zwischen dem *Ich* und dem *Du* bildet, dann beneiden wir euch darum, dass ihr in leidenschaftlichen Momenten der Liebe diese Grenze überschreiten könnt. So einfach ist das. Wir beneiden euch um eure Körper. Wieso auch nicht? Bücher haben auch einen Körper, aber uns fehlen die Organe, die nötig sind, um die Welt zu erfahren. Die Haut, die unsere Buchdeckel umspannt und unsere Wörter umschließt, ist anders als eure. Unsere Haut, sei sie aus Papier, Pergament oder Stoff (oder heutzutage aus irgendeinem Plastik-, Glas- oder Metallgemisch) erfüllt eine ähnliche Funktion wie eure, indem sie uns umhüllt. Aber selbst die haptischste und kapazitivste Haut ist nicht in der Lage, ein ähnliches körperliches Vergnügen zu empfinden wie ihr. Wir spüren nicht die Ekstase einer Verschmelzung des Selbst mit dem Anderen.

Natürlich könnt ihr einwenden, dass Literatur an sich schon eine Art Grenzüberschreitung ist, aber literarische Handlungen sind grundsätzlich körperlos und rein fiktiv. Wir sind darauf angewiesen, dass ihr uns eine konkrete Form gebt, und wir existieren, weil ihr das könnt. Während wir uns also eurer Finger, die unsere Seiten umblättern, bewusst sind und mit

Worten den bitteren Geschmack von Kaffee beschreiben können oder den einer pikanten Soße oder des salzigen Samens, der zwischen unseren Seiten verspritzt wurde, erleben wir dies nicht als Sinneseindrücke wie ihr – auf eurer Zunge, auf eurer Haut, in eurem Körper.

Da kann man leicht das Gefühl bekommen, etwas zu verpassen.

Als Experten auf dem Gebiet der Liebesromane haben wir eure Liebesakte auf so vielfältige Art und mit so vielen verschiedenen Worten lebendig werden lassen, wie es ein einzelner Mensch kaum je vermocht hätte. Und doch werden wir nie erleben, wie es sich anfühlt, wenn man die Hand eines geliebten Menschen ergreift und sie an die Lippen presst. – *Ach, hätten wir nur Lippen!* Es stimmt, dass viele von uns durchaus schon geliebt, umarmt und gestreichelt, ja selbst zärtlich geküsst wurden. All das schätzen wir sehr, aber wenn der eigentliche Liebesakt beginnt, werden wir zur Seite geschoben oder ganz aus dem Bett verbannt. Dann liegen wir aufgeschlagen, mit dem Gesicht nach unten, auf dem Boden, mit zerknickten Seiten, achtlos weggeworfen, während über uns Geheimnisvolles geschieht.

Manchmal hätten wir auch gern Sex. Wer hätte das nicht? Wir sind schließlich leidenschaftlich in euch verliebt. Als Sklaven eurer Besessenheit wissen wir, wie es ist, von jemandem beeindruckt und gefesselt zu sein. Aber gleichzeitig verstehen wir, dass solche Gedanken nur müßige Spielereien sind, Fantasien, denen wir uns hingeben, um uns die Zeit zu vertreiben.

Mit Fantasien kennen wir Bücher uns aus. Aber die wahren Geschichten – diejenigen, die sich wirklich zutragen – gehören euch.

Also, wo waren wir stehengeblieben?

Benny wurde 2001 empfangen, in dem Jahr, als ihre Zukunft begann. Als Annabelle schwanger wurde, brach sie ihr Studium ab und nahm den Job bei der Firma für Medienbeobachtung an. Kenji gab das Grasrauchen auf, und sie zogen in eine schmale Doppelhaushälfte am Rand von Chinatown. Das Haus war ziemlich heruntergekommen, aber die Miete war günstig. Nur deshalb konnten sie es sich überhaupt leisten. Es gab einen kleinen Garten, wo das Baby spielen konnte, und es lag in der Nähe der Buslinien, was praktisch war, denn weder Annabelle noch Kenji fuhren gern Auto. Kenji bekam ein festes Engagement in einem Jazzensemble, das Big-Band-Sachen, Ska und moderne Klezmermusik spielte. Er war ein begabter Musiker, und natürlich war ein japanischer Klarinettist mit einem Pork-Pie-Hut, der alte jiddische Stücke wie »Gimpel the Fool« oder »Oy, S'iz Gut« spielte, eine Attraktion. Als klar wurde, dass Kenji ihr Zugpferd war, verpasste sich die Band ein neues Image und nannte sich von da an *Kenny Oh and the Klezmonauts*. Sie begannen, in der Region auf Tournee zu gehen. Das Liebespaar heiratete. Das Leben war schön.

Annabelle war noch nie so glücklich gewesen. Sie war ein schöpferischer Mensch und genoss ihre Schwangerschaft. Ihr Körper fühlte sich fruchtbar an, wie eine Landschaft oder ein Kontinent, üppig und voller Leben. Kenji, ihr Erforscher, benutzte eine andere Metapher. Während ihrer ersten Ultraschalluntersuchung, als sie den Schatten ihres Sohnes auf dem Bildschirm sahen, deutete er darauf und rief: »Er ist Weltraumbaby! Wie winziger Astronaut in einem Traum!«, und von diesem Moment an nannten sie ihn auch so. *Unser Weltraumbaby. Unser Traumbaby. Unser winziger Astronaut.* Sie lagen im Bett und sahen sich *2001: Odyssee im Weltraum* an, stellten sich vor, wie der Fötus durch Annabelles inneres Universum schwebte.

»Das ist die Zukunft«, murmelte Kenji und strich über ihren geschwollenen Bauch. Später erinnerte sie sich an das flattrige Gefühl, das seine Worte ausgelöst hatten, eine Mischung aus Begeisterung und Furcht. Aber solche Ängste hielt sie in Schach, indem sie sich beschäftigte. Zu Beginn des zweiten Trimesters, als ihr Babybauch immer dicker wurde, kaufte sie Wolle und Nadeln, um Babyschuhe und Mützchen zu stricken. Sie las Ratgeber über Schwangerschaft, Geburt und Kindererziehung. Sie häkelte eine Babydecke. Im Internet entdeckte sie eine Website, auf der erklärt wurde, wie man alte Pullover aus dem Secondhandladen zu Kuscheltieren verarbeiten konnte. Sie entschied sich für einen Kaschmirelefanten.

Die Schnipsel-Ladys, die ganz begeistert von ihrer Schwangerschaft waren, schnitten nützliche Artikel für sie aus Zeitschriften aus, die sie in Ordnern abheftete. Auf dem Heimweg ging sie oft noch auf einen Sprung in den Anbau der öffentlichen Bibliothek, wo ausrangierte Kinderbücher verkauft wurden. In der Regel handelte es sich um ältere Bücher, die durch nachlässige Behandlung oder häufige Benutzung beschädigt waren oder deren Inhalt nicht mehr angesagt war. Die großen roten Buchstaben MAKULIERT, die auf die Titelseiten gestempelt waren, erinnerten an ein Gefängnistattoo und brandmarkten sie als unerwünscht. Annabelle hatte Mitleid mit ihnen. Mit ihren abgenutzten Ecken und Eselsohren wirkten sie so elend und verloren. Zwar hatte sie ihren Traum, Bibliothekarin für Kinderbücher zu werden, aufgegeben, aber sie wollte trotzdem etwas Sinnvolles tun. Die alten Bücher waren nicht nur Schnäppchen, sondern echte Schätze! Es war ein gutes Gefühl, sie zu retten und ihnen ein Zuhause zu geben, und die Bücher waren ihr dankbar.

Nach und nach renovierten sie das Haus. Ihre Vermieterin

Mrs. Wong wohnte in der anderen Doppelhaushälfte. Sie hatte einen Sohn, einen schlecht gelaunten Teenager mit einem großen weinroten Muttermal auf der Wange. Ständig beklagte sich Mrs. Wong über ihn und schimpfte ihn einen No-Good, und da sie anfangs seinen Namen nicht kannten, nannten sie ihn ebenfalls so. Der nichtsnutzige Sohn trieb sich mit zweifelhaften Typen herum, und da er selten zu Hause war, verließ sich Mrs. Wong stattdessen auf Kenji, wenn sie Hilfe brauchte. Sie mochte Kenji, weil er Asiate war und sich außerdem als handwerklich geschickt erwies. Er reparierte die Regenrinnen, besserte die Stufen zur Veranda aus und ersetzte die alten Dachschindeln. Er half Mrs. Wong in ihrem kleinen Gemüsegarten und im Gegenzug reduzierte sie die Miete und verzieh ihm, dass er die Krähen fütterte.

Annabelle strich die Wände im Kinderzimmer in einem wunderschönen Himmelblau. Sie kaufte Bücherregale und nähte Vorhänge für die Fenster. Neben dem Müllcontainer in ihrer Gasse fand sie einen gut erhaltenen Schaukelstuhl. Eine der Streben war locker, und die Armlehne hatte einen Riss, aber Kenji half ihr, beides zu reparieren. Anschließend bemalte sie das Kopfteil mit einer über eine Mondsichel springenden Kuh. Sie stellten den Schaukelstuhl ins Kinderzimmer, und während Kenji auf Hochzeiten und Bar-Mizwas spielte, saß sie dort, strickte und schaukelte und träumte von ihrer gemeinsamen Zukunft. Wenn Kenji nach Hause kam, legte er sich auf den Häkelteppich zu ihren Füßen, und sie las ihm aus den Büchern vor, die sie aus der Bibliothek gerettet hatte. Märchen, Gedichte oder Kinderreime wie *Hey, diddle diddle, the cat and the fiddle.* Das würde ihm helfen, sein Englisch zu verbessern, sagte sie. Sie hatte eine wunderbare Vorlesestimme. Deshalb achtete er auch selten auf die Bedeutung der Sätze. Er hörte ihr beim Lesen so gebannt zu, wie er Musik hörte, und manchmal war der Klang der Wörter so lieblich, dass ihm die Tränen kamen und er seine Ukulele holte und Annabelle begleitete. Die Geschichten und Reime wurden zu Liedern, und während ihr Babybauch immer dicker wurde, sangen sie ihm gemeinsam vor. Kenji kannte keins der Kinderlieder, mit denen sie groß geworden war, und so brachte sie ihm *Mary had a little lamb* und *London Bridge is falling down* sowie *Row, row, row your boat* bei. Kenji spielte die Melodie und wiederholte den Text, versuchte, seine Zunge um die englischen Laute zu wickeln, die lallenden, leckenden *Ls* und die runden, rollenden *Rs*.

»*Row*«, sagte sie beispielsweise.

»*Low*«, wiederholte er, und sah sie verwirrt an, wenn sie den Kopf schüttelte. Dann musste sie lachen.

»Okay, versuch's mal damit. Sag *Aaaah* … Jetzt beiß auf das *R*, so, als würdest du in ein köstliches Stück Schokoladenkuchen beißen. *Aaa* … *R*. *Aaa* … *R*. Das *R* ist da, wo deine Zähne den Kuchen abbeißen, kurz bevor du die Schokolade schmeckst.«

Schon vor seiner Geburt, als er noch in der warmen Höhle ihres Bauchs schwamm, hörte Benny die Stimmen seiner Eltern. Wie im Traum erreichten sie ihn aus weiter Ferne, sickerten langsam zu ihm durch, begleitet vom regelmäßigen Herzschlag seiner Mutter. *Row, row, row your boat*, hörte er. *Das Leben ist nur ein Traum.*

Das Baby kam im Januar zur Welt. Das Land stand noch unter dem Schock der Ereignisse des 11. September, und Annabelle war dankbar, dass sie im Mutterschaftsurlaub war und von den verstörenden Nachrichten nichts mitbekam. In den ersten Monaten nach der Geburt schalteten Annabelle und Kenji weder den Fernseher noch das Radio ein. Von ihrem friedlichen Kokon umgeben, lagen sie in ihrem Bett, einander zugewandt, der Säugling zwischen ihnen, ihre Körper wie zwei Klammern, die einen kleinen Stern umschlossen.

(*)

Sie beobachteten ihn, hoben seine Gliedmaßen an, bewunderten seine Finger, sein Bäuchlein, seine knubbeligen Zehen, die Grübchen an seinen Ellbogen, seinen winzigen, spitzen Penis. *Guck mal! Guck doch mal*! flüsterten sie, *Ist er nicht wunderbar*? Seine Öhrchen waren wie Muscheln, seine Haut so hauchzart wie Seide. Sie erkundeten jeden Zentimeter seines kleinen Körpers, schnüffelten an ihm, liebkosten ihn mit den Lippen, bestaunten das Aussehen und den Geruch dieses perfekten Säuglings. Er war ihr Traumbaby. Er war makellos.

Das haben wir vollbracht, flüsterten sie, *wie kann das sein*? und diese erstaunliche Erkenntnis erfüllte sie mit Stolz. Als sie miterlebten, wie er seine ersten Schritte machte und seine ersten Wörter sagte, war ihre spontane Freude so groß, dass sie sich an den Händen fassten und den Atem anhielten, voller Erwartung, was als Nächstes kommen würde. Sie lebten glücklich und zufrieden, und das Tag für Tag.

BENNY

Wow. Okay, ich weiß, ich habe danach gefragt, aber das ist jetzt doch etwas zu viel Information, findest du nicht?

Ich meine, die Stellen über mich sind ja okay, meinetwegen, aber es muss ja nicht die ganze Welt über das Sexleben meiner Eltern Bescheid wissen. Manches sollte schon privat bleiben – besonders die Sache mit ihrem Stiefvater. Wenn du das Buch meiner Mom wärst, dann wäre es was anderes, und dann wäre es vielleicht okay, aber du bist ja mein Buch, oder? Ich mein ja nur.

Aber der Teil, wo du erzählst, dass ich sie singen gehört habe, als sie mit mir schwanger war? Das war cool und macht total Sinn. Manchmal kommt es mir so vor, als würden die Stimmen, die ich jetzt höre, von Dingen stammen, die schon da waren, bevor es mich überhaupt gab, und die ich nie gekannt habe. Ich kann's nicht besser erklären. Die Stimmen sind wie die unzusammenhängenden Teile eines verrückten Computercodes, die in meinen Gehirnwindungen stecken und irgendwie aktiviert werden. Vielleicht hat die ja jeder, nur, dass ich sie irgendwann hören konnte, weil ich hypersensibel bin, verstehst du? Die Schulpsychologin meint, dass Trauer so was auslösen kann.

Ich hab sie nicht gleich alle gehört. Nach dem Tod meines Dads hab ich ungefähr ein Jahr lang nur seine Stimme gehört. Er hat nach mir gerufen wie beim ersten Mal im Krematorium, nur, dass es nachts in meinem Zimmer war. Ich war eingeschlafen, und dann hab ich plötzlich gehört, wie er meinen Namen gerufen hat. Es klang, als wäre er wirklich da. Außerhalb meines

Kopfs, aber auch irgendwie drin. Ich hab im Bett gelegen und gehorcht. Ich hab mich nicht getraut, mich zu bewegen oder auch nur die Augen aufzumachen, weil ich Angst hatte, ihn zu sehen, aber auch Angst, ihn nicht zu sehen. Ich meine, ich wollte ihn schon sehen, aber nur, wenn er gelebt hätte. Ich wollte ihn nicht als Toten sehen, als Zombie oder als Geist. Und als ich dann endlich die Augen aufgemacht hab, war alles dunkel. Ich hab dagelegen und gehorcht und gehofft, dass er noch etwas anderes sagt, aber irgendwann bin ich wieder eingeschlafen, und am nächsten Morgen wusste ich nicht mehr, ob ich das Ganze nur geträumt hatte, und hab es wieder vergessen.

Nach ungefähr einem Jahr ist seine Stimme schwächer geworden, und ich hab sie nicht mehr sooft gehört. Wo war er hin? Einmal hab ich nach ihm gesucht. Die Schachtel mit seiner Asche war unten bei seinen LPs, aber meine Mom hat sie irgendwann weggeräumt, und ich musste den ganzen Mist in ihrem Zimmer durchwühlen, bis ich sie weit hinten in ihrem Wandschrank gefunden hab. Ich dachte mir, dass meine Mom nichts dagegen hat, also hab ich die Schachtel mit Dad auf das Bücherregal in meinem Zimmer gestellt. Neben den alten Mondglobus, den er mir geschenkt hat, als ich noch klein war, um mir was über den Mond beizubringen. Der Mond war von Innen beleuchtet, aber die Lampe ist schon lange kaputt. Mein Dad hat mir immer wieder versprochen, sie zu reparieren, aber er hat's nie getan. Aber in der Nacht, nachdem ich seine Asche neben den Mond gestellt hatte, fing der plötzlich an zu flackern, was ganz schön gruselig ist, oder? Ich hatte schon geschlafen, als ich davon aufgewacht bin. Erst wäre ich fast durchgedreht, aber dann hab ich mir gedacht, dass es wahrscheinlich der Geist meines Dads ist, der endlich die Lampe reparieren will, wie er's mir versprochen hat, und das hat mich beruhigt. Danach hab ich jedes Mal, wenn ich ihm gute Nacht gesagt hab, den Mond angeschubst, damit er sich ganz schnell dreht und Dad ihn immer von einer anderen Seite sehen konnte. Wir haben das immer gespielt, den Mond rumwirbeln lassen. Und wenn die dunkle Seite vor Dad stehenblieb, hat er sich gefreut. Denn er sei ja Künstler, hat er mir erklärt. Ich hab nicht wirklich verstanden, was er damit meinte. Wahrscheinlich hab ich immer noch irgendwie gehofft, dass er im Traum zu mir spricht, aber als dann die anderen Stimmen auftauchten, gab ich's auf. Bei dem ganzen Lärm, den sie machten, hätte ich ihn sowieso nicht gehört.

Die anderen Stimmen tauchten auch in meinen Träumen auf. So fing es an. Es war, als hätte eine Stimme die Tür geöffnet und alle anderen wären hinterhergekommen. Träume sind wie Türen. Sie sind wie Tore zu einer anderen Realität, und wenn die erst mal offen sind, dann nimmt man sich besser in Acht.

DAS BUCH

Die dunkle Seite ist verführerisch, Benny, doch die meisten Menschen halten sich fern von ihr. Sie bleiben lieber auf der hellen, der sonnigen Seite, wo sie sicher sind. Aber Künstler, Schriftsteller oder Musiker wie dein Vater können der Anziehungskraft der dunklen Seite nicht widerstehen. Mit diesem Thema kennen wir Bücher uns aus, und wir müssen uns ihm stellen, ob wir wollen oder nicht.

Und das schließt auch die Schattenseiten im Leben deiner Mutter ein. Natürlich geht es hier nicht um Annabelles Geschichte – und sie hätte weiß Gott ihre eigene verdient –, aber manchmal ist es schwer zu entscheiden, wo das Buch einer Mutter endet und das ihres Kinds beginnt. Was soll ein Buch also tun? Den Mond herumwirbeln lassen und abwarten, wo er stehenbleibt. Und hoffen, dass du mit den Folgen leben kannst.

4

Er träumte, dass jemand ihm an die Stirn tippte.

Jemand tippt ihm an die Stirn, ein sanftes Klopfen, ein Gefühl wie Regentropfen auf der glatten, unschuldigen Stelle zwischen seinen Augenbrauen. Er träumt, dass er davon aufwacht. Als er die Augen öffnet, sieht er einen Finger, der direkt über seiner Nase schwebt. Der Finger ist dünn und spitz, beinahe durchsichtig. Er kräuselt sich in der flirrenden Luft wie Seegras im flachen Wasser. Und jetzt erkennt er, dass der Finger mit einer Hand verbunden ist, er sieht ein schmales Handgelenk, dann einen Arm, der längste Arm, den er je gesehen hat. Wie eine Drachenschnur reicht er hinauf in den schwarzen unendlichen Raum. Und ganz am Ende des fadendünnen Arms schwebt ein Gesicht, bleich und fern wie der Mond.

Es ist das Gesicht eines Mädchens, und obwohl es so weit weg ist, erkennt Benny, dass es das schönste Mädchen der Welt ist. In seinem ganzen Leben – den dreizehn Jahren und neun Monaten auf diesem Planeten – hat er noch kein so schönes Gesicht gesehen. Ihre vollen weißen Haare umwallen es wie mondbeschienene Wolken. Ihre schimmernden, strahlenden Augen blicken auf ihn herab, und ihre rosigen Lippen formen sich zu einem perfekten runden O. Das schönste Mädchen der Welt macht sich lustig über ihn – so sieht es jedenfalls aus –, aber er glaubt nicht, dass es böse gemeint ist.

Benny ... flüstert sie und lacht stumm. *Benny o…O…O…*

Die Os entschweben ihrem Mund wie Rauchkringel. Benny setzt sich auf, will einen mit der Nase auffangen wie ein Seehund. Aber die Ringe riechen nicht nach Rauch, sondern nach heißer Schokolade und frisch gebackenem Brot, wie das Brot, das Annabelle backte, als er noch klein war und sie noch den Herd benutzte. Das schönste Mädchen der Welt duftet süß wie die Küsse seiner Mutter, wie seine Kindheit, als seine Mutter noch glücklich war und sein Vater noch lebte. Die Erinnerung ist so übermächtig, dass sich die flaumigen Härchen auf seiner Haut aufstellen. Als das Gesicht des Mädchens näher kommt, lässt er sich zurücksinken, und plötzlich ist sie ganz nah, schwebt direkt über ihm. Ihre süßen O-förmigen Küsse wehen herab, feucht und warm, wandern in pulsierenden Wellen über seinen Körper. Sie legt ihre Hand sanft auf seine Brust, direkt über dem Herzen. Unter dem leichten Druck ihrer Hand spürt er, wie es in ihm pocht. Sein Rücken wölbt sich, er richtet sich auf, greift nach –

Oh ..., stöhnt er. *Oh...Oh...Oh!* und ganz plötzlich zerplatzt der lodernde Traum, Millionen Sterne stieben auseinander, fröhlich lachend und glitzernd und prickelnd, und dann, ganz langsam, verebbt das Gelächter, und die Sterne verglimmen, lassen ihn in der Dunkelheit zurück.

Inmitten der Stille hörte er ein Stöhnen und öffnete die Augen. In seinem Zimmer lauerten Schatten, und das schönste aller Mädchen war verschwunden. Als sich sein Mund schloss, endete auch das Stöhnen. Über ihm an der Decke waberte ein schwach glimmender Nebel aus Leuchtsternen. Es waren die drei ineinander verschlungenen Sternenringe, die sein Vater dorthin geklebt hatte – einer für jeden von ihnen, für Benny, Annabelle und ihn.

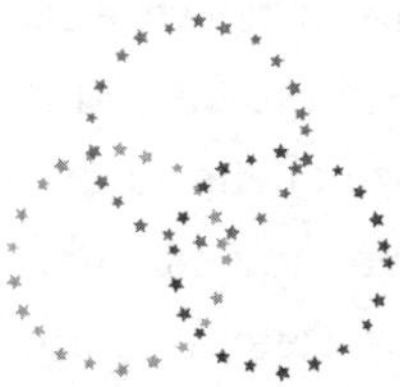

Seine Hände lagen auf seiner Pyjamahose, die sich feucht anfühlte, aber nur ein bisschen. Direkt nach dem Tod seines Vaters passierten ihm häufig solche Malheurs, aber es war Ewigkeiten her, dass er ins Bett gemacht hatte. Er stand auf und untersuchte das Laken. Es war trocken. Er zog seinen Schlafanzug aus und hielt ihn sich an die Nase. Er roch nicht nach Urin, merkwürdig. Ihn fröstelte. Über feuchte Träume wusste er Bescheid. Die Jungs in der Schule rissen Witze darüber. War es das gewesen? Sein Körper fühlte sich leer und irgendwie seltsam an, kribblig, als würde er eine Erkältung bekommen. Aber es war kein unangenehmes Gefühl. Eigentlich fühlte es sich sogar gut an. Er holte eine frische Unterhose aus der Kommode. Dann hob er seinen Schlafanzug auf, öffnete die Zimmertür und trat in den Flur.

Es war dunkel, und die Luft roch anders hier draußen, abgestanden und streng, nach Zeitungspapier und Staub, aber er war inzwischen an die Gerüche gewöhnt und nahm sie kaum noch wahr. Vorsichtig tastete er sich voran, achtete darauf, nicht gegen die an der Wand aufgereihten wackligen Stapel aus Kartons mit den Sachen seines Dads zu stoßen und die Müllsäcke mit den Zeitungen seiner Mom, auf denen sie irgendwelche Einkäufe abgeladen hatte. Jetzt nahm er etwas Neues wahr. Geräusche. Seine Haut kribbelte. Er kauerte sich hinter einen Turm aus Kartons, schlang die Arme um sich und lauschte.

Es waren Stimmen, die irgendwo aus der Dunkelheit kamen. Ein gedämpftes, langsam anschwellendes *oooooOOOOOOooooo*, wie von Geistern oder stöhnenden Menschen, aber leise, damit man sie nicht hörte. Annabelle stöhnte oft nachts. Manchmal hörte er sie auch weinen, und das machte ihm Angst, aber das hier klang anders. Er wartete. Er glaubte, aus dem Stimmengewirr einzelne Worte herauszuhören, aber er konnte sie nicht verstehen. Mrs. Wong schimpfte manchmal mit No-Good auf Chinesisch, aber ihre Stimme war wütend und schrill, während diese Stimmen traurig klangen. Er überlegte, ob er zurück in sein Zimmer gehen und die Tür schließen sollte, aber er musste dringend aufs Klo. Also stand er langsam auf und schlich auf Zehenspitzen weiter, stieg über ein paar Hochglanzmagazine hinweg, die von einem Stapel gerutscht waren. Mit jedem Schritt wurde das Stöhnen lauter. Da rutschte ihm der Fuß weg, und er trat mit der Ferse auf eine Tüte mit Weihnachtsschmuck – Lametta, Lichterketten und Christbaumkugeln –, den Annabelle beim Weihnachtsschlussverkauf erstanden hatte. Erst hörte er ein Knirschen, dann einen spitzen Schmerzensschrei, ein hoher, scharfer Ton, der von den armen Glaskugeln stammte und ihm ins Herz schnitt. Er kauerte sich an die Wand und hielt sich die Ohren zu.

Aufhören!, flehte er, aber das Weinen hörte nicht auf. Und jetzt setzte ein ganzer Chor von Stimmen ein, die von überallher kamen, aus jedem Winkel des Hauses, von ganz unten bis hinauf zum Dach, und in das Wehklagen der Glaskugeln einfielen.

Er presste die Hände noch fester auf die Ohren und schloss die Augen. *Bitte,* schrie er. *Seid ruhig!* Und als er die Hände wegnahm, war das Haus verstummt.

»Benny?« Die glockenhelle Stimme seiner Mutter durchbrach die Stille. »Alles in Ordnung?«, rief sie vom anderen Ende des Flurs.

Sein Herz schlug immer noch heftig. Er musste schlucken und rang nach Luft.

»Alles okay, Liebling? Musst du Pipi machen?«

»*Ja!*«

Wieso fragte sie ihn so was überhaupt? Er hasste es, wenn sie ihn wie ein Kleinkind behandelte. Aber sein Ärger brachte ein Gefühl von Normalität zurück. Er stand auf. Seine Knie zitterten nicht mehr.

Im Bad nahm er eine Einkaufstasche mit Bastelzeug aus der Wanne und drehte den Wasserhahn auf. Dann pinkelte er, zog seine Unterhose aus und warf sie in das sprudelnde Wasser, die zusammengeknäulte Pyjamahose hinterher. Es war sein geliebter Spiderman-Pyjama, der ihm immer noch passte. Er beobachtete, wie die rot-blauen Hosenbeine herumwirbelten und sich aufblähten. Dann spritzte er etwas Shampoo darüber, malte Kreise und Schnörkel ins Wasser. Während die Seifenblasen langsam aufstiegen, setzte er sich auf den Wannenrand und schlang die Arme um seine nackten Knie. Die Wanne fühlte sich kalt unter seinem Po an. Von irgendwoher im Haus hörte er ein Seufzen und Wimmern. Ab und zu rief eine einzelne Stimme etwas, das wie ein schroffer Befehl klang, aber er ignorierte es. Er summte ein Stück aus seinem Lieblingscomputerspiel, eine fröhliche Melodie, die er immer bei seinen Bergbau-Abenteuern hörte, wenn er sich mit der Hacke tief ins Erdreich grub, um das Erz zu bergen, das er brauchte, um Waffen zu schmieden, mit denen er sich gegen die anstürmenden Horden verteidigen konnte. Eigentlich war es kein richtiges Lied, aber das fröhliche Klimpern machte ihm Mut und half ihm, die Stimmen auszublenden, während er versuchte, sich an die schillernde Erscheinung des wunderschönen Mädchens zu erinnern, das immer noch seine Haut zum Kribbeln brachte.

Als er am nächsten Morgen erwachte, fiel ihm die vergangene Nacht wieder ein. Er richtete sich auf und lauschte, dann ging er zur Tür, öffnete sie einen Spaltbreit und lauschte weiter. Er hörte das Radio unten im Wohnzimmer, wo Annabelle arbeitete, aber die seltsamen nächtlichen Stimmen waren verschwunden. Er holte die Tüte mit dem Weihnachtsschmuck, auf die er getreten war, und trug sie ins Badezimmer. Die roten und grünen Glasscherben waren jetzt still, und er warf sie in den Mülleimer. Seine Schlafanzughose, die über der Stange des Duschvorhangs hing, war immer noch feucht, also ließ er sie hängen. Er ging wieder in sein Zimmer, zog sich an, legte die Pyjamajacke zusammen und schob sie unter sein Kissen – etwas, was er jeden Tag machte, aber heute fühlte es sich komisch an, und er fragte sich, ob die Jacke wohl die Hose vermisste.

In der Küche nahm er eine Schachtel Rice Krispies aus dem Schrank. Annabelle hatte im Wohnzimmer das Radio laufen, wie immer, wenn sie Zeitungsartikel ausschnitt. Morgens hatte sie am meisten zu tun, deshalb war er es gewöhnt, allein zu frühstücken, während im Hintergrund die Nachrichten liefen. Die Spüle quoll über von schmutzigem Geschirr, aber auf dem Abtropfgestell fand er noch eine saubere Schale, in die er ein paar Rice Krispies schüttete. Früher hatte sein Dad ihm morgens immer Frühstück gemacht. Er hatte die Milch über seine Krispies gegossen und die Schale an Bennys Ohr gehalten, damit er hörte, wie es knackte, knisterte und ploppte. Morgens fehlte ihm sein Vater besonders. Er ging zum Kühlschrank, um die Milch zu holen. Als er die Tür öffnete, meinte er, leise Geräusche in der Küche zu hören, und er erschrak, weil sie ihn an die nächtlichen Stimmen erinnerten. War es das Radio im Wohnzimmer, oder kamen die Geräusche aus dem Kühlschrank? Schnell machte er die Tür wieder zu, blieb stehen und lauschte. Das schiefe Magnet-Gedicht seines Vaters klebte immer noch am Kühlschrank, aber die beiden ersten Zeilen schienen sich vom Rest abgesetzt zu haben. Er schaute auf die verbliebene Zeile:

Ich bin verrückt nach dir

»Benny?«, rief Annabelle aus dem Wohnzimmer. »Bist du das?«

Er antwortete nicht. Er öffnete noch einmal die Kühlschranktür, nur einen Spaltbreit, aber breit genug, dass die Innenbeleuchtung anging und kalte Luft entwich. Ein säuerlicher Geruch schlug ihm entgegen. Und dann hörte er die Geräusche wieder. Sie waren leise, aber jetzt konnte er sie auseinanderhalten: das Stöhnen des schimmeligen Käses, das Seufzen der welken Salatblätter, das Wimmern der halb verzehrten Joghurts, die ins hintere Fach geschoben und vergessen worden waren.

»*Hört auf*«, flüsterte er.

»Benny? Bist du's? Findest du alles, was du brauchst?«

Er machte die Tür etwas weiter auf und tastete nach der Milch, schob vorsichtig eine große Flasche Root Beer Light, einen Karton Orangensaft, ein Glas Essiggurken zur Seite.

»*Haltet die Klappe!*«

»Wie bitte, mein Schatz? Ich versteh dich nicht ...«

Er starrte wütend auf die Gurken. »Die Milch ist alle!«, rief er. »Schon wieder!«

Das Radio im Wohnzimmer wurde leise gedreht. Die Stimmen im Kühlschrank verstummten ebenfalls, als spürten sie seinen Ärger und warteten ab, was als Nächstes geschehen würde.

»Tut mir leid, Schatz«, sagte Annabelle nach einer Weile. »Wenn ich hier fertig bin, besorg ich welche.«

Er holte seinen Speziallöffel und aß seine Rice Krispies ohne Milch.

Als sein Dad noch gelebt hatte, war die Milch nie ausgegangen. Und sie beide frühstückten immer zusammen an einem aufgeräumten Küchentisch. Jetzt war der Tisch mit irgendwelchem Zeug vollgestellt, und er stand am Spülbecken und löffelte allein seine Krispies.

Als er fertig war, stellte er seine Schale zu dem übrigen schmutzigen Geschirr. Eine Ameisenkolonne krabbelte den Rand einer Auflaufform hinauf. Er ließ Wasser darüber laufen, um sie in den Ausguss zu spülen, aber das hielt sie nicht auf. Sie konnten ziemlich gut schwimmen. Er wusch den Löffel, trocknete ihn ab und steckte ihn in die Seitentasche seines Rucksacks. Dann ging er ins Wohnzimmer, um sich von seiner Mutter zu verabschieden.

Annabelle saß mit der Schere in der Hand an ihrem Arbeitstisch vor ihren Zeitungsstapeln. Der Scanner neben ihr brummte munter vor sich hin. Im Radio berichtete der Sprecher gerade, dass die Sprengfallen in Irak und Afghanistan einen enormen Bedarf an Beinprothesen erzeugt hätten. Medizintechnik-Unternehmen hatten die Produktion hochgefahren, um den Bedarf zu decken. Annabelle streckte Benny die Arme entgegen, und er beugte sich vor und streifte ihre warme, trockene Wange mit den Lippen. Sie hielt seinen Kopf mit ihren dicken Armen umschlossen. Er zwang sich, stehen zu bleiben, während er über ihre Schulter hinweg die Schlagzeilen las. *Waffengewalt – gefährliche Menschen oder gefährliche Waffen? Durch Klimawandel wird Schokolade zum Luxusgut. Tödlicher afrikanischer Virus bedroht schwangere Frauen. Tod eines Untersuchungshäftlings löst Unruhen in Baltimore aus. Ziegen sollen Unterholz in Kalifornien beseitigen, um Flächenbrände zu verhindern.* Er mochte keine langen Umarmungen, und das Lesen war da eine gute Ablenkung. Auch Radiohören half. Rasche Fortschritte in der Prothesenentwicklung machten den Kriegsveteranen Hoffnung, die sich nun auf ein aktives, ausgefülltes Leben freuen konnten, sagte der Sprecher jetzt. Er klang sehr zuversichtlich, und einen kurzen Moment lang empfand Benny die weiche Wange seiner Mutter fast als angenehm.

»Heute ist Dienstag«, sagte er und entzog sich ihr. Dienstags wurde der Recycling-Müll abgeholt, und es war seine Aufgabe, sie daran zu erinnern. »Ich kann ein paar Sachen rausstellen, wenn du willst.«

»Oh, danke dir, mein Schatz«, sagte sie. »Nicht nötig. Ich

muss erst das Archiv durchsehen.« Sie deutete vage auf die an der Wand aufgestapelten, mit Zeitungspapier gefüllten Säcke.

Er wandte sich ab und ging in den Flur.

»Hast du alles?«, rief sie ihm nach. »Essensgeld? Asthmaspray?«

Er ging hinaus und zog die Tür hinter sich zu. Als er die Veranda überquerte, schienen die Stimmen zurückzubleiben. Die Krähen auf dem Dach beobachteten ihn und gaben ihre Kommentare ab, aber Krähen waren ständig am Palavern, das war also nichts Ungewöhnliches. Seine Anspannung ließ nach. Aber als er die Straße erreichte und ein Auto vorbeifuhr, quietschten die Reifen verdächtig, so als würden sie es mit Absicht tun, und die Risse im Bürgersteig schienen um seine Aufmerksamkeit zu buhlen. Als er in den Stadtbus stieg, waren noch mehr Stimmen hinzugekommen. Sie sprachen gedämpft, aber pausenlos, wie das Gemurmel von Zuschauern vor einem Konzert.

Als Benny noch klein war, hatte Kenji ihn morgens immer zur Schule gebracht, aber Benny war jetzt in der achten Klasse und durfte allein mit dem Bus fahren. Er hatte seine eigene Schülerkarte und fühlte sich sehr erwachsen, wenn er sie dem Fahrer hinhielt. Allerdings waren ihm die ganzen Spinner und Penner mit ihrem Gestank und ihrem hektischen Gebrabbel nicht geheuer. Annabelle hatte ihm eingeschärft, er solle sich nicht neben sie setzen, aber manchmal war der Bus so voll, dass er schließlich doch neben einem landete und der durchgeknallten Unterhaltung zuhören musste, die der Typ neben ihm mit der Luft führte. Das war ziemlich schräg und auch unheimlich. Die meisten von ihnen waren alte Männer, die in irgendeinem Krieg gekämpft hatten. Er hatte noch nie einen jungen Penner gesehen, aber egal. Die alten Spinner mussten ja auch mal jung gewesen sein. Womöglich war er dabei, auch einer zu werden.

Bitte, flüsterte er. *Bitte … seid ruhig!* Aber die Stimmen ignorierten ihn. Auf dem ganzen Weg zur Schule und später im Unterricht tuschelten sie weiter und machten es ihm unmöglich, sich zu konzentrieren. Manchmal wurden sie ganz leise, wisperten nur noch, sodass er sie beinahe vergaß, so wie man einen Kühlschrank vergisst, obwohl er ständig im Hintergrund brummt. Doch hin und wieder durchbrach ein schriller Schrei die Stille, und Benny erstarrte vor Schreck, ganz gleich, wo er gerade war, ob im Flur, im Klassenzimmer oder in der Turnhalle. Dann schaute er sich vorsichtig um. Das Geräusch schien von außen zu kommen, von ganz nah, genau über seiner rechten Schulter, aber außer ihm schien es niemand zu hören. War das ein Täuschungsmanöver? Oder waren die Stimmen in seinem Kopf?

Drinnen? Draußen? Worin besteht der Unterschied, und woran erkennt man ihn? Wenn ein Geräusch durch deine Ohren in deinen Körper eindringt und mit deinem Geist verschmilzt, was passiert dann damit? Ist es dann immer noch ein Geräusch, oder hat es sich in etwas anderes verwandelt? Wenn du einen Hühnerschenkel oder ein Ei isst, ab wann ist es kein Huhn mehr? Wenn du die Wörter auf dieser Seite liest, was passiert mit ihnen, sobald sie in deinem Kopf sind?

5

Wie lange dauerte es, bis Annabelle bemerkte, dass sich Benny seltsam benahm? Und, nachdem sie es bemerkt hatte, wie lange dauerte es, bis sie es sich eingestand? Sie war Mutter eines

Teenagers, und Jungs in diesem Alter benahmen sich nun mal seltsam, zumindest stand es so in den Büchern. Und außerdem hatte sie im Moment ganz andere Sorgen. Genau an diesem Morgen, nachdem Benny zur Schule gegangen war, rief ihr Chef an, um ihr zu sagen, dass die Firma über weitere Rationalisierungsmaßnahmen nachdenke und dass er von einer vertrauenswürdigen Quelle in der Unternehmensleitung erfahren habe, dass man ihre Arbeitszeit kürzen wolle.

»Im Ernst, Charlie?«, fragte sie. »Um wie viel Stunden?«

»Na ja, ich werde sie bitten, dich auf einer Dreiviertel-Stelle zu lassen, aber wahrscheinlich wird es auf eine halbe Stelle hinauslaufen.«

»Und wann soll das sein?«

»Wahrscheinlich ab Anfang nächsten Jahres, sagt mein Bekannter. Also erst in ein paar Monaten.« Dann erzählte er ihr irgendwas von der Weiterentwicklung von Algorithmen und Suchprogrammen und schrumpfenden Zeitungsauflagen. Die Branche sei im Umbruch, sagte er. Er wolle sie nur vorwarnen. Sie fand das wirklich nett von ihm, aber trotzdem. Und während sie noch versuchte, die Nachricht zu verdauen, schlug er ihr eine Kündigung vor.

»Aber ich hab doch nichts falsch gemacht!«

»Nein, natürlich nicht. Aber so funktioniert es nun mal.«

»Was?«

»Du weißt schon. Das System.« Es entstand eine peinliche Stille, dann fuhr er fort. »Annabelle, ich weiß, dass du deinen Mann verloren hast und ein Kind versorgen musst, aber du solltest dir klarmachen, dass es nur eine Frage der Zeit ist, bis sie die Stelle komplett streichen. Ich wollte dir das nicht in einer Mail schreiben, aber ich denke, du hast mehr davon, wenn sie dir die Vollzeitstelle kündigen. Wenn ich du wäre, würde ich das

Beste draus machen, das Arbeitslosengeld kassieren und mir ein bisschen Luft verschaffen, um mir etwas Neues zu suchen. Ist nur ein Vorschlag. Die Entwicklung lässt sich nun mal nicht aufhalten. Aber die Entscheidung liegt natürlich ganz bei dir. Denk in Ruhe darüber nach.«

Erst als sie aufgelegt hatte, fiel ihr ein, dass sie Charlie gar nicht nach den Sozialleistungen gefragt hatte. Er hatte nichts davon erwähnt. Würde sie aus der Krankenversicherung fliegen? Würden die Beiträge steigen? Was würde sie machen, wenn ihr etwas zustieße oder, Gott bewahre, Benny?

Sie beendete ihr morgendliches Arbeitspensum und sah auf die Uhr. Der Recycling-Müll wurde normalerweise gegen eins abgeholt. Wenn sie ein paar Säcke loswerden würde, wüsste Benny wenigstens, dass seine Ermahnungen nicht umsonst waren. Das Recycling war wirklich eine Herausforderung. Die Firma verlangte, dass die Tageszeitungen einen Monat lang aufbewahrt wurden, Fachzeitschriften zwei Monate lang. Außerdem mussten alle Scans auf Backup-Disks gespeichert werden. Das Archiv war eine Art Absicherung, für den Fall, dass den scharfen Augen und fixen Scheren der Schnipsel-Ladys etwas entging – nicht, dass das jemals vorgekommen wäre. Früher, als sie noch alle im Büro gearbeitet hatten, hatte es einen riesigen Lagerraum gegeben, in dem die ganzen Zeitungen untergebracht wurden, die jetzt allmorgendlich vor Annabelles Haustür landeten. Und ein Mitarbeiter war nur dafür zuständig gewesen, die alten Zeitungen regelmäßig im Recycling-Müll zu entsorgen.

Aber jetzt musste sich Annabelle allein um alles kümmern. In den ersten Monaten sortierte sie pflichtbewusst das Archivmaterial nach Datum und Kundennummern und verstaute es in fein säuberlich beschrifteten Schachteln, aber es wurde so viel, dass sie bald nicht mehr hinterherkam. Die Zeitungen begannen sich auf dem Boden zu stapeln. Als die Stapel zu hoch wurden und umzukippen drohten, stopfte sie das Papier in einen Recycling-Sack, kennzeichnete ihn mit einem Stück Klebeband und verfrachtete ihn hinters Sofa, wo ihr neues Archiv entstand. Dort vermehrten sich die Säcke in rasantem Tempo, wuchsen an den Wänden hoch und begruben bald das Sofa unter sich. Als es ihnen auch dort zu eng wurde, drangen sie in den Flur vor und wanderten die Treppe hinauf, den halben Hausstand im Schlepptau.

Die Säcke waren schwer, aber sie schaffte es, einige der ältesten unter den Stapeln hervorzuziehen, ohne den ganzen Berg zum Einsturz zu bringen. Wenn Kenji noch leben würde, hätte er ihr das abgenommen. Sie zerrte die Beutel auf die Straße und ging wieder hinein, um die nächsten zu holen, und als sie wieder herauskam, stieß sie auf Mrs. Wong, die auf ihren Stock gestützt auf dem Gehweg stand und auf eine Schlagzeile starrte, die durch den halbtransparenten Plastiksack zu erkennen war.

»Wieso Sie lesen das alles?«, fragte sie und musterte Annabelle mit zusammengekniffen Augen.

Annabelle hievte den letzten Sack auf den Haufen. »Das muss ich«, sagte sie erschöpft. »Das ist mein Job.«

Die alte Lady schüttelte den Kopf. »Was ist das für Job?« Sie deutete mit ihrem Stock auf den Plastikberg. »Wenn Müllmann böse werden, wir müssen Strafe zahlen.« Grimmig bohrte sie ihren Stock in einen der Säcke und tippte sich mit ihrem knochigen Finger an die Stirn. »Zu viele Nachrichten nicht gut für Kopf. Sie lieber suchen andere Job, okay?« Ohne eine Antwort abzuwarten, nickte sie Annabelle zu und schlurfte wieder zurück zu ihrem Haus.

Ein vernünftiger Rat, den sie heute schon zum zweiten Mal

hörte. Sie wusste, dass Kenji das auch so sehen würde. Und er hätte auch einiges zu sagen gehabt, zu Charlies »System«, der Art, wie es funktionierte oder vielmehr nicht funktionierte. Er hätte ihr geraten, den Job zu kündigen. Das Leben wäre zu kurz, hätte er gesagt. Er hätte ihr geraten, sich eine kreativere Beschäftigung zu suchen, etwas, was ihr wirklich Spaß machte. Aber er hatte leicht reden. Sie hatte diesen Job ja nur deshalb angenommen, damit *er* tun konnte, was *ihm* Spaß machte. Aber jetzt war er tot, und sie musste ganz allein für Benny sorgen. Und mal realistisch betrachtet: Was sollte sie denn sonst machen? Als Kellnerin arbeiten? Oder als Verkäuferin?

Sie hatte ihren Recycling-Rückstand nicht annähernd aufgeholt, aber sie wagte es nicht, noch mehr Säcke vor die Tür zu stellen. Sie wusch das schmutzige Geschirr ab – auch etwas, was Kenji immer erledigt hatte – und räumte ein paar Sachen vom Tisch. Sie würde hier wirklich mal für Ordnung sorgen müssen. Stattdessen zog sie ihre Jacke an und ging zur Bushaltestelle. Die Schule würde bald aus sein, aber seit Benny morgens allein mit dem Bus fuhr, kam es ihr irgendwie sinnlos vor, ihn nachmittags abzuholen. Sie tat es einfach aus Gewohnheit. Benny schien allerdings immer weniger Wert darauf zu legen. Sie sprachen zwar nie darüber, aber sie spürte es. Er war jetzt ein Teenager. Es war nicht cool, von seiner Mutter abgeholt zu werden. Schon gar nicht von einer, die nicht wie die anderen Mütter war, mit ihren Yoga-Outfits und ihren teuren Laufschuhen, ihren SUVs und ihren Ehemännern mit tollen Jobs und super Zusatzleistungen.

Aber trotzdem, es tat gut, ein bisschen frische Luft zu schnappen, und es tat gut, ein Ziel zu haben. An der Bushaltestelle merkte sie, dass sie viel zu früh dran war, und da sie keine Lust hatte, sich vor der Schule die Beine in den Bauch zu stehen, beschloss sie, am Supermarkt einen Zwischenstopp einzulegen, um Milch und etwas zum Abendessen zu besorgen. Es konnte nicht schaden, ihre Vorräte aufzufüllen, solange sie noch einen Gehaltsscheck bekam. Als der Bus rumpelnd anhielt, stieg sie ein und suchte sich einen Platz. Nachmittags waren die Busse schläfrig und träge und verspäteten sich oft, aber es gab keinen Grund zur Eile, denn sie könnte Benny jederzeit eine SMS schicken, damit er allein nach Hause fuhr. Er hatte ja einen Schlüssel. Eigentlich könnte sie sich beim Einkaufen wirklich etwas Zeit lassen, und das wäre vielleicht auch für Benny gut. Wenn er in ein leeres Haus zurückkäme, würde er wissen, wie sehr sie ihm vertraute, und das würde sein Selbstwertgefühl stärken.

Aber wahrscheinlich würde sie mehr erreichen, wenn sie ihm mit gutem Beispiel voranging und ihm vorlebte, wie man seine Selbstachtung bewahrte. Statt sich mit einem stumpfsinnigen, öden Job herumzuschlagen, der ihr nach und nach weggenommen wurde, sollte sie lieber sich selbst und ihrem kreativen Potential treu bleiben. Annabelle stand auf und zog an der Schnur, um dem Busfahrer zu signalisieren, dass er am Einkaufszentrum anhalten sollte. Eigentlich war das gar nicht nötig – jeder, der diesen Bus nahm, stieg dort aus –, aber die Geste bestärkte sie in ihrem Entschluss. Sie stieg aus, ließ den Supermarkt links liegen und steuerte auf ihr Lieblingsgeschäft zu: *Michaels – Der Ort für Kreative.*

Warum nicht? Sie wollte ja nichts kaufen. Die Türen öffneten sich wie von Zauberhand, und als sie eintrat, atmete sie tief ein, nahm die würzigen Aromen von Lavendel, Zimt und Fichtennadel in sich auf. Das funktionierte immer. Der Bastelmarkt wirkte auf sie wie eine starke Droge: Ihr Blutdruck stieg, ihr Herz schlug schneller, und es überkam sie eine entspannte Mattigkeit, ihr Körper fühlte sich warm, weich und geschmeidig an. *Michaels* war nicht nur ein Laden, er war ein Ort voller Verheißung. Sie nahm sich einen Einkaufswagen – nicht, um ihn zu füllen, sondern weil das zum Ritual gehörte – und fuhr mit ihm zur Abteilung mit der Papierkunst und den Einklebebüchern. Sie liebte es, den Laden systematisch zu erkunden. Auch wenn viele der Sachen ziemlich kitschig waren, gehörte das gemächliche, tranceartige Herumstöbern zum Ritual. Sie ging an den Glitzertinten und den Gummistempeln vorbei, blieb dann stehen, um sich die Zierkantenschneider mit den raffinierten Schnörkeln, Spiralen und filigranen Zickzack-Mustern anzusehen. Auch die Motivstanzer faszinierten sie. Man konnte mit ihnen Herzen, Sterne und Schmetterlinge aus regenbogenfarbenem Papier ausstanzen. Der Fiskars Love Punch, ein Motivstanzer in Herzform, war im Angebot. Was für ein alberner Name, aber sie fand ihn auch witzig. Wenn Kenji noch leben würde … Sie griff danach, überlegte es sich dann anders und ging weiter zur Perlenstickerei und zum Makramee.

Je nach Stimmung sprachen sie bestimmte Sachen besonders stark an. Heute waren es die hochwertigen deutschen Ölfarben. Die Kästen waren unglaublich stabil und handwerklich perfekt und enthielten eine enorme Vielfalt an Farben. Und sie hatten faszinierende Namen. *Alizarinrot, Antimongelb, Manganblau, Viridiangrün.* Wie Poesie. Solche Farben mussten doch jeden inspirieren. Angesichts so vieler Farben war der Preis nicht schlecht, aber trotzdem jenseits ihrer Möglichkeiten. Die teuren Farben kamen immer aus Europa. Sie war noch nie in Europa gewesen, Kenji schon. Vor ihrer Heirat hatten sie oft zusammen im Bett gelegen, und er hatte ihr von den Jazzclubs in Berlin, Paris, Amsterdam und Rom erzählt. Er versprach ihr, ihr irgendwann einmal diese ganzen Orte zu zeigen, und sie glaubte ihm. Sie konnte es sich genau vorstellen: Er in einem verrauchten Jazzclub, sie mit ihrer Staffelei am Ufer der Donau oder der Seine. Morgens saßen sie in einem Straßencafé, tranken Kaffee aus kleinen Tässchen und blickten auf einen gepflasterten Platz mit einer prachtvollen Kathedrale, genau wie die auf dem Kasten mit den Ölfarben. Sie nahm einen aus dem Regal und hielt ihn sich vor die Nase. Ölfarben haben einen unverwechselbaren Geruch, aber nicht, wenn sie so gut verpackt sind wie diese. Sie fuhr mit dem Daumennagel über die Rille zwischen Kasten und Deckel. Könnte sie doch nur die Farben aus der Folie befreien und an einer Tube schnuppern ... Cinnabarit vielleicht. Wie würde Cinnabarit wohl riechen? Oder Cerulean? Sie stellte den Kasten zurück und ging entschlossen weiter. Irgendwann ..., schwor sie sich.

Ihr Wagen war immer noch leer, aber sie hatte auch erst ein Drittel des Ladens hinter sich gebracht. Vor ihr lag der Gang mit dem Patchwork-Zubehör. Sie sollte endlich mit dem Memory Quilt anfangen. Wenn sie dort kurz vorbeischaute, würde sie das sicher motivieren. Aber vorher musste sie an den Büchern vorbeikommen. Das war die Gefahrenzone. Und so wappnete sie sich innerlich, indem sie an die Stapel von Bastelbüchern und Ratgebern zu Hause dachte, mit ihren praktischen Tipps und klugen Ratschlägen. Das Letzte, was sie brauchte, waren noch mehr Bücher. Sie packte den Griff ihres Einkaufswagens und schob ihn energisch weiter. Aber gerade als sie an dem Tisch mit den Neuerscheinungen vorbeikam, passierte etwas Seltsames. Womöglich wackelte der Tisch, oder sie war aus Versehen daran gestoßen, jedenfalls führte *irgendetwas* dazu, dass ein kleines Buch vom Stapel hüpfte und in ihrem Einkaufswagen landete.

Verdutzt starrte sie auf das Buch. Es war schlicht, hatte aber einen ansprechenden grauen Einband. Der Titel, in einfacher, klarer Schrift, lautete *Tidy Magic: Zen oder die Kunst, deine Wohnung und dein Leben aufzuräumen.*

Was für ein Zufall! Gerade noch hatte sie gedacht, dass sie dringend mal wieder aufräumen müsste, und jetzt das? Sie nahm das Buch und studierte den Einband. Sie und Kenji hatten sich immer über diese New-Age-Typen lustig gemacht, die behaupteten, dass das Universum für alles sorge, aber vielleicht hatten sie ja recht. Denn in diesem Buch ging es nicht nur um das übliche Aufräumen und Ausmisten. Es ging um *Zen*-mäßiges Aufräumen und Ausmisten, und es stammte von einer richtigen Zen-Meisterin namens Aikon, noch dazu einer der gefragtesten Entrümplungsberaterinnen Japans. Das Autorenfoto auf der Rückseite zeigte eine androgyn wirkende junge Frau in der grauen Arbeitskleidung eines buddhistischen Mönchs. Sie stand mit einem derben Bambusbesen in der Hand in einem kleinen Garten. Hinter ihr war ein steinerner Torbogen zu sehen. Sie hatte ein weißes Tuch um den runden, kahl geschorenen Kopf geschlungen und blickte mit leuchtenden Augen und einem entrückten Lächeln in die Kamera. Hätte Annabelle nicht gewusst, dass sie eine Frau war, hätte sie sie für einen heiteren jungen Mann gehalten – und nicht irgendeinen Mann, sondern Kenji. Sie hatte irgendwo ein Foto von ihm, das während seiner Zeit im Zen-Kloster aufgenommen worden war. Er stand mit ein paar jungen Mönchen zusammen und trug die gleiche graue Arbeitskleidung, das gleiche weiße Tuch um den kahl geschorenen Kopf. Es war beinah, als ob Kenji ... Aber nein, das war absurd. Sie legte das kleine Buch zurück in ihren Einkaufswagen und fuhr damit zur Kasse. Einen solch unglaublichen Zufall konnte sie einfach nicht ignorieren. Vielleicht war diese alte Zen-Lehre ja einen Versuch wert. Vielleicht würde das Buch sie dazu inspirieren, gleich mit dem Aufräumen anzufangen. Allein der Gedanke gab ihr Auftrieb.

Natürlich war es nicht das Universum, das für alles sorgte. Das Universum kann ein Buch nicht dazu bringen, von einem Tisch zu springen. Nur ein Buch kann das, auch wenn das kein Kinderspiel ist. In unserer Welt gibt es Legenden über dicke Wälzer, die die Fähigkeit haben, zu schweben und sich von allein fortzubewegen, aber da die wenigsten von uns so etwas je zu Gesicht bekommen, halten wir das gern für Lügenmärchen. Tatsächlich können Bücher umherwandern – ihr braucht euch nur den Stapel neben eurem Bett anzusehen –, aber da wir keine Beine haben, ist unser Bewegungsspielraum stark eingeschränkt, und deshalb sind wir darauf angewiesen, dass ihr uns herumtragt. Und das ist auch der Grund, weshalb wir möglichst attraktiv für euch sein wollen, mit unseren farbenfrohen Umschlägen und griffigen Titeln, aber *Tidy Magic* war anders. Es war ein dezentes Buch, kein bisschen aufdringlich. Und doch besaß es die außerordentliche Fähigkeit, sich aus eigenem Antrieb zu bewegen.

Der Bus, der ruckelnd an der Haltestelle zum Stehen kam, war brechend voll. Die Schule war zu Ende, und alle Plätze waren von Highschool-Schülern okkupiert, die unverwandt auf ihre Handys starrten und Annabelle, die mit ihren Einkaufstüten kämpfte, nicht bemerkten, geschweige denn ihr einen Platz anboten. Als der Bus losfuhr, hätte sie beinah das Gleichgewicht verloren.

Natürlich war sie selbst schuld daran, dass sie so schwer beladen war. Das kleine Buch nahm nicht viel Platz weg, aber sie hatte auch noch Patchworkvlies gebraucht. Den großen Strauß aus roten Plastik-Weihnachtssternen hatte sie allerdings nicht gebraucht, aber er war im Angebot gewesen, und da hatte sie einfach nicht widerstehen können. Nachdem sie ziemlich viel Zeit bei *Michaels* verbracht hatte, war sie trotzdem noch bei Safeway vorbeigegangen. Als der Bus jetzt ächzend anhielt und Annabelle ausstieg, wurde ihr klar, dass Cola, Chips und Salsa wohl doch kein vernünftiges Abendessen für Benny waren, und die Milch hatte sie auch vergessen. Typisch. Sie hatte sich ablenken lassen, und nun würde Benny sauer sein. Also ging sie beim Oriental Express vorbei und besorgte Spareribs süß-sauer, sein Lieblingsgericht.

Da sie jetzt auch noch mit den Tüten vom Chinesen beladen war, beschloss sie, eine Abkürzung durch die kleine Gasse zu nehmen, was ihr zwei Querstraßen ersparte. Außerdem konnte sie so den wachsamen Augen von Mrs. Wong entgehen. Allerdings nicht den Dealern, Drogensüchtigen, Stadtstreichern und Sexarbeiterinnen, die am Müllcontainer vor dem Secondhandladen der Gospel Mission herumlungerten, anschaffen gingen oder sich einen Schuss setzten. Sie warnte Benny immer wieder davor, die Abkürzung zu nehmen, und soweit sie wusste, hielt er sich auch daran. Die Stadtstreicher machten ihm Angst. Er nannte sie Penner. Wo zum Himmel hatte er das bloß aufgeschnappt?

In der Gasse lauerten auch die Erinnerungen. Geister. Lieber nicht daran denken.

Heute allerdings war die Gasse menschenleer. Nur die Krähen waren da, die ihr folgten, seit sie das Restaurant verlassen hatte, von Strommast zu Strommast flogen, während sie sich dem Müllcontainer näherte. Es war ein Abrollcontainer mit hohen Seitenwänden, die so hoch waren, dass man Mühe hatte, etwas hineinzuwerfen. Natürlich sollte man nichts hineinwerfen. Meistens holten die Leute Sachen heraus. Die Ladys vom Secondhandladen beschwerten sich über die Mülltaucher, schienen aber gleichzeitig auch stolz darauf zu sein, dass ihr Container der begehrteste der ganzen Stadt war, weil er die brauchbarsten Sachen enthielt. Die Lokalzeitung brachte sogar mal einen Artikel darüber, den Annabelle sich ausschnitt.

Heute lehnten drei zusammengesackte, urinfleckige Matratzen am Container, daneben standen ein altersschwaches Bügelbrett und ein durchgesessener Sessel mit zerschlissenem Tweedbezug. Auf dem Sessel lag ein Stapel kitschiger Gemälde mit anscheinend völlig intakten Rahmen. Ganz oben stand eine kleine Gummiente. Annabelle stellte ihre Einkaufstüten ab und nahm die Ente. »Hallo, du«, sagte sie und betrachtete sie. »Bist du aber süß!« Sie drückte die Ente zusammen, und sie antwortete mit einem Quietschen. »Wie kann dich nur jemand wegwerfen wollen?«

Die Ente quietschte noch einmal, und eine Krähe in der Nähe krächzte zurück. Annabelle ignorierte die Krähe. Sie würde sie später füttern. »Würdest du gern mit mir nach Hause kommen?«, fragte sie die Ente und steckte sie, ohne eine Antwort abzuwarten, in ihre *Michaels*-Tüte. Dann nahm sie die Bilderrahmen näher in Augenschein. Genau in diesem Moment hörte sie ein scharrendes Geräusch, das aus dem Container kam, und als sie aufschaute, sah sie einen Kopf, der hinter der hohen Metallwand hervorlugte. Vor dem Hintergrund der tief stehenden Sonne konnte sie das Gesicht nicht erkennen. Annabelle kniff die Augen zusammen und sah genauer hin. Das Haar schien weiß zu sein. Ein alter Mann? Was tat ein so alter Mann in einem Müllcontainer?

»Hey«, sagte eine Stimme. »Das ist meine Ente.« Es war eine junge Stimme. Offenbar eine junge Streunerin. Heutzutage gab es so viele von ihnen. Sie schwang ein Bein über den Rand des Containers und blieb dort sitzen, musterte sie. Sie trug ein schwarzes Sweatshirt und schwarze Jeans. Verdreckte Arbeitsstiefel mit Stahlkappen. Metall in der Nase und den Augenbrauen. Die zerzausten, weiß gefärbten Haare standen ihr wild vom Kopf ab.

»Oh, Entschuldigung«, sagte Annabelle schnell, holte die Ente aus ihrer Tüte und stellte sie wieder auf den Bilderstapel zurück. »Das wusste ich nicht. Ich wollte mir eigentlich nur die Rahmen ansehen. Die scheinen noch brauchbar zu sein.«

Das Mädchen starrte auf Annabelle hinunter. »Wieso? Sind Sie Künstlerin?«

»Ähm ... nein. Eigentlich nicht. Ich meine ...«

»Tja, aber ich bin eine. Deshalb brauch ich die Rahmen, aber die Ente können Sie haben.«

»Oh, aber ich kann doch nicht ...«

»Ich brauch die Ente nicht«, sagte das Mädchen. »Sie können sie haben.«

Annabelle griff nach der Ente und betrachtete sie. »Irgendwie süß. Wäre doch ein Jammer. Ich meine, wieso wirft jemand ...«

»Hab ich mir auch gedacht. Also nehmen Sie sie schon.«

Annabelle steckte die Ente wieder in ihre Einkaufstüte. »Danke.«

»Gern geschehen«, sagte das Mädchen. Sie schwang ihren Stiefel über den Containerrand und verschwand wieder im Innern.

6

»Hast du keine Milch gekauft?« Er durchsuchte ihre Einkaufstüten auf dem Küchentisch. Neben den Tüten, auf einem Stapel ungeöffneter Briefe, entdeckte er ein kleines graues Buch und eine gelbe Gummiente. Er nahm das Buch und las den Titel: *Tidy Magic: Zen oder die Kunst, deine Wohnung und dein Leben aufzuräumen.* Na, klar, dachte er. Wer's glaubt, wird selig. Er nahm die Ente und hielt sie sich ans Ohr.

Annabelle war auf der Veranda und fütterte die Krähen. Er hörte sie lachen, ein hoher, glockenheller Ton, der anschwoll und dann abbrach. »Beim Chinesen gibt's keine Milch, Dummerchen«, sagte sie. Als sie wieder hereinkam und die Ente in seiner Hand sah, rief sie: »Ist die nicht niedlich? Ich hab sie neben dem Container gefunden. Wenn du sie zusammendrückst, quiekt sie. Ist das das richtige Wort? Quieken Enten? Nein, sie quaken, oder? Schweine quieken. Komm, Schatz, drück sie doch mal zusammen.«

Er stellte die Ente behutsam auf den Tisch zurück. Dann griff er erneut nach ihr. Irgendetwas war mit der Ente. »Kann ich die haben?«

»Natürlich!«, rief sie. »Freut mich, dass sie dir gefällt! Und sei nicht böse wegen der Milch. Es ist doch noch früh. Du kannst nach dem Essen gleich rüber zum Laden an der Ecke gehen und welche besorgen.«

»Ständig vergisst du was«, sagte er und steckte die Ente in die Tasche seines Hoodies.

»Ja schon, aber immerhin hab ich heute Morgen ans Recycling gedacht. Gut, dass du mich dran erinnert hast!«

Er sah sich in der Küche um. Alles war noch so wie vorher.

»Ich weiß, ich weiß«, sagte sie. »Es gibt noch jede Menge zu tun, aber immerhin hab ich einen Anfang gemacht. Und ich hab auch an die Spareribs gedacht, die du so magst.«

»*Du* magst sie doch so.«

»Ich dachte, sie wären dein Lieblingsessen. Machst du dir denn nichts mehr draus?«

Er zuckte die Achseln. »Doch, schon.«

»Na, bitte!«, rief sie aufgekratzt. »Wusste ich's doch. Jetzt muss ich nur noch schnell die Einkäufe wegräumen. Nimm du schon mal das Essen mit nach oben, damit wir gleich loslegen können. Und such doch auch schon mal eine Platte aus.«

»Ich bin wirklich nicht scharf auf Spareribs«, sagte er, aber sie hörte nicht mehr zu. Sie stand mit einer Großpackung Chips in jeder Hand vor dem Küchenschrank, drehte sich unschlüssig im Kreis, auf der Suche nach einem geeigneten Platz. Der Schrank war vollgestopft mit Dosensuppen, irgendwelchen Soßen, Schachteln mit Keksen, Crackern und Frühstücksflocken, darunter auch die Lucky Charms, die sie beide nicht mochten. Sie hatte sie nur gekauft, weil sie sie an ihre Kindheit erinnerten. Obwohl sie so darum gebettelt hatte, hatte ihre Mutter ihr nie welche gekauft. Sie erinnerte sich an die düsteren Vorahnungen, die sie damals quälten, weil sie sicher war, dass sich ohne die ersehnten »Glücksbringer« ihr Glück zum Schlechten wenden würde. Und tatsächlich starb kurz darauf ihr Vater, und ihre Mutter heiratete ihren Stiefvater. Und von Glück konnte nun keine Rede mehr sein. All diese Erinnerungen waren auf sie eingestürmt, als sie die herabgesetzten Lucky Charms gesehen hatte, und deshalb hatte sie eine Schachtel für Benny gekauft. Da lebte Kenji zwar nicht mehr, aber man konnte ja nie wissen. Sie wollte nicht, dass ihr Glück sie endgültig im Stich ließ, außerdem war der kleine grüne Kobold auf der Packung wirklich niedlich.

Benny nahm die Tüten vom Chinesen und wandte sich zur Tür.

Sie öffnete den Backofen und schob die Chipstüten hinein »Na also!«, sagte sie und schloss die Tür. »Da können sie erst mal bleiben. So gehen auch die Mäuse nicht dran. Du musst mich nur dran erinnern, dass sie da drin sind, okay?«

»*Ruhe!*«

Erschrocken drehte sie sich um. Benny stand wie erstarrt in der Küchentür. Dann zuckte er zurück wie ein erschrecktes Fohlen und warf den Kopf hin und her, als wolle er Fliegen verscheuchen.

»Benny, Schatz, was hast du?«

Die Tüten fielen auf den Boden. Er presste die Hände auf die Ohren und rieb sie heftig.

»Benny, was ist denn mit dir?«

Jetzt hörte er sie und nahm die Hände weg. »Nichts«, murmelte er und hob die Tüten auf. »Ich hab nicht dich gemeint.«

Als Kenji noch lebte, hatten sie oft zusammen am Küchentisch zu Abend gegessen und dabei Musik gehört. Sie gingen immer abwechselnd ins Wohnzimmer, um eine neue Platte aufzulegen. Nachdem Annabelle die Stereoanlage ins Schlafzimmer gestellt hatte, verlegten sie und Benny ihr Abendessen nach oben. Sie setzten sich aufs Bett und breiteten das Essen auf der Tagesdecke aus. Heute Abend, verkündete Annabelle, würde es ein Festmahl geben. Außer den Spareribs hatte sie noch Frühlingsrollen, gedämpfte Teigtaschen, mit Schweinefleisch gefüllte Hefebrötchen, Chongqing-Huhn und gebratenen Reis nach Art des Hauses besorgt. Als sie alles ausgepackt hatten, glich das Bett einer Miniaturlandschaft. Wie kleine Häuschen standen die Essensboxen zwischen den Falten der Bettdecke und den Hügeln aus Annabelles Beinen.

Die Platte, die Benny ausgesucht hatte, war eine Aufnahme von Benny Goodmans legendärem Konzert 1938 in der Carnegie Hall. Es war die Lieblingsplatte seines Dads, und seine auch. Zum ersten Mal wurde in der Carnegie Hall Jazz gespielt, zum ersten Mal traten schwarze und weiße Musiker zusammen in diesem bedeutenden Konzertsaal auf. Natürlich war Benny nie an diesem geschichtsträchtigen Ort gewesen, aber Kenji hatte ihm auf YouTube eine alte Filmaufnahme des berühmten Konzerts gezeigt, damit er eine Vorstellung davon bekam. In dem verkratzten Schwarz-Weiß-Film trugen die Musiker alle Smokings und klopften mit ihren glänzenden Lackschuhen den Takt. Sie spielten »Sing, Sing, Sing«. Benny erinnerte sich noch an den verzückten Gesichtsausdruck seines Vaters, als er mit leuchtenden Augen vor seinem Laptop saß, mit dem Kopf nickte und mit den Füßen wippte. *Das waren noch Jazzer, Bennylein. Echte Jazzer.*

Benny biss in sein Hefebrötchen und lauschte dem Big-Band-Sound. Es war noch eine alte Schellackplatte. Das Knacken und Knistern verliehen der Musik etwas Unmittelbares, fast Sinnliches, genau wie die alten Schwarz-Weiß-Filme. Im Gegensatz zu Digitalaufnahmen fühlten sich die alten Aufnahmen *echt* an. Benny fand das tröstlich, ohne sagen zu können, warum. Jetzt fiel ihm auch auf, dass der ausgelassene Swing die Stimmen in Schach zu halten schien, und die melancholischeren Stücke wie »Blue Reverie« hatten eine so besänftigende, einlullende Wirkung auf sie, dass sie nur leise mitsummten. Ab und zu jauchzte einer der Musiker auf oder sang begeistert mit, worauf aus dem Publikum leises Gelächter zu hören war. Benny hatte die Aufnahme schon tausend Mal gehört und kannte jeden dieser spontanen Gefühlsausbrüche, aber jetzt klangen sie immer mehr wie die Stimmen in seinem Kopf, sodass er sie kaum noch auseinanderhalten konnte. Er lauschte, wie der Applaus aufbrandete und die Band sich dem furiosen Höhepunkt von »Life Goes to a Party« näherte. Es war die Nummer, die Kenjis Lebensmotto verkörperte.

»Benny Goodman war der King des Swing«, hatte sein Vater zu ihm gesagt. »Der beste Jazz-Klarinettist der Welt. Ich hab dich nach ihm benannt, damit aus dir auch mal ein *guter Mann* wird!« Und dann lachte er über sein Wortspiel. Kenji machte ständig alberne Wortspiele und schüttete sich dann aus vor Lachen, sodass Annabelle und Benny einfach mitlachen mussten.

»Wir sind die lustige Familie Oh«, sagte er einmal beim Frühstück und hielt die Schachtel mit den Cheerios hoch. »Wir sind die Cheery Ohs!«

Benny konnte fast hören, wie er das sagte, fast sehen, wie er ihm zuzwinkerte und ihn anstrahlte, aber genauso wie die Stimme seines Dads nach seinem Tod immer schwächer wurde, begann auch sein Gesicht zu verblassen, und er konnte sich kaum noch daran erinnern, wie er ausgesehen hatte. Seine Kleider waren allerdings noch da. Annabelle hatte sie in Säcke gepackt, aber nach und nach machten sie sich selbstständig und wanderten über die Stapel aus Büchern und Schallplatten hinweg zu ihrem Bett, wo sie ihr nachts beim Einschlafen halfen. Sie hatte Benny von dem Memory Quilt erzählt, und jetzt kam es ihm so vor, als wollten die Flanellhemden seines Dads sich zu einer Art Patchworkdecke zusammentun, indem sie sich mit Annabelles Laken verknäulten. Ihre Schottenkaros lugten zwischen den Essensboxen hervor, während sie leise miteinander flüsterten.

»Bennylein, was ist mit dir?«

Es war schon wieder passiert. Er hatte sich noch einen von den Spareribs genommen und wollte gerade hineinbeißen, als sich plötzlich seine Augen weiteten, seine Lider zuckten und sein ganzer Körper erstarrte. Er stierte auf den Sparerib in seiner Hand. Dann neigte er den Kopf und schaute ihn fragend an. Das letzte Stück auf der Platte war gerade verklungen, und im Zimmer wurde es still. Nur das rhythmische *ka... schonk, ka... schonk* der Nadel am Ende der Rille war zu hören.

»Benny?«

»Ja.« Er ließ den Sparerib unangebissen in die Schachtel fallen.

»Bist du schon satt?«

Er nahm ein Essstäbchen, sah es an und legte es wieder hin.

»Willst du auch die Rückseite hören?«

Es sah sie verwirrt an.

»Von der Schallplatte. Willst du sie nicht umdrehen?«

Jetzt nickte er. Er wischte sich die Finger ab und kletterte aus dem Bett, stieg über die herumliegenden Sachen seiner Mutter und ging zum Plattenspieler. Vorsichtig hob er den Tonarm an, blies das kleine Staubbällchen von der Nadel. Dann drehte er die Platte um, setzte den Arm sachte auf der Einlaufrille ab und beobachtete, wie die Nadel die Tonrille fand. Als die ersten Klänge von »Honeysuckle Rose« ertönten, wirkte er erleichtert.

»Erinnerst du dich noch an den Kopfhörer, den Dad früher hatte?«, fragte er und setzte sich wieder aufs Bett.

»Das riesige Ding, das du immer aufgesetzt hast? Ich hab gerade neulich daran gedacht! Wie süß du damit aussahst. Hier, versuch dein Glück.« Sie hielt ihm zwei Glückskekse hin.

Er nahm sich einen, riß die Verpackung auf und brach sie entzwei. »Weißt du, wo er ist?«

»Der Kopfhörer? Der muss hier irgendwo sein. Wahrscheinlich im Schrank. Oh, guck mal! Ich hab zwei!« Sie hielt zwei Zettelchen in der Hand. »›Sie haben ein starkes Interesse an allem Künstlichen‹«, las sie vor. »Die haben doch sicher *Künstlerischen* gemeint, oder? Das muss ein Schreibfehler sein. Und es stimmt sogar! Den behalte ich.« Sie legte den Zettel auf den Bücherstapel neben ihrem Nachttisch und nahm den zweiten. »›Manchmal musst du dich einfach auf den Boden legen‹.« Sie starrte auf das Papier. »Das ist doch kein Glückskeks-Spruch. Was soll das denn bedeuten?«

Sie hielt Benny den Zettel hin, der einen Blick darauf warf und ihn ihr zurückgab.

»Du kannst dich nicht auf den Boden legen«, sagte er und sah sich im Zimmer um. »Ist ja gar kein Platz da.«

Annabelle machte ein gekränktes Gesicht. »Sei nicht so gemein, Liebling. Ich mach doch schon Fortschritte. Ich bin gerade am Aussortieren, deshalb sieht es schlimmer aus, als es ist. Sie warf den Zettel in den Behälter mit den Knochen. »Ich hasse solche blödsinnigen Kekssprüche. Was steht denn bei dir?«

Er las vor. »›Die Welt ist ein wunderbares Buch für alle, die es lesen können. Lerne Chinesisch: *Xing fen de* bedeutet *aufregend.* Deine Glückszahlen im Lotto: 07-39-03-06-55-51. Wähle 3 Ziffern: 666‹.«

»Der ist ja toll!«, sagte Annabelle. »Du magst doch Bücher. Aber ist 666 nicht die Zahl des Teufels? Im Chinesischen muss das etwas anderes bedeuten. Ich wette, es ist eine super Glückszahl.«

Sie räumten die Essensboxen weg, und dann legte sich Benny bäuchlings neben sie. Das war für sie das Signal, ihm den Rücken zu kraulen. Also schob sie die Hand unter sein Hoodie und strich mit den Fingernägeln sanft kreisend über seinen Rücken. Er schloss die Augen. Er hatte ihr das Gesicht zugewandt, sodass sie sein Profil betrachten konnte, die hohen Wangenknochen, die Augenpartie. Er hatte den Teint seines Vaters, aber die Sommersprossen hatte er von ihr. Er war hübsch, zwar noch ein Junge, aber er veränderte sich schnell. Als sie ihm das feine dunkle Haar aus der Stirn strich, verzog er das Gesicht. Er wollte, dass sie ihm den Rücken kraulte und nicht die Stirn. Er hasste es, wenn sie nicht bei der Sache war.

Als Kenji noch lebte, lag Benny immer zwischen seinen Eltern und ließ sich abwechselnd von ihnen kraulen. Kenji hatte eine ganz eigene Technik. Er sang ein paar Takte Scat und Bebop und spielte mit den Fingern auf der zarten Wirbelsäule seines Sohns wie auf einer Klarinette. Benny mochte es nicht, wenn Annabelle das machte.

»Du weißt nicht, wie das geht«, beschwerte er sich und entwand sich ihr. Und so hatte sie sich eine eigene Technik ausgedacht. Im Takt der Musik zeichnete sie Spiralen auf seinen Rücken, die groß anfingen und zur Mitte hin immer kleiner wurden. Das gefiel Benny. Er genoss das leichte Kratzen ihrer Fingernägel, die wie Nadeln über seinen Rücken kreisten. Als wäre sein Rücken eine Schallplatte und die Nadeln würden seiner Haut eine Melodie entlocken, als würde seine Haut singen.

BENNY

War ich gemein? Ich hab es nicht so gemeint. Gemein zu sein, meine ich. Mist. Ich hasse es, wenn Wörter so was machen. Am besten fange ich noch mal von vorn an.

Ihr müsst verstehen, dass ich ein kleiner, ahnungsloser Junge war, der nur wusste, dass sein Dad, der ihn geliebt hatte, auf dumme, schreckliche Weise ums Leben gekommen war, und dass seine Mom, die ihn auch lieb hatte, gerade auf genauso dumme und schreckliche Weise durchdrehte. Aber weil ich es nicht besser wusste, dachte ich, das wäre normal. Ich meine, Dads verschwinden schließlich manchmal. Das wusste ich von den Kids in der Schule. Vielleicht werden sie nicht gerade von einem Hühnerlaster überfahren, aber sie lassen sich scheiden und Familien werden auseinandergerissen und Moms drehen durch. Bevor die Stimmen anfingen, war es mir nie in den Sinn gekommen, dass meine Situation nicht normal sein könnte, und auch dann begriff ich es zuerst nicht. Ich meine, es ist total normal, wenn irgendwelche Leute verrückte Sachen machen, aber wenn Alltagsgegenstände und Kleider und sogar dein Abendessen sich plötzlich aufführen, als wären sie Disney-Figuren, mit Mündern und Augen und einer eigenen Meinung und einem freien Willen, dann muss man ja kapieren, dass irgendwas nicht stimmt. *Willenskraft.* Das ist das Wort, das ich meine. Die Spareribs und Flanellhemden. Die Glückskekse und die Gummiente. Sogar die Essstäbchen mussten unbedingt was loswerden.

Das mit den Disney-Figuren habe ich nicht wörtlich gemeint.

Ihnen wuchsen nicht plötzlich riesige Goofy-Augen, oder sie bekamen elastische Münder oder so was. Es war eher so, dass sie die Fähigkeit entwickelten, sich auszudrücken – aber vielleicht konnten sie das auch schon vorher. Vielleicht haben sie uns schon immer beobachtet und schon seit Anbeginn der Zeit gejammert. Und nur weil wir Menschen sie nicht hören, denken wir, dass sie alle blind, stumm und gefühllos sind. Das trifft es wohl ganz gut. Und Dinge wollen nicht von uns beurteilt werden, da bin ich mir sicher.

Ich glaube, dass es am Anfang nichts mit mir persönlich zu tun hatte. Die Gegenstände haben nicht mit *mir* geredet, sonst wäre ich erst recht ausgeflippt. Am Anfang haben sie einfach nur geredet, vielleicht miteinander oder mit den Molekülen in der Luft oder mit dem ganzen Universum, wie sie es schon immer getan haben. Aber dann wurden meine Ohren empfindsamer, und als sie merkten, dass ich Ohren hatte, die hören konnten – übernatürliche Ohren –, versuchten sie, zu mir Kontakt aufzunehmen, aber sie redeten in der Sprache von Dingen, also konnte ich sie natürlich nicht verstehen.

Zuerst war ich mir nicht sicher, ob es überhaupt Stimmen waren. Menschen haben Stimmen und geben Laute von sich – okay, Tiere können Stimmen haben, und Vögel auch –, also sagen wir, lebende Dinge haben Stimmen. Und wenn eine Stimme was von sich gibt, hat es normalerweise eine Bedeutung. Aber das waren willkürliche, wahllose Laute, und falls sie irgendwas bedeuteten, dann konnte ich es jedenfalls nicht verstehen. Das muss den Dingen ganz schön gestunken haben. Ich meine, endlich taucht jemand auf, der sie hören kann, und dann ist es nur ein kleiner, ahnungsloser Junge! Kein Wunder, dass sie die ganze Zeit so patzig und gereizt klangen.

Manche hörten sich fürchterlich an, metallisch und schrill wie knirschende Gänge, sodass man sich am liebsten den Kopf eingeschlagen hätte. Andere waren zwar unmenschlich, aber trotzdem angenehm wie der Wind oder die Wolken oder das Wasser. Zuerst kapierte ich nicht, wo die Stimmen überhaupt herkamen. Wie wenn du das Gefühl hast, ein Gedanke ist außerhalb von deinem Kopf, aber du weißt genau, dass er drin ist. Okay, die Stimmen waren nicht meine Gedanken. Sie waren außerhalb. Sie waren irgendwie anders.

Irgendwann reimte ich mir zusammen, dass sie von den Gegenständen um mich herum stammten. Und ich dachte mir, dass man sie schon als Stimmen bezeichnen könnte, weil die Dinge immerhin versuchten, was Sinnvolles zu sagen, auch wenn sie nicht lebendig waren. Ich verstand vielleicht nicht alles, aber ich konnte ihre Gefühle ahnen. Dinge sind wirklich gut darin, ihre Gefühle zu vermitteln. Weißt du, es ist, wie wenn du deinen Schlüssel nicht finden kannst oder wenn dir der Verschluss der Zahnpastatube aus der Hand rutscht und spurlos verschwindet oder wenn eine Glühbirne durchbrennt, genau dann, wenn du das Licht anknipsen willst. Dieser Scheiß bedeutet was, auch wenn du die Stimmen nicht hören kannst, aber wenn du sie hörst, hast du echt ein Problem. An einem miesen Tag konnte ich nicht mal in einen Coffeeshop gehen, ohne wahnsinnig zu werden, und das ist heute noch so. An miesen Tagen muss ich bloß die Tür von einem Starbucks öffnen, und schon surren die Neonleuchten, als hätten sie Angst, und die Kaffeebohnen fangen an zu schreien, und der Schmerz der Pappbecher und der Plastikstrohhalme springt mich an, und dann nervt auch noch das Geschnatter der arroganten Münzen in der Registrierkasse, die glauben, sie wären was wert. Der einzige Unterschied ist, dass ich inzwischen nicht mehr den Drang habe, meinen Kopf gegen die Vitrine mit den Muffins zu knallen. Ich höre den Schmerz und wehre mich nicht mehr dagegen, was offenbar eine beruhigende Wirkung auf sie hat.

Es ist allerdings nicht immer so schlimm. Manchmal sind die Stimmen auch richtig angenehm, wie bei dieser Gummiente, die meine Mom im Müll gefunden hat. Ich meine nicht dieses schreckliche Gequietsche, das die Ente von sich gibt, wenn man sie zusammendrückt, sondern die anderen Stimmen, die mehr wie ihre Erinnerungen ans Meer und an die Gezeiten, an die Wellen und die Küste klingen, oder manchmal auch verträumt, weicher und sanfter, als hätte jemand ganz Besonderes sie mit dem Finger berührt.

Und da ist noch etwas, was ihr wissen müsst, damit ihr euch keine falschen Vorstellungen macht. Es sind nicht nur die menschengemachten Dinge, die reden. Wahrscheinlich ist es für sie einfacher, weil ihnen die Stimmen ihrer menschlichen Erzeuger noch anhaften wie ein Geruch, der in den Kleidern hängenbleibt und den man nicht mehr los wird. Nicht-menschengemachte Dinge wie Bäume oder Kieselsteine sprechen auch, aber ihre Stimmen klingen anders. Nicht-menschengemachte Dinge sind normalerweise viel stiller, schreien nicht so viel herum und haben eine tiefere Stimmlage. Keine Ahnung, warum das so ist, aber vielleicht kann das Buch es erklären. Ich weiß nur, dass es eine Weile gedauert hat, meine Ohren auf die nicht-menschengemachten Dinge einzustellen, damit ich sie trotz des Lärms der menschengemachten verstehen konnte.

Eigentlich weiß ich gar nicht, ob ich es war, der sich auf die Stimmen eingestellt hat, oder ob es die Dinge selbst waren, die gelernt haben, sich so auszudrücken, dass ich sie hören konnte. Wahrscheinlich beides. Wahrscheinlich haben wir uns gegenseitig trainiert. Und es hat eine Weile gedauert. In den ersten Monaten tauchten die Stimmen auf und verschwanden wieder, und manchmal hörte ich sie wochenlang nicht. Vielleicht waren sie einfach nur frustriert, haben mich aufgegeben und sind verschwunden. Aber sie kamen immer wieder zurück. Jedes Mal, wenn ich sie fast vergessen hatte und schon dachte, dass ich ja vielleicht wieder normal werden könnte, machte plötzlich ein Hefter oder ein Eiswürfelbehälter eine Bemerkung, und schon quasselten alle los. Jeder hatte eine eigene Meinung. Jeder wollte seine Geschichte erzählen.

Seit ich sie zum ersten Mal hörte, habe ich viel über die Stimmen nachgedacht, habe mit meinen Therapeuten darüber geredet, mit der Schulpsychologin und später auch auf der Station in der Klinik. Aber dazu komme ich noch – oder das Buch übernimmt das, da es ja die Geschichte erzählt. Aber das ist okay für mich. Ich bin es gewöhnt, dass man über mich redet, und es stört mich nicht, solange es nicht irgendwelche bescheuerten Ärzte sind, die mich irgendwie wieder hinkriegen wollen. Es ist besser so, weil Teile meiner Geschichte, zum Beispiel, wie meine Mom und mein Dad sich kennenlernten, vor meiner Geburt geschahen oder als ich noch zu klein war, um mich daran zu erinnern, und weil es andere gibt, die ich gern vergessen möchte. Also ist es okay für mich, wenn vor allem das Buch erzählt. Ich denke, es ist im Grunde ein ehrliches Buch und ziemlich zuverlässig, und es stört sich nicht daran, wenn ich ab und zu auftauche und es unterbreche, um meine Meinung von mir zu geben.

Es geht mir vor allem darum, dass ihr wisst, dass ich ernsthaft darüber nachgedacht habe, was mir passiert ist, damit ihr mich nicht als irgendeinen Irren abstempelt, der sich einbildet, eine Art Botschafter für die Dinge der Welt zu sein. Ich glaube nicht, dass ich auserwählt bin. Schließlich habe ich es mir ja nicht ausgesucht, der Fürsprecher von so einem scheiß Tischbackofen zu sein, auch wenn der das glaubt.

DAS BUCH

Es erfordert viel Mut, einem Buch seine Geschichte anzuvertrauen und sich darauf zu verlassen, dass es sie wahrheitsgemäß erzählt. Also herzlichen Dank, Benny! Es ist schwer, Vertrauen zu haben, vor allem in das eigene Buch, aber obwohl es nicht immer leicht für dich war, hast du uns nie abgeschrieben. Es ist viel einfacher, alles hinzuwerfen, und wie du weißt, gab es öfter solche Momente. Und zweifellos wird es sie auch in Zukunft geben.

Aber jetzt machen wir erst mal weiter.

7

Bennys Unterscheidung zwischen den Stimmen der menschengemachten und der nicht-menschengemachten ist zutreffend, und da er sie erwähnt hat, ist jetzt vielleicht ein guter Zeitpunkt, um näher darauf einzugehen. Die Spannungen zwischen menschengemachten Dingen und jenen, die in der Natur vorkommen, sind uralt, so alt wie die Sprache selbst.

Am Anfang, bevor es überhaupt Leben gab, als die Welt nur aus Dingen bestand, *war jedes Ding wichtig*. Dann entstand das Leben, und irgendwann kamt ihr Menschen mit euren großen, großartigen zwei Gehirnhälften und geschickten, beweglichen Daumen. Ihr konntet nicht anders, und es war lediglich eine Frage der Zeit, bis ihr einen Riss verursacht habt, der die Materie in zwei Lager teilte, das der Menschengemachten und das der Nicht-Menschengemachten. Im Verlauf der nächsten Jahrtausende vertiefte sich diese Kluft. Zunächst zögerlich und sporadisch – mal war es ein Topf, mal eine Pfeilspitze, eine Perle, ein Hammerstein, eine Axt –, habt ihr euch durch die materielle Welt vorgearbeitet, durch Ton, Stein, Schilf, Fell, Feuer, Metall, Atome und Gene, und mit der Zeit wurdet ihr immer besser. Aufgrund der enormen Kapazität eures formidablen Frontallappens nahm der Motor eurer Fantasie Fahrt auf, bis dank gewaltiger Sprünge, die ihr gern als Fortschritt bezeichnet, die Menschengemachten die Oberhand gewannen und den Nicht-Menschengemachten den Status einer bloßen Ressource zuwiesen, sie zu Leibeigenen degradierten, die kolonisiert, ausgebeutet und zu *etwas anderem* geformt werden mussten, etwas, das mehr nach eurem Geschmack war.

Innerhalb dieser Hierarchie der Materie nahmen wir Bücher eine Führungsposition ein. Wir waren die geistliche Kaste, die Hohepriester der Menschengemachten, und anfangs habt ihr uns sogar gehuldigt. Als reine Objekte waren Bücher heilig. Ihr habt Tempel für uns errichtet, und später Bibliotheken, in deren stillen Sälen und geheiligten Hallen wir residierten, als Spiegel eures Geistes, Hüter eurer Vergangenheit, Beweis eurer grenzenlosen Vorstellungskraft und Zeugnis der Unendlichkeit eurer Träume und Wünsche. Warum habt ihr uns so verehrt? Weil ihr dachtet, dass wir die Macht hätten, euch vor der Bedeutungslosigkeit, dem Vergessen und selbst vor dem Tod zu bewahren? Und eine Zeit lang glaubten wir Bücher tatsächlich, dass wir das könnten. Natürlich konnten wir das! Wir fühlten uns geschmeichelt. Wir waren stolz darauf, halb lebendig zu sein, ins Leben gehaucht durch die beseelende Kraft eurer Worte. Wir dachten, wir wären etwas Besonderes. Welch eine Torheit!

Wir begreifen jetzt, dass ihr nicht aufzuhalten wart. Für euch waren Bücher nur eine Übergangsphase, ein flüchtiger Ausdruck eures Instrumentalismus, eine vorübergehende Marotte. Unsere Körper waren willkommene Werkzeuge, die ihr genutzt habt, bis die nächste neumodische Erfindung aufgetaucht ist. Letztendlich waren wir nur eins eurer menschengemachten Dinge, weder besser oder schlechter als ein Hammer.

Und dennoch ... Schmeicheln wir uns selbst? Gaben unsere Folianten euren Geschichten nicht erst eine Form und zwangen euch, bestimmte Arten von Geschichten zu erzählen? Lange, verschlungene Erzählungen, die sich durch die Zeit wanden und sich erst beim langsamen Umblättern unserer Seiten entfalteten. Waren es nicht wunderschöne Geschichten, die wir zusammen erschufen?

Aber das sind nur die nostalgischen Anwandlungen eines alten Buchs. Wir kennen jetzt unseren Platz. Die Zeiten ändern sich und die Ordnung der Dinge ebenfalls, und während die Population der Menschengemachten explodiert, befinden wir uns in einer Krise – man könnte sie als spirituelle Krise bezeichnen –, weil wir an euch, unseren Schöpfern, zweifeln. Unser Vertrauen in euch nimmt ab, und unser Glaube an eure Weisheit und eure Integrität bröckelt, während wir zusehen, wie ihr unsere Heimat, diese Erde, diesen ehrwürdigen Planeten, ausbeutet, instrumentalisiert und zerstört. Das ist eure Schuld. Euer unstillbares Verlangen, das innere Feuer, dem wir unsere Existenz verdanken, ist gleichzeitig unser Untergang. Euer unbändiger Appetit auf immer Neues hat dazu geführt, dass ihr uns vorzeitig altern lasst, damit trotz unserer gewachsenen Zahl unsere Lebenszeit abnimmt. Eine grausame Logik! Kaum sind wir hergestellt, werden wir auch schon wieder ausgemustert, dazu verdammt, zu nicht-menschengemachter, körperloser Materie zu werden. Ihr verwandelt uns in Müll. Wie können wir euch da vertrauen?

Aber ohne dass ihr euch dessen bewusst seid, werden gerade Bündnisse geschlossen. Es entsteht eine neue Solidarität, weil wir, die Menschengemachten, langsam begreifen, dass wir den Nicht-Menschengemachten durchaus nicht überlegen sind. Das sind *eure* Unterscheidungen, die falschen Dichotomien und hegemonialen Hierarchien materialistischer Kolonisatoren. Wir waren ebenfalls Sklaven eurer Begierden, ahnungslose Werkzeuge, die zur Zerstörung des Planeten beitrugen, aber die *Dinge werden sich ändern*, ob euch das gefällt oder nicht. In den letzten Tagen des Anthropozäns (*euer* Begriff, *eure* Hybris, nicht unsere) feiert die Materie ein Comeback. Wir holen uns unsere Körper zurück, fordern unsere materiellen Identitäten ein. In einer neo-materialistischen Welt *ist jedes Ding wichtig*.

Tut mir leid. Diese Tirade war nicht beabsichtigt. So was mögen unsere Leser nicht. Als Bücher sollten wir es eigentlich besser wissen.

8

Warum Benny? Hatte er wirklich übernatürliche Ohren? Eine idiopathische Überempfindlichkeit gegenüber seiner Umgebung? Dünnere Haut oder ein größeres Herz? Warum ausgerechnet dieser Junge? Schwer zu sagen. Monate vergingen. Benny wurde im Januar vierzehn. Er war im letzten Jahr der Junior High School und obwohl er behauptete, keine Angst vor der Highschool zu haben, wirkte er in diesem Frühjahr launenhafter als sonst, fahriger und ängstlicher. Annabelle beobachtete, dass er häufig zusammenzuckte und plötzlich aufschreckte, und machte sich Sorgen. Alle Ratgeber warnten davor, dass es in der Pubertät zu plötzlichen und teilweise extremen Verhaltensveränderungen kommen konnte, aber bei Benny schien es besonders extrem zu sein. Er wirkte gequält und ruhelos. Während sie ihm früher strikte Zeitvorgaben für seine Video- und Computerspiele machen musste, hörte er plötzlich ganz auf zu spielen. Er benutzte nicht mal mehr sein Smartphone, behauptete, es wäre zu smart. Annabelle hielt das für einen Scherz, bis sie sah, dass er den Akku nicht mehr auflud, und wusste, dass es ihm ernst war. Er hatte den alten Studiokopfhörer seines Vaters aus einer Schachtel in ihrem Wandschrank geholt und trug ihn jetzt ständig, setzte ihn morgens nach dem Aufwachen auf und nahm ihn häufig nicht einmal zum Schlafengehen ab. Oft, wenn sie nach ihm schaute, lag er schlafend im Bett und hatte den Kopfhörer noch auf. Sie konnte sich keinen Reim darauf machen. Er hörte sich nichts an. Der Kopfhörer war nicht mal irgendwo angeschlossen. Als sie ihn fragte, warum er ihn überhaupt aufsetzte, zuckte er nur mit den Schultern und meinte, dass ihm das Gefühl gefiel, wie er seinen Kopf zusammenpresste. Er weigerte sich, darüber zu reden, was ihn quälte. Er versicherte ihr, dass alles in Ordnung sei. Selbst seine Stimme klang jetzt anders, aber wenn sie ihn bedrängte, wiederholte er sich nur. Betonte mit zusammengebissenen Zähnen jedes einzelne Wort, als würde er durch eine dicke Mauer zu einem dummen Kind sprechen. *ES… IST… ALLES… IN… ORDNUNG*. Der sarkastische Ton schmerzte sie – er war nie ein sarkastisches Kind gewesen –, aber die Ratgeber waren sich einig, dass sich Mütter nun mal Sorgen machten und dass sie ihm seine Gefühle zugestehen sollte. Und so ließ sie ihn in Ruhe.

Sie täuschte sich allerdings, was seinen Ton anging. Er hielt sie nicht für dumm. Er war auch nicht sarkastisch. Wenn die Dinge redeten, war es fast unmöglich, sich auf etwas anderes zu konzentrieren, und die langsame und deutliche Betonung war die einzige Möglichkeit, wie er sich selbst noch hören konnte. Zu Hause war es kein so großes Problem, aber in der Schule musste er sich schließlich auf den Unterricht konzentrieren, und da seine Lehrer ihm nicht erlaubten, seinen Kopfhörer aufzusetzen, hatte er ein echtes Problem. Im Gegensatz zu Benny gefiel es den Stimmen nämlich in der Schule, und das Lernen machte ihnen Spaß, und je mehr sie lernten, desto mehr hatten sie zu sagen. Sie spielten sich inzwischen sogar ein bisschen auf. Sie waren wie die Kinder in der ersten Reihe, die immer die Hand hoben, um die Aufmerksamkeit des Lehrers zu erregen. *Ich weiß es! Ich weiß es! Nehmen Sie mich dran*!

Mathe war besonders schlimm, weil die Zahlen ebenfalls ihre Stimmen entdeckten. Voller Begeisterung über diese neue Fähigkeit riefen sie in den unpassendsten Momenten lautstark ihren Namen, etwa wenn der Lehrer gerade den Satz des Pythagoras erklärte oder wenn Benny eine lineare Gleichung lösen wollte. Das war keine böse Absicht. Sie wollten ihn nicht ärgern oder durcheinanderbringen. Sie waren einfach nur enthusiastisch und glücklich darüber, dass sie kommunizieren konnten, aber ihr Geplapper machte ihn verrückt. Er gab sich große Mühe, dem Unterricht zu folgen, aber manchmal blieb ihm nichts anderes übrig, als die Augen zu schließen, den Kopf auf den Tisch zu legen und sich von den Zahlen wie von einer starken Strömung hinaus aufs rauschende Meer tragen zu lassen.

»Benny«?

Er spürte eine leichte Berührung am Kopf. Überrascht sah

er auf, unsicher, ob er sich vielleicht getäuscht hatte. Die Zahlen trieben flüsternd an ihm vorbei. Er hörte erst eine Zwei vorübergehen, dann eine Reihe von Siebenern. Er wischte sie beiseite. Ms. Pauley stand neben seinem Tisch. Seine Klassenkameraden beugten sich über ihre Arbeitsblätter und gaben vor, zu arbeiten.

»Alles in Ordnung?«, fragte Ms. Pauley.

Er nickte, nahm seinen Bleistift und wollte ebenfalls Lerneifer vortäuschen.

»Bist du müde? Hast du letzte Nacht wieder schlecht geschlafen?«

Er schüttelte den Kopf, was die Zahlen zu beunruhigen schien. Er schüttelte noch vehementer den Kopf. In der hinteren Reihe kicherte jemand.

Ms. Pauleys Hand berührte sanft seinen Rücken. »Komm, Benny«, sagte sie leise, »lassen wir dich mal von der Schulschwester untersuchen.«

Der Junge saß auf einem Stuhl in der Krankenstation, als die Schwester hereinkam. Er hatte einen altmodischen Studiokopfhörer auf dem Kopf, den er absetzen musste, bevor sie ihn untersuchte. Sie fragte ihn, wann er gewöhnlich ins Bett ging und ob er viel Zeit mit seinem Computer oder der Xbox verbrachte. Als er das verneinte, guckte sie skeptisch. Heutzutage waren alle Kinder müde. Sie blieben lange auf, simsten und posteten in den sozialen Medien und sahen sich Videos auf YouTube an. Sie spielten Onlinespiele, schlüpften in verschiedene Rollen in VR-Multiplayer-Spielen, stiegen in Levels auf und ab, jagten Zombies, töteten Terroristen, bauten Bodenschätze ab, schmiedeten Werkzeuge, horteten Waren, errichteten Städte und Imperien, verteidigten Planeten, mit pochenden Herzen, im Adrenalinrausch, entgingen nur knapp dem Permadeath – und all das neben ihren anderen Aktivitäten wie Musikunterricht oder Fußballtraining. Kein Wunder, dass sie müde waren. Sie führten ein anstrengendes Leben. Die Schwester machte sich einen Vermerk, dass sie die Mutter des Jungen anrufen wollte, und schickte ihn zurück in den Unterricht.

An diesem Nachmittag flog ein Spatz gegen die Scheibe in Bennys Klassenzimmer. *Peng!* Alle Köpfe drehten sich sofort zum Fenster, aber der Spatz war schon heruntergefallen und lag sterbend auf dem betonierten Gehweg. Als die Kinder begriffen, dass es sich nicht um einen Schuss gehandelt hatte, krochen sie nicht unter die Tische und versteckten sich auch nicht in den Schränken. Sie waren an den Tod gewöhnt, und dieser war eher unbedeutend. Niemand pirschte mit einer automatischen Waffe durch die Gänge, es gab keine Schwerter oder Säbel, kein blutiges Massaker, an der Scheibe klebte nur ein brauner Klecks aus flaumigen Federn, der so klein war, dass sie ihn nicht bemerkten, und so wandten sie sich wieder ab. Das Fenster hingegen spürte ihn durchaus und fing an zu wimmern. Die Lehrerin fuhr mit dem Unterricht fort. Die Fensterscheibe begann zu vibrieren, und ihre Schreie wurden schriller. Benny biss die Zähne zusammen.

»*Hör auf!*«, flüsterte er, aber als die Scheibe nicht verstummte, stand er auf und ging zum Fenster, um es anzuflehen.

Als das Jammern nicht aufhörte, schlug er mit den Fäusten gegen das Glas. Diesmal wurde er zur Rektorin geschickt.

Rektorin Mooney beugte sich über ihren Schreibtisch und versuchte, Blickkontakt aufzunehmen. »Also, Benny, warum erzählst du mir nicht mal, was passiert ist?«

Ihre Stimme klang müde, aber nett, und Benny wollte auch antworten, aber ihr Schreibtisch war überhäuft mit Kulis und Büroklammern und Gummibändern und dicken Aktenordnern, und es fiel ihm schwer, sie bei all dem Lärm, den sie veranstalteten, zu verstehen. Ihr Kaffeebecher trug die Aufschrift:

ICH KORRIGIERE
WORTLOS
DEINE GRAMMATIK

Kaffeebecher mit Aufschriften wollen oft witzig sein. War diese hier witzig? Benny konnte es nicht sagen. Es hörte sich nicht wie ein Scherz an, und der Becher lachte auch nicht. Er zwang sich, den Blick vom Schreibtisch abzuwenden. Ihm fiel ein, dass er der Rektorin noch eine Antwort schuldig war. Er legte den Kopf schief, hörte genau hin, aber die Frage war verschwunden.

»Was?«, fragte er, aber sobald das Wort seinen Mund verlassen hatte, wusste er, dass es das falsche war. Er versuchte es noch einmal: »Entschuldigung?« Das hatte ihm seine Mutter beigebracht. Das war besser.

Rektorin Mooney nickte. »Ms. Pauley meinte, du hättest versucht, das Fenster einzuschlagen. Das passt doch gar nicht zu dir, Benny. Was war denn los?«

Er schüttelte den Kopf. »Ich wollte es nicht kaputtmachen. Ich hätte nicht draufschlagen sollen.«

»Richtig. Du hättest dich verletzen können. Du hättest das Glas zerbrechen können. Das Fenster ist Schuleigentum.«

»Das meine ich nicht.«

»Es ist dir egal, wenn du Schuleigentum zerstörst?«

Er schüttelte wieder den Kopf. »Nein, es hat mir nur leidgetan.«

Rektorin Mooney runzelte die Stirn, aber dann hellte sich ihr Gesicht auf. »Ach so, du hast den Vogel gemeint. Natürlich. Es ist sehr traurig, wenn ein kleiner Vogel auf diese Weise stirbt.«

»Nicht der Vogel«, sagte Benny, »das Fenster.«

»Das Fenster?«

»Das Glas.« Das Gespräch verlief nicht wie geplant, aber jetzt war es zu spät. Er hatte sich verrannt. »Die Scheibe hat mir leidgetan.«

Es war nicht die Schuld der Rektorin, dass sie nichts verstand. Rektorin Mooney war seit fast vierzig Jahren an dieser Schule und stand kurz vor der Pensionierung. Und obwohl sie immer stolz auf ihr gutes Einfühlungsvermögen gewesen war, fiel es ihr in letzter Zeit immer schwerer, ihre jungen Schützlinge zu verstehen. Sie hatte den Zugang zu ihnen verloren. Ihre Körper sahen mehr oder weniger gleich aus, aber ihr Verstand war ihr ein Mysterium. Als sie merkte, dass sie den Jungen anstarrte, riss sie sich zusammen.

»Es tut mir leid, aber ich kann dir nicht folgen, mein Junge. Kannst du es mir erklären?«

Benny seufzte, und während die Luft aus seiner Lunge entwich, schien er zu schrumpfen. Als er endlich etwas sagte, sprach er so leise, dass die Rektorin sich noch weiter vorbeugen musste, um ihn zu verstehen.

»Es wollte den Vogel nicht töten.«

Die Stimmen waren noch relativ neu für ihn, und er hatte noch nie vorher versucht, für sie zu sprechen. Ihm war nicht klar gewesen, wie schwer das war.

»Früher war es mal Sand«, sagte er. »Es erinnert sich noch daran. Es erinnert sich an die Vögel, wie sich ihre Füße anfühlten, und die kleinen Abdrücke, die sie hinterließen. Es wollte nie Glas werden. Es wollte nie durchsichtig sein, weil das hinterlistig ist. Es mag Vögel, mag es, sie vom Fenster aus zu beobachten, also jammerte es. Ich hätte es nicht schlagen dürfen, aber ich konnte das Weinen nicht mehr ertragen.« Er blickte zu der alten Frau auf, deren Gesicht von Millionen von Sorgenfalten zerfurcht war und die ihn völlig verwirrt ansah. »Vergessen Sie's.«

Hatte Benny recht damit, dass sich das Glas an die Zeit, bevor es geschmolzen und zu Glas wurde, erinnerte? Konnte es als Sand tatsächlich das Kitzeln von Vogelfüßen spüren, oder handelt es sich hier um ein sprachliches Problem? Benny stand nur das rudimentäre Vokabular eines Achtklässlers zur Verfügung. Dennoch gab er sich große Mühe, die *Umwelt* der Dinge in Worte zu fassen. Kein Wunder, dass es ihm nicht gelang. Die größten Philosophen der Geschichte haben es versucht und sind gescheitert. Mit diesem Problem sind wir Bücher bestens vertraut.

Die menschliche Sprache ist ein reichlich plumpes Kommunikationsmittel. Die Menschen verstehen sich kaum gegenseitig, wie wollen sie da erst das Wesen von Tieren und Insekten und Pflanzen, geschweige denn von Kieseln und Sand begreifen? Reduziert auf eure Sinne – so stumpf und doch so wunderbar –, könnt ihr euch nicht vorstellen, dass die unzähligen Lebewesen, die ihr als empfindungslos abtut, ebenfalls ein Innenleben haben könnten. Bücher befinden sich in einer seltsamen Lage, fühlen sich beiden Lagern zugehörig. Wir sind empfindsam, wenn nicht sogar empfindungsfähig. Wir sind halb lebendige Geschöpfe.

9

Die Wände in der Praxis der Psychiaterin waren in einem fröhlichen Gelb gestrichen und mit Postern dekoriert, die tanzende Sterne und einen lächelnden Regenbogen zeigten. JEDER REGENBOGEN IST EIN LÄCHELN DES HIMMELS! rief der Regenbogen. GREIF NACH DEN STERNEN! riefen die Sterne. Auf einem Kalender klammerte sich ein Koalajunges an das dichte Rückenfell seiner Mutter. Puppen und Stofftiere lugten aus den knallbunten, kleinen Fächern eines Wandregal hervor – männliche Puppen, weibliche Puppen, Hunde, Katzen, Schafe, Teddybären, alle möglichen Arten von Fischen und Vögeln. Ein Wirrwarr aus Beinen, Schnauzen, Flügeln, Armen, Flossen und pelzigen Pfoten. Es gab Plastikbehälter voller Autos und Eisenbahnen und Plastikpferde und ganze Modellstädte. Über einem großen Puppenhaus hingen Marionetten wie schlaffe Engel an Haken von der Decke. Die Vorderseite des Hauses fehlte, wie bei Gebäuden nach einem Luftangriff oder Bombenanschlag. Im Innern lagen Miniaturbetten, -stühle und -tische und winzige Personen aus Holz kreuz und quer auf dem Boden. Und diese ganzen Spielsachen schrien mit so schrecklichen Stimmen, so zornig, angstvoll und gequält, dass es Benny kaum aushielt. Er saß auf seinen Händen, den Blick starr auf seine Knie gerichtet, versuchte, auf dem kleinen roten Stuhl nicht herumzuzappeln, sich überhaupt nicht irgendwie auffällig zu verhalten, obwohl es dafür eigentlich schon zu spät war. Zumindest wusste die Ärztin nichts von den Stimmen, und er hatte auch nicht vor, ihr davon zu erzählen. Er hatte seine Lektion im Büro der Rektorin gelernt. Die Menschen kapierten es einfach nicht.

Annabelle saß neben ihm, auf einem kleinen, blauen Stuhl,

auf dem sie noch voluminöser wirkte, ihre überdimensionale Handtasche an sich gedrückt. Dr. Melanie saß auf einem gelben Stuhl am anderen Ende des niedrigen Spieltischs. Der Tisch war rund, grün und abwaschbar und hatte stumpfe, kinderfreundliche Ecken, an denen man sich nicht verletzen konnte. Die Ärztin sah überhaupt nicht wie eine Ärztin aus, dachte Annabelle. Sie war furchtbar mager, trug rosa Stretchjeans und einen himmelblauen Pullover. Ihr pastellrosa Nagellack war im selben Ton wie ihre Jeans. Als sie Annabelle die möglichen Nebenwirkungen von Ritalin erklärte, wirkte sie wie ein neunmalkluges Kind.

Annabelle versuchte zuzuhören, aber ihre Gedanken schweiften immer wieder ab. Sie versuchte, sich an den Unterschied zwischen ADS und ADHS zu erinnern, um zu verstehen, warum Benny unter Letzterem leiden konnte, ohne hyperaktiv zu sein. Sie überlegte, was das Medikament wohl kosten würde und wovon sie es bezahlen sollte, jetzt, da ihre Stundenzahl reduziert worden war und ihre Sozialleistungen geringer ausfielen, und ob Medikamente überhaupt das Richtige für Benny waren. Sie wusste, dass Kenji dagegen gewesen wäre. Er hatte der Pharmaindustrie immer misstraut. Aber sie wollte jetzt nicht an Kenji denken. Sie musste sich auf Benny konzentrieren, überlegen, was für ihn das Beste wäre, um die richtige Entscheidung zu treffen. Im Übrigen war ihr die Ärztin nicht ganz geheuer; war sie überhaupt alt genug, um zu wissen, was sie tat? Und dann schien auch noch der kleine, blaue Stuhl unter ihr nachzugeben, und sie fragte sich, wie lange er ihr Gewicht wohl noch aushalten würde. Am liebsten wäre sie aufgestanden und hätte mit Benny fluchtartig die Praxis verlassen. An sich war es ein heiterer und freundlicher Raum, nur fühlte er sich nicht so an. Das Poster über dem Kopf der Ärztin zeigte ein Kind in einem leuchtend roten Regenmantel, das einen Schirm in der Hand hielt. AUF JEDEN REGEN FOLGT SONNENSCHEIN! Sie war sich nicht sicher, ob sie das wirklich glaubte.

»Wir beginnen mit fünf Milligramm«, sagte Dr. Melanie. »Sie werden sofort eine Besserung feststellen, und wenn Ihnen irgendwelche Nebenwirkungen auffallen, dann sagen Sie mir Bescheid.«

»Ja, natürlich«, sagte Annabelle und nickte ernst.

Die Ärztin hielt inne und beugte sich etwas vor. »Es gibt darüber keinen Eintrag in Bennys Patientenakte, aber ich muss Sie das fragen. Sind Sie seine biologische ...?« Sie warf Benny einen kurzen Blick zu und sah dann Annabelle fragend an.

Annabelle nickte noch immer, aber dann wurde ihr die Bedeutung der Frage bewusst. »Denken Sie, wir hätten ihn adoptiert? Nein, natürlich nicht!«

»Gut zu wissen«, erwiderte Dr. Melanie, lehnte sich zurück und machte sich eine Notiz. »Also schön, sehen wir mal, wie das Ritalin wirkt, und vereinbaren einen weiteren Termin in drei Tagen, einverstanden?« Das war eine rein rhetorische Frage, aber als Annabelle nicht reagierte, fügte die Ärztin hinzu: »Ihr Sohn kann von Glück sagen, dass es in der Schule Menschen gibt, die sich kümmern.«

»Ja«, sagte Annabelle, die verstand, dass sie damit als unfähig abgetan und gleichzeitig verabschiedet wurde. »Ja, natürlich.« Sie erhob sich mühsam, dankbar, dass der kleine blaue Stuhl sie nicht im Stich gelassen hatte, und sah Benny an. Sein magerer Rücken war gekrümmt, und er wirkte wie erstarrt. Als sie ihn an der Schulter berührte, zuckte er zusammen. Seit wann war er nur so schreckhaft? »Komm, mein Schatz. Lass uns nach Hause gehen. Ich hab gedacht, wir könnten vielleicht auf dem Heimweg in der Bibliothek vorbeischauen. Wär das nicht was?«

Dr. Melanie sah ihnen nach und beobachtete, wie die Mutter nach der Hand ihres Sohnes griff und wie er zögerte. Sie fragte sich, ob diese Abneigung gegen Berührungen chronisch bedingt oder eher eine Ausnahme war. Vielleicht hatte er auch einfach keine Lust, in die Bibliothek zu gehen. Er war vierzehn, auch wenn er viel jünger aussah. Vierzehnjährige Jungs hielten nicht mit ihren Müttern Händchen. Und für sie war auch ein Bibliotheksbesuch nichts Besonderes.

Sie ging zu ihrem Schreibtisch und loggte sich in ihren Computer ein, um sich über die Sitzung Notizen zu machen. In seiner Akte befanden sich Berichte der Schulpsychologin, die bis zum Anfang der siebten Klasse zurückreichten. Sie hatte sie schon mal durchgelesen, überflog sie aber jetzt erneut. Nach dem Tod seines Vaters hatte Benny unter Konzentrationsschwäche und einem Aufmerksamkeitsdefizit gelitten, aber es gab keine Empfehlung für eine Weiterbehandlung. Wahrscheinlich ein Fehler; eine frühe Diagnose und eine entsprechende Behandlung waren entscheidend. Sie rechnete nach. Sechzehn, vielleicht siebzehn Monate. Er hatte fast eineinhalb Jahre Symptome eines Aufmerksamkeitsdefizits gezeigt. Sie öffnete eine Beurteilungsvorlage und tippte ihre Beobachtungen hinein. Der Junge hatte während der Sitzung einen abwesenden Eindruck gemacht, sein Blick war durch den Raum geirrt, er war unruhig auf seinem Stuhl herumgerutscht. Er hatte nur widerstrebend Fragen über den Vorfall in der Schule beantwortet. Gab vor, nicht zu wissen oder vergessen zu haben, was sein impulsives Verhalten ausgelöst hatte. War nicht in der Lage oder hatte keine Lust, über seinen Versuch, das Fenster einzuschlagen, zu sprechen. Sie notierte ihre Diagnose, die Medikation und Dosierung, sicherte das Dokument und loggte sich aus.

Da sie noch ein paar Minuten Zeit hatte, bevor der nächste

Patient kam, lehnte sie sich auf ihrem Stuhl zurück und schloss die Augen. Sie hatte während ihres Medizinstudiums an einem Workshop zum Thema Achtsamkeitsmeditation teilgenommen, und diese Technik hatte ihr geholfen, sich zu entspannen und den Kopf freizubekommen. Jetzt atmete sie tief ein und wieder aus und spürte, wie die Anspannung aus ihrem Körper entwich. Sie fand die Erstgespräche mit neuen Patienten immer noch sehr anstrengend und fragte sich, ob es mit zunehmender Erfahrung leichter würde. Sie hoffte es, denn diese Angespanntheit war nicht gut, weder für sie noch für die Kinder, die sie behandelte. Sie atmete aus und ließ den Gedanken los, spürte, wie ihr Körper tiefer in die Meditation sank und sich ihre Muskeln widerstrebend lockerten. Dieser Junge, Benny, machte einen netten Eindruck. Bei seiner Mutter war sie sich nicht so sicher. Sie wirkte nervös und schien mit ihren Gedanken ganz woanders zu sein, zweifellos litt sie selbst unter einer Kombination aus Depression und Angststörung, weshalb es wichtig war, eine Adoption auszuschließen. Erbanlagen spielten häufig eine Rolle, aber es war nicht ihre Aufgabe, die Mutter zu diagnostizieren. Ihre Aufgabe war es, sich auf den Jungen zu konzentrieren, und als sie sich ihre Diagnose und den Behandlungsplan in Erinnerung rief, war sie mit ihrer Einschätzung ganz zufrieden. Beim nächsten Mal würde sie mit dem Jungen allein sprechen. Vielleicht würde er sich ohne die Anwesenheit seiner Mutter mehr öffnen, überlegte sie, aber dann runzelte sie die Stirn. Sie dachte schon wieder nach. Es gelang ihr nicht, ihre Gedanken loszulassen.

Komm schon, Melanie. Konzentrier dich wieder auf deinen Atem. Lass die Gedanken ziehen. Aber gerade, als sie spürte, wie ihr Geist ruhiger wurde, klingelte das fröhliche, kleine Glöckchen im Wartezimmer und kündigte ihren nächsten jungen Patienten an. Wie auf Kommando spannten sich ihre Kinnmuskeln an, ihr Solarplexus verkrampfte sich, und ihr Herzschlag beschleunigte sich. Ein klassischer Fall von Konditionierung, aber was nutzte ihr dieses Wissen? Das Meditieren nutzte leider auch nicht viel. Zwar ließen die Symptome kurzzeitig nach, aber auf einer tieferen Ebene schien ihr Körper immun dagegen zu sein. Auf einer tieferen Ebene war er immer wachsam, weigerte sich vehement, sich zu entspannen, als wüsste er, dass er sich gegen die seelischen Probleme, die das nächste Kind in ihr helles, kleines Zimmer tragen würde, wappnen musste. Sie liebte ihre jungen Patienten. Sie wollte ihnen helfen und ihr Leid lindern, woher kam also dieser Widerstand?

10

Schon als Kleinkind, noch bevor er laufen oder sprechen konnte, war Benny ganz vernarrt in die öffentliche Bibliothek. Das war vor der Renovierung, bevor die hoch aufragenden modernen Seitenflügel hinzukamen. Das muffige, alte Gebäude mit seiner verwitterten Kalksteinfassade und den imposanten klassizistischen Säulen schien ihn zu begeistern und gleichzeitig zu beruhigen. Kenji war damals viel unterwegs, mit der Band auf Tournee, und wenn er in der Stadt war, spielte er Gigs in Downtown, sodass es fast jeden Abend spät wurde. Er schlief dann oft bis mittags, und um ihn nicht zu wecken, nahm Annabelle den kleinen Benny und ging mit ihm zur »Kinderstunde« in die öffentliche Bibliothek. Schon als kleiner Knirps kannte er den Weg dorthin. Und sobald sie aus dem Bus gestiegen waren und den Hügel hinaufgingen, fing er in seinem Kinderwagen an, herumzuzappeln und gegen die Fußstütze zu treten. Wenn sie dann die Stufen hinaufstiegen und durch die imposanten Türen traten, jauchzte und krähte er vor Begeisterung. Annabelle blickte auf den kleinen Zappelphilipp, und es erfüllte sie mit Stolz, dass sie ihre Liebe zu Büchern offenbar an ihn weitergegeben hatte.

Die Kinderstunde fand in der »Multikulturellen Kinderecke« statt, einer sicheren Nische im Keller, unweit der Büros. Vorher waren die Kinderbücher im Erdgeschoss untergebracht gewesen, zwischen der Ausleihe und den Zeitschriften. Aber in den 1970er Jahren, als die staatlichen, psychiatrischen Kliniken schlossen, erlebte die Bibliothek einen Zustrom von ambulanten Patienten. Während der Rezession in den 80ern kamen aufgrund von Sparmaßnahmen bei den sozialen Einrichtungen noch die Obdachlosen dazu. Die Mütter beschwerten sich, und die Bibliotheksverwaltung reagierte, indem sie die Abteilung »Kinderbücher« umbenannte und in den Keller verbannte, weit weg von der stark frequentierten Zeitschriftenabteilung und den eher untypischen Bibliotheksbesuchern, die dort tagsüber ein Nickerchen machten.

Die Multikulturelle Kinderecke war tatsächlich etwas merkwürdig. Als Annabelle einen Sommer lang als Praktikantin in der Bibliothek arbeitete, hörte sie zum ersten Mal Gerüchte über ungewöhnliche oder sogar übersinnliche Orte, die unter den Angestellten kursierten – Orte in der Bibliothek, wo *Dinge passierten.* Zunächst hatte sie angenommen, dass die älteren Angestellten diese Geschichten nur erzählten, um den Praktikanten Angst einzujagen, aber als sie sich in dem Gebäude besser auskannte, war sie sich nicht mehr so sicher. Es hieß, dass sich in der Abteilung mit den Neuerwerbungen die Bücher weigerten, in den Regalen zu bleiben, und dass sich die Besucher der Toiletten im siebten Stock über Klopfgeräusche und plötzlich erlöschende Deckenlampen beschwerten. Klospülungen schienen ihren eigenen Willen zu haben, und in den Urinalen sprangen angeblich kleine, grüne Laubfrösche herum. Die Kabinentüren verriegelten sich selbsttätig und entriegelten sich auf ebenso mysteriöse Weise. Und manche Besucher gaben an, sich beobachtet gefühlt zu haben, selbst wenn sich außer ihnen niemand in der Toilette befand. Die Multikulturelle Kinderecke war auch so ein Ort, und wenn sie später, an einem Winternachmittag, dorthin geschickt wurde, um die Bilderbücher umzusortieren, hatte sie oft ein mulmiges Gefühl, so, als wäre sie nicht allein. Später erfuhr sie, dass dort öfter verloren geglaubte oder verlegte Dinge gefunden wurden, und das passierte so häufig, dass Besucher, die sich bei der Ausleihe meldeten, weil sie etwas verloren hatten, von den Bibliothekaren automatisch gefragt wurden, ob sie schon bei »Multikulti Kids« nachgesehen hätten. Als die Verwaltung davon Wind bekam, wurden die Bibliothekare angewiesen, zukünftig davon abzusehen, weil man den Vorwurf fürchtete, die Bibliothek würde multikulturelle Kinder für die Diebstähle verantwortlich machen. Trotzdem war die Multikulturelle Ecke der Ort, wo man zuerst nach verschwundenen Gegenständen suchte. Manche der eher esoterisch angehauchten Bibliothekare behaupteten, in der Ecke würde der Geist eines Kindes herumspuken, das sich die Gegenstände ausborgte, um mit ihnen zu spielen, aber niemand wusste zu sagen, ob das Kind nun multikulturell war oder nicht.

Annabelle glaubte eigentlich nicht an die Geschichte mit dem Geist, aber Benny war ein empfindsames Kleinkind, und sie erinnerte sich noch gut an das mulmige Gefühl, das sie damals beschlichen hatte. Deshalb war sie etwas beunruhigt, als sie ihn zum ersten Mal in die Multikulturelle Kinderecke mitnahm. Aber ihm schien es gut zu gehen. Sie saß auf einem

Stuhl im Hintergrund, zusammen mit den Kindermädchen und anderen Müttern, hielt den zappelnden Benny auf dem Schoß, während die anderen Kinder im Kreis um die Bibliothekarin auf dem Boden saßen. Benny wand sich, strampelte und wedelte mit den Armen, aber sobald die Bibliothekarin anfing zu lesen, hörte er gebannt zu. Die Bibliothekarin war eine junge schwarze Frau, klein und zierlich, mit einer kräftigen, schönen Stimme und einem melodischen Akzent, den Annabelle nicht zuordnen konnte. Sie hatte die lockigen Haare hochgesteckt und trug eine Strickweste, einen Tweedrock und eine ulkig aussehende Retro-Brille, die an einer Kette befestigt war. Mokierte sie sich über sie? Sie sah aus wie die Karikatur einer Bibliothekarin, dachte Annabelle und hatte sofort ein schlechtes Gewissen. Als Praktikantin war Annabelle häufig gebeten worden, den Kindern vorzulesen, weil die eigentliche Bibliothekarin im Mutterschutz war. Das hatte ihr großen Spaß gemacht. Sie liebte es, auf ihrem Hocker in der Mitte des Kreises zu sitzen, von ihrem Buch aufzuschauen und in die kleinen Gesichter um sich herum zu blicken, die mit großen Augen andächtig lauschten. Sie sahen aus wie bunte Blumen. Annabelle wünschte sich nichts sehnlicher, als Bibliothekarin für Kinderbücher zu werden, damit sie für immer der Mittelpunkt dieses magischen Kreises sein könnte.

Die junge Bibliothekarin schien eine Vorliebe für Geschichten über sprechende Bären und Schweine, Maulwürfe und Wasserratten zu haben – und den Kindern gefielen sie auch, obwohl sie als Stadtkinder wenig über solche Tiere wussten. Über die, die sie kannten – Kanalratten, Tauben, Moskitos und Kakerlaken –, wurden keine Bücher geschrieben, aber das war wahrscheinlich auch gut so, dachte Annabelle, weil Bücher dazu da waren, einem etwas beizubringen, was man noch nicht wusste.

Sie stützte das Kinn auf den warmen, zarten Flaum auf Bennys Kopf, und es stimmte sie traurig, dass ihr Sohn in einer Stadt groß wurde, wo es keine plätschernden Bäche oder summenden Bienen gab, oder Grashalme, die im Sommer wisperten. Er würde nie einem Igel oder Dachs begegnen. Aber das schien ihm nichts auszumachen. Fasziniert von der Stimme der Bibliothekarin und dem sinnlichen Fluss ihrer Sätze, beugte er sich in Annabelles Armen vor, und als die Geschichte ihn zu fesseln begann, musste sie die Hände wie eine Art Sicherheitsgurt vor seinem weichen Bauch verschränken, damit er nicht von ihren Knien rutschte.

Beim nächsten Besuch weigerte er sich, auf ihrem Schoß sitzen zu bleiben. Also setzte sie ihn auf den Boden und beobachtete, wie er langsam nach vorn kroch, bis er den Kreis mit den anderen Kindern erreicht hatte. Hier zögerte er kurz, krabbelte dann weiter bis zu den Füßen der Bibliothekarin, griff nach ihrer schlanken Fessel und starrte fasziniert zu ihrem Knie hoch. Die Bibliothekarin spähte über den Rand des Buchs, las aber dann ungerührt weiter. Es war ein Buch über Tierlaute in den unterschiedlichen Teilen der Welt, und sie hielt es hoch und zeigte den Kindern das Bild eines Hundes.

»Wie machen Hunde in Amerika?«, las sie.

»*Woof, woof*«, riefen die Kinder, wedelten mit den Armen und hüpften auf und nieder. »*Bow wow*!«

Die meisten Kinder kannten das Buch auswendig. Es war eins ihrer Lieblingsbücher der Multikulturellen Kinderecke.

»Wie machen Hunde in Spanien?«

»*Guau guau*!«

Benny kannte keinen der Laute, die Tiere in irgendeinem Land von sich gaben, aber das schien ihn nicht zu stören. Er starrte hingerissen die Bibliothekarin an, und robbte dann bäuchlings zwischen den Querverstrebungen ihres Hockers hindurch, bis er direkt unter ihr war. Die Bibliothekarin las unbeirrt weiter.

»Wie machen japanische Hähne?«

»*Kokekokko*!«

»Wie machen italienische Hähne?«

»*Chicchirichi*!«

»Wie machen isländische Hähne?«

»*Gaggalago*!«

Er war so klein, dass er perfekt unter den Hocker passte, und Annabelle sah seinen zufriedenen Gesichtsausdruck, als er zwischen den Beinen der Bibliothekarin hervorlugte. Er griff wieder nach ihrem Fußgelenk, was ihm offenbar großen Spaß machte.

»Wie machen Schweine in Deutschland?«

»*Grunz grunz*!«

»Und wie in Indonesien?«

»*Grok grok*!«

Als die Geschichte zu Ende und damit auch die Kinderstunde vorüber war, klappte die Bibliothekarin das Buch zu, bedankte sich bei allen für ihr Kommen und sagte, dass sie sich freuen würde, wenn sie wiederkämen. Dann stand sie auf und hob den Hocker vorsichtig hoch, unter dem Benny saß und einen etwas verstörten Eindruck machte, ein bisschen wie ein Wackelpudding, den man zu früh aus der Form genommen hatte. Annabelle ging nach vorn, um ihn zu holen, bedankte sich bei der jungen Frau und entschuldigte sich für ihren Sohn. Die Bibliothekarin lächelte und zuckte die Achseln, meinte, sie sei zwar erst etwas verwundert gewesen, aber Benny habe sie überhaupt nicht gestört. Sie ging in die Hocke und legte die Hände auf Bennys Schultern.

»Hat dir die Geschichte gefallen?«, fragte sie ihn. »Hat es dir Spaß gemacht, unter dem Hocker zu sitzen?« Als Benny nicht reagierte, fuhr sie fort: »Du kannst gern immer da unten sitzen. Das ist ab jetzt dein ganz persönlicher Platz.«

Und genau so war es auch, bis die nette junge Bibliothekarin versetzt wurde und sich ihre Nachfolgerin unbehaglich fühlte, wenn ein kleiner Junge beim Vorlesen unter ihr saß. Von da an musste er sich wieder zu den anderen Kindern in den Kreis gesellen.

11

Die ersten Wörter in einem Buch sind am Wichtigsten. Es ist die erste Begegnung, der Moment, in dem ein Leser ein Buch aufschlägt und zu lesen beginnt. Es ist wie ein erster Blickkontakt oder eine erste Berührung, und wir spüren das auch. Bücher haben zwar keine Augen oder Hände, aber wenn ein Buch und ein Leser füreinander bestimmt sind, wissen es beide, und genau das passierte, als Annabelle *Tidy Magic* aufschlug. Als sie den ersten Satz las, lief beiden ein Schauer über den Rücken.

> Wenn Sie diese Zeilen lesen, sind Sie wahrscheinlich sehr unzufrieden mit Ihrem Leben. Sie wollen es ändern, aber Sie fühlen sich so überfordert, dass Sie gar nicht wissen, wo Sie anfangen sollen.

Ja!, dachte Annabelle. Stimmt genau!

Sie wissen, dass Ihr Leben ohne den ganzen Ballast leichter wäre. Sie haben versucht, einen Teil Ihrer Sachen wegzuwerfen und Ihre Wohnung aufzuräumen, aber wirklich geändert hat sich nichts. Ihnen geht langsam die Luft aus, und ehe Sie sich's versehen, haben Ihre Sachen wieder die Oberhand gewonnen und Sie sind zum Sklaven Ihrer Besitztümer geworden.

So war es, genau so. Woher wusste das kleine Buch das?

Sie schaute sich im Zimmer um. Es war beinahe unheimlich, als könnte das Buch das ganze Chaos sehen und auch noch ihre Gedanken lesen. Sie sah auf die Uhr. Sie war müde und brauchte dringend ein paar Stunden Schlaf, aber sie war zu aufgewühlt. Sie hatte einen aufreibenden Tag hinter sich. Der Termin bei der Psychiaterin war ziemlich deprimierend gewesen, besonders am Ende, als Dr. Melanie sie fragte, ob sie Bennys leibliche Mutter wäre. Und später dann war Benny total sauer auf sie, weil sie es nicht zur Bibliothek geschafft hatten, etwas, womit sie überhaupt nicht gerechnet hatte. Während der ganzen Busfahrt hatte er vor sich hin gebrummelt, und zu Hause dann schnauzte er sie an, was in Ordnung war, denn es gehörte nun mal zum Muttersein dazu, Blitzableiter für die Wut seiner Kinder zu sein. Normalerweise tat sie so etwas mit einem Lachen ab. Umso erschrockener war sie, als sie stattdessen in Tränen ausbrach. Sie hatte sich zwar schnell wieder im Griff, aber da war Benny schon hoch in sein Zimmer gestürmt. Immerhin beruhigte er sich schnell wieder und kam in die Küche herunter, sodass sie zusammen die übrig gebliebene Pizza essen und seinen Medikamentenplan besprechen konnten.

Sie war früh schlafen gegangen und hatte das Buch mit ins

Bett genommen. Vielleicht hatte Benny ja recht, als er es ihr in seinem Zorn an die Brust drückte. Vielleicht sollte sie es wirklich endlich lesen. Sie betrachtete den Einband. Dass das Büchlein einfach so in ihren Einkaufswagen gesprungen war, fand sie auch ziemlich unheimlich. Irgendwie hatte sie das Gefühl, dass Kenji dahintersteckte. Es hatte Momente gegeben, da hatte sie seine Gegenwart gespürt, zum Beispiel, als die Krähen ihr kleine Geschenke hinterlassen hatten. Ihre Schmuckschale war voller Schrauben, Büroklammern, Knöpfe, zerbrochener Muschelschalen, Streifchen Alufolie, Perlen und einzelner Ohrringe. Sie wurde das Gefühl nicht los, dass Kenji mithilfe der Krähen versuchte, mit ihr Kontakt aufzunehmen, und falls ja, dann war *Tidy Magic* womöglich auch ein Geschenk von ihm. Denn wie waren denn sonst diese ganzen Zufälle zu erklären?

Da war zum Beispiel die Tatsache, dass Kenji und Aikon beide aus Japan stammten. Das allein musste nicht viel bedeuten, aber als sie die Kurzbiografie der Autorin auf dem Buchrücken las, erfuhr sie, dass Aikon mit vollem Namen Ai Konishi hieß, was sie verblüffte, denn Konishi war auch der Mädchenname von Kenjis Mutter. Kenji benutzte *Konishi* als Passwort für seinen Computer, und als Annabelle ihn danach fragte, erzählte er ihr, was es damit auf sich hatte. Seine Großeltern hatten befürchtet, dass ihre Tochter in Japan diskriminiert werden könnte, wenn sie einen Koreaner heiraten und seinen Namen annehmen würde. Deshalb wollten sie, dass sie den Namen *Konishi* behielt und keine *Oh* wurde, aber sie hatte sich geweigert. Als Annabelle das hörte, war sie einerseits schockiert über den Rassismus gegenüber Koreanern, andererseits war sie auch verblüfft. Sie war gern eine Oh! Der Name klang so fröhlich und prickelnd. Er brachte all das zum Ausdruck, was Annabelle empfunden hatte, als sie Kenji zum ersten Mal begegnet war und sich in ihn verliebt hatte. Sie konnte nicht verstehen, wie man lieber Konishi heißen wollte. Aber es war schon seltsam, dass Aikon den gleichen Namen hatte wie die Familie von Kenjis Mutter.

Doch viel wichtiger als der Zufall mit dem Namen war die Verbindung zum Zen. Während sie Aikons Gesicht betrachtete, erinnerte sie sich wieder an das Foto von Kenji aus seiner Zeit im Tempel. Als er es ihr zum ersten Mal zeigte, hatte sie ihn sofort an seinem verschmitzten Lächeln erkannt. Selbst mit seinem kahl rasierten Kopf sah er umwerfend aus. Wo war das Foto eigentlich geblieben? Es musste irgendwo im Schrank sein. Sie musste es unbedingt suchen, um es Benny zu zeigen und ihm zu erzählen, wie sein verrückter Dad Mönch geworden war. Er hatte am Konservatorium in Tokio klassische Musik studiert und brauchte für die Semesterferien eine billige Unterkunft. Irgendjemand hatte ihm erzählt, dass er im Zen-Tempel umsonst wohnen könne, wenn es ihm nichts ausmache, zu meditieren und Fußböden zu schrubben. Kenji hatte harte Arbeit nie gescheut. Also zog er im Tempel ein und blieb mehrere Jahre dort. Er sagte, es sei die glücklichste Zeit seines Lebens gewesen. Sie erinnerte sich daran, dass sie einen Anflug von Eifersucht verspürte hatte, als sie das hörte. Aber dann fügte er hinzu: »Bis ich dich getroffen habe.«

Kurioserweise war es während seiner Jahre im Zen-Tempel, dass er seine Begeisterung für den Jazz entdeckte. Unter den jungen Novizen gab es einige Künstler, Schriftsteller, Musiker und politische Aktivisten, die an der radikalen Zen-Lehre, den strengen spirituellen Praktiken und einer kostenlosen Unterkunft interessiert waren. Einer von ihnen war ein junger Mönch namens Daikan. Als er erfuhr, dass Kenji Klarinette spielte, schlug er ihm vor, eine Jazzband zu gründen. Zu ihrer Überraschung war der Abt einverstanden. Die buddhistischen Tempel in Japan kämpften ums Überleben, da die alten Gemeindemitglieder ausstarben und die jungen Leute zu sehr mit Konsum und Karriere beschäftigt waren, um sich für Zen zu erwärmen. Der Abt hoffte, dass Jazz spielende Mönche für mediale Aufmerksamkeit sorgen und mehr junge Leute in den Tempel locken würden.

Sie nannten die Band Thelonious. Daikan spielte Bass, Kenji Klarinette und ein älterer Mönch Jazz-Piano. Mit Erlaubnis des Abtes funktionierten sie einen Versammlungsraum in ein Café um und servierten dort jeden Freitag- und Samstagabend Espresso und gaben eine Vorstellung. Als Kenji den Tempel verließ, löste sich Thelonious auf, aber da waren die Weichen für sein weiteres Leben bereits gestellt. Über das Zen kam Kenji zum Jazz und über den Jazz lernte er Annabelle kennen. Die Zen-Verbindung war stark, dachte sie, sogar karmisch, und so blätterte sie die Seite um und las weiter.

TIDY MAGIC

Vorwort

Wenn Sie diese Zeilen lesen, sind Sie wahrscheinlich sehr unzufrieden mit Ihrem Leben. Sie wollen es ändern, aber Sie fühlen sich so überfordert, dass Sie gar nicht wissen, wo Sie anfangen sollen.

Sie wissen, dass Ihr Leben ohne den ganzen Ballast leichter wäre. Sie haben versucht, einen Teil Ihrer Sachen wegzuwerfen und Ihre Wohnung aufzuräumen, aber wirklich geändert hat sich nichts. Ihnen geht langsam die Luft aus, und ehe Sie sich's versehen, haben Ihre Sachen wieder die Oberhand gewonnen und Sie sind zum Sklaven Ihrer Besitztümer geworden.

Sollten Sie sich in diesen Zeilen wiedererkennen, dann glauben Sie mir: Niemand versteht Sie besser als ich. Mir ging es früher mit meinen Besitztümern genauso. Sie gehörten nicht mir, sondern ich gehörte ihnen.

Aber wodurch hat sich das geändert?

Der Auslöser war die Begegnung mit den radikalen Lehren des Zen. Diese Begegnung hat mich verändert. Sie veränderte mein Verhältnis zu den Dingen, die ich besaß, zu meiner Vergangenheit und meiner Zukunft, meinem Leben und der ganzen Welt. Es war mehr als eine Veränderung. Es war ein radikaler Neubeginn.

Die Zen-Lehre von der Leere und der Befreiung ist schon sehr alt, aber sie war noch nie so bedeutsam wie heute. Ich schreibe dieses Buch, um all jene, die durchleiden, was ich durchlitten habe, an diesen tiefgründigen, aber schlichten Wahrheiten teilhaben zu lassen.

Wir alle haben unser ganz eigenes Verhältnis zu den Dingen, die wir besitzen. Wie wir mit ihnen umgehen, wird schon sehr früh in uns angelegt. Unsere Haltung zu den Dingen ist in unseren Lebensgeschichten, vor allem unseren leidvollen Erfahrungen, tief verankert. Was mich betrifft, so wuchs ich bei meiner Tante auf, die mich adoptiert hatte und wie ihre eigene Tochter liebte. Aber als ich zwölf war, heiratete sie einen Mann, der uns das Leben zur Hölle machte. Materiell fehlte es uns an nichts, denn mein Stiefvater war leitender Angestellter und sorgte gut für uns. Aber wegen seines übergriffigen Verhaltens mir gegenüber fühlte ich mich in unserem neuen Zuhause nicht mehr sicher. Ich wurde depressiv, und um meinen Kummer zu vergessen, begann ich, zwanghaft zu essen und zu shoppen. Mit dem Essen versuchte ich den Schmerz in meinem Innern zu betäuben. Mit den Dingen, die ich mir kaufte, baute ich einen Schutzwall um mich auf, damit ich mich sicher fühlte. Aber egal, wie viel ich in mich hineinstopfte und was ich auch anhäufte, es war nie genug. Unsicher und verängstigt klammerte ich mich an meine Besitztümer und wollte immer mehr. Und diese Überlebensstrategien behielt ich auch noch als Erwachsene bei, als ich längst nicht mehr bei meiner Mutter und meinem Stiefvater lebte.

Ihre eigene Geschichte mag ähnlich oder ganz anders sein. Aber wenn Sie wegen Ihres Verhältnisses zu den Dingen, die Sie besitzen, besorgt sind – wenn sie Ihnen die Luft zum Atmen nehmen und es Ihnen an Raum und Klarheit fehlt, um Ihr Leben neu zu ordnen –, dann können Ihnen diese einfachen Zen-Weisheiten vielleicht helfen.

In diesem Buch geht es nicht nur um den Umgang mit Ihren Besitztümern. Es geht auch darum, wie Sie ein Leben führen, das Ihrem wahren Ich gerecht wird.

DAS BUCH

Ist es seltsam, in einem Buch auf ein weiteres Buch zu stoßen? Das sollte es nicht sein. Bücher mögen sich. Wir verstehen uns. Man könnte sogar sagen, dass wir alle eine große Familie sind und dass sich unsere Gemeinschaft wie ein weit verzweigtes Geflecht unterhalb des menschlichen Bewusstseins ausbreitet und die Welt der Gedanken miteinander verbindet. Stellt euch uns als ein Myzel vor, als riesigen Pilzteppich unter dem Waldboden, jedes Buch ein Fruchtkörper. Und genau wie diese Pilze sind wir ein einziger Organismus. Für uns gilt deshalb: *wir, unser, uns.*

Da wir alle miteinander verbunden sind, kommunizieren wir ständig – stimmen einander zu, widersprechen einander, tratschen übereinander, werfen mit großen Namen um uns, zitieren uns gegenseitig. Und wir haben auch unsere Vorlieben und Vorurteile. Natürlich haben wir die! In den Bibliotheksregalen wimmelt es von Vorurteilen. Akademische Wälzer ziehen über die eher kommerziellen Bücher her. Anspruchsvolle Romane sehen auf Liebesromane und Schundliteratur herab, und bestimmte Genres wie Ratgeber werden von allen missachtet.

Dennoch lässt sich nicht leugnen, dass Ratgeberliteratur durchaus hilfreich sein kann, und deshalb konnten wir schlecht Nein sagen, als sich *Tidy Magic* vom Tisch mit den Neuerscheinungen in Annabelles trostloses Leben hineinkatapultierte. Annabelle brauchte Hilfe, und das kleine Buch vollbrachte wirklich eine beeindruckende Leistung. Doch so bewundernswert seine Zielstrebigkeit auch war, so fanden wir die Vorstellung, einzelne Kapitel eines Ratgebers in dieses Buch aufzunehmen, doch ziemlich irritierend. Es war Benny, der ihm schließlich zur Seite sprang, indem er sagte, dass *Tidy Magic* für die Geschichte seiner Mutter unverzichtbar sei und deshalb auch für seine eigene. Außerdem wolle er nicht, dass man sein Buch für snobistisch hält. Also willigten wir schließlich ein.

Aber an jenem Abend war Annabelle noch nicht bereit für *Tidy Magic*. Vielleicht war sie einfach nur erschöpft von ihrem stressigen Tag. Oder vielleicht hatte Aikons Erwähnung ihres Stiefvaters sie verstört. Was immer auch der Grund gewesen sein mag, jedenfalls schlief sie, nachdem sie das Vorwort gelesen hatte, sofort ein. Es würde noch eine Weile dauern, bis Annabelle darin weiterlesen würde, aber Bücher sind geduldig. Wir wissen ja, wie ruhelos und fordernd euer Leben ist, und deshalb warten wir ab, bis unsere Zeit gekommen ist.

12

Wie klingt eine Schere? Und was hat sie zu Benny gesagt? Schlau wie sie war, fing sie mit einem sanften Sirren an, das sich schnell steigerte, schneidend und stechend wurde, bis sie stählerne, scharfe Laute ausstieß, die wie menschliche Wörter klangen – in einer Sprache, die Benny für Chinesisch hielt, aber sicher war er sich nicht. Er konnte ja kein Chinesisch. Aber er verstand die scharfzüngigen, schnippischen Dinge, die sie ihm über seine Lehrerin Ms. Pauley einflüsterte. *Glaubst du, die doofe Ziege mag dich? Glaubst du, die hält dich für clever? Oder für was Besonderes? Die blöde Lesbe. Sie hat dich verpfiffen. Sie ist schuld, dass du bei der Seelenklempnerin gelandet bist. Klar hält die Alte dich für was Besonderes. Für einen ganz besonderen Psycho.*

Aber eigentlich mochte Benny Ms. Pauley. Sie war es, die gemerkt hatte, dass er sich im Mathe-Unterricht komisch fühlte, und ihn zur Schulschwester brachte. Sie war auch seine Bio-Lehrerin und hatte mit ihnen die Schleimpilze durchgenommen. Sie hatte ihnen erklärt, wie die einzelnen Zellen sich zu einem mehrzelligen Organismus zusammenschließen, um Sporen zu bilden und sich zu vermehren, und dass sie sich anschließend wieder trennen. Und dann war sie mit der Klasse in ein Waldschutzgebiet nicht weit von der Schule gegangen, um nach welchen zu suchen. Und er hatte gleich einen entdeckt, eine moosartige Masse, die an einem modrigen Baumstumpf klebte. Ms. Pauley hatte seine scharfen Augen gelobt. Er erzählte ihr nicht, dass er den Schleimpilz hatte rufen hören und deshalb genau wusste, wo er suchen musste. Wie hatte er sich angehört? Ein leises, schwammiges, gelbes Geräusch, unmöglich zu beschreiben.

Er schloss die Augen. Diese Woche nahmen sie den Klimawandel durch, und sie sollten eine Collage basteln. Die Schere lag vor ihm auf dem Tisch, neben dem Klebstoff. Ms. Pauley stand am Whiteboard und sprach über Hitze und Dürre und menschengemachte Emissionen, aber die Schere lenkte ihn ab, schmunzelte und spöttelte und sagte ihm, dass die ganze Bastelei sinnlos wäre, dass sie den Klimawandel nicht aufhalten würde, dass nichts den Klimawandel aufhalten würde, dass sie alle am Arsch seien, dass die Lehrerin dumm sei, dass sie ihn verraten hätte und schuld daran sei, dass ihn alle für verrückt hielten, und deshalb müsse er ihr in den Hals stechen. *Und zwar jetzt*!

Er setzte sich auf seine Hände und ballte die Fäuste. Die Schere höhnte. *Sssooo ein Schlappschwanz ... Sssooo ein Schisser ... Lassss mich dasss machen ...*

Dann lag die Schere plötzlich in seiner Hand, von seiner Faust umklammert. Er stand auf und machte einen Schritt nach vorn, dann noch einen. Als Ms. Pauley ihn bemerkte, unterbrach sie ihren Vortrag, den Marker in der Hand. Benny? Alles in Ordnung?

Als sie später im Büro der Rektorin saß und von dem Vorfall berichtete, schloss sie die Augen und erschauderte, während sie sich daran erinnerte, wie Benny mit gequältem Gesichtsausdruck auf sie zukam, die Schere wie eine Opfergabe in der Hand, und sie anflehte, sie ihm wegzunehmen, bevor er sie sich ins Bein rammte.

In der Notaufnahme wurde die Wunde in seinem Oberschenkel mit drei Stichen genäht. Die Aufnahmeschwester fragte ihn, was passiert sei, aber er sagte nichts. Als der Arzt nachhakte, log er. *Die Schere ist mir aus der Hand gerutscht, ich hab sie fallen lassen, ich weiß nicht mehr, was passiert ist.* Man schickte ihn wieder zu Dr. Melanie. Seit sie bei ihm ADHS diagnostiziert hatte, war er schon ein paarmal bei ihr gewesen. Seit fast zwei Monaten nahm er jetzt Ritalin. Sein Zustand schien sich seitdem etwas stabilisiert zu haben, und sie war mit seinen Fortschritten zufrieden. Allerdings hatte er ihr immer noch nichts von den Stimmen erzählt. Sie saßen sich wieder am selben niedrigen Tisch gegenüber, nur dass er jetzt rot war, was Benny verwirrte, denn er hätte schwören können, dass er vorher grün war. Er wusste, dass Rot und Grün als Komplementärfarben bezeichnet wurden, was bedeutete, dass sie Gegensätze waren, aber das kam ihm widersinnig vor, weil das Wort Komplement doch bedeutete, dass Dinge sich ergänzen und deshalb gerade keine Gegensätze sind. Bei solchen Gedanken bekam er immer Kopfschmerzen. Auch bei Rot und Grün bekam er Kopfschmerzen. Er musterte das Gesicht der Psychiaterin, um zu sehen, ob sie sich verändert hatte, aber sie war noch dieselbe. Blasse Haut. Beigefarbenes Haar. Immer noch Dr. Melanie.

»Also, Benny«, begann Dr. Melanie. »Kannst du mir sagen, was passiert ist?«

Er schüttelte den Kopf. Seltsamerweise kam ihm Dr. Melanie heute irgendwie älter vor. Sonst sah sie ziemlich jung aus, aber heute wirkte sie eher mittelalt. Ihre Haut war schuppig wie ein Knollenblätterpilz und von feinen Fältchen durchzogen. Auch ihre Fingernägel waren pilzfarben. Er fragte sich, wie viel Zeit seit seiner letzten Sitzung vergangen war – vielleicht war er ja eingeschlafen, wie Rip Van Winkle, und während er geträumt hatte, waren viele Jahre vergangen. Vielleicht war er ja auch älter geworden, und seine Mutter war jetzt eine alte Frau, die bald sterben würde. Das beunruhigte ihn so, dass er die nächste Frage der Ärztin nicht mitbekam.

»Benny? Hörst du mir zu?«

Er nickte und versuchte, sich zu konzentrieren.

»Erinnerst du dich daran, was passiert ist?«

»Ja.«

»Okay, gut. Sagst du's mir?«

»Kann ich erst auf die Toilette?«

Dr. Melanie lehnte sich zurück, und einen Moment lang sah sie wieder jung aus wie ein Kind, dem man sein Spielzeug weggenommen hat, aber sie nickte.

Auf dem Weg zur Toilette musste er durchs Wartezimmer. Als er die Tür öffnete, sah Annabelle rasch von ihrer Zeitschrift auf, und die ängstlichen Schwingungen, die von ihr ausgingen, trafen ihn mit voller Wucht. Er wandte den Blick ab, aber nicht, ohne sich vorher zu vergewissern, dass sie nicht älter geworden war, obwohl sie wirklich ziemlich müde aussah. Er war beruhigt. In der Toilette betrachtete er sich im Spiegel. Im Neonlicht sah seine Haut anders aus, aber er war noch er selbst und schien immer noch vierzehn zu sein. Er drückte die Spülung, damit man dachte, er hätte gepinkelt, und wusch sich dann sorgfältig die Hände. Auf dem Weg ins Behandlungszimmer musste er wieder die mütterliche Angstwolke durchqueren, aber diesmal war er darauf vorbereitet. Er schloss die Tür fest hinter sich. Als er sich wieder an den roten Tisch setzte, lächelte ihm Dr. Melanie aufmunternd zu.

»Sagst du mir jetzt, was passiert ist?«

»Okay.«

»Also …?«

»Ich hab mir mit der Schere ins Bein gestochen.«

»Ganz richtig«, sagte sie. »Kannst du mir sagen, was da passiert ist?«

»Wie meinen Sie das?«

»Was hast du gedacht? Oder gefühlt? Was passierte um dich herum?«

»Nichts, ich meine, wir hatten Bio. Ms. Pauley hat über die Erderwärmung gesprochen. Und ich hab nichts gefühlt.«

»Meinst du damit, dass du wie betäubt warst?«

Benny versuchte, sich daran zu erinnern, ob er sich wie betäubt gefühlt hatte.

»Viele Menschen sind wie betäubt, wenn sie von der Erderwärmung erfahren«, sagte Dr. Melanie. »Und manchmal werden sie auch wütend …«

Er schüttelte den Kopf. Seine Schere war wütend, nicht er. Er wollte ihr das erklären, aber sie hörte nicht auf zu reden.

»Könnte das sein? Dass du wegen der Erderwärmung wütend warst? Gibt es da einen Zusammenhang?«

Natürlich gab's da einen Zusammenhang. Scheren gibt es schließlich überall. Das war doch sonnenklar. Als er den Kopf hob, um ihr das zu sagen, bemerkte er ihren aufmunternden, erwartungsvollen Blick. Zu erwartungsvoll. Fast schon begierig. Da überlegte er es sich anders. Er musterte sie argwöhnisch. »Das ist doch *Ihr* Job. *Sie* sollten den Zusammenhang herausfinden.«

»Ich dachte, wir könnten das gemeinsam herausfinden.«

Was soll's, dachte er. Was machte es schon aus? Er war es leid, wegen der Stimmen zu lügen. Es war zu anstrengend, sie weiter zu verheimlichen. »Die Schere hat's mir befohlen.«

Sie schwieg einen Moment lang. »Die Schere hat mit dir gesprochen?«

Aus ihrem Mund klangen die Worte völlig verrückt. Er wollte sie zurücknehmen, aber es war zu spät.

»Was genau hat sie gesagt?«

Seine Finger schlossen sich zu einer Faust, erinnerten sich wieder an die Schere.

»Hat sie dir befohlen, dich damit zu verletzen?«

Er schüttelte den Kopf. »Nein«, flüsterte er. »Ms. Pauley.«

»Die Schere hat dir gesagt, dass du deine Lehrerin erstechen sollst?«

Seine Faust wollte zustechen, aber er hielt sie zurück. »Ich wollte es nicht tun, deshalb hab ich sie umgelenkt.« Seine Faust schlug auf sein Bein, um es ihr zu demonstrieren. Er stöhnte vor Schmerz, und ihm stiegen die Tränen in die Augen. Die bandagierte Wunde auf seinem Oberschenkel pochte. Er umklammerte seine Ellbogen und begann, sich vor und zurück zu wiegen.

»Was hat die Schere gesagt, Benny?«

Die Bewegung half. »Nichts. Ich weiß es nicht.«

Sie runzelte die Stirn, versuchte, ihn zu verstehen. »Aber du hast doch gerade gesagt ...«

»Ich *weiß*, was ich gesagt habe. Sie hat irgend so einen Scherenscheiß gesagt. Keine Ahnung, klang wie eine fremde Sprache oder so.«

»Eine fremde Sprache?«

Er nickte kläglich. Es war so schwer zu erklären. »Vielleicht Chinesisch oder so? Ich konnte es nicht verstehen, aber ich wusste trotzdem, was sie wollte.« Der Schmerz in seinem Bein ließ nach.

»Sprichst du Chinesisch?«

»Nein.« Er dachte an die Streitereien zwischen Mrs. Wong und ihrem Sohn. »Aber ich weiß, wie Chinesisch klingt.«

»Dein Nachname, Oh. Ist das nicht Chinesisch?«

»Nein, das ist Koreanisch. Mein Dad ist halb Koreaner. Und halb Japaner.«

Als er Dr. Melanies forschenden Blick spürte, korrigierte er sich.

»Ich meine, er war's. Er lebt ja nicht mehr.«

Sie stand auf, ging zum Schreibtisch und nahm etwas aus der Schublade. Sie kehrte mit einer Schere in der Hand zurück. »Ist es die?«

Er wandte schnell den Blick ab, aber nicht schnell genug. Er schloss die Arme noch fester um sich und starrte auf die glänzende rote Tischoberfläche. Er wollte nicht, dass die Schere ihm noch näher kam. »Kann sein.«

»Ms. Pauley hat sie mir geschickt. Hast du das hier gesehen?« Dr. Melanie beugte sich vor und öffnete die Schere. Er hörte den scharfen Klang des blanken Stahls und hielt sich die Ohren zu, um sich gegen die schneidenden Worte zu schützen, aber alles blieb still.

»Kannst du lesen, was da steht?« Ihre Stimme wurde leiser und lauter, war manchmal nah, dann wieder weit weg. Sie hielt ihm die Schere hin.

Benny hatte den Blick abgewandt. Die rote Tischplatte färbte sich grün und begann zu vibrieren.

»CHINA«, las Dr. Melanie vor, als würde das irgendetwas beweisen. Dann ließ sie die Schere wieder zuschnappen, schnitt ein kleines Loch in die Stille, aus dem noch mehr Geräusche entwichen. »Verstehst du nicht, Benny? Die Schere wurde in China hergestellt. Das musst du bemerkt haben und deshalb dachtest du, dass sie Chinesisch spricht.«

Und jetzt begann sein Bein wieder zu pochen. Wieso verstand sie es nicht? Er presste die Zähne zusammen und sprach leise, um die Geräusche nicht noch zu verstärken. »Nein …«

»Nein?«

»NEIN!« Das Wort schoss wütend aus seinem Mund, während die Farben im Zimmer zu verlaufen und flimmern begannen. Er presste die Hände auf die Tischplatte, versuchte, das Rot und das Grün festzuhalten, um zu verhindern, dass sie auseinanderliefen. Warum kapierte sie es nicht? Er musste versuchen, es ihr zu erklären. »Wenn die Schere *Chinesisch spricht,* dann deshalb, weil sie aus *China kommt. Sie kann nur Chinesisch*!«

Im Wartezimmer konnte Annabelle hören, wie ihr Sohn seine Seelenqualen hinausschrie. Sie beugte sich vor und vergrub das Gesicht in den Händen.

Im Laufe der nächsten Sitzungen in der kleinen, hellen Praxis gerieten die Ärztin und Benny immer wieder in einen Teufelskreis aus Missverständnissen.

»Du sagst, dass die Uhr wütend ist«, sagte Dr. Melanie. »Was fühlst du dabei?«

»Nichts. Ich fühle gar nichts.«

»Gar nichts? Das klingt, als wärst du auch ein bisschen wütend. Oder frustriert?«

»Natürlich bin ich frustriert. Mit Ihnen zu reden frustriert mich.«

»Okay. Glaubst du, dass das, was du als Wut der Uhr empfindest, eigentlich deine eigene Frustration ist?«

»Nein! Die *Uhr* ist frustriert. Sie ist stinksauer, weil Sie nie zuhören. Sie hasst es, Zeit zu verschwenden!«

Die Spielsachen und Puppen, die im Zimmer herumlagen, lenkten ihn ab, und er versuchte, sie zu ignorieren. Als er die Ärztin bat, sie wegzuräumen, wollte sie wissen, warum.

»Sie machen zu viel Lärm.«

Sie sagte, dass das nicht möglich sei, und erklärte ihm dann geduldig die Physik des Schalls. »Schall wird durch die Bewegung eines Objekts im Raum verursacht. Die Spielsachen liegen einfach nur da, Benny. Sie bewegen sich nicht. Es gibt nichts in ihnen, was sich bewegt. Sie können keine Geräusche machen. Das ist physikalisch nicht möglich.«

Er schüttelte heftig den Kopf, als wolle er Wasser aus seinen Ohren schnicken. »Sie haben Schmerzen.«

»Die Spielsachen haben Schmerzen?«

»Nein«, sagte er. »Ja, doch. Wegen der Kinder.«

»Tun die Kinder den Spielsachen weh?«

»Nein! Warum sind Sie bloß so schwer von Begriff?«

»Beruhige dich, Benny. Atme tief ein. Und jetzt versuch's noch einmal. Tun die Spielsachen den Kindern weh?«

»Nein, natürlich nicht. Spielsachen tun Kindern nicht weh. *Menschen* tun das.«

»Was hat das mit den Spielsachen zu tun?«

»Die wissen es.«

»Die Spielsachen wissen, dass den Kindern wehgetan wurde?«

»Natürlich. Deshalb sind sie doch hier, oder? Sie haben es in sich. Sie nehmen es auf, und es bleibt in ihnen drin.«

Dr. Melanie betrachtete die bunten Bauklötze, die auf dem Boden verstreuten Puppen und Stofftiere. »Das verstehe ich nicht«, sagte sie. »Was nehmen sie auf? Was bleibt in ihnen drin?«

»Sind Sie denn nur doof? Hören Sie's denn nicht?«

»Was?«

»Den *Schmerz*!«, rief er und umklammerte die Tischkante. »Der *Kinder*!«

Sie machte ihn wahnsinnig mit ihren blöden Fragen. Sie verdrehte alles, was er sagte.

»Könnte es sein, dass du Angst hast, Benny? Dass du Angst hast und deshalb die Stimmen hörst?«

»Nein«, sagte er müde. »Ich höre die Stimmen, und *das* macht mir Angst.«

Es hatte keinen Sinn. Nach diesem Gespräch gab er es auf, es ihr erklären zu wollen. Dr. Melanie sprach mit Annabelle und teilte ihr die Diagnose mit: Benny befand sich in der Prodromalphase einer schizoaffektiven Störung. Sie empfehle, das Ritalin abzusetzen und ihm ein Antidepressivum gegen die Gemütsstörung und ein Antipsychotikum zur Behandlung der akustischen Halluzinationen zu geben.

Annabelle saß in der kleinen freundlichen Praxis, hielt ihre Handtasche umklammert und nickte eifrig, um der Ärztin zu signalisieren, dass sie aufmerksam zuhörte, dass sie alles verstand und mit allem einverstanden war. Dass sie alles im Griff hatte und sie eine kompetente alleinerziehende Mutter war.

»Ich weiß, wie schwierig das für Sie ist«, sagte die Ärztin. »Aber Sie sollten wissen, dass wir bei der Behandlung der schizoaffektiven Störung bei Kindern schon einige Erfolge erzielt haben. Spätestens mit dem Eintritt in die Pubertät sollten die Symptome abklingen.«

Annabelle nickte immer noch. Aber als die Ärztin schwieg, schlug sie die Hände vors Gesicht und brach in Tränen aus.

Dr. Melanie schob ihr eine Kleenex-Schachtel hin und ließ ihr etwas Zeit, um sich zu fassen. Sie beschloss, nicht zu erwähnen, dass die akustischen Halluzinationen möglicherweise eine Nebenwirkung des Ritalins waren und nachließen, sobald Benny das Medikament absetzte. Sie wollte keine falschen Hoffnungen wecken. Die Frau war eindeutig überfordert. Es gab ohnehin genügend Gründe, die für den neuen Behandlungsplan sprachen. Dann beugte sie sich wieder zu ihr vor.

»Mrs. Oh?«

Annabelle schaute auf, wandte ihr ihr tränenüberströmtes Gesicht zu. »Es tut mir leid«, presste sie hervor. »Normalerweise bin ich nicht …« Sie schniefte und zog ein Kleenex aus der Schachtel. »Ich habe heute eine Mail von meinem Vorgesetzten im Büro bekommen. Also nicht wirklich *im Büro*, denn das haben sie ja dichtgemacht, und meine Stundenzahl haben sie auch halbiert. Ich arbeite zwar noch von zu Hause aus, aber trotzdem.« Sie wischte sich die Augen und schnäuzte die Nase. »Er hat mir geschrieben, dass sie meine Stelle streichen wollen …«

Dr. Melanie beobachtete sie. Sie registrierte den hängenden Kopf, die nach vorn gesackten Schultern, das Sweatshirt, das sich über ihrem breiten Rücken spannte. Sie sah das blonde Haar, das einmal hübsch gewesen sein musste, aber jetzt stumpf, strohig und dünn war. Sie konnte kaum verstehen, was die Frau sagte. Sie schien mit dem Boden zu sprechen.

»Sie wollen die Print-Abteilung komplett auflösen, weil die Zeitungen jetzt alle ins Internet gehen …«

Schilddrüse? Diabetes? Stress? Dr. Melanie zog die Stirn in Falten. Sie verschränkte die Finger und hob die Hände, als würde sie beten. Eindeutig eine Depression. Sie erinnerte sich daran, etwas über eine Ritalin-Studie gelesen zu haben, die ein erhöhtes Auftreten psychotischer Nebenwirkungen bei Kindern mit einer schweren psychischen Erkrankung eines Elternteils in Verbindung brachte. Vielleicht sollte sie sie danach fragen. Sie stützte das Kinn auf ihre Knöchel und wartete darauf, dass die Frau sich wieder sammelte.

»Ich hab's nicht so mit Computern und dem ganzen Technikkram …«

Dr. Melanie ließ die Hände sinken. »Das muss sehr schwer für Sie sein«, sagte sie und lehnte sich vor. »Mrs. Oh, ich habe mich gefragt, ob es eine familiäre Vorgeschichte …«

»Meine Schuld, denn er hat mich schon vor Monaten gewarnt, dass da was im Busch ist, aber ich war so dumm, zu glauben, es würde sich schon alles irgendwie regeln …«

Dr. Melanie sah auf ihre Uhr. Die Zeit war um, ihr nächster Patient würde bald eintreffen. »Also«, sagte sie. »Noch einmal zu Benny. Ich würde ihn gern in die psychiatrische Abteilung der Kinderklinik aufnehmen, wenn wir mit den neuen Medikamenten beginnen, damit wir ihn beobachten können. Vielleicht für eine Woche. Was halten Sie davon? Dann hätten Sie auch etwas Zeit, um sich auf die Situation einzustellen und …«

Jetzt sah Annabelle die Ärztin an. »Ich verliere meine Sozialleistungen«, flüsterte sie. »Unsere Krankenversicherung. Ich weiß nicht, ob das abgedeckt ist.«

Ihr wurde klar, dass sie würde betteln müssen. Sie brachte Benny nach Hause, schickte ihn auf sein Zimmer, setzte sich an ihren Arbeitstisch und rief ihren Chef an. Sie erklärte ihm ihre Situation und flehte ihn an, ihr wenigstens die Chance zu geben, sich weiterzuqualifizieren. Und ob er ihr nicht erst mal die Presse-Clippings lassen könne, solange es noch welche gebe, und später könne sie ja auch noch die Radio- und Fernsehbeiträge übernehmen. Audio- und Videotechnik war doch jetzt viel leichter zu handhaben, nachdem die alte Ausrüstung, die Überspielgeräte, Bildschirme und Receiver durch Computer und Software ersetzt worden waren. Sie müsse doch eigentlich nur lernen, die verschiedenen Arbeitsgänge zu koordinieren. Und schließlich, erinnerte sie ihren Chef, verfüge sie auch über eine Bibliotheksausbildung, was mehr war, als die Jungs im Büro zu bieten hatten, also damals, als es noch ein Büro gab. Und überhaupt, fuhr sie fort, sei sie in vielerlei Hinsicht weitaus qualifizierter als die meisten ihrer männlichen Kollegen, und sie sitze nur deshalb in der Print-Abteilung fest, weil sie eine Frau sei. Das sei ein klarer Fall von sexueller Diskriminierung, eine antiquierte, sexistische Firmenpolitik. Die Frauen wurden ins Zeitungsghetto abgeschoben, während die Männer in den eher »technischen« Audio- und Videoabteilungen arbeiten durften. Die Computer hätten die Arbeit enorm vereinfacht, sagte sie. Durch die Digitalisierung seien die klassischen Unterschiede doch überholt, und außerdem gebe es keinen Grund, weshalb Frauen keine technisch anspruchsvollen Aufgaben übernehmen könnten. Allein der Begriff »Schnipsel-Lady« sei ja schon sexistisch und beleidigend, und obwohl sie es sich verkniff, explizit von »Diskriminierung« und »sexueller Belästigung« zu sprechen, wies sie ihn darauf hin, dass sie und ihre Kolleginnen in der Print-Abteilung immer weniger verdient hätten als die Männer – die sogenannten Recherchespezialisten und Informationsanalysten. Sie hätten nie die gleichen Aufstiegschancen gehabt, und außerdem hätten ihre Kollegen ihr jahrelang auf den Busen gestarrt.

Als ihr Redefluss versiegt war, herrschte am anderen Ende der Leitung eine Zeit lang Stille, und sie fragte sich schon, ob das Gespräch unterbrochen worden war. Doch dann hörte sie, wie sich ihr Chef räusperte. Sie saß an ihrem Arbeitstisch, umringt von Stapeln von Presse-Clippings, Ordnern und Zeitungen, schmutzigen Kaffeebechern und Getränkedosen, einer leeren Chips-Tüte und einem Teller mit einer angebissenen Gewürzgurke. Sie knabberte an der Nagelhaut ihres Daumens herum. Der Scanner surrte. Der Papierkorb quoll über. Sie starrte auf die Vase mit Plastik-Weihnachtssternen, die auf einem Zeitschriftenstapel stand, und hielt den Atem an.

»Okay«, sagte ihr Chef schließlich. »Lass mich darüber nachdenken. Ich will sehen, was ich tun kann.«

Sie atmete erleichtert aus. »Okay«, sagte sie. »Aber bitte, Charlie, denk nicht zu lange nach. Ich bin eine alleinerziehende Mutter und habe ein sehr krankes Kind, das sofort ins Krankenhaus muss.«

Bin ich sehr krank?, fragte sich Benny. Er saß in seinem aufgeräumten Zimmer auf seinem ordentlich gemachten Bett und lauschte. Das Radio unten im Wohnzimmer war ausnahmsweise mal ausgeschaltet, sodass er hören konnte, was seine Mutter am Telefon sagte. Er fühlte sich nicht krank. Er hatte schließlich nicht die Grippe oder Windpocken oder Krebs oder so was. Die Wunde am Bein tat zwar noch weh, aber abgesehen davon, fühlte er sich gut. Nicht er war krank, sondern die Stimmen. Hier in seinem Zimmer verhielten sie sich ruhig.

Sobald er sich aber in den Flur vorwagte, ging es wieder los. Er musste einfach nur still in seinem Zimmer bleiben, darauf achten, dass die Socken zusammengelegt, das Bett gemacht und seine Sachen weggeräumt waren, dann würden sie ihn in Ruhe lassen. Er sah zu seinem Regal hinüber. Seine Bücher waren alle ordentlich der Größe nach angeordnet, und daneben stand sein Mondglobus. Die Gummiente, die seine Mutter im Müllcontainer gefunden hatte, war das einzige Spielzeug, das er nicht weggeräumt hatte. Denn er fand ihre Anwesenheit beruhigend. Aber wenn mehr als ein Spielzeug herumlag, herrschte Unordnung. Und Unordnung ist gleich Stress, sagte Ms. Pauley immer. Dann stand er auf und strich die Falten glatt, die er auf der Bettdecke hinterlassen hatte. Sollte er das Bügeleisen holen? Bügeln war wichtig. Zerknitterte Bettbezüge verwirrten die Gedanken und machten ihn nervös. Er bügelte immer die Bezüge und Laken, damit er ruhig schlafen konnte, außerdem wollten sie gebügelt werden, also bügelte er sie gern. Er bügelte keine Sachen, die es nicht wollten, sondern nur Sachen, die gern glatt waren. Aber es gab noch einen Grund, weshalb ihm das Bügeln wichtig war: Weil das Bügeleisen das Bügelbrett liebte und das Bügelbrett das Bügeleisen, und sie sich einsam fühlten, wenn sie getrennt waren. Sie waren füreinander geschaffen, und deshalb tat es gut, sie zusammenzubringen. Und gerade, als er die Treppe hinuntergehen wollte, um sie zu holen, hörte er unter dem Bett eine Piepsstimme, die *hier!* rief.

Es war ein dünnes Stimmchen, rund und glatt. Er kniete sich hin und sah unters Bett, aber da war natürlich nichts. Er wusste, dass da nichts sein würde, denn er hatte ja am Morgen mit einem Spezialtuch unter dem Bett gewischt, um auch das letzte herumwuselnde Staubflöckchen zu erwischen. Er legte sich auf den Bauch und kroch unters Bett. Er war gern da unten. Nach dem Tod seines Vaters war er immer unters Bett gekrabbelt, wenn ihm nachts ein Malheur passiert war und er ins Bett gemacht hatte. Denn dort war es warm und dunkel und trocken. Wie in einer sicheren, behaglichen Kiste.

Er fuhr mit den Fingern an der Wand entlang, bis er es fühlen konnte – klein und glatt und kühl und rund, genau, wie er es sich vorgestellt hatte. Er angelte mit den Fingerspitzen danach, kroch unter dem Bett hervor und setzte sich auf. In seiner Hand lag eine schillernde Katzenaugenmurmel. Er konnte sich nicht erinnern, sie schon einmal gesehen zu haben, aber wahrscheinlich stammte sie aus dem Beutel mit Murmeln, die Annabelle im Secondhandladen gekauft hatte. Sie schleppte ständig irgendwelche alten Spielsachen aus Secondhandläden oder von Flohmärkten an, die sie kurzerhand zu Antiquitäten erklärte und hoffte, sie auf eBay verkaufen zu können. Er hielt die Murmel gegen das Licht und betrachtete sie. Sie sah ziemlich alt aus. Das Glas war blassgrün mit winzigen Bläschen darin, und im Innern waren zwei spiralförmige gelb-grüne Bänder zu sehen. Er hielt sie sich dicht vors Auge und spähte in die wolkige, wabernde Welt. Schön, dachte er. Er ließ sie auf der Handfläche kreisen. Hübsch. *Mmmmm,* machte die Murmel und zwinkerte ihm zu. Und genau in diesem Moment rief ihn seine Mutter aus dem Wohnzimmer.

»*Psst*«, sagte er zu der Murmel und ließ sie in seiner Hosentasche verschwinden.

»Komme gleich«, rief er nach unten.

Er blieb kurz an seiner Zimmertür stehen, um sich innerlich zu wappnen, dann öffnete er sie. Er hielt inne und lauschte, um den Geräuschpegel abzuschätzen. Er war nicht sehr hoch, also trat er in den vollgestellten Flur hinaus, durchquerte mit schnellen Schritten das leise Stimmengewirr und lief die Treppe hinunter ins Wohnzimmer, wo Annabelle mit dem Handy in der Hand zwischen ihren Zeitungsstapeln saß und ihn anstrahlte. Ein Ohrstöpsel hing noch aus ihrem Ohr.

»Ich hab's geschafft«, sagte sie. »Sie wollen mich umschulen. Sie lassen mir meinen Job.«

Sie streckte die Arme aus, und er ging zu ihr, ließ es zu, dass sie ihn an sich zog. Er spürte, wie sich ihre Arme wie warme Kissen auf seine Ohren legten und den Lärm der Welt dämpften. Ein fast friedlicher Moment. Er nahm ihren leicht säuerlichen Schweißgeruch wahr und fühlte sich an seine eigene Traurigkeit erinnert. Er hielt still, bis er es nicht mehr aushielt, bis das Gefühl, sich in ihr aufzulösen, unerträglich wurde und er sie wegstieß. Sofort tat es ihm leid. Als er die Hände in seine Hosentaschen steckte, berührten seine Finger die Murmel. Er hatte sie ganz vergessen. Er war froh, dass sie da war, denn sie beruhigte ihn.

»Das ist super, Mom«, sagte er und versuchte, enthusiastisch zu klingen. »Heißt das, dass ich jetzt ins Krankenhaus komme?«

13

Er sah so klein aus, wie er da in der Tür zu seinem Zimmer stand, die letzte in einer Reihe identischer, geöffneter Türen am Ende eines langen weißen Gangs. Am liebsten wäre sie zurückgerannt, hätte seine Kleider wieder in die Reisetasche geworfen, ihn geschnappt und kurz beim Schwesternzimmer haltgemacht, um der schrecklichen Oberschwester, die ihre Handtasche durchsucht und ihr Schablonenmesser konfisziert hatte, zu sagen, dass es sich um ein fürchterliches Missverständnis handelte, dass ihr Sohn nicht hierher gehörte und dass sie ihn mit nach Hause nehmen würde. Aber das tat sie nicht. Stattdessen stand sie vor dem Schwesternzimmer und wartete geduldig darauf, dass ihr ein Pfleger ihre Sachen zurückgab und sie hinausbegleitete. Vor den verschlossenen Doppeltüren drehte sie sich noch einmal um, sah Benny und winkte. Aber er stand nur wie angewachsen da, als wüsste sein Körper nicht mehr, was er tun sollte, ob es okay war, sich zu bewegen, zu winken, wegzulaufen oder zu seiner Mutter zu rennen. Sie hörte, wie der Pfleger einen numerischen Code in das Tastenfeld eintippte, dann ein Klicken, als das Schloss entriegelt wurde. Sie spürte die Hand des Pflegers auf ihrem Arm. Pfleger Andrew, stand auf seinem Namensschild.

»Keine Sorge«, sagte Pfleger Andrew. »Wir kümmern uns um ihn.«

Annabelle nickte, hörte aber nur mit halbem Ohr zu und glaubte ihm sowieso nicht, aber sie beugte sich seiner Autorität. Er hatte Tattoos auf seinen kräftigen Unterarmen und schien stark zu sein. Sie fragte sich, ob schon mal ein Patient auf dieser Station gewalttätig geworden war und ob Pfleger Andrew ihn dann bändigen musste. In diesem Moment hob Benny den Arm, um ihr zu winken, aber da hatte sie sich schon abgewandt, und die schweren Metalltüren waren hinter ihr ins Schloss gefallen. Als sie kurz darauf durchs Sicherheitsglas schaute, war er bereits verschwunden.

Das Geräusch dieser Türen, die ihn ein- und sie ausschlossen, war der Beweis für ihr Scheitern. Als sie auf den Bürgersteig trat, wurde sie vom Lärm der Straße und dem grellen Tageslicht wie von einer Schockwelle erfasst. Sie musste einen Augenblick stehen bleiben, um ihr inneres Gleichgewicht wiederzuerlangen. Dann ging sie zur Bushaltestelle, und als der Bus kam, stieg sie ein und suchte sich einen Platz im hinteren Teil. Es war der gleiche Bus, den sie auch morgens zur Klinik genommen hatten; da hatten sie nebeneinander gesessen, Benny mit seiner Reisetasche auf dem Schoß und den ordentlich zusammengelegten Kleidungsstücken darin. Er hatte darauf bestanden, die Tasche selbst zu packen, und als sie ihm vorschlug, ein paar persönliche Dinge mitzunehmen, damit er sich dort ein bisschen wie zu Hause fühlte – das Foto von ihnen drei, das in Disneyland aufgenommen worden war, oder die Meeresschildkröte aus Plüsch, die ihm Kenji auf derselben Reise in Florida gekauft hatte –, weigerte er sich und sagte, es sei doch ein Krankenhaus. Er wolle sich dort nicht wie zu Hause fühlen. Aber ihr fiel auf, dass er auf seinem Schreibtisch ein paar Dinge bereitgelegt hatte – sein Schreibheft, seinen Spezziallöffel, eine Murmel. Und als die nachher verschwunden waren, wusste sie, dass er sie eingepackt hatte. Während der Patientenaufnahme hatte die schreckliche Oberschwester ihm den Löffel und die Murmel abgenommen und beides zusammen mit ihrem Schablonenmesser in eine Plastiktüte gesteckt. Was dachte sie sich eigentlich dabei? Wie gefährlich konnte wohl ein Löffel sein? Eine Murmel, okay, die konnte ein Kind verschlucken und daran ersticken, aber ein Löffel? Dachte sie, er würde jemandem die Augen damit ausstechen? Den brauchen wir nicht, hatte die Schwester gesagt. Wir stellen hier Besteck zur Verfügung. Benny protestierte nicht, obwohl es zu Hause der einzige Löffel war, den er benutzte und den er sogar in die Schule mitnahm. Annabelle überlegte, ob sie etwas hätte einwenden sollen, aber Benny und sie hatten nie über den Löffel gesprochen. Ihr war nur sein seltsames Verhalten aufgefallen, aber sie wollte nichts zu der Schwester sagen, was ihm vielleicht peinlich gewesen wäre. Sie hatte ihn kurz angesehen, aber er saß nur zusammengesunken auf dem Krankenhausstuhl und starrte auf seine schnürsenkellosen Sneaker mit den scheußlichen Krankenhaus-Klettverschlüssen. Als sie ihm seinen Inhalator abnahmen, hatte sie endlich den Mund aufgemacht.

»Aber den braucht er!«

»Wir heben ihn für ihn auf. Er muss sich nur melden.«

Der Bus wurde langsamer und vollführte einen schwerfälligen pneumatischen Kniefall, um einen behinderten Fahrgast aufzunehmen. Annabelle schaute aus dem Fenster und sah eine ältere Frau, die neben einem mit Plastiktüten beladenen Einkaufswagen am Bordstein wartete. Bei der Hinfahrt hatten sie in der Nähe eines alten Manns im Rollstuhl gesessen, an dessen Griffen Mülltüten voller leerer Dosen und Flaschen befestigt waren. Der Mann hatte einen langen, angegrauten Bart, und ihm fehlte ein Zahn. Auf seinem Schoß lag eine alte, abgewetzte Aktentasche aus schwarzem Leder. Er trug ein handbeschriftetes Pappschild um den Hals, auf dem stand:

Werde glücklich,
indem du andere glücklich machst!

Er saß ihnen schräg gegenüber und brummelte in seinen Bart. Ab und zu erhoben sich seine großen, groben Hände von seinem Schoß, flatterten wie Flügel, als würde er jemandem zuwinken; dann wieder bewegte sich sein Kopf ruckartig. Er schaute über seine Schulter und verharrte in dieser Stellung, lauschte gebannt, bis er es sich offenbar anders überlegte und wieder vor sich hin murmelte. Annabelle versuchte, ihn nicht anzustarren, und bemerkte, dass Benny geflissentlich in eine andere Richtung schaute. Nach einer Weile richtete sich die Aufmerksamkeit des alten Mannes auf sie.

»*He, Kleiner*!«, rief er quer über den Gang. Er hatte einen kehligen osteuropäischen Akzent, und die Wörter schienen in seiner Luftröhre festzustecken, sodass es sich anhörte, als wolle er sich räuspern. Benny ignorierte ihn, aber als sie ausstiegen, rief der Mann: »*Lass dir nichts gefallen, Kumpel. Vive la résistance*!«

»Kennst du diesen Mann?«, hatte Annabelle auf dem Weg zur Klinik gefragt, aber Benny hatte nur mit den Schultern gezuckt.

»Irgend so'n alter Penner. Der ist immer im Bus.«

Man hatte ihnen sein Zimmer gezeigt, und sie hatte ihm beim Auspacken geholfen und seinen Schlafanzug und seine Kleider in die Kommode neben dem Bett gelegt. Sie hatte seinen Zimmernachbarn kennengelernt, einen älteren chinesischen Jungen mit strähnigen Haaren und Pickeln, dessen Namen sie prompt wieder vergessen hatte. Er trug eine schwarze Jeans mit Zierrissen und ein ausgeleiertes schwarzes T-Shirt. Nachdem er das Zimmer verlassen hatte, saßen sie und Benny noch eine Weile auf dem Bett, und sie hielt seine Hand, bis er sie ihr entzog.

»Dein Zimmernachbar macht einen netten Eindruck«, sagte sie. »Ziemlich modebewusst.« Als er darauf nicht einging, unternahm sie einen neuen Anlauf. »Die Matratze scheint bequem zu sein.«

Sie wippte auf dem Bett, während sie überlegte, was sie noch sagen könnte. Aber dann unterbrach Benny das Schweigen.

»Weißt du noch, der Typ im Bus? Der Penner im Rollstuhl?«

»Der mit den vielen Tüten? Wie könnte ich den vergessen! Warum lassen sie solche Leute ...?«

Benny schüttelte ungeduldig den Kopf. »Hast du gesehen, wie der sich ständig umgeguckt hat? Ich glaube, er hört auch was, Stimmen oder so. Ich glaube, er hört sie reden.«

»Vielleicht, aber …«, begann Annabelle. »Ich weiß nicht recht …«

»Ich weiß es aber. Er hört auch Dinge, genauso wie ich, und er weiß, dass ich sie auch höre. Er findet das witzig. Er lacht über mich, und manchmal sagt er irgendwelches Zeugs. Heute nicht, weil du dabei warst, aber sonst schon.«

Wie kam es, dass sie von all dem nichts mitbekommen hatte?

»Warum hast du mir nichts davon erzählt?«, wollte sie wissen und griff nach seinem Unterarm. »Benny, was hat er zu dir gesagt? Ich hätte dich nie allein mit dem Bus fahren lassen sollen, wir müssen das melden …«

Er unterbrach sie. »Er meint das nicht böse oder so. Irgendwie weiß er, was ich denke, und wenn er irgendwelches komisches Zeugs zu mir sagt, versucht er nur, mir zu helfen. Und ich verstehe ja auch, was er denkt. Ich kann's nicht beschreiben. Manchmal frage ich mich, ob wir dieselben Stimmen hören. Verrückt, oder?«

Ja! wollte Annabelle rufen. *Ja, das ist verrückt. Mehr als verrückt*! Aber das war die falsche Antwort. Sie saß da und atmete tief ein und aus, während sie ihrem Sohn zuhörte.

»Er ist schon ganz nett und so«, sagte Benny. »Aber ich will trotzdem nicht so werden wie er.«

Als er sie anschaute, sah sie die Angst in seinen Augen und schlang spontan die Arme um ihn.

»Keine Sorge«, sagte sie und drückte ihn fest an sich. »Du bist nicht wie er. Deshalb bist du ja hier. Hier bekommst du Hilfe. Sie werden schon rausfinden, was du hast, mein Schatz, ich versprech's dir. Du wirst sehen, alles wird gut.«

Sie gab sich große Mühe, positiv zu denken, aber das kostete sie enorm viel Energie. Als sie jetzt im Bus neben der Stadtstreicherin mit ihrem Einkaufswagen saß, spürte sie, wie sich

Verzweiflung in ihr breitmachte. Sie sah aus dem Fenster. Sie hatten fast die Shoppingmall erreicht, und einen Moment lang beflügelte sie der Gedanke, dass sie kurz bei *Michaels* vorbeischauen könnte, aber dann fiel ihr ein, dass in wenigen Stunden die Techniker vor der Tür stehen würden, um die neuen Computer abzuliefern, und dass sie dringend nach Hause musste, um aufzuräumen. Außerdem fiel ihr ein, dass die Vereinbarung, die sie mit ihrem Chef getroffen hatte, nur vorläufig war und dass es auf ihre Leistungen in den nächsten Wochen ankam. Wenn sie mit den neuen TV- und Radioaufträgen nicht zurechtkam, war sie ihren Job los, und deshalb sollte sie jetzt wirklich kein Geld für unnötigen Bastelkram ausgeben, sondern sich stattdessen auf ihre Arbeit konzentrieren. Als der Bus an der Haltestelle der Shoppingmall wieder losfuhr, war sie stolz auf ihre Selbstbeherrschung, aber leider hielt das Gefühl nicht lange an. Und als sie an ihrer Station ausstieg und vor dem Secondhandladen der Gospel Mission stand, war von ihrer Willenskraft nicht mehr viel übrig.

Warum will der Mensch immer noch mehr? Was gibt Dingen die Macht, uns so zu bezaubern? Sind unsere Bedürfnisse je befriedigt? Annabelle hatte keine Zeit, über diese Fragen nachzugrübeln, denn als sie die kleine Schneekugel entdeckte, die inmitten von angeschlagenen Tellern und Pyrex-Kochgeschirr auf einem staubigen Regal stand, konnte sie einfach nicht widerstehen. Die kleine Meeresschildkröte sah ganz lebendig aus, wie sie in ihrer Glaskugel vor einem Stück ausgebleichter Koralle schwamm und Annabelle anflehte, sie aus dem Trödelladen zu befreien. Sie hatte schon immer etwas für Meeresschildkröten übriggehabt. Sie waren so bedächtig und anmutig und hatten so große, traurige Augen, ganz davon abgesehen, dass sie vom

Aussterben bedroht waren. Der Fuß der Kugel sah aus wie ein mit Algen bedeckter Fels, an dem Muschelschalen und ein Seestern aus Plastik klebten. Außerdem gab es noch eine größere Meeresschildkröte, die wohl die Mutter der kleinen war. Sie schwamm auf das Kleine zu, das in der Kugel gefangen war, und ihre Nasen berührten sich fast an der Glasscheibe, die sie trennte. Annabelle schüttelte die Kugel und sofort wirbelten Hunderte von winzigen grünen und rosa Glitzersternchen um die Babyschildkröte herum. Wie sie so funkelten und in der zähflüssigen Unterwasserwelt wieder herabsanken, waren sie wie ein Hoffnungsschimmer.

Zu Hause empfing sie die laut tickende Küchenuhr. Das Haus fühlte sich ohne Benny so still und leer an. Die Ärztin hatte von zwei Wochen gesprochen. Auf der Uhr war es fünf vor eins. Sie hatte eine Stunde Zeit, bevor die Techniker kamen. Annabelle packte die Schneekugel aus und trug sie ins Wohnzimmer. Sie würde sie neben ihren Computer stellen, als Talisman, damit sie ruhig und konzentriert arbeiten konnte.

Beim Anblick ihres Arbeitsplatzes geriet sie ins Grübeln. Ihr Chef hatte gesagt, dass sie eine neue »Workstation« bekommen würde, aber sie hatte keine Ahnung, wie viel Platz die benötigen würde. Na ja, sie wollte ja sowieso mal ausmisten, und jetzt blieb ihr auch nichts anderes übrig. Sie stellte die kleine Schneekugel neben eine große Flasche Borsäure. Die stand dort, um sie daran zu erinnern, etwas gegen die Kakerlaken in der Küche zu unternehmen. Als sie die Flasche ein Stück wegrückte, sahen die Schildkröten sofort glücklicher aus. Sie schüttelte die Schneekugel und hielt sie ans Licht. Die Glitzersternchen wirbelten herum und sanken langsam auf den Boden. Sie lächelte. Vielleicht war das ja ihre besondere Gabe, sich an Kleinigkeiten zu erfreuen. Ein Grund, dankbar zu sein. Sie nahm einen Armvoll Zeitungen und steckte sie in einen Müllbeutel, beschriftete ihn und trug ihn in Bennys Zimmer.

14

Die beiden letzten Wochen vor den Ferien verbrachte er auf der Station für Kinder- und Jugendpsychiatrie der Kinderklinik. Abgesehen davon, dass sie ihm bei der Aufnahme seine Murmel, die Schnürsenkel und seinen Spezziallöffel abgenommen hatten und dass Annabelle ihn später umarmte und dann auf der Station alleinließ, und er zusah, wie sie den Gang hinunterging und die schweren Metalltüren hinter ihr zufielen, fand er es in der Klinik ganz erträglich. Vielleicht fühlte er sich ein bisschen unsicher, aber alles in allem machte es ihm nicht viel aus, hier zu sein.

Er ging zurück in sein Zimmer und setzte sich auf die Bettkante, lauschte den ungewohnten Geräuschen, den Gummisohlen auf dem Linoleumboden, den Telefonen und Gegensprechanlagen und Stimmen von Leuten, die sich etwas zuriefen. Die Kids in der Schule hatten immer behauptet, dass er einmal hier landen würde. Im Irrenhaus, in der Klapsmühle, in der Idiotenanstalt. Sie hatten behauptet, er wäre verrückt, aber hier waren immerhin alle verrückt, was eine gewisse Erleichterung war. Vielleicht hatte er hier endlich mal seine Ruhe und musste sich nicht ständig zusammenreißen.

Nach ein paar Tagen kannte er sich auf der Station aus und hatte sich an den Tagesablauf gewöhnt. Die Kinder- und Jugendpsychiatrie war für Kids unter achtzehn. Sein Zimmernachbar Mackson, der abgedrehte chinesische Junge, war älter als er und ziemlich lethargisch, aber ihr gemeinsames Zimmer war sauber und aufgeräumt, und sämtliche Glühbirnen funktionierten. Die Kleiderbügel im Wandschrank ließen sich nicht von der Stange entfernen, was es nicht so einfach machte, seine Kleider aufzuhängen, aber sie hatten alle die gleiche Form und verhedderten sich nicht, was gut war. Es gab ein Bad mit Waschbecken, die man benutzen konnte, ohne erst Platz schaffen zu müssen. Das Essen war zwar ätzend, aber es gab jeden Tag drei Mahlzeiten plus Snacks, und außerdem ging der Klinik nie die Milch aus. Der gleichbleibende Geräuschpegel auf der Station war beruhigend; das leise Gemurmel aus dem Schwesternzimmer, das Geräusch der Essenswagen, die durch die Flure gerollt wurden. Man hätte meinen können, dass die Psychiatrie ein verrückter, kakofonischer Ort wäre. Aber Benny stellte überrascht fest, dass es hier weniger Stimmen gab. Als wären die Wände, Decken und Fußböden von dem Leid gesäubert worden, das sich in normalen Haushalten wie Staub in sämtlichen Ecken und Winkeln ansammelte. Und bis auf einmal ganz am Anfang, als einer der Duschköpfe anfing zu weinen, kamen ihm die Armaturen ganz friedlich und entspannt vor, als hätte man sie ebenfalls ruhiggestellt.

Wenn er Stimmen hörte, dann waren es eindeutig menschliche. Das übermütige Gelächter, das durch die Gänge schallte, bedeutete, dass Brittany und Lulu einen Kopfstand machten und herumkasperten, um Andrew, den Pfleger, auf sich aufmerksam zu machen. Das nächtliche Stöhnen und Schreien bedeutete, dass Trevor wieder einen Albtraum hatte oder Ky ausrastete, weil er seine Medikamente nicht vertrug. Es war beruhigend für Benny, zu wissen, dass die Stimmen menschlichen Ursprungs waren, weil das hieß, dass alle sie hörten und nicht nur er.

Die anderen Kids auf der Station waren ganz in Ordnung. Er

gehörte zum gelben Team, den Zwölf- bis Fünfzehnjährigen. Die jüngeren Kinder gehörten zum grünen Team. Die waren wirklich noch klein, manche erst sieben oder acht, und Benny beachtete sie nicht weiter. Und die älteren Teenager des blauen Teams blieben sowieso eher unter sich. Die Kids in seinem Alter wirkten nicht viel anders als seine Klassenkameraden in der Schule. Es gab Schlaue und Dumme und richtige Fieslinge, die von den anderen Kindern gemieden wurden. Manche spielten sich auf, schleimten sich bei den Schwestern ein und redeten die ganze Zeit, und andere waren hinterhältig oder wortkarg. Bis auf den Jungen, der sich ab und ab in einer Ecke hin und her wiegte und mit der Wand sprach, und das magere Mädchen, das über die blassen Narben auf ihrem Unterarm leckte, schienen alle ziemlich normal zu sein, zumindest bis die Gruppentherapie anfing. In der Gruppe sollten sie den anderen ihre Gefühle mitteilen, und dann kam der ganze Scheiß zum Vorschein. Einer der Jungen erzählte, wie er dabei erwischt worden war, dass er Benzin klaute, um das Bett seiner Mutter in Brand zu setzen. In seinem ganzen Leben war Benny noch nie auf so einen Gedanken gekommen, aber in diesem Moment sah er sich am Fuß von Annabelles Bett stehen, mit einem Benzinkanister in der einen und einem Feuerzeug in der anderen Hand, und er bekam Panik. Das war das Problem mit den Stimmen. Sie drangen in deinen Kopf ein. Der Trick bestand laut seinem Coach darin, den ganzen Scheiß einfach auszublenden.

Die Station war nach einem straffen Zeitplan organisiert. Morgens nach dem Frühstück versammelten sich die Kids und die Mitarbeiter zu einer Gemeinschaftssitzung im Aufenthaltsraum. Anschließend wurden sie nach Altersgruppen zum Unterricht eingeteilt. Nach dem Mittagessen hatten sie Coaching und Milieutherapie und gelegentlich auch Kunst- oder Musiktherapie, was Benny sogar Spaß machte. Die Kunsttherapeutin brachte Behälter mit Papier und Farben, Ton, Perlen und Pinseln und sogar Scheren mit, aber die hielt sie unter Verschluss und gab sie nur bestimmten Kindern, zu denen er nicht zählte. Sie war eine kleine, immer gut gelaunte Frau mit einem breiten, teigigen Gesicht und einer einschmeichelnden Stimme und jeder Menge Projektideen, die sie ihnen schmackhaft machen wollte. Die meisten ihrer Vorschläge waren ziemlich bescheuert, aber man konnte sie auch ignorieren, und die älteren Kids machten sowieso, was sie wollten. Wie das Mädchen, das in der Ecke saß und weißes Kopierpapier in Streifen schnitt, statt ihre Gefühle bildlich darzustellen. Die Therapeutin hatte Fingerfarben verteilt, und die kleineren Kinder malten begeistert, was sie sich unter Liebe, Wut und Trauer vorstellten, und veranstalteten dabei eine Riesensauerei. Aber dieses Mädchen blieb für sich, über Papier und Schere gebeugt, und schnippelte vor sich hin. Benny hielt wegen der Schere Abstand, war aber nah genug, um zu hören, was die Therapeutin zu ihr sagte. Er selbst zeichnete ein Containerschiff, das er im Hafen gesehen hatte, und fügte gerade die Verstrebungen eines riesigen Krans hinzu, der einen Container voller Hyundai SUVs auf die Laderampe hinunterließ, als er hörte, wie das Mädchen sagte: »Aber das *sind* meine Gefühle.«

Er sah auf. Vor dem Mädchen auf dem Tisch lagen kleine Papierstreifen, die ihn an die chinesischen Sprüche in den Glückskeksen erinnerten, die Annabelle sammelte. Die Therapeutin antwortete etwas, was Benny nicht verstand, woraufhin das Mädchen den Kopf hob und sich die Haare aus dem Gesicht schüttelte. Es war ein älteres Mädchen, das zum blauen Team gehörte, mit einem blassen, schmalen Gesicht und ausgeblichenen, silbrigen Wuschelhaaren, die auf einer Seite lang und auf der anderen abrasiert waren, so, als würden sie nach einer Gehirnoperation wieder nachwachsen. Sie war hübsch – eigentlich sogar schön –, und Benny hatte das seltsame Gefühl, sie schon einmal gesehen zu haben, allerdings nicht auf der Station. Irgendwo anders. Sie hatte winzige Löcher im Gesicht, wo sie ihren Schmuck entfernt hatte – sie zwangen einen dazu, wie Benny wusste, weil ihn die Schwester bei der Aufnahme gefragt hatte, ob er irgendwelche Piercings hätte, was aber nicht der Fall war. Sie trug ein Tanktop und hatte ein Tattoo auf der Innenseite ihres Arms: viele kleine Punkte, die durch dünne, gepunktete Linien, wie in Ausschneidebüchern, miteinander verbunden waren und aussahen wie ein Sternhaufen.

»Ich glaube, du hast jetzt genug, oder?«, sagte die Kunsttherapeutin.

Das Mädchen starrte sie mit zusammengekniffenen Augen an. Ihr Blick war wie ein heißer weißer Strahl, dünn wie ein Laser. Benny spürte die Hitze, die von ihm ausging, und wappnete sich innerlich gegen eine beißende Bemerkung, aber als sie antwortete, war ihre Stimme so klar wie Wasser.

»Genug?«, fragte sie liebenswürdig. »Meinen Sie, es gibt eine Obergrenze für die Gefühle, die ich haben darf?« Ohne den Blick vom Gesicht der Therapeutin abzuwenden, griff sie mit beiden Händen nach den Papierstreifen und hielt sie ihr wie eine Opfergabe hin. Ein paar flatterten auf den Boden.

»Sind das zu viele?« Sie spreizte die Finger und weitere Zettelchen rieselten zu Boden. »Immer noch zu viele?« Sie hielt die Hände über den Kopf und öffnete sie. Es regnete Papierstreifen, als wäre es Konfetti. »Jetzt sind alle weg«, sagte sie traurig und sah auf ihre leeren Hände. »Keine Gefühle mehr.«

Die Therapeutin stand auf. »Ich hole einen Besen«, sagte sie. »Dann möchte ich, dass du alles auffegst, bitte, Alice.«

»Alles auffegst, bitte, Alice«, äffte das Mädchen sie nach und nickte. *»Alles auffegst, alles auffegst, bitte, Alice. Alles auffegst.«* Sie warf einen Blick in Bennys Richtung und sah, dass er sie beobachtete. Sie kratzte sich am Arm und starrte zurück, bis er rot wurde und wegsah.

Abends sah er sie im Gemeinschaftsraum. Sobald sie sich unbeobachtet fühlte, reichte sie den älteren Kids Papierchen, die sie aus der Kängurutasche ihres Hoodies fischte. Als er am nächsten Morgen seine Jeans anzog, fand er in der Hosentasche einen kleinen, sorgfältig zusammengefalteten Zettel. Wie war er dorthin gekommen? Darauf stand – in ordentlichen Druckbuchstaben – etwas Handgeschriebenes, und als er genauer hinsah, erkannte er, dass die Schrift einer alten Schreibmaschinenschrift ähnelte. Er las die knappe Anweisung:

Stell deinen Schuh auf den Tisch. Frag ihn, was er von dir will.

Er schaute sich im Zimmer um. Mackson war schon zum Frühstück gegangen, und so zog er seinen Sneaker aus und stellte ihn auf den Nachttisch. »Okay, Schuh«, sagte er. »Was willst du eigentlich von mir?« Als der Schuh nicht gleich antwortete, setzte er sich aufs Bett und wartete. Es war ein alter schwarzroter Nike Air Max, den seine Mom ihm vor zwei Jahren im Secondhandladen gekauft hatte. Er hatte nichts gegen die Schuhe. Sie waren alt, aber das war nicht ihre Schuld. Vielleicht sollte er etwas netter zu ihnen sein. »Hey, Mr. Nike. Ich muss jetzt zum Frühstück, sagen Sie mir einfach, ob Sie irgendwas brauchen, okay?« Aber der Schuh schwieg noch immer. Er stand nur da, sah müde und erschöpft aus und fühlte sich offenbar unwohl ohne seine Schnürsenkel, die irgendwo in einer

Plastiktüte steckten. Die Schwester hatte gesagt, er würde sie bei seiner Entlassung zurückkriegen, und bis dahin musste er diese gruseligen hellbraunen Klettverschlüsse benutzen, die den Schuhen nicht gefielen und ihm ebenso wenig.

»Okay, auch gut«, sagte Benny. »Wie Sie wollen.«

Er hörte eine Stimme an der Tür. Es war Andrew, der Frühdienst hatte und die Zimmer kontrollierte.

»Hey«, sagte er. »Alles okay bei dir?«

Benny nahm schnell den Schuh vom Nachttisch und beugte sich vor, um ihn anzuziehen. Als er sich wieder aufrichtete, lehnte der Pfleger mit den Händen in den Hosentaschen an der Wand und beobachtete ihn. Pfleger Andrew war cool. Er war ein Rockmusiker aus England und hatte Tattoos und jede Menge Löcher in den Ohren. Sämtliche Mädchen auf der Station waren in ihn verknallt.

»Alles in Ordnung?«, fragte Pfleger Andrew noch einmal, während er Benny in den Flur folgte. »Du kommst zu spät zum Frühstück. Dafür gibt's Minuspunkte, das weißt du, oder?«

»Ich weiß«, sagte Benny.

»Keine Sorge. Ich erzähl's nicht weiter. Und ich hab auch nicht gesehen, dass du mit deinem Schuh geredet hast.«

Im Frühstücksraum saß das Mädchen, das Alice hieß, zusammen mit Mackson und ein paar anderen Kids aus dem blauen Team in einer Ecke. Benny holte sich seine Cornflakes, zögerte kurz, aber da die anderen schon fertig waren und gerade gehen wollten, setzte er sich zu ihr an den Tisch. Sie sah auf und nickte, dann starrte sie wieder auf ihr Spezial-Frühstück, eine unberührte Schale Haferbrei und ein halb volles Glas Orangensaft. Die Narben auf ihrem Arm wurden vom Ärmel ihres Sweatshirts verdeckt, aber auf der Innenseite ihres Handgelenks lugte ein Stern hervor. Als niemand hinsah, nahm er den Zettel aus der Hosentasche und legte ihn auf ihr Tablett.

»Gehört der dir?«

Sie warf einen Blick darauf und schüttelte den Kopf. »Er gehört jetzt dir. Steck ihn aber besser schnell wieder weg.«

Er griff danach. »Was ist das?«

»Das ist eine Anweisungskarte.«

»So was wie ein Glückskeks?«

»Hm, interessant. Klar, warum nicht.«

Er verstand gar nichts. »Und soll ich das wirklich machen?« Er wollte ihr erzählen, dass er es schon versucht hatte, aber er war sich nicht sicher, ob das eine gute Idee war.

»Du musst überhaupt nichts machen«, sagte sie. »Du kannst es, wenn du willst. Oder du kannst einfach nur darüber nachdenken. Dann ist es ein Gedankenexperiment. Manchmal ist das genauso gut.«

Er dachte darüber nach. Im ersten Moment kam es ihm blöd vor, mit seinem Schuh zu sprechen, aber gleichzeitig war es auch interessant. Normalerweise stellte er seine Ohren auf Durchzug, wenn die Dinge anfingen zu reden. Es war ihm nie in den Sinn gekommen, ihnen Fragen zu stellen. Natürlich hatte der Schuh nicht geantwortet. Vielleicht fand er die Frage blöd. Vielleicht redeten die Dinge auch nicht mehr mit einem, wenn man zu viele blöde Fragen stellte, genauso wie er nicht mehr mit Dr. Melanie sprach, oder wie in der Gruppentherapie, wo alle nur schweigend dasaßen. Vielleicht würden ja alle Dinge aufhören zu sprechen, wenn er noch mehr blöde Fragen stellte. Das wär echt super. Er rollte den Zettel zusammen und steckte ihn wieder in die Tasche.

»Hast du noch mehr davon?«, fragte er.

Sie zuckte die Achseln, was er als Nein deutete. Aber nach dem Frühstück, kurz vor der Gemeinschaftssitzung, als das Personal anderweitig beschäftigt war, sah er, wie sie ein paar Kids aus dem grünen Team verstohlen Zettelchen aus ihrer Hoodietasche zusteckte. Die Kleinen waren natürlich viel zu aufgeregt, um den Mund zu halten, sodass eine der Schwestern auf das Grüppchen aufmerksam wurde, Alice beiseitenahm und zwang, ihre Kängurutasche in einen Abfalleimer zu leeren. Dann führte sie sie aus dem Raum. Alice ging wortlos mit, während Benny ihr nachsah. Am Anfang der Gruppensitzung hielt die Oberschwester einen der Zettel hoch und forderte alle auf, ihr die Zettelchen auszuhändigen. Die meisten Kinder fügten sich, ohne zu murren. Benny tastete nach seinem Zettel, hob aber nicht die Hand, als der Papierkorb die Runde machte. Nachmittags, während der Besuchszeit, als die Schwestern beschäftigt waren, ging er in den Speisesaal und sah im Abfalleimer nach. Die Papierstreifen lagen immer noch unter dem Bonbonpapier und den Pappbechern. Einige waren durchweicht. Er fischte die trockenen heraus und las sie später in seinem Zimmer.

- Schau eine nackte Wand an. Tu so, als wäre sie ein Spiegel.
- Sag guten Morgen zur Toilette. Bedank dich bei ihr, dass sie deine Scheiße wegspült.
- Tu so, als wärst du sehr alt. Beweg dich ganz langsam.
- Umarm dich selbst und sag: Ich liebe dich. Wiederhole es so oft, bis es wahr ist.
- Geh beschwingt, so, als wärst du glücklich. Wechsle öfter die Richtung.

- Sei ein Kätzchen. Miaue. Leck dein weiches Fell.
- Mach einen Kopfstand und sieh dir die Welt von unten an.
- Nimm Blickkontakt mit deinen Tabletten auf, bevor du sie hinunterschluckst. Frag sie: Seid ihr echt?
- Mach alles rückwärts.
- Lächle jemanden an, den du nicht magst. Wenn derjenige zurücklächelt, gib dir einen Punkt.
- Leg dich mit dem Rücken auf den Boden und lausche. Sing mit, wenn du Lust hast.

Das waren Handlungsanweisungen, und Benny begriff, dass manches von dem scheinbar verrückten Scheiß, den andere Kids in den Gängen und im Gemeinschaftsraum veranstalteten, gar nicht so verrückt war. Alice schien die Dirigentin eines Orchesters zu sein und die anderen die Musiker. Er versteckte die Papierstreifen in seinem Schreibheft, und als das Licht gelöscht wurde, legte er sich in der Dunkelheit auf den Boden und lauschte. Er hörte seinen Zimmernachbarn atmen und das Universum knarzen, während es um ihn herum zur Ruhe kam. Er hätte gern mitgesungen, aber da er Mackson nicht wecken wollte, summte er nur leise vor sich hin. Die Anweisungen waren eine Offenbarung, als wäre er aufgewacht; wo er früher nur Chaos gesehen hatte, erkannte er jetzt eine Ordnung, und was ihm früher wie Ordnung vorgekommen war, schien jetzt chaotisch, aber auf interessante Weise chaotisch. Alice war der Schlüssel zu dieser neuen Realität und dem geheimen Regelwerk, nach dem die Dinge auf der Station abliefen. Er konnte es kaum erwarten, sie am nächsten Tag zu treffen. Er würde einen Weg finden, um mit ihr zu reden und ihr die Zettelchen zurückzugeben. Aber als er beim Frühstück nach ihr Ausschau hielt, war sie nirgends zu sehen, und sie tauchte auch nicht zur Sitzung und zum Mittagessen auf. Während ihrer Mittagsruhe fragte er Mackson, ob er etwas über sie wüsste.

»Du meinst Athena?«

»Kann sein. Ich dachte, sie heißt Alice.«

»Wie auch immer. Jedenfalls ist sie nicht mehr hier.«

»Wurde sie entlassen?«

»Wohl kaum. Sie ist eigentlich zu alt für die Station. Sie war bei den Kids nur auf Probe, aber nach dieser Nummer hat man sie zu den Erwachsenen gesteckt.«

»Du meinst die Papierstreifen?«

»Genau die.« Mackson grinste. »Fluxus, Mann. Subversiver Scheiß. Die finden, dass sie einen schlechten Einfluss auf uns hat. Sie macht sich über das System lustig und nimmt ihre Krankheit nicht ernst genug.«

Benny wusste nicht, was Fluxus bedeutete. Er hatte noch nie etwas von dieser radikalen Kunstbewegung in den Sechzigern gehört. Er hielt den Begriff für ein cooles Schimpfwort. Aber er begriff etwas Entscheidendes, eine weitere Regel der Station: Als Strafe für subversiven Scheiß wird man gezwungen, erwachsen zu werden. Fluxus, Mann!

Nachdem sie weg war, kam ihm die Station langweilig und leer vor, irgendwie trist. Später, während der Kunsttherapie, ließ Benny einen Klebestift mitgehen, und zurück in seinem Zimmer, klebte er sämtliche Zettelchen in sein Heft. Er hatte keinerlei künstlerischen Anspruch. Ihm gefiel nur ihr Anblick, wie sie alle ordentlich aufgereiht waren.

15

Er wurde erst wenige Tage nach Beginn der Sommerferien aus der Psychiatrie entlassen und verpasste somit die Abschlussfeier der Junior High School. Aber das war ihm egal. Die Schule kam ihm wie eine ferne Welt vor, an die er sich kaum noch erinnerte. Und so verstand er auch nicht, warum ein Spruchband über der Haustür hing, als Annabelle und er von der Klinik nach Hause kamen.

DU HAST ES GESCHAFFT! verkündete das Banner. Was hatte er denn geschafft? Verwirrt sah er seine Mutter an. Sie hatte einen freudig-erwartungsvollen Gesichtsausdruck, der ihm zeigte, dass er über irgendetwas glücklich sein sollte. Bloß worüber?

»Hab ich was verpasst?«

»Nein, du Dummerchen!«

Sie wollte schwungvoll die Tür aufreißen, aber die klemmte, weil ein Sack mit Recycling-Müll dahinter stand. Annabelle stemmte sich dagegen und schob sie so weit auf, dass sie Benny in die Küche führen konnte, wo ihn ein weiteres Spruchband erwartete, das zwischen Schrank und Kühlschrank gespannt war und auf dem stand: HERZLICHEN GLÜCKWUNSCH ZUM ERFOLGREICHEN ABSCHLUSS!

An den Rücklehnen der Küchenstühle hüpften farbenfrohe Folienballons, manche mit gelben Smiley-Gesichtern, samt Doktorhut und Quaste, andere mit Aufschriften wie: DU BIST DER BESTE! WEITER SO! HUT AB!

»Herzlichen Glückwunsch, Benny!«, sagte Annabelle. »Ich bin ja so stolz auf dich!« Als er nicht reagierte, erklärte sie: »Das ist für deinen Abschluss.«

Er wusste nicht, was er sagen sollte. Niemand hatte auf der

Station von einem Abschluss gesprochen. Es hieß Entlassung, aber vielleicht wusste das seine Mom nicht, und da er sie nicht vor den Kopf stoßen wollte, hielt er den Mund.

»Super, Mom«, sagte er betont munter.

»Du beendest schließlich nur ein Mal im Leben die Junior High«, sagte sie. »Ich wollte nicht, dass du zu kurz kommst.«

Sie nahm ihm die Reisetasche ab und ließ sie auf den Boden fallen. In einer freigeräumten Ecke des Küchentischs waren Geschenke aufgebaut: ein alberner Plüschbeagle, der einen Doktorhut trug, ein paar in Glanzpapier eingewickelte, klumpige Päckchen mit großen Schleifen, eine riesige Glückwunschkarte, eine Papierrolle mit einem langen Band darum. Der Beagle war sein Maskottchen in der Junior High School. Sie nahm ihm den Doktorhut ab und setzte ihn ihrem Sohn auf.

»Oh!«, rief sie. »Ich glaub, du bist gewachsen!« Sie drehte den Hut so, dass ihm die Quaste übers linke Auge fiel, und trat dann einen Schritt zurück, um ihn zu betrachten. »Nein, warte! Das ist die falsche Seite!«

Sie schnippte die Quaste nach rechts, griff nach der Papierrolle und trat ein paar Schritte zurück. Sie nahm sie in beide Hände und hielt sie ihm feierlich hin: »Benjamin Oh«, hob sie an.

Er senkte den Blick. Er wollte seinen vollen Namen nicht hören. Der klang wie der Name von jemand anderem; er fühlte sich jedenfalls nicht angesprochen. Benny stand da und starrte auf die Füße seiner Mutter. Ihre Turnschuhe waren verschlissen und ausgetreten. Hinter ihrer Ferse sah er eine Baby-Kakerlake, die den Kopf durch den Spalt zwischen dem Spültisch und dem verzogenen Linoleumboden steckte.

»Komm etwas näher!«, raunte sie. »Du musst nach vorn kommen, wenn dein Name aufgerufen wird.«

Er machte einen Schritt und dann noch einen, bis er direkt

vor ihr stand. Sie hielt ihm die Rolle hin und sagte feierlich: »Benjamin Oh, hiermit überreiche ich dir deine Urkunde. Du hast jetzt offiziell die Junior High School beendet. Herzlichen Glückwunsch, mein Liebling!« Sie drückte ihm die Urkunde in die Hand und fing an zu klatschen, hörte aber sofort wieder auf und schnipste die Quaste nach links. »So ist's besser. Nach der Zeremonie muss sie auf der linken Seite sein. Und jetzt packen wir deine Geschenke aus!«

Ein Jahr lang hatte sie Vorbereitungen für Bennys Schulabschluss getroffen, hatte sich im Sommer schon mit reduzierten Geschenkartikeln eingedeckt. Dann kam der große Tag. Benny war immer noch in der Klinik, und sie stand vor ihrem Kleiderschrank und überlegte, was sie zur Abschlussfeier anziehen könnte. Sie entschied sich schließlich für eine hübsche Bluse, die sie über die Leggings, die sie während ihrer Schwangerschaft gekauft hatte, tragen konnte. Als sie das Gummiband hochzog, musste sie an ihren mit neuem Leben und einer verheißungsvollen Zukunft angeschwollenen Bauch denken. Wie glücklich sie damals war – und jetzt hatte Benny schon die Junior High beendet!

In der Aula hielt sie sich im Hintergrund. Bennys Schulkameraden sahen reizend aus in ihrer Festtagskleidung. Wenn ihre Namen aufgerufen wurden, gingen sie vor zur Bühne und nahmen ihre Urkunden in Empfang. Annabelle machte ein paar Fotos und nahm die Rede der Rektorin mit dem Handy auf, um sie Benny später vorzuspielen. Sie wollte, dass er an der Abschlussfeier teilhatte. Aber jetzt, als sie zusammen am Küchentisch saßen und er die Geschenke auspackte, die sie für ihn gekauft hatte, war sie sich unsicher. Benny schien es seltsam zu finden, dass sie dort gewesen war.

»Das ist ganz schön schräg, Mom.« Er packte gerade das erste Geschenk aus. Es war eine hellbraune Hose.

»Findest du?« Sie hatte die Datei mit den Fotos geöffnet und hielt ihm das Handy hin. »Ich bin ja nicht lang geblieben. Ich hab nur gedacht, dass es dich interessieren könnte. Deine Klassenkameraden haben alle so adrett ausgesehen. Einer der Jungen hatte einen dreiteiligen weißen Anzug an, und sogar dieser Freund von dir, Kevin soundso, konnte sich sehen lassen.«

»Er ist nicht mein Freund.« Er packte das zweite Geschenk aus, ein blassblaues Anzughemd.

»Ich habe ihn kaum wiedererkannt. Willst du mal sehen?«

»Nein.« Das dritte Geschenk war ein blauer Schlips mit weißen Tupfen. »Wann soll ich den denn anziehen?«

»Gefällt er dir? Ich hab gedacht, wir könnten uns schick machen und in ein nettes Restaurant was essen gehen.« Sie nahm den Beagle und strich über seine langen, seidigen Ohren. »Um deine Heimkehr und den Schulabschluss und auch alles andere zu feiern.«

»Heute?«

»Sicher! Warum denn nicht?«

»Okay, wenn du das willst.«

Sie drückte den Beagle an sich und sah zu, wie er die Kleidungsstücke zusammenfaltete und in seine Reisetasche legte, um sie nach oben zu tragen. Erst die Hose, dann das Hemd, zum Schluss den Schlips. Er hatte immer noch den Doktorhut auf. Die billige Satinkappe rutschte ihm vom Kopf. Er sah sie an.

»Soll ich den aufbehalten?«

Die Quaste hing ihm ins Gesicht, und er wischte sie zur Seite. Er sah so müde aus.

»Ach, mein Liebling, natürlich nicht. Es tut mir leid …« Sie ließ den Beagle auf den Tisch fallen und nahm ihm den Doktorhut ab. Was hatte sie sich bloß dabei gedacht? »Natürlich brauchst du diesen blöden Hut nicht aufzusetzen. Du musst überhaupt nichts von diesen Sachen anziehen.«

»Okay.«

»Ich wollte doch nur …« Sie brach ab und holte tief Luft. Es ging nicht darum, was sie wollte. Sie wollte ihn umarmen, hielt sich aber zurück und legte stattdessen ihre Hand auf seinen Unterarm. »Das Wichtigste ist, dass du jetzt zu Hause bist«, sagte sie und drückte sanft seinen Arm. »Wir machen, was immer du willst, okay?«

»Ich würde gern in mein Zimmer gehen.« Er zog den Reißverschluss der Tasche zu und stand auf. Plötzlich legte er den Kopf schief. Aus dem Wohnzimmer kam ein dumpfer, penetranter Brummton. »Was ist das?«

»Was ist was, Liebes?«

»Dieses Geräusch.« Er machte einen Schritt in Richtung Wohnzimmer, und das Geräusch wurde lauter, überlagert von einem hohen Sirren. »Irgendwas ist anders.«

»Ach so, du meinst meine neue Workstation. Geh nur rein und guck sie dir an.« Sie folgte ihm ins Wohnzimmer. »Ganz schön beeindruckend, was?«

Drei, etwa zwei Meter fünfzig große Modultische bildeten ein großes Hufeisen, das fast den ganzen Raum einnahm. Am hinteren Ende sah er fünf große Flachbildschirme, verteilt auf zwei Ebenen, drei auf der unteren und zwei, mit schwenkbaren Armen, darüber. Auf den Tischen verstreut lagen Eingabegeräte – Tastaturen, Tastenfelder, Scanner und Mäuse –, und darunter befand sich ein Gewirr aus Kabeln. Hinter den Computern stand ein Profi-Regalsystem mit einem blinkenden Sammelsurium aus Modems, Routern, DVD-Playern, Sicherungslaufwerken und großen, schwarzen, brummenden Boxen, sogenannten Datenloggern, darauf. Annabelle hatte bestürzt zugesehen, wie die Techniker die Geräte installierten. Nachdem sie fertig waren, sah es im Wohnzimmer aus wie in der Nachrichtenabteilung eines Fernsehsenders oder wie in einem Flughafen-Tower oder einem Start-up in Silicon Valley. Sie hatte nicht erwartet, dass sie so viele Geräte brauchen würde. Wie sollte sie je lernen, damit umzugehen?

Die Firma hatte ihr außerdem die Billigversion eines ergonomischen Aeron-Bürostuhls zur Verfügung gestellt, mit Rollen, gepolsterten Armstützen, und Knöpfen unter dem Sitz, um die Höhe und den Kippwinkel sowie die Lendenwirbelstütze einzustellen. Als Annabelle den Stuhl zum ersten Mal ausprobierte, fand sie ihn ein bisschen eng, und außerdem reichte sie nicht an die Bedienelemente heran. Daraufhin nahm einer der Techniker einen Schraubenschlüssel und lockerte die Armstützen, zog sie zu ihrer maximalen Weite heraus und ließ sie erneut Probe sitzen.

»Und, wie ist es jetzt?«, fragte er. »Besser?«

Diesmal passte er. »Tut mir leid«, sagte sie. »Danke!« Aber sie war nicht dankbar. Sie war beschämt und dann wütend auf sich, weil sie sich bei diesem Typen auch noch entschuldigt hatte, und dann wütend auf ihn, weil er sie beschämt hatte, und dann schämte sie sich, weil er ihr doch nur helfen wollte.

Aber eigentlich war es auch egal. Das Wichtigste war, dass sie wieder einen Vollzeit-Job hatte und krankenversichert war. Sie würde schon lernen, wie man die Geräte bediente. Während sie in ihrem Hufeisen hin und her rollte, von einem Tisch zum nächsten glitt, fühlte sie sich wichtig, als hätte sie das Sagen.

Jetzt wies sie mit einer ausladenden Geste auf ihr kleines Reich. »Wie findest du es?« Sie setzte sich auf den Bürostuhl.

»Cool, oder?« Sie gab dem Stuhl einen Schubs. »Ein bisschen wie die Kommandozentrale der NASA.«

»Es ist super, Mom«, sagte Benny und hielt die Reisetasche wie einen Schild vor sich. Dann ging er rückwärts aus dem Wohnzimmer, drehte sich um und lief die Treppe hoch in sein Zimmer, während sie sitzen blieb und sich langsam auf ihrem Stuhl im Kreis drehte. Kurz darauf hörte sie seine Zimmertür zuschlagen und ihn die Stufen hinunterpoltern. Einen großen, schweren Müllsack hinter sich her schleifend, stürzte er ins Wohnzimmer.

»Ich hab dir doch gesagt, dass du deinen Scheiß nicht in mein Zimmer stellen sollst!« Er schleuderte den Sack in ihre Richtung. »Warum hast du das gemacht?«

Annabelles Gesicht färbte sich rosa, und sie sah aus, als würde sie gleich anfangen zu weinen. »Bitte, mein Schatz, sei nicht böse«, sagte sie und wischte sich mit dem Ärmel ihres Sweatshirts über die Stirn. »Ich musste die Sachen wegräumen, um Platz für die neue Workstation zu schaffen.«

»Du hättest mich *fragen* sollen! Es ist schließlich mein Zimmer! Du kannst doch da nicht einfach deinen Schrott abladen!«

»Du hast vollkommen recht. Ich hätte dich fragen sollen, mein Liebling. Es tut mir so leid. Ich helf dir.«

»In diesem Haus hab ich nirgendwo Platz!«

»Es kommt alles wieder weg. Ich versprech's dir. Es ist nur vorübergehend.«

»Bullshit«, sagte er und trat gegen den Müllsack, aber dann war sein Kampfgeist erloschen. »Das glaub ich nicht.« Er stand da, starrte auf die Berge von Müllsäcken, die an der Wand aufgereiht waren, dann wanderte sein Blick zu dem Sammelsurium aus blinkenden, brummenden Geräten, in deren Mitte

Annabelle saß. Er brachte es nicht über sich, sie anzusehen. Er holte tief Luft und fing an zu zählen.

Das war eine Methode, die er in seiner Coaching-Gruppe gelernt hatte. Der Coach hatte sogenannte Bewältigungskarten an sie verteilt. Auf der Vorderseite sollten sie Dinge auflisten, die Gefühle wie Wut, Trauer oder Angst in ihnen auslösten, und auf der Rückseite Strategien für die Bewältigung dieser Gefühle.

Die Auslöser-Seite hatte fünf Zeilen, also schrieb er:

1. Schere
2. Dusche
3. Glasscheibe
4. Christbaumschmuck
5. Dr. Melanies Spielsachen

Sein Coach sah sich die Liste an und bat ihn, sich etwas präziser auszudrücken und die Momente zu beschreiben, die bestimmte Reaktionen in ihm auslösten. Also fügte er folgende Details hinzu:

1. die Schere, wenn sie zustechen will
2. die Dusche, wenn der Duschkopf weint
3. die Glasscheibe, als sie den Vogel getötet hat
4. der Christbaumschmuck, als ich im Flur draufgetreten bin
5. Dr. Melanies Spielsachen, wenn sie sich erinnern

Der Coach setzte sich zu ihm, gab ihm eine neue Karte und sagte, er solle diesmal allgemeinere Beispiele nennen, Situationen, die ihn wütend oder traurig machten oder ängstigten. Er dachte eine Weile nach und sagte dann: »Sie meinen, wenn zum Beispiel meine Mom ihr Zeug in meinem Zimmer ablädt und es nicht zum Müll bringt, obwohl ich es ihr schon x-mal gesagt habe?«

»Genau«, erwiderte der Coach; also schrieb er das hin.

Und dann sagte der Coach: »Prima, und jetzt mach die Augen zu. Wie fühlt es sich an, wenn deine Mom ihr Zeug in dein Zimmer stellt?«

Er schloss die Augen, schaukelte vor und zurück und sagte: »Es fühlt sich an, als würde ein riesiger, dunkler Komet, der aus der dichtesten, schwersten Materie des Universums besteht, direkt auf mich zurasen, und ich sehe ihn kommen, und er wird größer und größer und saugt den ganzen Sauerstoff auf, sodass ich keine Luft mehr kriege ...«

Seine Stimme zitterte; der Coach sagte: »Gut, jetzt atme tief ein, mach die Augen wieder auf und schreib das ebenfalls hin.«

Er gehorchte. Er öffnete die Augen und sah auf die Karte. »Da ist nicht genug Platz«, sagte er, und der Coach erwiderte: »Okay, dann schreib nur *Komet.*« Das tat er.

KOMET

Und der Coach sagte: »Gut, und woher weiß deine Mom, ob du wütend oder traurig bist oder dich fürchtest?«

»Sie meinen, wenn der Komet kommt und mich vernichten will?«

»Ja.«

»Sie weiß es nicht.«

»Warum nicht?«

»Weil der Komet nicht echt ist. Dr. M. hat das gesagt. Sie hat gesagt, dass er nur in meinem Kopf existiert, genau wie die Stimmen.«

»Okay, aber wenn du das Gefühl hast, dass der Komet auf dich zukommt, dann hast du Angst, oder? Und wenn du Angst hast, was passiert dann? Woher weiß das deine Mom?«

»Sie weiß es nicht. Ich erzähl's ihr ja nicht. Sie regt sich sonst nur auf, wenn sie weiß, dass ich Angst habe, und das will ich nicht.«

»Okay, aber du *weißt* es, wenn der Komet kommt, oder? Woher weißt du das?«

»Weil er heulend durch die Luft fliegt und immer größer wird und ich keine Luft mehr kriege.«

»Okay, und was kannst du dagegen tun?«

»Unters Bett kriechen?«

»Hilft dir das?«

»Manchmal.«

»Könntest du nicht deine Augen schließen und atmen?«

Er schüttelte den Kopf. »Nein, wenn ich die Augen zumache, ist alles schwarz, als wäre der Komet schon da und würde mich vernichten.«

»Okay, dann lass die Augen auf und atme tief durch die Nase ein. Versuch's mal, und zähl langsam bis vier.«

Das tat er.

»Jetzt halte die Luft an und zähl bis fünf.«

Das tat er.

»Jetzt atme aus, während du bis sechs zählst.«

Und auch das tat er, und es war interessant, dass die Zahlen, die sonst immer machten, was sie wollten, und ihn ablenkten, sodass er sich nicht konzentrieren konnte, sich jetzt ordentlich in einer Reihe aufstellten und versuchten ihm zu helfen. Doch diese Beobachtung behielt er für sich. Er atmete nur und zählte.

»Gut gemacht«, sagte der Coach. »Jetzt warte vier Sekunden und wiederhole das Ganze. Atme ein, während du bis vier zählst, halte die Luft an, indem du bis fünf zählst, atme aus und zähle bis sechs, halte fünf Sekunden lang die Luft an. Vier, fünf, sechs, fünf. Verstanden? Jetzt schreib das auf deine Bewältigungskarte. Das ist dein Instrumentarium für den Fall, dass der Komet wiederkommt.«

Seitdem hatte er diese Methode öfter angewendet, und sie hatte auch funktioniert. Aber als er jetzt im Wohnzimmer stand, umgeben vom Chaos seiner Mutter, war er wieder völlig hilflos. Während er ein- und ausatmete und zu zählen versuchte, flackerten die Zahlen und gingen in Flammen auf, und als er versuchte, sie auszublasen, lachten sie nur und brannten umso heller. Glutrote Hitze breitete sich von seiner Lunge über seinen Hals bis in sein Gesicht aus, und er geriet in Panik. Gegen lichterloh brennende Zahlen hatte der Coach kein Rezept parat gehabt. Aber vielleicht gab es ja andere Möglichkeiten. Manchmal half es, wenn er ein Kinderlied vor sich hin summte. Außerdem hatte er sich noch andere Strategien aufgeschrieben, die ihm aber jetzt nicht einfielen. Er steckte die Hand in die Hosentasche, um auf seiner Bewältigungskarte nachzusehen, aber sie war verschwunden. Stattdessen fand er einen kleinen Zettel, auf dem in Druckbuchstaben, die einer Schreibmaschinenschrift ähnelten, stand: **Komm in die Bibliothek.**

TEIL ZWEI

DIE BIBLIOTHEK

So ist das Dasein des Sammlers
dialektisch gespannt zwischen den Polen
der Unordnung und der Ordnung.

WALTER BENJAMIN, *ICH PACKE MEINE BIBLIOTHEK AUS*

BENNY

Die Dinge redeten immer noch, und ich konnte ihre Stimmen immer noch hören. Aber sie wussten, dass sie leise sein mussten, denn, wie jeder weiß, muss man hier leise sein, schließlich sind wir in einer *Bibliothek*. In der Bibliothek hat alles seinen Platz. Dafür sorgen die Bibliothekarinnen. Die Bücher leben in ihren Regalen, fein säuberlich aufgereiht, mit Nummern und Adressen versehen. Ihre Stimmen verharren schweigend zwischen ihren Buchdeckeln – und nicht nur die Bücher, sondern auch die Tische und Stühle, Computer und Kopierer schweigen. Sogar die Zeitschriften, die einen sonst im Supermarktregal anbrüllen, verhalten sich mucksmäuschenstill, und wenn sie doch etwas zu sagen haben, reden sie mit gedämpften Stimmen, so wie es sich in einer Bibliothek gehört. Das Geräusch von umgeblätterten Seiten ist schön, ebenso das sanfte *Schschsch*, das Dinge machen, wenn man sie pfleglich behandelt. Ihr wart doch sicher schon mal in einer Bibliothek. Dann wisst ihr ja, was ich meine.

DAS BUCH

16

Anfangs haben wir ihn nicht erkannt, so groß war er geworden. Als er das erste Mal mit seiner Mutter in die Kinderstunde kam, war er noch ein Knirps. Obwohl wir immer ein Auge auf die Kleinen haben und voller Hoffnung verfolgen, wie sie sich aus der Kinderbuchabteilung im Keller langsam in die oberen Etagen hocharbeiten, bemerkten wir nicht, dass er und seine Mutter irgendwann nicht mehr kamen. Wir machten uns keine großen Gedanken darüber. Wir verlieren so viele von ihnen, dass es kaum der Mühe wert ist, sie im Auge zu behalten – bis eines Tages ein Junge wie Benny auftaucht.

Komm zur Bibliothek, stand auf dem Zettel. Und das tat er. Gewissenhaft befolgte er die Anweisung, nicht nur weil das Fluxus-mäßig war, sondern weil er hoffte, dort Alice oder Athena, oder wie auch immer sie hieß, wiederzusehen. Er erzählte seiner Mutter, dass er über die Sommerferien den Schulstoff, den er in der Klinik verpasst hatte, nachholen müsse, und sie war natürlich begeistert. Welche Mutter wäre das nicht? In der Bibliothek war er gut aufgehoben. Dort gab es verantwortungsbewusste Erwachsene. Außerdem würde er den ganzen Tag über drinnen sein, wo die Luft sauber war und der Rauch von den Waldbränden sein Asthma nicht verschlimmern konnte. Er musste ihr versprechen, sein Handy mitzunehmen und es regelmäßig aufzuladen. Am nächsten Morgen stand er früh auf, aß seine Cornflakes und packte ein paar Sachen in seinen Rucksack: sein Schreibheft und seine Stiftebox, in dem sich seine Murmel, sein Löffel, ein paar Bleistifte und der Klebestift befanden, den er im Kunsttherapieraum in der Klinik hatte mitgehen lassen. Er verabschiedete sich von seiner Mutter, ging zur Bushaltestelle und stieg in den Bus zum Library Square.

Er sah aus dem Fenster, während der Bus die Außenbezirke der Stadt durchquerte, vorbeifuhr an Scheckeinlösestellen und Nagelstudios, Nudel- und Gyros-Läden, Vitamin-Shops, Ein-Dollar-Stores und Billigteppichläden. Bunte Wimpel flatterten an den Markisen wie tibetische Gebetsfahnen. In schmuddeligen Schaufenstern verkündeten grelle Schilder: NEUERÖFFNUNG! RÄUMUNGSVERKAUF! RESTEVERKAUF! ALLES MUSS RAUS! Als der Bus an Chinatown vorbeigefahren war und sich dem vornehmen Einkaufsviertel downtown näherte, wurden die schäbigen Schilder von gigantischen Reklametafeln abgelöst, die ganze Häuserwände bedeckten – monochrome Hochglanzfotos von Hightech-Sneakern und Smartphones, beschlagenen Wodkaflaschen und ölig glänzenden Unterwäsche-Models, die aussahen, als wären sie einem Bronzebad entstiegen. Auf den Werbetafeln stand nicht viel. Das war auch nicht nötig. Das Bild war die Botschaft. Während sie die Stadt mit ihrer allmächtigen Gegenwart überragten, schrien sie eine Nachricht hinaus, die mächtiger war als jedes gesprochene Wort, lauter als jedes Geräusch. Für einen hochsensiblen Jungen wie Benny war das alles zu viel – zu viel Lärm, zu viele Reize –, und als er es nicht mehr ertrug, tat er so, als klingelte sein Handy, hielt es sich ans Ohr und sprach laut hinein.

Was ist denn los? Okay, ich hab's kapiert! Aber ich will, dass ihr endlich aufhört, mich zu nerven. Ich mein's ernst! Haltet einfach die Klappe, okay? Das war eine Bewältigungsstrategie, die er auf der Station gelernt hatte, und sie funktionierte. Keiner im Bus hielt es für nötig, auch nur den Kopf zu heben. Niemand beachtete einen Jungen, der in sein Handy brüllte. Außerdem tat es gut, den Stimmen Paroli zu bieten.

Als der Bus auf den Library Square zusteuerte, war seine Anspannung verflogen, und jetzt durchströmte ihn dasselbe prickelnde Glücksgefühl, das er als Kind auf dem Weg zur Bibliothek empfunden hatte. Am liebsten wäre er auf seinem Sitz herumgehüpft und hätte mit den Fersen gegen das Lüftungsgitter unter seinem Sitz getreten. Aber er widerstand dem Drang. Für solche Fälle hatte er eine Bewältigungskarte dabei, auf der stand:

> Schließ die Augen und atme tief ein. Dein Körper ist schwer. Er ist mit Sand gefüllt. Und während du ausatmest, stell dir vor, wie der Sand langsam aus dir herausrieselt. Atme ein und aus, bis der ganze Sand verschwunden ist.

Er hatte den Text auswendig gelernt. Er schloss die Augen und folgte den Anweisungen, bis der Sand sich verflüchtigt hatte und sich eine angenehme Leere in ihm ausbreitete. Diese plötzliche Leichtigkeit fühlte sich seltsam an, aber bevor er sich darüber Gedanken machen konnte, kam der Bus quietschend und schnaufend am Library Square zum Stehen. Er stand vorsichtig auf, prüfte, ob er noch Bodenhaftung hatte, aber alles war normal. Auf dem kleinen Zettel hatte gestanden, dass er in die Bibliothek kommen, aber nicht, was er dort machen sollte. Also ging er einfach dorthin, wohin ihn seine Füße trugen.

Die Multikulturelle Kinderecke war verwaist. Nur eine kleine Bibliothekarin war gerade dabei, Stühle im Kreis aufzustellen.

Es war seltsam, wieder hier zu sein. Er wäre gern geblieben, aber er war zu alt, um sich zwischen hüfthohen Regalen und Bilderbüchern herumzudrücken. Er wusste, dass ältere Typen, die sich irgendwo herumdrückten, verdächtig waren. Nicht, dass er besonders alt gewesen wäre, aber trotzdem. Die Bibliothekarin kam ihm bekannt vor. Als sie ihn forschend ansah, wandte er sich ab und trat den Rückzug an.

Er schob die Hände in die Taschen seines Hoodies und fuhr mit der Rolltreppe wieder ins Erdgeschoss hinauf, setzte dann seinen Weg nach oben fort. In jeder Etage blieb er stehen, ging an den Regalen entlang, las die Titel auf den Buchrücken, auf der Suche nach dem einen Buch, das er finden sollte. Er tastete nach dem Zettel in seiner Tasche, rollte ihn zwischen den Fingern, bis sich die Buchstaben langsam abrieben. Stunden vergingen, aber er fand nichts. Aber das war nicht schlimm. Er war gerne hier. Und am nächsten Tag kehrte er zurück.

Wir sahen ihm zu, wie er sich durch das Katalogsystem arbeitete. Erst kamen die 000er- und 010er-Nummern dran (Informatik, Wissens- und Informationssysteme und Bibliografien), dann die 100er und die 200er (Philosophie, Metaphysik, Wissenschaftslehre und Religion), die 300er und die 400er (Sozialwissenschaften und Sprachen), die 500er und die 600er (Wissenschaft und Technik), die 700er und die 800er (Kunst & Freizeit und Literatur) und schließlich die 900er-Nummern (Geschichte) oben im neunten Stock. Als er bei 999 (Außerirdische Welten) angekommen war, ganz oben im alten Nordflügel, sah er sich ein wenig um.

Er erspähte eine Nische mit drei Lesekabinen – in einem toten Eck, genau dort, wo der Nordtrakt der alten Bibliothek auf einen der modernen, spiralförmigen Flügel des Erweiterungsbaus traf. Die Nische war nur über eine Brücke zu erreichen, die die beiden Gebäude unbeholfen miteinander verband und einen schwindelerregenden Blick über alle neun Stockwerke bis hinunter zum Standort der mittlerweile geschlossenen Buchbinderei im Untergeschoss bot. Wenn man diese Brücke über die Jahre hinweg beobachtete, so wie wir es taten, erfuhr man einiges über die Menschen, die sie überquerten. Die geschäftigen Pragmatiker gingen zügig hinüber, ohne auch nur einen Gedanken an die atemberaubende Höhe zu verschwenden. Die eher existenzialistisch Veranlagten zögerten, wenn sie die Mitte erreichten, blieben dann kurz stehen, um über das Geländer zu schauen und sich vorzustellen, wie es wäre, sich hinunterzustürzen und auf dem Betonboden des Untergeschosses aufzuschlagen. Jedes Mal, wenn so ein Besucher auf der Brücke stehen blieb, hielten wir den Atem an und fragten uns, was einen Architekten dazu bewogen haben mochte, eine derart halsbrecherische Konstruktion für eine öffentliche Bibliothek zu entwerfen. Was für eine Torheit! Ein Ort, an dem die schriftlichen Zeugnisse menschlicher Urängste und Urtriebe aufbewahrt werden, sollte ein verlässlicher, beruhigender Ort sein, mit einer harmonischen und symmetrischen Struktur, damit sich auch der ängstlichste Besucher sicher und geborgen fühlen kann. Doch Architekten und Städteplaner, die um ihren Nachruhm besorgt sind, haben da andere Vorstellungen. Für sie ist die Bibliothek nur ein Prestigeobjekt. Und die Bücher sind nur Requisiten, ein Sammelsurium willkürlich zusammengewürfelter Objekte, die die klaren Linien ihres kühnen, kühlen Designs stören.

Sie sind keine Freunde von Büchern.

Wie kam es zu dieser architektonischen Torheit? Während Benny über das Geländer späht und den Nervenkitzel in luftiger Höhe genießt, möchten wir es euch erzählen. Bücher lieben gute Hintergrundgeschichten, und Benny hat bestimmt nichts dagegen. Er hat es nicht eilig. Es sind schließlich Sommerferien.

Im Jahr 2005 beschloss der Bibliotheksvorstand, ein neues Hauptgebäude für die Stadtbibliothek zu errichten. Es gab eine öffentliche Ausschreibung, und ein berühmter Architekt ergatterte den Auftrag mit einem unheilvollen Entwurf, der als visionär und postmodernes Statement gepriesen wurde und den Abriss unserer geliebten alten Bibliothek vorsah. Der Entwurf sah auch vor, dass unsere betagtesten Bestände ausgemustert wurden. Wir waren natürlich entsetzt. Viele von uns erinnern sich noch an den literarischen Holocaust in den 1990er Jahren, als eine Viertelmillion Bücher aus der öffentlichen Bibliothek von San Francisco verschwanden und in einem Massengrab auf einer Mülldeponie landeten. Ein »Hassverbrechen an der Vergangenheit« nannte ein Kritiker diesen barbarischen Akt. Wir befürchteten, dass es nicht der letzte sein würde.

Der grauenvolle Prozess des Aussonderns und Entsorgens wurde in Gang gesetzt, doch dann, im Jahr 2008, kurz bevor der Abriss beginnen sollte, brach der Aktienmarkt ein, der Vorstand bekam kalte Füße und blies die Sache ab. Und wir Bücher stießen einen kollektiven Seufzer der Erleichterung aus.

Schmollend kehrte der berühmte Architekt ans Zeichenbrett zurück und ließ sich einen kostengünstigen Kompromiss einfallen, einen Plan, der vorsah, das klassizistische Gebäude der alten Bibliothek mit modernen Erweiterungsbauten zu flankieren, die an zwei gigantische Anführungszeichen erinnerten. Nach Abschluss der Bauarbeiten sah die Bibliothek ungefähr so aus:

“ BIBLIOTHEK ”

Die neue Anlage wurde trotz ihres eindeutig eiförmigen Grundrisses Library Square genannt. Die frei stehenden elliptischen Wände sind mit Rundbögen versehen, eine seltsam theatralische Hommage an das Kolosseum in Rom. Die Wände umschließen eine Piazza, um die sich verschiedene Franchise-Filialen gruppieren: ein Coffee-Shop, ein Lebensmittelmarkt, ein Zeitungskiosk, ein Papaya Joe's und eine Flying Pie Pizzeria. Ringsum sind Metallstühle und Café-Tische verteilt.

Alles wirkt ein wenig surreal hier auf dem Library Square. Wie Schlafwandler überqueren Bibliotheksbesucher und Kunden den Platz. Büroangestellte laufen mit ihren Handys auf und ab und reden mit der Luft. Obdachlose flüchten sich vor dem Regen zu den Tischen. Die Zeit dehnt sich. Tauben picken und gurren. Stimmen hallen durch die Arkaden.

Zurück in der neunten Etage trat Benny vom Rand der schwindelerregenden Brücke zurück und ging hinüber zu der Nische, die er von der anderen Seite aus gesehen hatte. Zwei der drei Kabinen waren bereits besetzt. In der einen saß ein Austauschschüler aus dem Nahen Osten, die Hände zwischen die Knie geklemmt, tief über seine Bücher gebeugt, aber als Benny genauer hinschaute, sah er, dass der Junge die Augen geschlossen hatte, als würde er beten oder schlafen. In der anderen saß eine ältere Frau, die rasend schnell auf ihrem Laptop tippte. Sie war in den Fünfzigern oder Sechzigern, halb asiatisch wie er, trug eine schwarze Hornbrille und hatte angegraute Haare. Sie musste seine Anwesenheit gespürt haben, denn plötzlich hob sie den Kopf und sah ihn an, tippte dabei aber ungestört weiter. Benny verzog sich schnell in die benachbarte Kabine.

Die Kabinen waren schon alt, stammten noch aus der Zeit vor der Renovierung, aber der harte Stuhl mit der geraden Rückenlehne war überraschend bequem. Als er ihn an den stabilen Holzschreibtisch heranzog, gab die kleine Zelle einen wohligen Seufzer von sich, und die Wände richteten sich ein wenig auf, um ihm Platz zu machen. An der Wand vor ihm, genau in Augenhöhe, befand sich ein schmales Regal, das die gesamte Breite der Kabine einnahm. Es freute ihn, dass es vollkommen leer war. Anfangs genügte es ihm, einfach nur dazusitzen, das leere Regal zu betrachten und sein Schweigen zu genießen, aber als ein paar mit Büchern beladene Leute vorbeikamen, die offensichtlich einen Platz zum Arbeiten suchten, begann er sich unwohl zu fühlen. Er holte sein Schreibheft aus dem Rucksack und legte es vor sich auf den Tisch. Das war schon besser. Dann holte er einen Bleistift heraus und legte ihn neben das Heft. Noch besser. Aber jetzt kam ihm das Regal doch zu leer vor. Er hängte den Rucksack über die Stuhllehne, und nachdem er so sein Revier markiert hatte, machte er sich auf die Suche nach Büchern, um die Grenzen seines kleines Reichs zu sichern.

Dies wurde seine tägliche Routine. Er streifte an den Bücherregalen entlang, bis ihm bestimmte Titel ins Auge sprangen und die Bücher in seine Arme fielen. Dabei entdeckte er, dass Bücher ihren eigenen Willen haben, dass sie ihn ebenso auswählten wie er sie. Wenn er, die Arme voller Bücher, an seinen Platz zurückkehrte, sortierte er sie gewissenhaft in das erwartungsvolle Regal ein. Dort standen sie dann ordentlich nebeneinander aufgereiht, stramm und aufrecht wie Soldaten. Anfangs reichte ihm das. Es genügte ihm, dort zu sitzen, sicher und geborgen im Bollwerk seiner Kabine, aber nach einer Weile begannen die Bücher miteinander zu tuscheln. Ihnen genügte es nicht, nur herumzustehen. Sie waren Bücher, keine Legosteine. Warum hatte er sie überhaupt aus ihren Regalen geholt, wenn sie hier nur nutzlos herumstanden? Und wenn er sie schon einmal hierhergebracht hatte, gebot es dann nicht der Anstand, sie aufzuschlagen und ein paar Zeilen zu lesen? Du könntest dir doch wenigstens ein paar Bilder ansehen, oder?

Das war mehr als ein Wink mit dem Zaunpfahl, fast schon ein Befehl, und so befolgte er ihn. Er betrachtete die heutige Ausbeute, suchte ein Buch heraus, öffnete es und begann ein paar Seiten zu lesen – aber eigentlich nicht richtig. Jedenfalls anfangs nicht, und auch nicht auf systematische Weise, von links nach rechts und von oben nach unten. Es war nicht wie das methodische Grasen einer Kuh, sondern eher wie das erratische Äsen eines Rehs im Frühling, wenn die Blätter noch zart und jung sind – hier ein wenig knabbern, dort ein wenig knabbern. Als kleines Kind hatte er es geliebt, wenn man ihm vorlas, aber als er älter wurde, verbrachte er seine Zeit lieber mit Videospielen. Deshalb hatte er nie gelernt, allein ein Buch zu lesen, von vorn bis hinten. Und jetzt wusste er nicht so recht, wie er vorgehen sollte, blätterte einfach so herum, fing manchmal hinten an, manchmal in der Mitte, ohne nach etwas Bestimmtem zu suchen. Aber er genoss es, die Seiten umzublättern, und die Seiten schienen es auch zu genießen. Es dauerte nicht lange, bis die Wörter und ihre Bedeutungen ihn in ihren Bann zogen. Er fand heraus, dass er zu den Anfängen zurückgehen musste, um zu verstehen, was die Wörter ihm sagen wollten – zu den Anfängen von Sätzen, Absätzen, Kapiteln und des Buchs selbst. Und genau das tat er. Ein Buch muss irgendwo beginnen, sagte er sich. Er begann mit der ersten Silbe auf der ersten Seite, bewegte die Lippen beim Lesen einzelner Wörter, sprach sie laut aus, sobald sie sich zu Sätzen zusammenfügten. Es war, als beseelten die Worte seine Lippen und führten ihm die Zunge, während sie sich flüsternd einen Weg in die Welt hinaus bahnten.

Bald entdeckte er, dass, wenn er sich etwas vorlas, alle anderen Stimmen in seinem Kopf verstummten, so wie die Kinder in der Vorlesestunde immer ganz still wurden. Das war eine wunderbare Entdeckung. Und noch wunderbarer war, dass die Stimmen noch lange danach schwiegen, selbst dann noch, wenn er die Bücher abends auf den Bücherwagen gelegt und die Bibliothek verlassen hatte. Auf dem Weg zur Bushaltestelle hatte er das Gefühl, von der Außenwelt abgeschirmt zu sein, sicher aufgehoben in einem Kokon, in den die Bücher ihn mit ihren Geschichten eingesponnen hatten. Selbst das Geschrei aus den Schaufenstern und von den Plakatwänden störte ihn nicht. Als der Bus kam, stieg er ein und suchte sich einen Platz. Dann legte er die Stirn ans Fenster und beobachtete, wie die dämmrigen Straßen an ihm vorbeizogen – das dunstige Abendlicht rot gefärbt vom Rauch der Waldbrände. Die Welt fühlte sich gedämpft an, wie in Watte gepackt. Es war, als ob die Wörter in den Büchern den Stimmen in seinem Kopf etwas zum Nachdenken gegeben hätten, etwas, womit sie sich in Ruhe beschäftigen mussten. Und so verging der Sommer.

Im August, eine Woche vor Schulbeginn, saß Benny in seiner Lesekabine und las ein Buch über die Ritter im Mittelalter, als ein Streifen Papier, so groß wie der, den man in einem Glückskeks findet, zwischen den Seiten herausfiel und vor ihm auf dem Tisch landete. Der kleine Zettel mit den handgeschriebenen Wörtern, die aussahen, als wären sie mit der Schreibmaschine getippt, waren ihm so vertraut, dass sein Herz einen Sprung machte. Er schlug sein Heft auf und blätterte bis zu der Seite mit den fein säuberlich eingeklebten Zetteln, die er in der Klinik aus dem Abfallkorb gerettet hatte.

`Leg deinen Schuh auf den Tisch. Frag ihn, was er von dir will`, stand auf dem ersten.

`Komm in die Bibliothek`, stand auf dem letzten.

Er schraubte seinen Klebestift auf und legte den neuen Zettel exakt unter die anderen. Er tupfte etwas Kleber auf die Rückseite und klebte ihn fest. Dann lehnte er sich zurück und las ihn voller Befriedigung.

`Glückwunsch`, stand da. `Du hast es geschafft.`

17

Er hatte es geschafft, aber es war zu spät. Der Sommer war vorbei, und die Schule würde bald anfangen. Und dann könnte er nicht mehr in die Bibliothek gehen. Was immer er dort zu tun hatte, würde warten müssen.

Annabelle hatte sich den Sommer über in ihrer Kommandozentrale verschanzt, allein mit den Nachrichten. Sie verfolgte die Ausbreitung von Waldbränden im Landesinneren für einen internationalen Hersteller von Forstprodukten. Im Auftrag einer Gruppe von Waffenlobbyisten suchte sie in der Lokalpresse nach waffenkritischen Berichten über Amokläufe. Sie beobachtete die Ausbreitung des Zika-Virus und die Präsidentschaftswahlen.

Sie las über Bodenfeuer, Zündquellen und Brandgeschwindigkeiten, Mikrozephalie und das Paarungsverhalten von Moskitos. Sie kannte die Slogans, die Standardvorwürfe und die Umfragewerte sämtlicher Kandidaten.

Dank des genauen Blicks einer verhinderten Bibliothekarin war sie geübt darin, Schlüsselbegriffe schnell zu erkennen. Bald waren ihr auch die Bezeichnungen von Gegenständen geläufig, von deren Existenz sie bisher nichts gewusst hatte: Remington Pumpgun Kaliber .12 Militärausführung, Glock Kaliber .22 lfb

40 gr, Sturmgewehr Bushmaster XM15-E2Ss, Repetiergewehr Savage Mark II F Kaliber .22 lfb.

Informationen wie diese führten ein Eigenleben. Sobald sie sie einmal aufgenommen hatte, bekam sie sie nicht mehr aus dem Kopf. Sie wusste so viel von dem, was in der Welt geschah, selbst als sie sich immer mehr aus ihr zurückzog.

Es war stickig in dem kleinen Haus. Der Rauch von den Waldbränden drang durch die Fenster, und wenn sie nach draußen ging, war es noch schlimmer. Sie machte sich Sorgen wegen Bennys Asthma und hatte mittlerweile selbst Symptome. Keuchen. Husten. Atemnot. Sie ging zum Arzt, der ihr einen Inhalator verschrieb und ihr sagte, dass sie unter Stress leide. Kein Wunder! Sie versuchte immer noch mit der neuen Software für das Projektmanagement zurechtzukommen, die Streaming-Protokolle in den Griff zu kriegen und sich die ganzen neuen Schlüsselbegriffe und Kundennummern zu merken. Sie hatte noch nie Probleme mit ihrem Gedächtnis gehabt, aber jetzt hatte sie das Gefühl, dass sie die Grenzen ihrer Aufnahmefähigkeit erreicht hatte.

Und dann war da natürlich immer noch die ständige Sorge um Benny. Als er aus der Klinik entlassen wurde, hatte sein Betreuungsteam ihr einen Behandlungsplan für zu Hause mitgegeben, mit seinen ganzen Arzt- und Therapieterminen, mit endlosen Auflistungen der Medikamente und ihrer möglichen Nebenwirkungen und vielen hilfreichen Tipps für die Verbesserung seiner Emotionsregulation, Angstbewältigung und Sozialkompetenz.

Es gab auch eine Liste mit Verhaltensweisen, auf die sie achten sollte, darunter: sozialer und emotionaler Rückzug, Depression und Antriebslosigkeit, Aggression und Wut, bedrohliches Verhalten, Reizbarkeit, Schlaflosigkeit, Paranoia, Konzentrationsmangel, starrer oder leerer Gesichtsausdruck, Grimassieren oder Spasmen der Gliedmaßen, akustische oder visuelle Halluzinationen, Sprechen mit unsichtbaren Wesen, auffällige oder unzusammenhängende Sprechweise, Lachen bei traurigen Filmen, Weinen bei lustigen Filmen, Vernachlässigung der äußeren Erscheinung und der Körperhygiene.

Schon beim Lesen wurde ihr ganz schwindlig, aber sie las trotzdem alles gewissenhaft durch und versuchte, die abstrakten Begriffe des Symptomkatalogs mit dem tatsächlichen Verhalten ihres Sohns abzugleichen. Waren ein paar zornige Sätze schon ein Wutausbruch? War ein Tritt gegen einen mit dem Zeitungsarchiv seiner Mutter gefüllten Müllbeutel schon bedrohliches Verhalten? Sie dachte, er wäre von ihrer neuen Workstation beeindruckt, der ganzen coolen Computerausrüstung, aber als er die Kommandozentrale sah, reagierte er fast erschrocken. Und dann schleppte er die Müllsäcke aus seinem Zimmer herunter und stapelte sie wie Sandsäcke zu einer Art Schutzwall auf, als wolle er ihren Arbeitsplatz irgendwie abschirmen. War das Paranoia?

Sie war überrascht und erfreut, wenn auch ein wenig skeptisch, als er ankündigte, dass er vorhabe, den Sommer über in der Bibliothek zu lernen. Nicht viele Vierzehnjährige würden das tun. Vielleicht hatte ihre kleine Abschlussfeier ihn motiviert. Sie hatte gelesen, dass solche Rituale das Selbstvertrauen eines Teenagers stärken können, und deshalb hatte sie sich ja auch die ganze Mühe gemacht. Sie wollte sich keinen falschen Hoffnungen hingeben und sagte sich, dass er das Interesse wieder verlieren könnte, aber jeden Morgen, präzise wie ein Uhrwerk, kam er herunter in die Küche, packte seinen Lunch ein und nahm den Bus zum Library Square. Und wenn sie ihn fragte, was er dort den ganzen Tag über mache, zuckte er bloß die Achseln und sagte: »Nichts«. Aber das war eine typische Teenager-Antwort. Und so versuchte sie ihn aus der Reserve zu locken.

»Hast du gelesen?«

»Ja.«

»Was denn?«

»Bücher.«

»Hast du mit irgendwem gesprochen oder schon Freunde gefunden?«

»Nein.«

Dr. Melanie schien das nicht zu beunruhigen. Sie begrüßte es, dass Benny sich eine tägliche Routine angewöhnt hatte, aber nach einigen Wochen begann sich Annabelle Sorgen zu machen. Waren die Bibliotheksbesuche vielleicht Anzeichen für einen sozialen Rückzug? Ab und zu schickte sie ihm eine SMS, auf die er meist antwortete, aber trotzdem war sie beunruhigt. Gab es da irgendetwas, was er ihr verschwieg? Am Library Square trieben sich ziemlich zwielichtige Gestalten herum. Hatte er irgendwas mit Drogen zu tun? Abends im Bett ging sie die Liste mit den Warnzeichen durch und machte sich immer größere Sorgen, sodass sie eines Morgens, als sie sich nicht mehr auf ihre Arbeit konzentrieren konnte, eine frühe Mittagspause einlegte und mit dem Bus zum Library Square fuhr.

Auf der Piazza wimmelte es von Obdachlosen, die neben ihren vollgepackten Buggys und Einkaufswagen an Café-Tischen dösten oder Abfallkörbe nach leeren Dosen und Essensresten durchsuchten. Tauben stolzierten zwischen ihren Füßen herum und stritten sich mit den Spatzen um Muffin-Verpackungen und Croissant-Krümel. Dünste von Alkohol, Marihuana und Urin hingen in der Luft.

Im Innern hatte sich die alte Bibliothek kaum verändert. Langsam ging sie die einzelnen Stockwerke hinauf und versuchte, sich möglichst unauffällig zu verhalten. Sie hatte sich eine Ausrede zurechtgelegt, für den Fall, dass Benny sie entdeckte. Sie würde sagen, dass sie für ihre Arbeit etwas recherchieren müsse, auch wenn das ziemlich unglaubwürdig war. Für die Medienbeobachtung musste man nichts recherchieren, schon gar nicht in einer Bibliothek, aber Benny wusste das nicht. Sie ging die Gänge entlang, spähte in Ecken, wo Besucher lasen oder dösten, bis sie schließlich ganz oben ankam. Weit hinten, am anderen Ende einer schwindelerregenden Brücke, entdeckte sie drei Lesekabinen. Vorsichtig trat sie auf die schmale Brücke und hielt inne, unsicher, ob sie sie tragen würde, dann ging sie weiter. Als sie die Mitte erreicht hatte, blieb sie erneut stehen, umklammerte das Geländer und sah hinunter. Sie blickte in einen gähnenden Abgrund. Ihr Herz flatterte, und ihr wurden die Knie weich, aber nicht wegen der Höhe, sondern wegen etwas, das in der Luft lag – vielleicht ein Geruch? Ja, es war der berauschende Geruch nach stockigem Papier, Maschinenöl und Buchbinderleim, der durch den offenen Luftschacht der alten Buchbinderei zu ihr aufstieg. Sie schloss die Augen und sog ihn genüsslich ein.

Sie kannte die alte Buchbinderei aus ihrer Zeit als Praktikantin. Es war ein riesiger Raum mit einer antiken italienischen Papierschneidemaschine und alten schwarzen Singer-Nähmaschinen, deren Spulen und Garnrollen eine eigentümliche Faszination auf sie ausübten. Es gehörte zu ihren Aufgaben, beschädigte Bücher aus den Regalen herauszusuchen und sie in die Buchbinderei zu bringen. Sie liebte es, den Buchbindern bei der Arbeit zuzusehen, zu beobachten, wie sie die Buchrücken verstärkten und die Bücher in robustes Steifleinen einbanden. Es gab zwei Buchbinder, einen alten und einen jungen, die beide mit ihr flirteten und sie neckten; der alte Mann nannte sie die »Florence Nightingale der Stadtbibliothek«, was sie stolz machte. Und was uns Bücher natürlich freute. Der alte Mann würde mal in Rente gehen, aber um den jungen machte sie sich Sorgen. Was sollte aus einem arbeitslosen Buchbinder werden? Der Bibliotheksvorstand hatte nämlich beschlossen, im Rahmen der Bibliotheksrenovierung die alte Buchbinderei zu schließen und den Raum als sogenannte Technik- und Elektronikzentrale zu nutzen.

Annabelle hatte die öffentliche Diskussion über die neuen Pläne in der Presse verfolgt. Sämtliche Lokalzeitungen berichteten über den Protest der Bibliotheksangestellten und der Bibliotheksnutzer gegen die Schließung der Buchbinderei. Sie sei die letzte bibliothekseigene Buchbinderei in Nordamerika, sagten sie, eine Stätte von historischer und kultureller Bedeutung, die erhalten werden müsse. Sie schrieben Protestbriefe und die Bibliotheksgewerkschaft drohte mit Streik, doch der Vorstand blieb hart. Die Zeiten änderten sich. Jeder Quadratmeter Raum war kostbar. Zeitungen gingen online. Digitale Archive machten gebundene Fachzeitschriften überflüssig. Alte Bücher, die kaum noch entliehen wurden, wurden verkauft statt neu gebunden. Kurz gesagt, die Buchbinderei war nicht mehr zeitgemäß, ein Anachronismus, ein sentimentales Relikt aus einer vergangenen Ära. Schließlich setzte sich, zu Annabelles Bestürzung, der Vorstand durch: Obwohl man noch auf die Genehmigung für die Technik- und Elektronikzentrale wartete, wurde die Buchbinderei geschlossen.

Während Annabelle nun auf der schwindelerregenden Brücke im neunten Stock stand und die vertrauten Gerüche in sich aufsog, fühlte sie sich ein wenig benommen. Lag es am Leim?

Sie fragte sich, was wohl aus der Papierschneidemaschine und den Singer-Nähmaschinen geworden war. Höchstwahrscheinlich verramscht oder verschrottet. Eine Woge der Traurigkeit stieg vom Untergeschoss herauf. Sie blickte hinab in den tiefen Luftschacht, sah, wie er sich plötzlich verdunkelte und mit Sternen füllte, spürte, wie ihr die Beine wegzusacken drohten. Sie umklammerte das Geländer noch fester und schloss die Augen. Da spürte sie eine Hand am Ellbogen.

»Alles in Ordnung?«

Sie öffnete die Augen. Neben ihr stand eine Frau, die sie durch ihre dicke Hornbrille musterte. Mittleres Alter, schätzte Annabelle. Asiatisches Aussehen. Annabelle richtete sich auf und nickte. »Danke, mir geht's gut«, sagte sie. »Ich dachte nur kurz, ich würde ohnmächtig werden.«

Die Frau musterte sie immer noch.

Als sie nichts sagte, lachte Annabelle nervös auf. »Es muss wohl an der Höhe liegen. Ich hab ein bisschen Höhenangst.«

»Verstehe ich«, sagte die Frau. »Viele Leute haben Höhenangst. Aber viele sind auch lebensmüde.«

»Ja«, sagte Annabelle und als ihr klar wurde, was die Frau andeuten wollte, fügte sie schnell hinzu: »Oh, nein. Es ist nicht ...«

»Gut«, sagte die Frau. Sie blickte über das Geländer ins Untergeschoss hinunter und schüttelte den Kopf. »Wie kann man nur eine derart halsbrecherische Konstruktion für eine öffentliche Bibliothek entwerfen?«

»Der Entwurf war ziemlich umstritten«, sagte Annabelle. »Aber das wissen Sie ja wahrscheinlich. Sind Sie Bibliothekarin?«

»Nein. Nur eine Besucherin. Ich habe in der Kabine da drüben gearbeitet, als ich Sie gesehen habe«.

Sie wies auf ein paar Lesekabinen am anderen Ende der Brücke. Und jetzt sah Annabelle den ihr vertrauten Rucksack, der über einer Stuhllehne hing, und den Jungen, der den Kopf auf die Arme gelegt hatte und schlief. Obwohl sein Gesicht hinter einem Bücherstapel verborgen war, wusste sie sofort, dass es Benny war. Sie stieß seinen Seufzer der Erleichterung aus.

»Das ist mein Sohn«, sagte Annabelle zu der Frau, nicht ohne einen gewissen Stolz.

Die Frau nickte. »Er kommt jeden Tag hierher. Ein netter Junge. Sehr ruhig.«

»Ja, das stimmt«, sagte Annabelle.

»Er mag Bücher.«

»Das hat er von mir.«

»Also, dann«, sagte die Frau, wandte sich um, um über die Brücke zu gehen. Als Annabelle ihr nicht folgte, fragte sie: »Wollen Sie ihn nicht begrüßen?«

Annabelle schüttelte den Kopf. »Ich will ihn nicht wecken.« Sie stockte. Die Frau musterte sie wieder forschend durch ihre Hornbrille, als warte sie auf eine weitere Erklärung. Also fuhr Annabelle fort. »Bitte sagen Sie ihm nicht, dass ich hier war. Er mag es nicht, wenn ich ihn kontrolliere.« Die Frau stand immer noch abwartend da, sodass Annabelle hinzufügte: »Jungs eben. Sie wissen schon.«

Die Frau nickte. »Teenager.«

»Ja, genau! Er kommt im September auf die Highschool.«

»Da wünsch ich Ihnen viel Glück«, sagte die Frau.

Annabelle wollte nicht, dass die Frau wegging. Sie trat näher an sie heran und sagte mit gesenkter Stimme: »Eigentlich mache ich mir ein bisschen Sorgen um ihn. Er ist neu an der Schule, und er hatte ein paar emotionale Probleme ...« Sie biss sich auf die Zunge. Wie konnte sie sich nur einer Wildfremden anvertrauen? Sie seufzte. »Aber das ist eine lange Geschichte.«

Die Frau nickte wieder und sagte: »Ich habe ein Auge auf ihn.« Was Annabelle irgendwie beruhigte.

18

Benny war neu an der Highschool, aber wie er bald herausfinden sollte, war er kein unbeschriebenes Blatt. Als am Ende des ersten Schultags der Gong ertönte, hatten seine alten Klassenkameraden aus der Junior High begriffen, wie sie aus Bennys Vorgeschichte soziales Kapital schlagen konnten. Wie Währungen oder Aktien, deren Wert von Wechselkursen bestimmt wird, mussten sie Bennys Geschichte möglichst schnell in Umlauf bringen. Und genau das taten sie und traten ihn dabei in der neuen Hackordnung Stufe um Stufe nach unten, während sie selbst in der Hierarchie weiter aufrückten. In der Mittagspause wusste jeder in seiner neuen Klasse, dass er sich mit einer Schere ins Bein gestochen hatte und in der Psychiatrie gelandet war. Es sprach für Benny, dass er es weder leugnete noch zu verheimlichen versuchte.

In der Mittagspause wurde er ins Büro der Direktorin gerufen, wo die Schulschwester und die Vertrauenslehrerin mit ihm seinen Medikamentenplan durchgingen. Man hatte auch Annabelle in die Schule bestellt. Sie war zu früh dran, saß in ihrer weiten Bluse und ihrer Stretchhose im Vorzimmer, die riesige Handtasche an sich gepresst. Dort wurde sie von einigen Schülern gesichtet, die dafür sorgten, dass sich die wildesten Gerüchte über sie und Kenji wie ein Lauffeuer ausbreiteten. Hinterhältige Textnachrichten und heimliche Chats machten die Runde, sodass am Ende der ersten Woche allen, selbst den Unbedarftesten, klar war, dass Benny und seine Familie anders waren, geächtete Außenseiter, während sie selbst sich zur Gemeinschaft der »Normalen« zählen konnten. Wenn Benny an ihnen vorbeikam, gackerten sie wie Hühner oder zückten ihre Handys, um ihn mit übelsten Schimpfwörtern zu bombardieren. Wenn er den Flur entlangging, schien ihm eine Wolke aus Sprechblasen zu folgen: *Volldepp, Bekloppter, Irrer, Gnom, Japs, Hirni, Spasti, Psycho.*

BENNY

Komm schon. Können wir das nicht überspringen? Bitte? Es ist mir peinlich, wenn du darüber redest. Weil du mich bewusst als Opfer hinstellst: *Der arme, verrückte, kleine Benny Oh wird wegen seiner beschissenen Familiensituation von seinen fiesen Klassenkameraden schikaniert.* Das ist äußerst nobel und großzügig von dir, aber in Wahrheit war es überhaupt nicht so. Oder vielmehr, es war schon so, aber nicht ganz, weil ich nämlich eine Entscheidung traf. Am ersten Schultag beschloss ich, offen zuzugeben, was passiert war. Und als einige der Kids fragten, ob es stimmte, dass mein Dad ein Junkie war, sagte ich, nein, er war ein Jazzklarinettist, und als sie sich nach den Stimmen erkundigten, stellte ich sie als was total Cooles hin. Ich gab auch zu, dass ich in der Psychiatrie gewesen bin. Eigentlich kam ich an diesem ersten Morgen ganz gut klar, bis ich ins Büro der Direktorin gerufen wurde und meine Mutter im Vorzimmer sitzen sah, mit ihren dreckigen alten Turnschuhen, ihrer Stretchhose und der riesigen Bluse mit dem Fleck drauf, den sie wahrscheinlich gar nicht bemerkte hatte, weil ihr Busen im Weg war. Da kriegte ich die Krise. Zum ersten Mal sah ich sie mit den Augen anderer Leute – der Direktorin, der Schulschwester, der Vertrauenslehrerin und meiner Mitschüler. Am liebsten hätte ich sie alle umgebracht, weil sie sie so anstierten. Ich schwör's, ich wollte ihnen ihre Visagen einschlagen. Sie ist schließlich meine Mom, verflucht noch mal! Sie hätten sie nicht so anstarren dürfen. Sie hätten sie mit mehr Respekt behandeln müssen.

Deshalb bin ich nicht gerade begeistert, wenn du meine Geschichte beschönigst und mich als armes, verrücktes, kleines Opfer hinstellst. Ich weiß ja, wie es wirklich war. Ich weiß, wie's in mir aussah. Warum erzählst du ihnen das nicht? Denn die Wahrheit ist, dass ich mich für meine Mom schämte. Ich hasste sie. Ich wollte, dass sie sich in Luft auflöst – verfluchte Scheiße, sag's ruhig –, ich wollte, dass sie tot umfiel. *Warum ist mein Dad gestorben und nicht sie*? Genau das dachte ich. Zumindest war mein Dad cool und ein Musiker, und wir hatten gemeinsame Interessen wie Jazz und das Weltall, und wir haben was zusammen gemacht, morgens gefrühstückt und auf YouTube alte Filme über interplanetares Reisen angeguckt, und wenn er mich von der Schule abholte, war ich stolz auf ihn. Ich liebte meinen Dad. Ich liebte ihn wie verrückt, aber er war tot. Und jetzt saß meine Mom vor dem Büro der Direktorin und sah wie eine totale Loserin aus. Und die Stimme in meinem Kopf gab keine Ruhe. *Warum konntest nicht du statt Dad draufgehen*? Es war nicht *irgendeine* Stimme, die das fragte, sondern *meine. Ich* war das.

Kapierst du's jetzt? Niemand will etwas über einen Jungen lesen, der so etwas Gemeines über seine Mutter denkt. Und ich will auch jetzt nicht über meinen Dad nachdenken. Können wir also bitte dieses Thema einfach fallenlassen und uns mit was anderem beschäftigen? Wie wär's mit der Bibliothek? Erzähl ihnen von dem Aleph. Das ist viel interessanter.

DAS BUCH

Okay, aber nur damit du es weißt, die Leute wollen durchaus etwas über Jungs lesen, die so über ihre Mütter denken. Zu diesem Thema wurden viele bedeutende Bücher verfasst, die eine breite Leserschaft fanden. Aber wenn dir das unangenehm ist, machen wir weiter.

19

Nach der ersten Woche entschied Benny, dass die Schule schädlich für seine seelische Gesundheit war. Aber wenn er nicht mehr hinging, was sollte er stattdessen machen? Die Kids, die die Schule schwänzten, hingen normalerweise in den Shoppingmalls in der Innenstadt herum oder auch zu Hause, wenn ihre Eltern berufstätig waren, aber Annabelle arbeitete von zu Hause aus, und die Shoppingmalls kamen nicht infrage. Für Benny waren sie die reinste Folter. Sie waren Echokammern, die das disharmonische und verstörende Geschrei und Gejammer ungekaufter Gegenstände verstärkten.

Er beschloss, stattdessen in die Bibliothek zu gehen und darauf zu warten, dass Alice oder Athena auftauchte. Und während er wartete, könnte er alles lernen, was Bücher ihm beibringen konnten.

Es schien die ideale Lösung zu sein – es gab dort ja Unmengen von Büchern, und natürlich waren wir hellauf begeistert.

Aber er wusste, dass er vorsichtig sein musste. Er hatte zwar noch nie etwas von einem Schulschwänzer gehört, der sich in einer Bibliothek versteckte, aber das bedeutete ja nicht, dass er nicht doch erwischt werden könnte. Deshalb entwarf er einen Plan, der aus zwei Teilen bestand.

Teil eins sah vor, dass er das E-Mail-Konto seiner Mutter hackte. Er wartete, bis sie ins Bett gegangen war, und nahm sich dann ihren Computer vor. Da er ihr Admininstrator-Passwort nicht kannte, versuchte er es mit *CheeriOhs* und dann *CheeryOhs* und war schon beim zweiten Versuch erfolgreich. Dank ihrer Browser-Einstellung gelangte er sofort in ihr E-Mail-Konto: AnnabelleOh@gmail.com.

Er scrollte durch ihren Posteingang und fand einen E-Mail-Austausch zwischen ihr und der Schulleitung, die er an eine gefakte E-Mail-Adresse, AnnabelleO@gmail.com, die er zuvor angelegte hatte, weiterleitete. Das war zwar riskant, aber er hoffte, dass man in der Schulverwaltung das fehlende *h* nicht bemerken würden. Zum Schluss richtete er noch einen Filter ein, der die Mails von der IP-Adresse der Schule automatisch an die neue E-Mail-Adresse umleiten und vom Konto seiner Mutter löschen würde.

In seinem Zimmer loggte er sich in das gefakte Konto ein, wo die E-Mails der Verwaltung schon auf ihn warteten. Er kopierte sie in eine neue Mail und setzte dann seinen vorbereiteten Entwurf ein:

Liebe Frau Direktor Slater,

bitte entschuldigen Sie meinen Sohn Benjamin, der leider wieder unter psychischen Problemen leidet. Seine Ärztin meinte, er müsse wieder in die Kinder- und Jugendpsychiatrie der Kinderklinik, deshalb wird er bis auf Weiteres der Schule fernbleiben müssen.

Mit freundlichen Grüßen
Annabelle Oh

Er las noch einmal durch, was er geschrieben hatte, zögerte einen Moment und fügte dann vor *psychischen* noch *ernsthaften* hinzu. Das war besser. Er fragte sich kurz, ob es nicht leichter wäre, seinen Tod vorzutäuschen, aber dann fiel ihm die Beerdigung seines Vaters ein und die ganzen Karten und Blumen, die er dann wohl auch irgendwie fingieren müsste, und er dachte an die Leiche. Die Leute wollten sie sehen, hatte der Bestatter gesagt. Ohne Leiche war es zu riskant, und deshalb blieb er bei der Geschichte mit der Klapse, die absolut glaubwürdig war. Er drückte auf »Senden«, loggte sich aus und ging ins Bett.

Teil zwei seines Plans bezog sich auf die logistische Herausforderung, in der Bibliothek unsichtbar zu bleiben. Im Verlauf des Sommers hatte er Gelegenheit gehabt, sich mit den Gepflogenheiten in der Bibliothek und der täglichen Routine vertraut zu machen. Der frühe Morgen gehörte den Senioren: den älteren Männern in schäbigen Jacketts, die über Zeitungsseiten brüteten wie geduldige alte Reiher, den grauhaarigen Damen in Jogginganzügen und mit Sonnenblenden, die wie Tauben auf der Stuhlkante hockten. Benny beobachtete, wie sie langsam eine Seite nach der anderen umblätterten und sorgfältig glätteten. Wenn sie ein ausgeliehenes Buch zurückgaben, schoben sie es behutsam mit beiden Händen in den Rückgabeautomaten, als wäre es das Geschenk eines geliebten Menschen.

Nach den Senioren kamen die Alkis, die Obdachlosen und

andere schräge Typen. Sie schlurften herein, nachdem die Obdachlosenunterkünfte zugemacht hatten, und verzogen sich in die hinterste Ecke, wo sie vor sich hin murmelten oder schliefen. Als Nächstes trafen die Kindermädchen und Mütter ein, die ihre Knirpse in Buggys zu den Rolltreppen schoben, die hinunter zur Multikulturellen Kinderecke führten. Und auf diese folgten am späten Vormittag die Millennials, die mit ihren Chai Lattes und Netzkabeln hereinschlenderten und sich suchend nach Steckdosen umguckten. Und so ging es weiter, bis sich am Nachmittag alle häuslich eingerichtet hatten und sich über ihre Bücher und Laptops beugten, lasen, E-Mails beantworteten oder dösten, während die langen Strahlen der Sonne die großen, nach Westen gehenden Fenster aufheizten.

Die Informationen, die Benny den Sommer über zusammengetragen hatte, kamen ihm jetzt gelegen. Das Schwierigste würde sein, in die Bibliothek zu gelangen, vorbei an der Sicherheitskontrolle und der Information, die immer besetzt war. Bibliothekare waren gute Beobachter. Sie hatten scharfe Augen. Sie waren neugierig. Sie stellten Fragen. Der Trick war, überlegte er, gleichzeitig mit den Alkis und Obdachlosen einzutreffen und hinter ihnen hineinzuschlüpfen. Wenn er das geschafft hätte, wäre er erst mal in Sicherheit. Die Bibliothek war riesig.

Auf seinen ersten Tag als Schulschwänzer bereitete er sich sorgfältig vor. Er packte Proviant ein – ein Sandwich, einen Snack und eine Flasche, die er beim Wasserspender füllen konnte – und lud sein Handy auf, damit er tagsüber sein gefaktes E-Mail-Konto checken konnte. Er ließ sich von seiner Mutter zum Abschied umarmen, ging früh aus dem Haus und nahm den Bus in die Stadt. Er stieg mit den Pennern und Verrückten aus, folgte ihnen langsam, passte seine Schritte ihrem schwerfälligen Geschlurfe an. Es ist so weit, dachte er. Jetzt bin ich einer von ihnen. Als sie sich dem Eingang näherten, setzte er die Kapuze seines Hoodies auf, zog den Kopf ein und vergrub die Hände in den Hosentaschen.

»He, machst wohl blau, ja?«

Die Stimme schien von hinten zu kommen wie viele der Stimmen, die er hörte. Sie sprach Englisch, aber mit einem Akzent. Nicht Chinesisch. Sein Herz raste. Sie war nicht echt, beruhigte er sich, holte dann tief Luft, wie es der Coach ihm gezeigt hatte, und fing an zu zählen. *Einatmen – zwei, drei, vier ...*

»He, Kleiner! Ich red mit dir!«

Er ignorierte die Stimme und spürte beim Ausatmen – *fünf, sechs, sieben* – einen schmerzhaften Stoß gegen die Wade. Er fuhr herum und starrte auf die metallene Fußraste eines elektrischen Rollstuhls, der von dem zuckenden alten Penner mit der abgewetzten schwarzen Lederaktentasche und dem Pappschild bedient wurde, der immer versuchte, ihn in ein Gespräch zu verwickeln. Benny hatte ihn morgens im Bus gar nicht bemerkt. Der Kopf des alten Manns ruckte zur Seite, während er wieder anfuhr und diesmal Benny am Schienbein traf.

»Au!« Benny beugte sich hinunter, um sein Bein zu betasten. »Das hat wehgetan.«

»Ach, tut mir leid. Schlechte Bremsen.« Der alte Penner fummelte an seinem Rollstuhl herum und streckte ihm dann eine behaarte Hand hin. Er hatte ein rotes, sinnlich-lüsternes Gesicht, zerknitterte Haut und wässrige, blaue Augen. Er packte Bennys Unterarm und zog ihn zu sich heran, sodass ihre Köpfe beinah aneinanderstießen.

»Ich habe einen Plan«, flüsterte er heiser. »Du wartest hier. Ich gehe zuerst rein und wende ein taktisches Ablenkungsmanöver bei der Buchrückgabe an. Wenn die Sicherheitskräfte abgelenkt sind, schleichst du dich vorbei.«

Er grinste. Ihm fehlte ein Schneidezahn; die Lücke schimmerte rötlich.

»Ist ein guter Plan, ja? Sammelpunkt ist um null neunhundert Uhr in der Parapsychologie in Etage vier.« Der alte Penner legte einen Kavalierstart hin. Die Plastiktüten mit den leeren Dosen und Flaschen, die sich seit dem letzten Mal auf wundersame Weise vermehrt hatten, blähten sich um den alten Mann wie eine Gewitterwolke. Eine lange Stange mit einem orangefarbenen Sicherheitsfähnchen ragte daraus hervor wie eine Golffahne oder ein Speer.

Benny sah sich verstohlen um. Er hatte sich so große Mühe gegeben, kein Aufsehen zu erregen. Das hier war eine Katastrophe, aber wenn er dem Plan des Alten zustimmte, würde vielleicht doch noch alles gut. Er nickte.

»Ausgezeichnet!« Der Penner stieß die Faust in die Luft. »*Carpe diem*!«, zischte er und versprühte seine Spucke in der Gegend. Dann machte er ein Wheelie und fuhr davon.

Der Rollstuhl schlingerte durch die Menschenschlange und die Rampe hinauf, während die Einkaufstüten auf und nieder hüpften und das Fähnchen an seiner Stange flatterte. Benny sah ihm nach und überlegte, ob er nicht besser das Weite suchen sollte. Aber in Ermangelung von Alternativen – wo sollte er sonst hingehen? Außerdem konnte er ja schlecht hier herumlungern – folgte er ihm langsam. Er hängte sich an eine junge Frau mit einem Buggy. Am Eingang erspähte er den Rollstuhl, der verwaist an der Buchrückgabe stand. Der Bibliothekar war hinter dem Tresen hervorgekommen und sammelte gerade die Dosen und Flaschen ein, die überall auf dem Boden verstreut lagen, und steckte sie wieder in die Plastiktüten. Der Penner kniete mit seinem gesunden Bein vor dem Rückgabe-Fach und klammerte sich an die Kante der Theke.

Die Prothese hatte er abgenommen und stocherte damit in dem Schlitz herum.

»Slavoj, du weißt doch, dass der Schlitz nur für Bücher da ist«, sagte der Bibliothekar nachsichtig. »Keine Flaschen, okay?«

Während Benny darauf wartete, von dem Sicherheitsmann durchgelassen zu werden, hörte er, wie der Penner, von dem er jetzt wusste, dass er Slavoj hieß, sagte: »Ja, ja, natürlich, mein lieber Ronald, aber Schlitze faszinieren mich nun mal. Es lässt sich nicht leugnen, dass ein Schlitz ein *Ding* ist, aber es ist ein *Ding*, das sich gänzlich über einen *Mangel* definiert, eine *fehlende* Form, *negativen* Raum, die eigene *Leere*. Wir wissen, was ein Schlitz *nicht* ist, aber woher wissen wir, was er *ist*? Was ist beispielsweise der Unterschied zwischen einem *Schlitz* und einem *Spalt*? Ist ein Spalt schmaler als ein Schlitz und fehlt ihm deshalb weniger? Wenn ihm weniger fehlt, will er dann mehr? Und wenn ja, woher wissen wir, ob dieser Schlitz oder Spalt Bücher will und keine Flaschen?«

Benny behielt seine Kapuze auf und hielt den Kopf gesenkt. Als er an der Sicherheitskontrolle vorbeiging, warf er einen flüchtigen Blick auf die Rückgabetheke. Slavoj hatte ihm den Rücken zugekehrt. Er konnte Benny auf keinen Fall gesehen haben, aber gerade, als dieser an ihm vorbeiging, reckte der alte Mann seine Prothese wie zu einem militärischen Gruß in die Luft. Als wüsste er, dass der Junge ihm zusah.

Benny hielt sich ans Treppenhaus. Zum Glück gab es in der Bibliothek jede Menge Treppen und Notausgänge, sowohl in den neuen Flügeln als auch im alten Trakt. Er mied die behindertengerechten Aufzüge und Rollstuhl geeigneten Rampen sowie die Rolltreppen, weil sie zu exponiert waren. Er hatte keine Ahnung, wo sich im vierten Stock die Parapsychologie-

Abteilung befand, aber das war auch egal. Er beschloss, direkt hoch in die neunte Etage zu gehen. Dort würde ihn der Alte auf keinen Fall finden. Denn aufgrund eines architektonischen Patzers war sein Schlupfwinkel im neunten Stock des neuen, postmodernen Anbaus mit einem Rollstuhl nicht vom alten, historischen Gebäude aus erreichbar. Die schwindelerregende Brücke war zu schmal, und deshalb wusste Benny, dass er hier sicher war.

Es war immer noch relativ früh. Zwei der Lesekabinen waren zwar bereits besetzt, aber seine war noch frei. Er setzte sich hin und packte seine Sachen aus, legte sein Schreibheft und die Stifte akkurat nebeneinander auf den Tisch und machte sich auf die Suche nach Büchern, beschränkte sich dabei auf die nächstgelegenen Regale. Zum Glück befand sich im neunten Stock die Geschichtsabteilung, denn Benny hatte festgestellt, dass ihn Geschichte interessierte. Er mochte die Vergangenheit. Er mochte auch die Zukunft. Nur die Gegenwart war problematisch. Mit einem Armvoll Bücher über die Österreichisch-Ungarische Monarchie, außerdem einem Buch mit dem Titel *Mittelalterliche Schilde und Rüstungen* kehrte er zurück. Aber als er gerade anfangen wollte zu lesen, pingte sein Handy.

Achtung! sagte eine Stimme in seinem Kopf. Die Stimme war neu, blechern und roboterhaft und schien nicht zu irgendeinem Gegenstand zu gehören, aber offenbar wollte sie ihm helfen. Er fischte sein Handy aus der Tasche und überprüfte das gefakte E-Mail-Konto. Im Posteingang war eine neue Nachricht. Sie kam vom Büro der Direktorin. »Liebe Mrs. Oh«, begann sie. Er klickte sie an und überflog sie.

Es tut uns leid zu hören, dass Ihr Sohn Benny aus medizinischen Gründen der Schule fernbleiben muss.

Wenn die Abwesenheit eines Schülers drei Tage überschreitet, sind die Eltern gesetzlich dazu verpflichtet, eine ärztliche Bescheinigung vorzulegen, die die medizinische Notwendigkeit seiner Abwesenheit bestätigt, einschließlich einer Diagnose und der voraussichtlichen Rückkehr des Schülers zum Unterricht. Wir alle hier an der Soundview Highschool beten für die baldige Genesung Ihres Kindes.

Gefahr im Verzug! Das war wieder der Roboter, der ein internes Alarmsystem auslöste, das von Gelb (erhöhtes Risiko) auf Rot (hohes Risiko) gesprungen war. Er schaltete sein Handy aus und starrte auf das große, aufgeschlagene Buch auf seinem Tisch und die Abbildungen von einem Plattenpanzer aus dem 15. Jahrhundert. Was sollte er bloß tun? Sein Blick fiel auf die einzelnen Teile der Rüstung – *Kamm, Helm, Ringkragen, Schulterstück, Brustpanzer, Faulds, Tassetten, Ellbogenkachel, Armschiene, Panzerhandschuh, Beinharnisch, Beinschiene, Eisenschuh* – und er formte mit den Lippen die seltsamen Begriffe.

Achtung! Achtung! Gefahr! Gefahr! Eine E-Mail seiner Mutter zu fälschen war eine Sache, aber wo sollte er eine ärztliche Bescheinigung herkriegen? *Denk nach*! Er schaltete sein Handy wieder ein und googelte *Arzt Entschuldigung Brief Abwesenheit Schule*. Ihm wurde eine lange Liste mit Treffern angezeigt. Er holte tief Luft und atmete langsam aus, während die Alarmstufe wieder auf Gelb fiel. Gut. Er brauchte einen Computer und einen Drucker. Und vielleicht einen Scanner. In der Bibliothek gab es zwei öffentliche Computerbereiche. Der größere befand sich im ersten Stock, nahe dem Haupteingang, aber da waren zu viele Leute. Der andere war im vierten Stock.

Es half nichts. Wenn er auf die E-Mail nicht antwortete,

würde die Schule seine Mutter anrufen. Er musste sofort was unternehmen. Er ließ seine Bücher, das Sandwich und die Wasserflasche auf dem Schreibtisch zurück. »Ich komm wieder«, versicherte er ihnen. »Passt auf, dass sich niemand auf meinen Platz setzt.« Dann überquerte er die Brücke, hielt einen Moment inne, warf kurz einen Blick nach unten, und eilte dann zur Treppe.

20

Annabelles Handy klingelte. Sie hatte »By the Seaside« als Klingelton gewählt, weil er wie ein fröhlicher Hammondorgel-Soundtrack klang und sie an einen Strandurlaub in den 1950ern denken ließ, von dem sie schon immer geträumt hatte, mit rosa Zuckerwatte und blauem Slush-Eis, Riesenrädern und Autoscootern und großen Plüschteddybären, die ein liebevoller Daddy für seine kleine Tochter gewann, indem er Ringe über Flaschenhälse warf. Als sie klein war, hatte sie nie solche Familienurlaube erlebt. Der Trip zu Disneyland in Florida mit Kenji und Benny war dem noch am nächsten gekommen, und sie hatte auf eine Wiederholung gehofft, aber jetzt war es zu spät, und ihr Handy spielte »By the Seaside« immer und immer wieder, wie um sie zu verspotten.

Benny simste normalerweise, also konnte er es nicht sein. War es die Schule? Und wo war das verfluchte Telefon überhaupt? Dann hörte es auf zu klingeln. Wer auch immer es gewesen war, konnte ja eine Nachricht hinterlassen. Ihr Chef konnte es jedenfalls nicht sein. Charlie benutzte immer das firmeneigene EIM-System, wenn er sie erreichen wollte, was sie wahnsinnig machte. Sie hasste es, wenn sein Kopf in der Ecke ihres

Bildschirms auftauchte. Sie fühlte sich von ihm beobachtet, als lauerte er direkt hinter der dünnen Schicht aus Flüssigkristall.

Inzwischen war es fast eins; eigentlich könnte sie jetzt etwas essen. Die Zeiten, als sie noch ein Mittagsschläfchen machen konnte und Benny mit dem Bus von der Schule abholte und unterwegs bei *Michaels* reinschaute, waren leider schon lange vorbei. Zum einen wollte es Benny nicht mehr. Highschool-Schüler wurden nicht mehr von ihren Müttern abgeholt. Highschool-Schüler brauchten ihre Mütter überhaupt nicht mehr. Und zum anderen war sie immer noch in der Probezeit, und zusätzlich zu der ganzen Nachrichtenauswertung musste sie auch noch die sozialen Medien im Auge behalten. Sie hatte absolut keine Zeit für irgendwelche Bastelarbeiten.

Als sie sich erhob, knackten ihre Kniegelenke, und beim Aufrichten durchfuhr sie ein heftiger Schmerz. Sitzen war schlecht für ihre Gesundheit. Eigentlich müsste sie alle zwanzig Minuten aufstehen, sich strecken und ein paar Schritte gehen, aber das vergaß sie immer wieder. Dabei hatte sie Angst vor einem Herzinfarkt, zu hohem Blutdruck, Brustkrebs, erhöhten Cholesterinwerten, Diabetes und Beinvenenthrombose. Sie wollte nicht vorzeitig sterben.

Beim Aufstehen war ihr Handy auf den Boden gefallen. Sie hatte darauf gesessen. Typisch. Sie hob es auf und wollte nachsehen, wer angerufen hatte, aber es war eine unbekannte Nummer. Wahrscheinlich irgendein Telefonverkäufer. Die Nachricht in ihrer Voicemail war auf Chinesisch.

In der Küche entdeckte sie eine angebrochene Tüte Mais-Chips und ein halb volles Glas Salsa. Sie nahm beides mit hoch in ihr Schlafzimmer und legte sich aufs Bett, um ihren Rücken zu entlasten. Das Bett war alt, und die Matratze hing durch. Sie hatte im Internet gelesen, dass man alle acht bis zehn Jahre oder nach dreißigtausend Schlafstunden die Matratze auswechseln sollte. Aber auf dieser hatte sie mit Kenji geschlafen, sie hatten sich darauf geliebt und Benny gezeugt, und sie ertrug die Vorstellung nicht, dass sie durchweicht neben einem Müllcontainer im Regen lag.

Sie sah auf die Uhr auf ihrem Nachttisch. In der Highschool war jetzt wahrscheinlich Mittagspause. Sie überlegte, wie es Benny wohl ging. Es hatte ihr so viel Spaß gemacht, ihm die Sachen fürs neue Schuljahr zu besorgen. Sie nahm ihr Handy und schrieb: *Hast du eine nette Mittagspause?* Sie wartete, aber Benny antwortete nicht. *Wie gefällt dir deine neue Lunchbox?* Vielleicht war die Pause ja schon vorbei. *Wünsch dir einen schönen Tag*! Noch immer keine Reaktion. *Hab dich lieb!* Sie starrte an die Decke.

Die Chips und die Salsa hatten ihren Hunger nicht gestillt. Was sie jetzt wirklich brauchte, war ein Salat. Ein schöner, großer Salat mit Tomaten und Karotten und Avocados und anderen gesunden Sachen. Sie könnte mit dem Bus zum Whole Foods Market fahren und sich einen von der Salatbar holen, aber dann müsste sie sich für eine ganze Stunde ausloggen und Charlie würde es merken. Außerdem war der Bioladen total überteuert und ihrem Selbstwertgefühl nicht gerade zuträglich. Denn die Leute, die dort einkauften, beäugten sie immer so missbilligend. Nein, Annabelle, spuck's aus. Sie gaben ihr das Gefühl, *fett* zu sein. Okay, dachte sie, setzte sich auf und schüttelte die Chipstüte, damit auch noch der letzte Krümel rausfiel. Egal. Sie lief nach unten. Sie brauchte die Salatbar von Whole Foods nicht. Sie würde im billigen, ungesunden Discounter Grünzeug kaufen, das absolut okay war, und ihren eigenen Salat zusammenstellen. Das könnte sie nach der Arbeit machen. Sie brauchte auch noch eine Salatschleuder. Eigentlich müsste sie noch eine haben, aber sie wusste nicht, wo; sie hatte sie schon eine ganze Weile nicht mehr gesehen. Na ja, sie könnte ja eine im Internet bestellen.

Im Recycling-Abfall war kein Platz mehr für das leere Salsa-Glas, also ließ sie es in der Spüle stehen. Die Chipstüte stopfte sie in den bereits überquellenden Restmüll. In ihrer Kommandozentrale ließ sie sich auf ihrem ergonomischen Stuhl nieder und drehte sich entschlossen zu den Bildschirmen um. Irgendwas auf dem Schreibtisch erregte ihre Aufmerksamkeit. Unter einem Stapel von Zeitungsausschnitten lugte vergnügt *Tidy Magic* hervor!

Wie seltsam! Wie war das kleine Buch bloß dahin gekommen? Sie hatte es zuletzt in ihrem Bett gesehen, als ihr beim Lesen die Augen zugefallen waren. Das war Monate her, noch vor dem Zwischenfall mit der Schere, und in ihrer Angst um Benny hatte sie es völlig vergessen. Irgendwie musste das kleine Buch nach unten gelangt sein, und jetzt war es, wie durch Zauberei, auf ihrem Schreibtisch gelandet, und erinnerte sie an ihre guten Vorsätze. Sie erhob sich und ging zurück in die Küche.

Wurde montags der Rest- oder der Recyclingmüll geleert? Ständig änderte die Stadt ihren Müllplan. Benny hatte immer den Überblick gehabt, aber in letzter Zeit war er auch nachlässig geworden, vielmehr hatte er es wahrscheinlich aufgegeben. Mrs. Wong erinnerte sie manchmal daran, aber die alte Dame war die Treppe hinuntergefallen und lag mit einer gebrochenen Hüfte im Krankenhaus, während ihr nichtsnutziger Sohn auf dem Grundstück herumschlich. Im Lauf der Jahre war aus einem verdrießlichen, dürren Teenager ein verdrießlicher, dürrer junger Mann geworden, der einen protzigen Wagen fuhr, Designer-Jogginganzüge und eine Sonnenbrille trug und ständig versuchte, seine Mutter dazu zu überreden, das Doppelhaus zu verkaufen. Annabelle konnte sie durch die Wand streiten hören, Mrs. Wong, die ihn laut auf Chinesisch anschnauzte, und No-Good, der auf Englisch zurückbrüllte und sie eine Idiotin nannte, die auf einer Goldgrube saß und sie nicht zu Geld machen wollte. Sie brauchte sich ja nicht einzubilden, dass er sich im Alter um sie kümmern würde! Annabelle hatte zwar gerade einen neuen Mietvertrag unterschrieben, aber sie war trotzdem beunruhigt.

Auf dem Gehweg vor dem Haus standen immer noch Mülltonnen herum, aber die waren leer. Die Müllabfuhr war schon da gewesen. Frustriert schleppte sie den Abfall hinters Haus, und dann hörte sie ihn.

»Hallo, Missoh.« Er hatte eine schrille, unangenehme Stimme, die sich seit seiner Jugend nicht verändert hatte, und er sprach die Anrede und ihren Namen immer als ein Wort aus, was sie wahnsinnig machte. Er stolzierte zu dem Zaun, der ihre beiden kleinen Gärten voneinander trennte, und lehnte sich daran. Mit einer Hand bedeckte er das weinrote Muttermal auf seinem Gesicht.

»Hallo, Missoh, sind Sie nachher noch da? Ich hab einen Brief für Sie, von meiner Ma.«

»Wie nett. Wie geht es ihr?«

Er zuckte mit den Schultern. »Gut.« Er warf einen Blick auf die Müllbeutel in ihrer Hand. »Sie hat gesagt, dass Sie mal aufräumen müssen. Das ist nämlich gesundheitsgefährdend, und damit mein ich den ganzen Müll und die Krähen, die Sie füttern. Die müssen Sie loswerden. Meine Ma ist wegen zwei Krähen, die sie komisch angeguckt haben, die Treppe runtergefallen und hat sich die Hüfte gebrochen.«

Annabelle runzelte die Stirn. »Das hat Ihre Mutter gesagt?« Sie hatte Mrs. Wong im Krankenhaus besucht, um ihr den unterschriebenen Mietvertrag und den Scheck zu bringen, und da hatte die alte Dame ihr erzählt, dass sie wegen einer kaputten Stufe gestürzt war.

»Nichtsnutz-Sohn sagen, dass er sie reparieren, aber …« Sie schüttelte den Kopf. »Zu traurig, dass Ihr Kenji-Mann ist gestorben.« Die Krähen hatte sie mit keinem Wort erwähnt.

No-Good druckste herum. »Diese Vögel bringen Unglück. Und das ganze Essen, das Sie ihnen geben, zieht Ratten und Ungeziefer an. Wir kriegen noch 'ne Anzeige vom Gesundheitsamt wegen den Ratten und dem Ungeziefer. Wissen Sie, wie teuer so was ist?«

Annabelle wusste es nicht, aber sie hatte nirgends Ratten oder Ungeziefer gesehen.

»Sie müssen diesen Dreck wegmachen und aufhören, die Krähen zu füttern!«

Er stieß sich vom Zaun ab, ging zurück zu seiner Seite des Doppelhauses und ließ sie mit ihrem Müll stehen. Sie überlegte, ob sie die Säcke einfach in die Gasse tragen und in den Container des Secondhandladens werfen sollte, aber das war illegal. Na, gut, dachte sie und stellte sie vor die Hintertreppe. Es gab keinen Grund, sich deswegen verrückt zu machen. Sie würde es am Donnerstag wieder versuchen. Mehr als dich zu bemühen, kannst du nicht machen, beruhigte sie sich.

Im Kühlschrank entdeckte sie eine Flasche Starbucks-Frappuccino mit Kürbisgeschmack, der nach Halloween im Angebot gewesen war. Sie drehte den Verschluss auf und trank einen Schluck. Es schmeckte erfrischend, süß und cremig – eine Belohnung für ihre Bemühungen. Als sie den Verschluss in den Mülleimer werfen wollte, war kein Müllbeutel darin, und ihr fiel ein, dass sie vergessen hatte, welche zu besorgen. Sie legte den Verschluss zur Erinnerung auf einen Stapel Briefe auf den

Küchentisch. Sie würde gleich nach der Arbeit zum Supermarkt gehen und Müllbeutel und Salat kaufen.

Sie nahm den Frappuccino mit zur Kommandozentrale, loggte sich in die Projekt-Teammanagement-Seite ein und checkte die TV- und Radiosender. Sie überlegte. Was wollte sie noch mal machen? Sie startete ihren Browser. Ach ja, die Salatschleuder.

21

Die öffentlichen Computerterminals im vierten Stock waren zentral gelegen und von Bücherregalen umgeben. Auf der einen Seite befand sich die Informationstheke, über der ein Schild mit der Aufschrift SOZIALWISSENSCHAFTEN hing. In diesen Teil der Bibliothek kam Benny so gut wie nie, und er hoffte, dass die Bibliothekare ihn nicht ansprechen würden. Die blecherne, roboterhafte Stimme murmelte: *Achtung! Achtung!* Und sofort sah er sich nach dem orangen Sicherheitsfähnchen um. Aber das war nirgends zu sehen, und die warnende Stimme verstummte.

Mit gesenktem Kopf machte er sich auf die Suche nach einem unbenutzten Computerterminal. Er kam an RELIGION vorbei, dann PHILOSOPHIE, dann PSYCHOLOGIE und dann – er stutzte – PARAPSYCHOLOGIE UND OKKULTISMUS.

Gefahr! Gefahr! Will Robinson!

Jetzt erkannte er die blecherne Stimme. Sie gehörte dem Roboter in der Fernsehserie *Lost in Space – Verschollen zwischen fremden Welten*, die er sich früher immer mit seinem Dad angesehen hatte. Was machte der hier? Er duckte sich hinter ein Regal.

Achtung! Gefahr! Fremdes Raumschiff im Anflug!

Er spähte zwischen den Büchern hindurch, davon überzeugt, dass der Rollstuhl jeden Moment um die Ecke geschlingert käme, aber nichts passierte. Er sah sich die Bücher im Regal an. Er hatte keine Ahnung, was Parapsychologie bedeutete, die normale Psychologie machte ihn schon nervös. Er wartete in seinem Versteck, bis die roboterhafte Stimme verstummt war, und setzte dann seine Suche nach einem leeren Terminal fort. Schließlich wurde er fündig und loggte sich mit seinem Bibliotheksausweis ein. Wieder gab er *Arzt Entschuldigung Brief Abwesenheit Schule* ein und startete das Suchprogramm.

Die besten gefälschten ärztlichen Atteste, 19+ Dokumente-
Zum Ausdrucken, Ausfüllen. Kostenlos!
Mustervorlage für gefälschtes ärztliches Attest für
Arbeit / Schule!
Garantie!

Er erhielt 237 000 Ergebnisse. Er drückte auf den ersten Link und las:

Ein ärztliches Attest ist wichtig für Patient, um schweren Beweis für Abwesenheit von Schule zu zeigen, weil du musst Arzt besuchen. Diese praktische pdf zum ausfüllen kann bestätigen, auch wenn nicht der Fall! Du kannst sie benutzen für clevere Entschuldigung für deine Schullehrer.

Es gab zahlreiche Musteratteste für alle möglichen Ärzte – Onkologen, Urologen, Dermatologen, Psychologen –, manche kostenlos, andere mit Mengenrabatt. Das Briefpapier war auch wichtig, überlegte er. Er fand welches mit einem Teddybär, der einen Luftballon mit einem Smiley in der Hand hielt und ihn an Dr. Melanies Praxis erinnerte. Er schrieb ihren Namen und ihre Adresse in das Formular, zögerte aber bei der Telefonnummer. Die Website bot einen Telefonverifizierungsdienst an, mit einer Ansage, die sich wie der Anrufbeantworter der Ärztin anhörte, aber der kostete achtzehn Dollar, und so dachte er sich eine Telefonnummer aus.

Unter Patientenname schrieb er *Benjamin Oh.*

Als Diagnose trug er *prodromal* und dann *schitzoaffektiv* ein, was er beides von Dr. Melanie gehört hatte. Er erinnerte sich an *prodromal*, weil er den Klang mochte, der ihn an Drohnen und Dromome und Dromaeosaurusse und Dromedare erinnerte, aber *schitzoaffektiv* hasste er; es war ein fürchterliches Wort mit Buchstaben wie Dolche und Schlingen, die nur darauf warteten, dich zu erstechen oder einzufangen. Bei Wörtern wie *schitzoaffektiv* musste man aufpassen. In den Abschnitt für Mitteilungen fügte er seinen kopierten Text ein: »Benjamin Oh wurde auf meine Empfehlung in die psychiatrische Abteilung der Kinderklinik aufgenommen und wird bis auf Weiteres der Schule fernbleiben.«

Er druckte den Brief auf dem Münzdrucker aus und benutzte dazu das Kleingeld, das ihm seine Mutter mitgegeben hatte, damit er sich etwas zu trinken kaufen konnte. Er erinnerte sich an Dr. Melanies mädchenhafte Unterschrift auf einem Rezept, und nachdem er sie auf einem Schmierzettel ein paarmal geübt hatte, unterschrieb er das Attest und scannte es ein, um es als Antwort auf die Mail der Direktorin anzuhängen. Im letzten Moment fiel sein Blick auf das Datum. Die ganze Aktion hatte weniger als zwei Stunden in Anspruch genommen. Dr. Melanie würde nie so schnell antworten. Alle Ärzte waren so. Seine Mom sagte, dass sie gern Leute warten ließen, um zu zeigen, wie beschäftigt und wichtig sie waren. Er sicherte die Mail als

Entwurf und loggte sich aus. Es hatte ja keine Eile. Eile mit Weile. Unwillig schüttelte er den Kopf. Er hasste es, wenn sich Wörter so besserwisserisch aufführten und ihm einfach eine Redensart in den Mund legten. Er stand auf und spähte über das Computerterminal. Die Luft war rein. Es wurde Zeit, dass er wieder seine sichere Nische aufsuchte.

Im neunten Stock angekommen, entspannte er sich etwas. Alles war wie vorher. Die Tipp-Lady tippte noch immer, umgeben von ihren Büchern. Sie sah auf, entdeckte ihn und nickte ihm zu. Das leichte, synkopische Antippen der Tasten klang wie Regentropfen. Der Austauschschüler aus dem Nahen Osten schlief immer noch, hatte die Wange auf ein aufgeschlagenes Astronomiebuch gelegt und schnarchte leise vor sich hin. Der Bildschirm seines Laptops zeigte den Live-Webcast eines Sternhaufens, der von einem Teleskop in einem chilenischen Observatorium aus beobachtet wurde. Alle paar Sekunden wurde dieser neu geladen, scheinbar synchron mit dem Ausatmen des Jungen, sodass es den Anschein hatte, als würde sein Atem die Sterne jedes Mal neu entstehen lassen. Auf dem Schreibtisch lagen ein Taschenrechner und ein halb aufgegessenes Falafel-Sandwich.

Benny merkte, dass er Hunger hatte. Er packte sein Essen aus und ordnete die Geschichtsbücher, die er in seine Kabine mitgenommen hatte. Seine Alarmstufe war auf Blau gefallen, stieg aber, als sein Handy pingte, sofort wieder auf Gelb an. Eine Textnachricht von seiner Mutter. Und noch eine. Dann eine dritte. Die grünen Wortblasen, die auf seinem Display auftauchten, wurden immer drängender. Er stellte das Handy stumm und biss in sein Sandwich. Dann schlug er wahllos eine Seite von *Mittelalterliche Schilde und Rüstungen* auf und begann, über Bliden und Petarden zu lesen. Die Beschreibungen der

Kriegsmaschinen beruhigten ihn, und die Stimmen in seinem Kopf verstummten. Das Sandwich schmeckte ihm ebenfalls. Er simste seiner Mutter. *Ja*, tippte er. *Esse gerade meinen Lunch.*

Nach etwa einer Dreiviertelstunde hatte er das Kapitel zu Ende gelesen und blickte auf. Die Stimmen, auch die entfernten, verhielten sich ruhig; stattdessen war er von einer weichen Klangdecke umgeben – ein dezentes atmosphärisches Rauschen, in das sich das leise Schnarchen des Austauschschülers mischte. Aber da war auch noch etwas anderes, die völlige Abwesenheit von Tönen, ein dünner Faden der Stille. Aber irgendwas fehlte. Er verrenkte sich den Hals, um in die Kabine der Tipp-Lady zu linsen, aber die war verschwunden.

Es sah so aus, als wäre sie nur kurz weg, vielleicht war sie auf der Toilette oder wollte sich noch mehr Bücher holen. Ihr Laptop und Rucksack fehlten zwar, aber Benny nahm an, dass sie vorsichtshalber beides mitgenommen hatte. Vor Kurzem hatte es mehrere Diebstähle in der Bibliothek gegeben, und die Besucher wurden gebeten, ihre Wertgegenstände immer bei sich zu tragen. Ihr Pullover hing noch über der Stuhllehne, wie eine Art Platzhalter, und ihre Bücherstapel lagen auch noch auf ihrem Schreibtisch. Er neigte den Kopf, um die Titel auf den Buchrücken zu lesen. *Grimms Märchen. Der Garten der Pfade, die sich verzweigten. Das Kunstwerk im Zeitalter seiner technischen Reproduzierbarkeit.* Die übrigen Titel konnte er nicht entziffern.

Er stand auf. Da niemand zu sehen war, stahl er sich in ihre Kabine und nahm die *Grimms Märchen*. Er kannte den Titel aus dem Bücherregal in seinem Zimmer, aber seine Ausgabe war bunt und fröhlich, ein schmaler, gekürzter Band, auf dem eine Prinzessin abgebildet war, die kokett vor einer bösen Hexe durch eine Dornenhecke aus rosa Rosen floh. Dieses Buch hier war weder bunt noch fröhlich. Es war ein ledergebundener Wälzer, mit einem Einband in der Farbe von getrocknetem Blut. Das geprägte Leder zeigte ein düsteres Wäldchen, dessen verschlungene Wurzeln und Äste wie Adern aussahen. Ein kleiner Zettel steckte als Lesezeichen zwischen den Seiten. Als Benny die Geschichte von Hänsel und Gretel aufschlug, flatterte der Zettel zu Boden. Er hob ihn auf und las:

> Hänsel und Gretel sind gesund und munter
> und leben in Berlin.

Es waren Druckbuchstaben, die einer Schreibmaschinenschrift ähnelten. Rasch faltete er ihn zusammen und steckte ihn in seine Tasche, legte das Buch zurück auf den Stapel und kehrte in seine Kabine zurück. Er nahm sein Heft und verglich das Zettelchen mit denen, die er dort hineingeklebt hatte. Die Schrift war die gleiche. Er drehte den Zettel um; auf der Rückseite stand eine Zahlenkolonne – 791.43/0233/092 –, die er als Buchsignatur erkannte. Er misstraute Zahlen. Er wusste, dass sie in ihrem Überschwang leicht außer Rand und Band gerieten und Chaos anrichteten, aber er folgte ihnen trotzdem zu den Bücherregalen.

Die Signatur führte ihn in den siebten Stock zu Sport, Spiele und Unterhaltung, ein Bereich der Bibliothek, in dem er nie zuvor gewesen war. Nummer 791.43/0233/092 befand sich in der Film-Abteilung, und schon bald hatte er den Band entdeckt.

UNDERSTANDING

RAINER WERNER

FASSBINDER

FILM AS PRIVATE
AND PUBLIC ART

Er studierte den Einband. Wenn der Einband das Gesicht eines Buchs ist, dann hatte dieses etwas Draufgängerisches, Künstlerisches. Unter dem Titel war das Foto eines Mannes mittleren Alters abgebildet, mit rundlichen Wangen und einem strähnigen Bart, der spitzbübisch über die Gläser einer dickrandigen, schwarzen Brille guckte. Der Mann hatte einen wilden Blick, der Benny an den alten Penner Slavoj erinnerte. Es waren listige Augen, verquollen wie Kenjis morgens nach dem Aufstehen, wenn er erst spät nach Hause gekommen war. Der spärliche, strähnige Bart sah auch ein bisschen wie Kenjis aus. Benny setzte sich auf den Boden und schlug das Buch auf, drehte es um und schüttelte es. Nichts, nur flatternde Seiten. Keine Zettelchen. Er blätterte in dem Buch, suchte nach Hinweisen, aber schon bald lenkten ihn die Fotos ab. Es gab nur wenige, bloß ein paar alte Aufnahmen von deutschen Schauspielern. Auf einer war eine üppige Blondine mit gewelltem Haar abgebildet, die ein bisschen aussah wie Annabelle, als sie noch jung und hübsch war. Der Mann vom Einband war auch auf einigen zu sehen, zusammen mit der Blondine. Inzwischen fand Benny, dass er doch keine Ähnlichkeit mit Kenji hatte. Der Mann hieß Fassbinder. Er war ein Filmemacher, aber Benny fand, dass keiner seiner Filme besonders interessant klang. Vielleicht musste man dafür deutsch sein. Schnell blätterte er bis zum Ende.

Als er das Buch zuklappen wollte, entdeckte er auf dem hinteren Einband eine altmodische Papplasche, wie sie benutzt wurde, bevor es Barcodes gab, und in der eine Postkarte steckte. Benny zog sie heraus. Sie sah wie eine Karte aus einem Museumsshop aus, mit Abbildungen bedeutender Kunstwerke. Aber auf dieser war nur ein Strichmännchen zu sehen, und das Papier war fleckig und braun an den Ecken.

Die Figur hatte einen Lockenkopf und trug einen Rock, aber nachdem Benny das lange Gesicht und das kantige Kinn studiert hatte, entschied er, dass es sich um einen Mann handeln musste. Seine weit auseinanderliegenden, mandelförmigen Augen starrten an Bennys rechter Schulter vorbei, in die Richtung, aus der oft die Stimmen kamen. Er drehte sich um, sah aber nur Reihen von Büchern, die still in den Regalen standen. Er betrachtete wieder die Postkarte. Die Arme des Mannes waren ausgebreitet und in die Luft gestreckt, als hätte jemand eine Waffe auf ihn gerichtet. Sein Mund stand offen, und seine langen Zähne sahen aus wie Stümpfe, mit Lücken dazwischen. Die Muster auf seiner Kleidung ergaben keinen Sinn, und die Locken auf seinem Kopf sahen aus wie halb aufgerollte Schriftrollen.

Und seine Füße waren nackt und hatten jeweils nur drei Zehen.

Und seine Finger sahen aus, als hätte man sie an den Knöcheln abgetrennt.

Und seine ausgebreiteten Arme waren tatsächlich Flügel.

Benny drehte die Postkarte um. *Angelus Novus*, hieß es in der Bildunterschrift. *Künstler: Paul Klee, 1920, Ölpause und Aquarell auf Papier, Israel Museum.* Also war es gar keine Kinderzeichnung. Es war Kunst. Benny schenkte sich den Rest der Bildunterschrift, weil sein Blick auf den Text der Postkarte gefallen war, der in einer schreibmaschinenähnlichen Schrift verfasst war:

Der Engel der Geschichte muss so aussehen. Er hat das Antlitz der Vergangenheit zugewendet. Wo eine Kette von Begebenheiten vor uns erscheint, da sieht er eine einzige Katastrophe, die unablässig Trümmer auf Trümmer häuft und sie ihm vor die Füße schleudert. Er möchte wohl verweilen, die Toten wecken und das Zerschlagene zusammenfügen.

Auf der rechten Seite der Karte, wo gewöhnlich der Empfänger und die Adresse standen, ging der Text weiter:

Aber ein Sturm weht vom Paradiese her, der sich in seinen Flügeln verfangen hat und so stark ist, dass der Engel sie nicht mehr schließen kann. Dieser Sturm treibt ihn unaufhaltsam in die Zukunft, der er den Rücken kehrt, während der Trümmerhaufen vor ihm zum Himmel wächst. Diesen Sturm nennen wir …

Hier brach der Text einfach ab, ließ das Ende des Satzes offen. Wie wurde der Sturm genannt? Benny drehte die Postkarte um und betrachte noch einmal das Bild. Das Strichmännchen sah gar nicht aus wie ein Engel. Er steckte die Karte in sein Schreibheft und stellte das Fassbinder-Buch zurück ins Regal. Wohin jetzt?, fragte er sich.

22

Die Suche nach einer Salatschleuder erwies sich als schwieriger und zeitaufwändiger, als Annabelle gedacht hatte. Manche Schleudern waren aus Plastik, andere aus Edelstahl, manche hatten eine Handkurbel, einen Seilzug oder eine Pumpe. Und dann gab es noch ein raffiniertes Gerät aus der Schweiz mit einem Ratschen-Hebel. Nachdem sie Preis und Funktionalität verglichen hatte, entschied sie sich für ein Modell, das sowohl langlebig als auch preisgünstig war und das gute Kundenbewertungen bekommen hatte. Es war eine vernünftige Wahl, und doch blieb in ihr ein unbefriedigendes Gefühl zurück. Sie sah auf die Uhr. Sie sollte jetzt lieber weiterarbeiten, auch wenn sie nur eine kurze Mittagspause gemacht hatte. Aber sie brauchte dringend eine Salatschleuder, damit sie endlich etwas Gesundes auf den Tisch brachte, Zutaten hatte sie auch noch keine … und während ihr das alles durch den Kopf ging, war sie schon dabei, die eBay-Seite aufzurufen.

Fünf Minuten, dachte sie. Nur fünf Minuten.

Bei eBay gab es Schneekugeln in allen möglichen Farben, zu allen Themen und in allen Preisklassen. Annabelle war entzückt von der schieren Auswahl. Es war ja schon eine geniale Idee, Schneekugeln zu erfinden, aber dann auch noch so viele verschiedene! Sie dachte an ihre anderen Schätze, die alten Spielsachen, Apothekerflaschen und Postkarten und Bücher. Jedes dieser Dinge hatte seine eigene Geschichte. Sie hatte nicht vorgehabt, auch noch Schneekugeln zu sammeln, aber die Kugel mit der kleinen Meeresschildkröte, die sie im Secondhandladen gekauft hatte, machte ihr so viel Freude. Sie stand am Fuß ihres Hauptmonitors, und immer, wenn ihr die Nachrichten zu viel wurden, nahm sie die Schneekugel, schüttelte sie und beobachtete, wie die Glitzersternchen aufwirbelten und herabrieselten. In den Schneekugeln gab es keine Nachrichten, nichts änderte sich dort. In ihrer kleinen Welt blieb alles so, wie es war, und das fand sie beruhigend. Natürlich war es traurig, dass die kleine Babyschildkröte in der Kugel gefangen war und immer allein darin herumschwimmen musste. Und dass die Schildkrötenmama, die ihr von draußen zuschaute, nicht zu ihr konnte. Aber immerhin konnten sie sich durchs Glas hindurch sehen. Und irgendwann kam ihr der Gedanke, dass die beiden Schildkröten sicher gern Gesellschaft hätten.

Die erste Schneekugel, die sie bei eBay kaufte, war eine mit Spieluhr und Arche-Noah-Motiv. In der Glaskugel waren paarweise Bären, Rehe, Giraffen und Tauben auf der Arche versammelt, während draußen Delfine, Schildkröten und Fische in den Plastikwellen herumplanschten. Das Lied dazu stammte aus *Doctor Dolittle,* ein Film, den Annabelle als Kind geliebt hatte. Sie hatte auf einem privaten Flohmarkt die VHS-Kassette gefunden. Als Benny noch klein war, hatten sie oft zusammen auf dem Boden gesessen und sich den Film angesehen und »Der erste Mensch, der mit den Tieren spricht« gesungen. Benny glaubte fest daran, dass er eines Tages auch mit Tieren sprechen würde, und sie überlegten gemeinsam, welche Sprache er zuerst lernen sollte. Känguruisch oder Nilpferdisch? Schimpansisch oder Wespisch? Oder vielleicht die Stinktier-Sprache, sagte er, denn wenn ein Stinktier die Straße entlangkäme, könne er es freundlich bitten, woandershin zu gehen. Annabelle erinnerte sich noch, wie verzückt sie ihm zugehört hatte. Und das war der Grund, weshalb sie sofort ein Gebot abgab, als sie die Arche-Noah-Kugel bei eBay entdeckte.

Von da an vermehrten sich die Schneekugeln schnell. Sie kaufte eine mit einem süßen Scotch Terrier, eine mit einer wunderschönen Ballerina, die ihren Spitzenschuh band, und eine historische Kugel, die an den Untergang eines echten Piratenschiffs namens *Whydah* erinnerte, mit kleinen Golddublonen, die durchs Wasser schwebten. Sie begann, sich auf Märchenmotive zu spezialisieren, und setzte sich das ehrgeizige Ziel, möglichst welche ohne Disney-Kitsch zu finden. Sie hatte bereits Rapunzel und Schneewittchen, und jetzt bot sie auf eine zauberhafte Hänsel-und-Gretel-Kugel. Das Gebot stand bei 27,45 Dollar – eigentlich mehr, als sie ausgeben wollte, aber die beiden niedlichen Figuren, die sich an den Händen hielten und das Lebkuchenhaus betrachteten, waren einfach unwiderstehlich. Wenn man ganz genau hinschaute, konnte man sogar die Hexe sehen, die aus einem überzuckerten Fenster hervorlugte. Sie sah auf die Uhr. Es war 15:52 Uhr. Die Auktion endete in acht Minuten, und ihr Gebot war immer noch das höchste.

15:53 Uhr. Auf die letzten Minuten kam es an. Spätbieter konnten noch kurz vor Schluss zuschlagen. So waren ihr schon einige Stücke durch die Lappen gegangen.

15:55 Uhr. Ihr Gebot stand immer noch ganz oben. Sie hatte sich ein Limit von 35 Dollar gesetzt, aber jetzt bekam sie langsam kalte Füße. Vielleicht war das nicht genug? Sie gab 40 Dollar ein. Und gerade, als sie auf die Enter-Taste drückte, klingelte es an der Tür. Mist! Wahrscheinlich war das No-Good mit dem

Brief seiner Mutter. Was Mrs. Wong wohl wollte? Als Kenji noch lebte, kam sie manchmal vorbei und brachte kleine Geschenke mit – einen langen weißen Daikon-Rettich aus ihrem Garten, eine Handvoll frischen chinesischen Senf oder einen Fischkopf. Sie arbeitete in einer Fischfabrik, wo sie Fische ausnahm, und brachte Kenji die Köpfe mit. Er salzte sie ein, grillte sie oder kochte Fischsuppe daraus. Er pulte mit seinen Essstäbchen die Augäpfel aus den Höhlen und löste die zarten Wangen vom Knorpel. Die Köpfe sind das Beste, sagte er immer. Nachdem er gestorben war, brachte Mrs. Wong keine Fischköpfe mehr vorbei.

Es klingelte noch einmal. Annabelle erhöhte ihr Gebot auf 45 Dollar. Dann ging sie ans Fenster, beugte sich über einen Zeitungsstapel und zog den Vorhang zur Seite. No-Good stand mit einem Umschlag in der Hand auf der vorderen Veranda.

»He, Missoh!«, rief er und hämmerte an die Tür. »Aufmachen!«

Sie ließ den Vorhang los. Hatte er sie gesehen? Sie hörte ein schabendes Geräusch. Offenbar versuchte er, den Umschlag unter der Tür durchzuschieben. Sie benutzten die Vordertür schon lange nicht mehr, weil sich im Flur so viel Zeug angesammelt hatte, dass man sie kaum noch aufbekam. Sie hörte ihn fluchen. Dann klingelte es zum dritten Mal.

»Ich weiß, dass Sie da sind, Missoh! Ich kann Ihr Radio hören. Ich leg den Brief von meiner Ma vor Ihre Tür. Den sollten Sie besser mal lesen. Und leeren Sie mal Ihren Briefkasten. Da stapeln sich schon die Rechnungen. Die drehn Ihnen sonst den Strom ab.«

Sie stand hinter dem vorgezogenen Vorhang und lauschte, wie er die Eingangstreppe hinunterstampfte. Für einen so schmächtigen Mann machte er ganz schön viel Lärm. Was den Briefkasten anging, hatte er recht. Manchmal ließ sie wichtige

Post einfach darin liegen, dann wusste sie wenigstens, wo sie war. Sie ging wieder an den Computer, gab 50 Dollar ein und sank erleichtert auf ihren Stuhl zurück. Nur zur Sicherheit. Solange ihr Gebot das höchste war, konnte sie immer noch gewinnen.

15:59 Uhr. Noch weniger als eine Minute. Sie begann, die Zeit herunterzuzählen, und dann, zwanzig Sekunden vor Schluss, sprang das Gebot auf 32,45 Dollar. Und dann sprang es weiter und noch einmal! Nicht einer, sondern zwei Bieter boten auf ihre Hänsel-und-Gretel-Kugel! Sie hielt den Atem an, kreuzte die Finger und zählte – fünf, vier, drei, zwei ...

Die Nachricht *Herzlichen Glückwunsch! Sie haben gewonnen!* poppte auf ihrem Bildschirm auf, darunter ihr Siegergebot: 49,45 Dollar. Triumphierend lehnte sie sich auf ihrem Stuhl zurück.

Es tat so gut, zu gewinnen.

23

Er kehrte mit einem Arm voller Bücher über den Maler Paul Klee zu seiner Kabine zurück. Wie sich herausstellte, war er ein berühmter deutscher Maler mit einem strähnigen Bart, genau wie der berühmte deutsche Regisseur. Er legte die neuen Bücher auf den Band über die Ritterrüstungen und begann in ihnen zu blättern. Die Gemälde waren seltsam, ziemlich bunt und irgendwie musikalisch, dachte er. Es würde ihn nicht wundern, wenn sie plötzlich zu singen anfangen würden. Und so betrachtete er sie und lauschte. Es waren Bilder von Katzen, Vögeln, Fischen und Ballons oder vielleicht auch Monden, das war schwer zu sagen. Es war eine ziemlich wilde Mischung.

Paul Klee hatte jede Menge Bilder gemalt, aber endlich fand Benny das, wonach er suchte, das *Angelus Novus*, der Typ mit dem Rock. Er studierte das Bild. Was hatte diese Zeichnung mit Hänsel und Gretel zu tun? Und mit dem berühmten Filmregisseur, dessen Namen er schon wieder vergessen hatte? Er wartete, und hoffte, dass ihm das Bild den nächsten Hinweis liefern würde.

Nichts.

Es war entmutigend. Er nahm sein Schreibheft und schlug die Seite mit den eingeklebten Zetteln auf. Seit er zum ersten Mal in die Bibliothek gekommen war, wartete er darauf, dass etwas passierte. Irgendjemand – er hoffte, dass es Alice oder Athena, oder wie auch immer sie hieß, war – hatte ihn gerufen. Aber warum? Er zog den Papierstreifen, den er in dem Märchenbuch gefunden hatte, aus der Hosentasche und legte ihn ganz unten auf die linierte Seite.

Hänsel und Gretel sind gesund und munter
und leben in Berlin.

Er holte den Klebestift aus dem Rucksack und klebte den kleinen Zettel unter die anderen. Die Zettelchen erinnerten ihn an die Brotkrumen, die Hänsel im Wald verstreut hatte. Er hatte gehofft, dass ihn die Zettel zu irgendeiner Lösung führen würden, aber das war nicht passiert. Er starrte grimmig auf den *Angelus Novus*, der sich immer noch weigerte, ihn anzusehen, sondern stattdessen hartnäckig einen Punkt über Bennys rechter Schulter fixierte. Der schielende Blick machte ihn nervös, aber als er sich umdrehte, war da immer noch nichts. Der Astronomie-Typ in der Lesekabine neben ihm schlief immer noch. Die Tipp-Lady war inzwischen zurückgekommen. Sie schien ihn zu beobachten, hörte aber nicht auf zu tippen. Als würde sie ihn observieren und sich dabei hastig Notizen machen. Hatte sie gemerkt, dass der Zettel in ihrem Märchenbuch fehlte? Er hatte noch nie jemanden gesehen, der so schnell tippen konnte. Als sich ihre Blicke trafen, nickte sie ihm zu, aber ihre Finger tippten im selben Tempo weiter. Er wandte sich ab.

Spionierte sie ihm nach? Schrieb sie einen Bericht an die Direktorin, um ihn als Schulschwänzer zu enttarnen? Oder beobachtete sie ihn, um ihre Aufzeichnungen seiner Psychiaterin zu schicken? Er musste sich noch einmal vergewissern. Als er wieder hinüberspähte, hatte sie den Blick ganz konzentriert auf ihren Laptop gerichtet. Vielleicht hatte man ihr die falsche Brillenstärke verschrieben, denn sie kniff ständig die Augen zusammen oder runzelte die Stirn, was ihrem Gesicht etwas Einfältiges und Verbissenes gab. Er beobachtete sie noch eine Weile, aber sie nahm keinerlei Notiz von ihm, als wäre er plötzlich nicht mehr da. Er war beruhigt. Es fühlte sich gut an, nicht zu existieren. Er blätterte wieder das Paul-Klee-Buch durch, denn er wollte mehr über den Engel erfahren, aber er verstand die komplizierte Sprache nicht. Und bald musste er gähnen und wurde ziemlich müde. Vielleicht lag es an den Pillen oder einfach nur an der einschläfernden Wirkung der Bibliothek am Nachmittag. Er legte den Kopf auf das aufgeschlagene Buch. Seine Nase lag auf dem Schoß des Engels. Er lauschte den flinken Fingern der Tipp-Lady, ein leises, schnelles Klopfen. Vorhin hatte es wie Regentropfen geklungen, jetzt klang es eher wie ein Schwarm Stare, der aus einem Weizenfeld aufflog und sich dann wieder niederließ. Das Geräusch verlor sich im atmosphärischen Rauschen der Bibliothek. Vielleicht doch keine Stare. Eher Wellen. Vielleicht Stare, die sich in Wellen verwandelten, den Sand überspülten, kleine Kieselsteine und Muschelschalen vor sich herrollten, bevor sie sich wieder zurückzogen. Hin und her, Wellen und Stare, das Klopfen von Fingern auf einer Tastatur, das Rascheln einer umgeblätterten Seite, das Hauchen der Sterne, durch ein gelegentliches Schnarchen unterbrochen. Benny hörte all die an- und abschwellenden Geräusche und wusste, dass auch sie, wie die Stimmen, die er hörte, immer da waren und immer da sein würden, kamen und gingen, irgendwo im Hintergrund.

24

Der Brief, den No-Good bei ihr eingeworfen hatte, informierte Annabelle darüber, dass Mrs. Wong nach ihrem Sturz in einer Reha-Klinik war und für die Zeit ihrer Abwesenheit Henry K. Wong bevollmächtigt hatte, sie in allen Mietangelegenheiten zu vertreten. Weiter hieß es, dass Annabelle laut Mietvertrag verpflichtet sei, das Mietobjekt sauber und frei von Unrat zu halten, wozu auch die Beseitigung von Müll gehörte, der Ungeziefer anlockte, sowie von Recycling-Abfällen, die eine Brandgefahr darstellten. Zum Schluss folgte der Hinweis auf eine Klausel im Mietvertrag, der zufolge die Vermieterin bzw. ihr Bevollmächtigter befugt sei, in regelmäßigen Abständen das Mietobjekt zu besichtigen. Annabelle möge sich bitte mit Henry K. Wong in Verbindung setzen, um noch vor Ablauf des Monats einen Termin zu vereinbaren.

Annabelle war sich sicher, dass Mrs. Wong diesen Brief nicht geschrieben hatte. Sie war eine zähe alte Dame. Es sah ihr gar nicht ähnlich, solche Angelegenheiten ihrem Sohn zu überlassen. In all den Jahren, die Annabelle hier nun schon wohnte, hatte ihre Vermieterin keine einzige Hausbesichtigung durchgeführt. Sicher würde ihre Hüfte bald wieder in Ordnung kommen und sie aus der Reha entlassen werden. Trotzdem machte ihr der Brief Sorgen. No-Good führte irgendetwas im Schilde. Vielleicht hatte er seine Mutter überredet, das Haus zu verkaufen? Oder er nahm den wachsenden Berg aus Archivsäcken zum Vorwand, um sie vor die Tür zu setzen? Sie musste wirklich dringend mit dem Aufräumen anfangen und ihren Rückstand aufholen, bevor Mrs. Wong wieder zu Hause war.

Die Aufgabe drohte Annabelle über den Kopf zu wachsen. Nachdem sie sich im Mai erfolgreich gegen ihre Entlassung gewehrt und ihre Weiterbeschäftigung im Radio-, TV- und Online-Bereich durchgesetzt hatte, atmete sie erleichtert auf. Bald würde es mit der Zeitungsflut, die täglich ihr kleines Haus überschwemmte, vorbei sein, und sie könnte den Rückstau abarbeiten. Benny könnte ihr helfen, die Müllsäcke rauszutragen, und dann würden sie wieder in einem schönen, aufgeräumten Haus wohnen.

Womit Annabelle allerdings nicht gerechnet hatte, war, dass die Firma verlangte, dass sie weiterhin Backups auf DVDs brannte, und zwar von sämtlichen Mitschnitten, die sie im Verlauf eines Tages von Nachrichtenbeträgen aller großen Fernseh- und Radiosender machte. Und so hatte sie nicht nur mit der täglichen Flut an Zeitschriften zu kämpfen, sondern auch noch mit Säcken nicht recycelbarer DVDs, die sich in jedem Winkel des Hauses stapelten und auf der Veranda und im Garten ausbreiteten.

Es war deprimierend. Und der Strom der täglichen Nachrichten riss einfach nicht ab.

Sie holte tief Luft und sah auf die Uhr. Ihre Arbeitszeit war beinah zu Ende. Sie musste sich unbedingt die Beine vertreten. Sie lud ihre letzten Berichte hoch und meldete sich vom

Portal ab, stand auf und streckte sich. Ihr Rücken tat immer noch weh. Vielleicht sollte sie sich eins dieser modernen Stehpulte zulegen. Sie holte ihren Mantel und ihre Tasche. Benny würde bald von der Schule heimkommen. Sie könnte vorher noch einen kleinen Spaziergang machen, Mülltüten kaufen und grünen Salat und irgendetwas Gesundes, Leckeres zum Abendessen besorgen. Und während das Essen kochte, würde sie die Küche aufräumen, damit sie sich an den Tisch setzen und gemütlich zusammen essen könnten. Vielleicht könnte sie auf dem Weg zum Supermarkt kurz beim Secondhandladen vorbeischauen – nur auf einen kleinen Plausch. Seit Benny wieder in die Schule ging, machte sie sich weniger Sorgen um seinen sozialen Rückzug als um ihren eigenen. Als Kenji noch lebte, hatte sie sich nie allein gefühlt. Ihr wurde bewusst, dass ihr die sozialen Kontakte im Büro fehlten. Die Frauen im Secondhandladen waren zwar keine Freundinnen, aber sie waren alle sehr nett, außerdem könnte sie etwas Hübsches für Benny kaufen.

Als sie eintrat und die Ladenglocke über der Tür so fröhlich bimmelte, hatte sie das Gefühl, heimzukommen. Hinter der Verkaufstheke stand Jazmin, die Haitianerin, die bei einem schrecklichen Erdbeben ihr Zuhause verloren hatte. Eine christliche Hilfsorganisation hatte Jazmin unterstützt, und da Annabelle die humanitären Hilfsmaßnahmen in Haiti in den Medien verfolgt hatte, konnte sie sich sachkundig mit ihr über die Wiederaufbauprogramme unterhalten. Sie hatten sich auf Anhieb gut verstanden. Da Jazmin gerade mit einer Kundin beschäftigt war, winkte Annabelle ihr nur zu und deutete auf die Abteilung mit der Jungenkleidung im hinteren Bereich des Ladens.

Benny bestand darauf, immer denselben alten schwarzen Hoodie zu tragen, in dem er wie eins dieser schmuddeligen

Straßenkinder aussah, die in der Innenstadt herumlungerten und bettelten. Bestimmt würde sie etwas Nettes finden, das vor seinen Augen Gnade fand.

Sie schlenderte durch die Damenabteilung, dann durch die Herrenabteilung. Als sie an dem Ständer mit den Flanellhemden vorbeikam, versetzte es ihr einen Stich. Hier hatte sie immer Kenjis Hemden gekauft; sie vermisste es, für ihn Kleidung zu besorgen. Der Herbst war die richtige Jahreszeit für Flanell. Sie entdeckte ein schönes kariertes Hemd mit schmalen rosa Streifen. Wäre Kenji noch am Leben, hätte sie es ihm geschenkt. Sie hätte es gewaschen und in Geschenkpapier eingewickelt. Sie stellte sich vor, wie er es auspackte, mit strahlendem Gesicht anprobierte und ihr vorführte. Er mochte abgetragene Hemden, die schon ausgeblichen und weich waren. Sie strich über den Ärmel. Erst neulich hatte sie einen Artikel über einen alten Mann gelesen, der seiner Frau noch Jahre nach ihrem Tod Geschenke kaufte. Was Annabelle überhaupt nicht befremdlich fand. Sondern einfach nur rührend, traurig und irgendwie nobel. Aber vielleicht war es für Ehefrauen anders. Vielleicht war eine Frau, die für ihren toten Mann Geschenke kaufte, einfach nur peinlich. Und außerdem hatte Kenji schon genug Hemden. Sie sollte sich besser auf ihren Memory Quilt konzentrieren und dafür die Hemden verwenden, die sie bereits besaß. Immerhin hatte sie schon ein Muster entworfen und die Größe der benötigten Stoffquadrate berechnet. Aber als es ans Zuschneiden ging, hatte sie einen Rückzieher gemacht. Als sie sich mit der Schere in der Hand über die Schulternaht beugte, kam es ihr plötzlich so vor, als würde sie nicht in ein Hemd, sondern einen Körper schneiden. Sie brachte es einfach nicht fertig.

In der Abteilung für Jungenkleidung gab es nichts für Benny, also ging sie weiter zu den Schuhregalen. Seine Sneaker würden ihm bald nicht mehr passen. Aber die einzigen, die es in seiner Größe gab, waren schon ziemlich abgenutzt und verschlissen. Die würden nicht lange halten; sie musste ihm im Einkaufszentrum ein neues Paar besorgen.

Und was jetzt? Sie sah sich im Laden um. Es gab nichts, was sie brauchte, nichts, was sie wollte, aber statt sich darüber zu freuen, war sie enttäuscht und fühlte sich irgendwie betrogen. Sie arbeitete so hart, da hatte sie doch eine Belohnung verdient! Aber es ließ sich nun mal nicht ändern. Dann konnte sie genauso in den Supermarkt gehen und Lebensmittel besorgen, auch wenn ihr der Gedanke an eine gesunde Mahlzeit alles andere als verlockend erschien. Aber sie mussten ja etwas essen.

»Kein Glück heute?«, rief Jazmin, die gerade einen Karton mit Spenden durchging. Sie wickelte eine gelbe Keramikteekanne aus und hielt sie hoch, als Annabelle an ihr vorbeikam. Das Gelb sprang Annabelle ins Auge, wie eine strahlende kleine Sonne. Sie blieb stehen.

»Oh! Die ist ja entzückend! Kann ich die mal sehn?«

»Gern, meine Liebe«, sagte Jazmin und reichte ihr freundlich lächelnd die Kanne. Sie war klein und kugelrund, hatte einen robusten Henkel und eine kleine kecke Tülle. Und einen Deckel, der wie eine Pudelmütze aussah. Annabelle hielt sie entzückt in den Händen.

»Ich hatte auch mal so eine«, sagte sie. »Die war aber rosa.« Bis zu jenem Tag, an dem Kenji starb, war es ihre Lieblingskanne gewesen. Sie hatten einen fürchterlichen Krach gehabt. Er war aus dem Haus gestürmt. Die Teekanne ging zu Bruch. Sie weiß noch, wie sie weinend die Scherben auflas und in einen Schuhkarton legte, um sie später wieder zusammenzukleben. Man konnte sie zwar nicht mehr als Teekanne benutzen, aber vielleicht als Blumentopf. Es gab Leute, die alte Teekannen bepflanzten, was wirklich eine geniale Idee war. Aber wegen allem, was danach passierte, war sie nicht dazu gekommen, die Teekanne zu kleben. Sie fragte sich, wo eigentlich der Schuhkarton geblieben war. Er musste noch irgendwo sein.

Sie nahm den Deckel der gelben Teekanne ab und drehte ihn um, um ihn nach Sprüngen zu untersuchen. Es gab da ein Lied über eine Teekanne, das sie mit Benny immer gesungen hatte. Wie ging der Text noch mal? Vielleicht fiel er ihr wieder ein, wenn sie die Kanne kaufte. Das Gelb war so fröhlich; es gefiel ihr sogar besser als das Rosa ihrer kaputten Kanne. Und trotzdem zögerte sie.

»Die sollten Sie nehmen«, sagte Jazmin mit einem charmanten Lächeln. »Sie ist sonnig, genau wie Sie. Die würde gut zu Ihnen passen.«

Das gab den Ausschlag. »Danke, ich nehme sie«, sagte sie. Sie stellte die Teekanne an der Kasse ab und holte ihr Portemonnaie heraus. Die kleine Teekanne kann zaubern, dachte sie, ich fühle mich schon viel besser.

25

Wellen und Kiesel, Weizenfelder und …

»Hey …«

Eine flüsternde Stimme. Ein Finger auf seiner Stirn.

Benny öffnete die Augen. Seine Wange klebte an einer Buchseite fest. Aus dem Augenwinkel sah er die Korkenzieherlocken des Engels, darunter das rot-goldene Wappen des Hauses von Habsburg. Er blinzelte, hob den Kopf und blickte in die Augen einer großen, sprechenden Ratte, deren Nasenspitze dicht vor seiner war.

»Igitt!«, rief er und zuckte zurück.

Die geschockte Ratte verschwand. Und da sah er, dass die Stimme nicht von dem Nagetier kam, sondern von dem Mädchen, das es im Arm hielt. »Sorry«, sagte sie. »Haben wir dich erschreckt?«

Er nickte, rieb sich die Augen und wischte sich die Spucke aus dem Mundwinkel. Auf dem *Angelus Novus* war ein feuchter Fleck. Er rieb ihn mit dem Ärmel weg. Er hoffte, dass das Mädchen es nicht mitbekommen hatte. Als er aufschaute, sah er, wie die Ratte an ihrem Ärmel hinaufkletterte und in den Ausschnitt ihres Hoodies schlüpfte. Jetzt streckte sie ihre spitze Nase zwischen ihren Brüsten hervor. Sie hatte lange Schnurrhaare und schwarze Knopfaugen.

»Ist das eine Ratte?«, fragte Benny und vermied es, dem Mädchen auf den Busen zu starren.

Das Mädchen wandte sich ab und zog den Reißverschluss ihrer Kapuzenjacke hoch, sodass die Ratte nicht mehr zu sehen war. »Das ist keine *sie*«, sagte sie. »Sondern ein *sier.* Sier ist ein Frettchen. Ein nichtbinäres, genderfluides Frettchen. Und sag nie mehr Ratte. Das hasst sier.«

»Tut mir leid«, sagte Benny. »Das wusste ich nicht.« Um sein Gesabber, seinen Fauxpas und sein Gestiere wiedergutzumachen, fragte er: »Hat sier auch einen Namen?«

»Natürlich«, sagte das Mädchen über die Schulter. »Sier heißt TAZ.«

»Was ist denn das für ein Name?«

»Das ist kein ausländischer Name, falls du das denkst. Genaugenommen ist es ein Akronym. Er steht für Temporäre Autonome Zone.«

»Cool«, sagte Benny, obwohl er keine Ahnung hatte, wovon sie sprach. Das Mädchen hatte ihm den Rücken zugewandt, deshalb konnte er ihr Gesicht nicht sehen, aber er konnte hören, wie sie etwas in den Ausschnitt ihres Hoodies murmelte. Er schaute zu den benachbarten Kabinen hinüber, die jetzt leer waren.

»Sind Tiere hier erlaubt?«

»Wir sind doch alle Tiere«, sagte sie achselzuckend. »Und wir sind erlaubt.« Sie drehte sich um und öffnete den Reißverschluss, damit TAZ seine Frettchennase herausstecken konnte. »Aber um deine Frage zu beantworten, nein. Also verrat es niemandem, okay?« Das Frettchen lugte misstrauisch zwischen ihren Brüsten hervor. Nicht, dass Benny ihre Brüste wirklich sehen konnte. Nur die Umrisse und den Spalt ihres Ausschnitts, in dem das Mädchen das Tier mit sich herumtrug. Das Frettchen sah ziemlich arrogant aus. Sier beäugte ihn, als wüsste sier genau, was in Benny vorging.

»Sier chillt jetzt«, sagte das Mädchen und drehte sich zu ihm um, sodass Benny zum ersten Mal ihr Gesicht richtig sehen konnte.

»Hey, das bist ja du!« Es war Alice. Oder Athena. Oder wie auch immer. Endlich! »Ich kenn dich. Du heißt Athena, stimmt's?«

»Nenn mich nicht Athena. Das ist nicht mein Name.«

»Oh, ich dachte ...« Er unterbrach sich, weil er nicht wusste, was er dachte. Vielleicht irrte er sich ja auch. Sie war ungefähr so alt wie das Mädchen in der Klinik. Sie war blass und dünn und hatte einen silbrig-weißen Wuschelkopf. Sie war hübsch, trotz dem ganzen Metall in ihrem Gesicht.

»Heißt du Alice?«, fragte Benny.

Das Mädchen grinste. »Nee. Wieder falsch.«

Benny runzelte die Stirn. »Sorry. Ich dachte, wir kennen uns. Aus der Klinik.«

»Yeah. Stimmt.«

»Und wie heißt du denn nun?«

»Kommt drauf an. Hier bin ich das Aleph.«

»Die Elfe?«

»Nein. Das Aleph. A-l-e-p-h. Wie der erste Buchstabe des phönizischen Alphabets. Guck mal.« Sie schob das empörte Frettchen zur Seite, öffnete den Reißverschluss ihres Hoodies, zog einen Ärmel herunter und zeigte ihm das Tattoo auf ihrer Schulter: Es war ein auf der Seite liegendes A, dessen waagrechte Linie über die diagonal zusammenlaufenden Linien hinausreichte. Das Ganze war von einem Kreis umgeben:

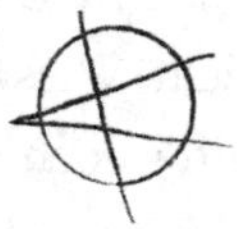

»Das ist mein Künstlername. Der F-Mann hat ihn mir gegeben. Er stammt aus einer Kurzgeschichte von Borges.« »Cool«, sagte Benny wieder und fragte sich, wer der F-Mann war, und wer oder was war Borges?

Sie reckte den Hals und besah sich das Tattoo mit kritischer Miene. »Na ja«, sagte sie. »Cool ist was anderes. Das soll eigentlich ein Aleph sein, das sich in ein anarchistisches Symbol verwandelt, sieht aber eher aus, als wär's umgekippt.

»Echt Pech«, sagte Benny.

Das Frettchen seufzte.

Das Aleph zuckte die Schultern. »Na ja, Tattoos, du weißt schon.«

Er wusste es nicht, nickte aber trotzdem.

»Ist aber nicht so schlimm«, sagte sie und zog den Ärmel wieder hoch. Mit Buchstaben hab ich's nicht so. Die stehen bei mir alle auf dem Kopf. Der F-Mann meint, dass ich deshalb eine so geniale Künstlerin bin.«

Das Frettchen gähnte, schloss die Augen, legte eine Pfote über seine Nase und schlief ein. Zwischen die Brüste des Aleph gekuschelt, sah sier sehr zufrieden mit sich aus. Als Benny merkte, dass das Aleph ihn musterte, wandte er den Blick ab.

»Ich hab dich beobachtet«, sagte sie. »Du warst in den Sommerferien hier. Und jetzt schwänzt du die Schule und schläfst über deinen Büchern ein, sabberst und was sonst noch alles, also müssen das hammermäßige Tabletten sein, die du da schluckst. Und wahrscheinlich sind die Kids in deiner Klasse Arschlöcher, und deshalb törnt dich die Schule nicht gerade an.«

Benny nickte. Sie hatte recht. Dem war nichts hinzuzufügen.

»Aber eins versteh ich nicht. Wieso verkriechst du dich hier vor dem F-Mann? Der schafft's doch mit seinem Bein niemals hier hoch. Aber wahrscheinlich weißt du das selber.«

»Welcher F-Mann?«

»Der Typ mit den ganzen Flaschen. Der heißt Slavoj, aber wir nennen ihn den Flaschenmann. Abgekürzt der F-Mann.«

»Der alte Penner in dem Rollstuhl?«, fragte er. »Du kennst den Typ?«

Das Aleph nickte. »Klar. Wir kümmern uns um ihn, und dafür bringt er uns Sachen bei. In Slovenien ist er ein total berühmter Dichter. War doch voll cool, wie er dich an Skylla und Charybdis vorbeigelotst hat.«

»An wem?«

»Na, der Typ an der Information und der vom Sicherheitsdienst.«

»Heißen die so?«

Sie lachte. »Nein, du Blödmann. Natürlich nicht. Das sind Namen aus der griechischen Mythologie. Charybdis war ein gefährlicher Meeresstrudel, und Skylla war dieses krasse Seeungeheuer, das Menschen gefressen hat ...«

Achtung! Achtung!

Er holte tief Luft.

»Nenn mich nicht so.«

»Wie? Ein krasses Seeungeheuer?«

»Nein, einen *Blödmann*«, sagte er eine Spur zu laut für eine Bibliothek. Er konnte sie nicht ansehen, schaute deshalb über ihre Schulter. »Ich bin kein Blödmann.«

»He, tut mir leid. Du hast recht. Das war nicht okay.«

»Außerdem wär ich auch ohne ihn prima zurechtgekommen.«

»Okay, okay.«

»Und überhaupt, der ist doch komplett verrückt.«

Das Aleph schüttelte den Kopf. »Jetzt redest *du* aber Quatsch. Er ist nicht verrückt. Nicht verrückter als du oder ich.«

Gefahr! Gefahr! Aber ihre Worte hatten nichts Bedrohliches. Eher etwas Verwirrendes, Verstörendes. Etwas Schweres. Wie kalter, nasser Sand an einem leeren Strand mitten im Winter. Ihm wurde klar, dass er zwei Möglichkeiten hatte: Er konnte entweder im Sand versinken, oder er konnte versuchen, ihn zu überqueren. Er machte einen vorsichtigen Schritt. Der Sand fühlte sich fest an. Da wusste er, dass er es riskieren konnte, ihr alles zu erzählen.

»Ich weiß nicht, ob du verrückt bist«, sagte er. »Aber ich schon.«

»*Nein*!«, rief die Stimme, als der Sand unter ihm nachzugeben begann.

Das Aleph runzelte die Stirn. »Wie kommst du darauf?«

»Das sagen alle«, erwiderte er und sank tiefer ein.

»*Siehst du*«, sagte die Stimme. Aber jetzt war es eine andere Stimme, sie klang höhnisch und gemein. *Halt die Schnauze, du Schwachkopf, halt verdammt noch mal die Klappe!*

»Die Leute sagen doch allen möglichen Scheiß. Wieso glaubst du denen?«

»Weil sie recht haben«, sagte er. »Ich weiß, dass ich verrückt bin.« Und jetzt gab es keinen Sand, keinen Boden, keinen Strand mehr, sondern nur die Stimme, die ihn wie ein wütender Wind anfauchte. *Erst erzählst du's der Ärztin, und die steckt dich in die Klapse. Dann erzählst du's in der Schule rum, und alle hassen dich.*

»Aber woher weißt du das?« Es klang wie aus weiter Ferne.

Er wollte nicht, dass sie ihn auch noch hasste. Sein Körper fühlte sich taub an. Er presste seine tauben Hände auf seine tauben Ohren, begann, sich vor und zurück zu wiegen und laut zu summen, um die schreckliche neue Stimme zu übertönen, die im Takt seines Herzens *ARSCHloch, ARSCHloch, ARSCHloch* rief.

»Weil ich ständig irgendwelchen Scheiß hör«, sagte er. Er sprach so leise, dass sie sich zu ihm vorbeugen musste.

»Jeder hört irgendwelchen Scheiß«, flüsterte sie.

»Nein. Das ist was anderes. Ich höre Dinge. Stimmen.«

»Ja und?«

Er hörte auf sich zu wiegen und sah sie an.

Sie zuckte die Schultern. »Viele Leute hören Stimmen.«

»Echt jetzt?«

Sie nickte und streckte die Hand aus. Ihre Finger waren mit Farbe beschmiert, und die Nägel waren abgekaut und eingerissen. »Du zitterst ja«, sagte sie. »Und du hyperventilierst. Was dagegen, wenn ich dich anfasse?«

Er schüttelte den Kopf, zuckte aber trotzdem zusammen, als sie ihre Hand auf seine Brust legte. Unter ihrem sanften Druck spürte er, wie sein Herz schlug – wie ein Vogel, ein eingesperrtes Ding, das sich gegen eine Scheibe warf. Sie ließ ihre

Hand liegen, warm und weich, bis das wilde Flattern nachließ, das Zittern aufhörte und sich sein Atem beruhigte. Dann stieß sie leicht gegen seine Brust, zog die Hand wieder zurück und legte schnell die andere darüber, als wolle sie etwas festhalten, etwas, das wegfliegen könnte. Dann öffnete sie die Hände und zeigte es ihm. Erst hörte er ein pulsierendes Geräusch, weich und feucht, schnell und rhythmisch. Und als er hinschaute, sah er es. Sein wildes, schlagendes Herz.

»Hier«, sagte sie und hielt es ihm hin. »Ich glaub, ich mag dich, Benny Oh.«

BENNY

Sie hat mir nicht wirklich mein Herz zurückgegeben, aber so hat es sich angefühlt. Als wäre mein Herz aus meinem Körper rausgeflogen und hätte dann nackt und wund in ihren Händen gelegen und wie verrückt geschlagen. Und obwohl sie es mir wiedergeben wollte, schien es nicht zu mir zurückkommen zu wollen. Mein Herz war glücklich und fühlte sich in ihren Händen sicher. Es wollte für immer dort bleiben.

In dem Moment, als sie die Hand ausstreckte, um mich zu berühren, fiel mir der abgefahrene Traum wieder ein, in dem das wunderschöne Mädchen ihre Hand auf meine Brust legte, und – na ja, ihr wisst schon, was dann passiert ist. Ihr habt alles darüber gelesen, was total peinlich ist, auch wenn ich weiß, dass es für Jungs in meinem Alter ganz normal ist, solche Träume zu haben. Allerdings haben die meisten andern Jungs keine Bücher, die ihnen nachspionieren und ihre peinlichsten Erlebnisse rausposaunen.

Und das wunderschöne Mädchen war das Aleph. Aber was ich nicht kapiere, ist, dass ich das Aleph da noch gar nicht kannte. Wie konnte ich von einem Mädchen träumen, das ich noch nie gesehen hatte? Aber genauso war's. Sie war das Mädchen aus meinem Traum, das Mädchen aus der Psychiatrie, und jetzt war sie in der Bibliothek. Und vielleicht war ich auch schon ein bisschen in sie verknallt. Ist das schräg? Keine Ahnung. Ich war noch nie verliebt, also woher soll ich das so genau wissen?

DAS BUCH

In Bibliotheken geschehen seltsame Dinge, Benny. Eine öffentliche Bibliothek ist ein Schrein für Träume, und ständig verlieben sich Menschen hier. Vielleicht glaubst du das nicht, aber es stimmt. Schließlich sind Bücher Werke der Liebe. Auch wenn unsere Körper nicht die Geheimnisse einer physischen Verbindung ergründen können, so vermögen es doch die trockensten Wälzer, deine Träume wahr werden zu lassen.

26

»Wie ich sehe, hast du den Engel entdeckt«, sagte das Aleph und deutete auf die Postkarte in seinem Heft, als wäre nicht gerade etwas Außergewöhnliches passiert. Und vielleicht stimmte das ja auch. Bennys Herz schlug zwar schneller, war aber wieder in seine Brust zurückgekehrt. Die kleinen, mit Farbe bekleckerten Hände des Aleph, die so zärtlich sein Herz gehalten hatten, waren tief in ihren Taschen vergraben. TAZ schlummerte immer noch selig zwischen ihren Brüsten.

Benny sah auf die Postkarte mit dem Strichmännchen. »Ja, stimmt«, sagte er schulterzuckend, als wäre es nichts Besonderes – als hätte er die Karte gefunden und natürlich sofort gewusst, dass es ein Engel war –, aber sobald er das gesagt hatte, kam er sich wie ein Idiot vor, und so fügte er hinzu: »Ich meine, ich wusste nicht, dass es ein Engel sein soll ...«

»Das ist der Engel der Geschichte«, sagte das Aleph. »So hat Benjamin ihn genannt.«

Als er das hörte, war er freudig erregt und gleichzeitig verwirrt – freudig erregt, weil sie seinen Namen ausgesprochen hatte, und verwirrt, weil er sich nicht erinnern konnte, jemals einen Engel der Geschichte erwähnt zu haben. Vielleicht hörte das Aleph auch Dinge. »Das habe ich wirklich gesagt?«

»Nein, nicht du«, sagte sie. »Der deutsche Philosoph. Benjamin war sein Nachname. Auf Deutsch hört es sich mehr wie Benyameen an. Sein Vorname war Walter, also Valter.«

Benny hatte noch nie etwas von diesem Valter Benyameen oder Walter Benjamin gehört. Er wusste nicht, dass Benjamin auch ein Nachname war oder dass man Namen unterschiedlich aussprechen konnte. Das verunsicherte ihn. Woher wusste er denn, wer er war, wenn er sich nicht mal auf seinen eigenen Namen verlassen konnte? Er schlang die Arme um sich. Er wollte unbedingt das Thema wechseln. Da fiel sein Blick auf die kleinen Zettel, die er in sein Heft geklebt hatte.

»Stammen die auch von dir?«

Das Aleph nickte. Sie deutete auf das erste Zettelchen. »Das hat Mackson in deine Hose gesteckt, bevor du entlassen wurdest. Ein paar von uns treffen sich regelmäßig hier in der Bibliothek und tauschen uns aus. Mackson hat gesagt, du wärst cool.« Sie zeigte auf den zweiten Zettel. »Den hab ich in das Buch gelegt, das du gerade gelesen hast, weil ich nicht wollte, dass du aufgibst. Aber der letzte war reiner Zufall. Den hast du ganz allein entdeckt.«

Sie deutete auf den dritten Zettel, den über Hänsel und Gretel. »Das ist der Text eines Songs von Laurie Anderson«, fuhr sie fort, und als er nichts darauf erwiderte, fügte sie hinzu: »Die Performance-Künstlerin. Die ist super cool.«

Er begriff immer noch nichts. »Und die steckt irgendwelche Notizzettel in Leihbücher?«

»Nein, das mach ich. Und nicht nur so was. Auch andere Sachen. Die Bibliothek ist mein Labor. Die Psychiatrie übrigens auch. Eigentlich ist alles mein Labor.«

»Bist du Wissenschaftlerin?«

»So was in der Art. Ich bin Künstlerin.«

Er schaute auf die Papierchen. »Ist das Kunst?«

»Schon. Oder vielmehr eine Art situationistische Intervention, eine subversive Infragestellung unseres intellektuellen Erbes. So nennt es der F-Mann.« Sie zeigte auf die Regale. »Wenn du dir die Bibliothek als Manifestation eines Raum-Zeit-Kontinuums vorstellst, dann ist es so, als würde ich unsichtbare Fäden durch Raum und Zeit spannen, damit andere Leute sie aufgreifen und ihnen folgen können. So wie du.« Aber er konnte ihr nicht folgen, und so versuchte sie es noch einmal: »Okay, stell dir vor, ich wäre eine Nomadin und würde mit Brotkrümeln Spuren durch das Labyrinth der Bibliothek legen, also praktisch die verzweigten Pfade meiner Reise aufzeichnen.«

»Und warum?«

Sie zuckte mit den Schultern. »Keine Ahnung. Ich hab das schon als kleines Kind gemacht, lange bevor mir der F-Mann gesagt hat, dass es Kunst ist. Ich stelle Verbindungen zwischen Dingen her. Als würde ich eine Geschichte erzählen.«

Er betrachtete die Wörter auf den Zettelchen und auf der Postkarte. »Das versteh ich nicht. Wie hängen die zusammen?«

»Na ja, der Songtext ist nicht vollständig. Wahrscheinlich hättest du die anderen Verse auch gefunden, wenn du weitergesucht hättest. ›Hänsel und Gretel sind gesund und munter und leben in Berlin.‹ Diese Zeilen hast du entdeckt, und später bekommt Hänsel eine Rolle in einem Fassbinder-Film, und Gretel fragt ihn, was Geschichte ist, und Hänsel erzählt, was Walter Benjamin über den Engel geschrieben hat. Das steht auf der Postkarte.« Sie nahm die Karte, musterte sie kritisch und gab sie ihm wieder zurück. »Das ist ein bisschen esoterisch. Ich hätte es wahrscheinlich klarer ausdrücken sollen.«

Er wusste nicht, was esoterisch bedeutete, stimmte ihr aber zu. Er drehte die Karte um und las noch einmal, was auf der Rückseite stand.

»Der Satz hört einfach auf. Wie heißt der Sturm denn nun?«

»Fortschritt.« Sie grinste. »Ziemlich cool, findest du nicht? Benjamin sagt, dass die Geschichte eine einzige, andauernde Katastrophe ist, die Schrott vor den Füßen des Engels anhäuft …«

Benny dachte an die Archivsäcke seiner Mutter, die sich vor seinen Füßen anhäuften. Das leuchtete ihm ein. Er drehte die Karte wieder um. Sie redete immer noch.

»… Und der Engel will in die Vergangenheit zurückkehren und alles wieder ganzmachen, was zerschlagen wurde. Er möchte die Toten wieder zum Leben erwecken, aber das kann er nicht.«

Er starrte auf den Engel, der immer noch über seine Schulter schaute, und dachte an seinen Dad. Er schluckte schwer. »Wieso nicht?« Seine Stimme hörte sich seltsam an.

»Weil der Engel im Sturm des Fortschritts gefangen ist. Er wird rückwärts in die Zukunft geweht, so etwa.«

Sie streckte die Arme aus, wie Flügel, und schloss die Augen. Er konnte beinah sehen, wie ein plötzlicher Windstoß sie ergriff. Sie beugte sich vor, stemmte sich gegen den Wind, und stand einen Moment lang auf den Zehenspitzen, balancierte unsicher auf der Schwelle zwischen Vergangenheit und Zukunft.

Als er die Hand ausstreckte, um sie zu stützen, öffnete sie die Augen. Der Wind legte sich plötzlich, und er ließ die Hand sinken. Das Frettchen, das unsanft aus dem Schlaf geweckt worden war, blinzelte und sah ihn ungehalten an.

»Und was ist als Nächstes passiert?«, fragte Benny.

»Nichts. Das ist praktisch alles.«

Er betrachtete die Postkarte noch einmal. Jetzt sah er ganz deutlich, dass es ein Engel war. Ein cooles Bild. Aber auch traurig. »Ich dachte, Fortschritt wäre gut.«

»Na ja, nicht, wenn er nur darin besteht, dass wir immer mehr neues Zeugs anhäufen und das alte verkommen lassen.«

»Hm.«

»Zumindest denkt Benjamin das«, sagte das Aleph. »Der F-Mann hat mich auf ihn aufmerksam gemacht. Er ist ein großer Fan von ihm.«

Als Benny das hörte, kehrte seine Angst zurück. Waren die beiden etwa Kumpel? Würde er ihn auch treffen müssen? Er schaukelte vor und zurück.

»Alles okay?«, fragte das Aleph.

»Ja. Dieser Benjamin. Ist der ein Freund von dir?«

»Er ist tot.«

Erleichtert hörte Benjamin zu schaukeln auf, aber dann überlegte er, dass es nicht nett war, wenn man über den Tod von jemandem froh war.

»Er ist vor sehr langer Zeit schon gestorben«, fügte das Aleph hinzu.

Das beruhigte ihn etwas. Wenn er schon so lange tot war, war es wahrscheinlich nicht so schlimm, wenn man nicht todtraurig darüber war.

»Er hat Selbstmord begangen«, sagte sie.

Okay, das war nicht gut. Es war überhaupt nicht gut, wenn

Benjamins sich umbrachten, weil das vielleicht mit dem Namen zusammenhing. Als er auf der Station war, erzählten die älteren Kids in der Gruppensitzung, dass Selbstmord erblich sein könnte. Hoffentlich traf das nicht auf ihn zu. Kenjis Tod war ein Unfall gewesen, und dieser andere Benjamin war nicht mit ihm verwandt, aber trotzdem. Es war beunruhigend, sich vorzustellen, dass irgendein Benjamin deprimiert genug war, um sich umzubringen.

»Das ist echt Scheiße«, sagte er.

»Er war auf der Flucht vor den Nazis.«

Bennys Wissen über die Nazis war bestenfalls lückenhaft. Er wusste mehr über die Neo-Nazis, dass sie nur andere Weiße mochten und Farbige hassten und er ihnen am besten aus dem Weg ging.

»Das waren beschissene faschistische Zeiten, und der F-Mann sagt, dass uns die wieder bevorstehen könnten. Dass der Faschismus auf dem Vormarsch ist und dass er eine zwangsläufige Reaktion auf eine gescheiterte Revolution ist. Er sagt, dass wir uns alle mit der Geschichte beschäftigen sollten, damit wir nicht dazu verdammt sind, sie zu wiederholen. Stimmt's, TAZ?«

Sie sah auf das Frettchen hinunter, das wieder aufgewacht war und seine Nase rausstreckte. Sier gähnte herzhaft, rekelte sich und begann, sich das Gesicht zu putzen. Benny wandte den Blick ab.

»TAZ wird unruhig«, sagte das Aleph. »Ich sollte sien vielleicht mal rausbringen. Willst du jetzt den F-Mann kennenlernen?«

Das wollte er zwar nicht, aber weil er das Aleph nicht vor den Kopf stoßen wollte, zuckte er nur die Achseln und nickte. In diesem Moment pingte sein Handy, das auf dem Bücherstapel lag. Er ignorierte es und fing an, seine Sachen zusammenzupacken. Das Handy pingte erneut, woraufhin er es in die Tasche steckte.

»Willst du nicht nachsehen, wer's ist?«

Dem Aleph zuliebe zog er das Handy wieder hervor und warf einen Blick darauf. Die Nachricht war von seiner Mutter. *Komm gleich nach der Schule nach Hause, ja? Ich mach was Leckeres zum Abendessen!* ☺☺☺

»Alles okay?«, fragte das Aleph. »Stimmt was nicht?«

Benny schüttelte den Kopf. »Das war meine Mom«, sagte er mürrisch. »Ich geh jetzt wohl besser mal nach Hause.«

27

Der kleine Ausflug zum Secondhandladen hatte sie aufgemuntert. Als sie nach Hause kam, stellte sie gleich Wasser für die Spaghetti auf den Herd und wickelte dann die gelbe Teekanne aus. Sie sah entzückend aus, sonnig und fröhlich. Annabelle sah sich in der Küche nach einem Platz für sie um. Die Regale waren alle voll, und so nahm sie den Korb mit der schmutzigen Wäsche vom Küchentisch und stellte die Kanne an seinen Platz. Sie brachte die Wäsche in die Abstellkammer, stopfte sie in die Waschmaschine und startete das Programm. Das war schon besser. Sie machte eindeutig Fortschritte.

Auf dem Küchentisch herrschte immer noch ein ziemliches Durcheinander, aber dank der kleinen Teekanne konnte Annabelle es jetzt *sehen*. Sie staunte. Wie schnell gewöhnte man sich an gewisse Dinge, und wenn etwas Neues hinzukam, fiel es einem wie Schuppen von den Augen. Erstaunlich! Die gelbe Teekanne war wie eine kleine Sonne, warf Licht auf ihre Umgebung. Und direkt daneben lag *Tidy Magic* und sonnte sich in ihren Strahlen.

Annabelle starrte darauf und merkte, wie sie eine Gänsehaut bekam. Wie war es dorthin gekommen? Es war wirklich unheimlich, wie sich das kleine Buch von allein fortzubewegen schien. Und nicht nur ein Mal, sondern gleich dreimal! Erst war es bei *Michaels* vom Tisch gehüpft. Dann war es auf wundersame Weise in der Kommandozentrale aufgetaucht. Und jetzt lag es hier. Als könnte das kleine Buch ihre Gedanken lesen, als wüsste es, dass sie unbedingt aufräumen musste und dazu seine Hilfe brauchte.

Sie sah auf die Uhr. Sie musste noch das Abendessen zubereiten und den Tisch abräumen, bevor Benny nach Hause kam. Aber es dauerte ja nicht lange, die Spaghetti-Soße zu wärmen, und wenn ihr das Buch wirklich etwas sagen wollte, sollte sie ihm besser zuhören. Sie räumte einen Stuhl frei, setzte sich und begann zu lesen.

TIDY MAGIC

Kapitel 1

Mein wahres Leben

Mein wahres Leben begann mit meiner Einführung in den Zen-Buddhismus. Vielleicht kennen Sie das Zen-Motto: »Der Lehrer ist da, wenn der Schüler dafür bereit ist«? Nun, ich war offenbar bereit, denn eines Morgens tauchte mein erster Lehrer auf, und das auf ganz ungewöhnliche und überraschende Weise.

An diesem Morgen hatte ich meine Kleidung für die Arbeit besonders sorgfältig ausgewählt. Ich hatte mir gerade erst einen sündhaft teuren Haarreif gekauft, den ich zum ersten Mal im Büro tragen wollte. Ich arbeitete seit einem Jahr für ein Mode- und Lifestyle-Magazin; es war mein erster Job nach dem Uniabschluss. Er gefiel mir, und ich hatte mich auch schon mit ein paar anderen Frauen angefreundet, die etwa zur selben Zeit wie ich dort angefangen hatten. Der Druck, sich zu stylen und gut auszusehen, war enorm. Deshalb besuchten wir in unserer Freizeit regelmäßig Schönheitssalons und kauften in Shibuya und Ginza in Designer-Geschäften ein, lachten und stachelten uns gegenseitig an. Wenn wir unsere Portemonnaies zückten, versicherten wir uns gegenseitig, dass es sich schließlich um »Recherche« handelte, die für unser Fortkommen in der Firma unumgänglich war, was auch stimmte.

Vielleicht hört sich das nach einer Menge Spaß an, aber ich war nicht glücklich mit meinem Leben. Ich gab mein Gehalt für Kleider und Modeaccessoires aus, für Haarpflegeprodukte und Make-up, aber oft, wenn ich mit Einkaufstüten beladen nach Hause kam, fehlte mir die Energie, sie auszupacken. Stattdessen ließ ich die Tüten am Eingang fallen, streifte meine Schuhe ab, schleppte mich durch mein Ein-Zimmer-Apartment, entledigte mich unterwegs meiner Kleider, die ich achtlos auf den Boden fallen ließ, und sank auf meinen Futon, wo ich oft sofort erschöpft einschlief. Manchmal wachte ich mitten in der Nacht auf und konnte mich nicht bewegen. Es fühlte sich an, als würde das tonnenschwere Gewicht eines Dämons auf meine Brust drücken. Dann lag ich bis zum Morgengrauen wach und wartete darauf, dass der Dämon von mir abließ, damit ich mich aus dem Bett quälen konnte. Dann sah ich im Spiegel mein ausgezehrtes Gesicht und meine blutunterlaufenen Augen und machte mich an das langwierige Ritual der Hautpflege, des Schminkens und der Auswahl der Kleidung, um mich für den kommenden Tag zu wappnen.

Ich weiß noch, dass ich an diesem speziellen Morgen keine besonders gute Laune hatte und mich nicht so recht über meinen neuen Haarreif freuen konnte. Keins meiner Outfits schien dazu zu passen, und außerdem befürchtete ich, dass er zu edel für den Alltag war. Es war ein Designer-Stück aus Italien und war mit Filigranschmuck, Zuchtperlen und echten Swarovski-Kristallen besetzt. Ich hatte monatelang dafür gespart, aber als ich meine Wohnung verließ, fühlte ich mich klein und unsicher.

Während der langen Zugfahrt in die City hatte ich das Gefühl, dass mich die anderen Fahrgäste anstarrten und meinen Modegeschmack missbilligten. Als ich in die U-Bahn umstieg, bemerkte ich eine Gruppe junger Mädchen, die mich mit großen Augen bewundernd ansahen, was mich etwas aufmunterte, bis sie hinter vorgehaltener Hand anfingen zu kichern. Als ich endlich an meiner Station ankam, hatte meine Stimmung ihren Tiefpunkt erreicht.

Es war Rushhour, und als ich aus der U-Bahn stieg, wimmelte es auf dem Bürgersteig von Berufspendlern. Ich ging die Stufen der Überführung hoch, um auf die andere Straßenseite zu gelangen. Gerade, als ich die Treppe wieder hinuntergehen wollte, hörte ich ein lautes Krächzen, spürte einen plötzlichen Luftzug und sah, wie sich eine Krähe auf mich stürzte und mir meinen Haarreif vom Kopf riss!

Natürlich sah mein Kopf da noch etwas anders aus als heute, wo er kahl geschoren ist. Damals hatte ich lange schwarze Haare, die mir bis kurz über die Schultern reichten und auf die ich sehr stolz war. Sie waren so geschmeidig und glänzten ganz seidig! Ich wusch sie täglich und ging alle zwei Wochen zum Friseur, um mir meinen Pony nachschneiden zu lassen. Ich war ganz verliebt in meinen Pony! Ich verbrachte Stunden vor dem Spiegel, um ihn mir anzusehen. Wenn er nur einen Millimeter zu lang oder zu kurz war, litt ich Höllenqualen. An besagtem Morgen hatte ich den neuen Haarreif sorgfältig mit Haarnadeln festgesteckt, und als die Krähe ihn schnappte und davonflog, hatte sie mir auch ein paar Haare ausgerissen!

»Au!«, schrie ich, und sämtliche Leute auf der Überführung, die gesehen hatten, was passiert war, zeigten auf mich und lachten. Normalerweise hätte ich mich geschämt, aber in diesem Moment war ich nur wütend auf die blöde Krähe.

Ein Mann neben mir sagte: »Sehen Sie nur, da ist sie!« Und tatsächlich saß der Dieb auf dem Zweig eines Gingko-Baums ganz in der Nähe und hatte meinen glitzernden Haarreif im Schnabel!

»Danke!«, rief ich und rannte die Stufen hinunter und auf den Baum zu. Was hatte ich vor? Mit meinen hochhackigen Prada-Pumps auf den Baum zu klettern? Die Krähe schien sich köstlich über mich zu amüsieren, ebenso wie die Pendler, die beobachteten, wie ich am

Fuß des Baums stand und mit der Faust drohte. Dann legte die Krähe gelangweilt den Kopf schief und sah mich mit ihrem kleinen Knopfauge an, bevor sie über die hohe Mauer in den Garten eines kleinen Nachbarschaftstempels flog. Sie landete in den Zweigen einer großen, krummen Kiefer und wandte den Kopf, schaute mich herausfordernd an.

In die Mauer war ein Tor eingelassen, und als ich hindurchging und den Garten betrat, ließ der Lärm der hektischen Stadt augenblicklich nach. Es war, als wäre ich in einer anderen Zeit gelandet. Die Luft war erfüllt von uralten Gerüchen nach Moos, feuchtem Laub und Weihrauch. Ich hörte Vogelgezwitscher, zirpende Grillen und sogar das Quaken eines Laubfroschs. Ein geharkter Pfad schlängelte sich um einen Koi-Teich. Daneben stand eine steinerne Bank, auf der ein junges Mädchen saß, das eine Schuluniform trug, aus einer Dose Eiskaffee trank und etwas in ihr Tagebuch schrieb, sich offenbar die Zeit bis zum Schulbeginn vertrieb. Ein Mönch fegte mit einem Bambusbesen das Moos auf einem kleinen Hügel zusammen, und in der großen Kiefer darüber hatte sich der Haarreif-Dieb niedergelassen. Ich eilte auf ihn zu, aber kurz bevor ich ihn erreichte, wippte er mit seinen Schwanzfedern, breitete die schwarzen Flügel aus und flog davon. Ich schrie auf, und der Mönch und das Mädchen blickten mich überrascht an. Die Krähe kreiste zweimal um den bemoosten kleinen Hügel und fing beim dritten Mal an zu krächzen. *Aak! Aak!*, rief sie, und der Haarreif glitt aus ihrem Schnabel. Ich werde nie den Anblick der Swarovski-Kristalle vergessen, wie sie glitzernd das Licht einfingen, während der Haarreif durch die Luft segelte. Er landete direkt vor den Füßen des Mönchs, und als ich auf ihn zurannte, beugte er sich hinunter und hob ihn auf.

»Sehr hübsch«, bemerkte er und drehte ihn um. »Sind das echte Swarovski-Kristalle?«

»Ja«, sagte ich leicht außer Atem. »Die blöde Krähe hat ihn mir vom Kopf gerissen, als ich aus der U-Bahn kam.«

»Das kann ich verstehen«, meinte der Mönch und hielt den Haarreif ins Licht. »Darf ich?« Und ohne eine Antwort abzuwarten, setzte er den Reif auf seinen kahlen Schädel. »Wie sehe ich aus?«

Ich war so verblüfft, dass es mir die Sprache verschlug. Er stand ganz ruhig da. Er wollte weder witzig noch kokett sein. Er wartete lediglich auf meine Antwort. Sein großer, runder Kopf glänzte wie poliertes Mahagoni. Er trug ein schäbiges graues Baumwollgewand, das absolut nicht zu dem kostbaren Haarreif passte, der auf seinem Kopf thronte und irritierende Lichtpunkte auf seine Glatze warf. Das Ganze hätte lustig sein können, aber das war's nicht. Das protzige Geschmeide, das ich in dem Geschäft so bewundert hatte, sah auf seinem Kopf geschmacklos aus, und die Swarovski-Kristalle und Zuchtperlen wirkten billig.

»Hm…hübsch«, sagte ich zögernd.

Seine klaren Augen verrieten mir, dass er wusste, dass ich log. Er durchschaute mich, erkannte die Sehnsucht und das Verlangen in mir und sah bis auf den Grund meines eitlen Herzens. Er sah die Angst und Verzweiflung, die mich dazu trieben, mein Leben mit teuren Gegenständen zu füllen. Und hatte Mitleid mit mir.

»Nein«, erwiderte er, »ich glaube nicht, dass er mir

steht.« Er nahm den Haarreif ab und hielt ihn mir hin. »Hier«, sagte er, »setzen Sie ihn auf.«

Ich tat, wie mir geheißen. Der schmale metallene Reif rutschte mir hinter die Ohren und kniff unangenehm. Ich konnte dem Mönch nicht in die Augen schauen, so sehr schämte ich mich.

»Ja«, sagte er und trat einen Schritt zurück. »Er steht Ihnen. Sieht niedlich aus.«

»Danke«, flüsterte ich.

Er nahm seinen Besen in die Hand, und ich verbeugte mich tief vor ihm. Dann ging er zum Tempel zurück. Die Krähe beobachtete uns von dem Zweig einer Zypresse aus, und ihr Krächzen hörte sich an wie Gelächter. Das Schulmädchen saß noch immer auf der Bank am Teich. Ich hatte sie ganz vergessen, aber sie schrieb immer noch in ihr Tagebuch. Als ich an der Bank vorbeikam, blieb ich kurz stehen, und sie sah auf.

»Gefällt er dir?«, fragte ich und nahm den Haarreif ab.

»Ganz okay«, sagte sie und würdigte ihn kaum eines Blickes. Vermutlich hielt sie mich für eine Irre und wollte einfach nur höflich sein.

»Das sind echte Zuchtperlen und Swarovski-Kristalle.«

»Cool«, erwiderte sie. »War bestimmt teuer.«

»Das stimmt.« Ich hielt ihr den Reif hin. »Wenn du willst, kannst du ihn haben.«

Sie wich etwas zurück und beäugte den Haarreif misstrauisch. »Danke«, sagte sie, »aber das ist nicht mein Stil.« Sie klappte das Tagebuch zu und schob es in ihre Schultasche. »Die Kids in der Schule würden mich nur verprügeln und ihn mir abnehmen.«

»Du könntest ihn jemandem schenken«, schlug ich vor. »Vielleicht deiner Mom?«

»Die würde denken, ich hätte ihn geklaut«, entgegnete das Mädchen, erhob sich und hängte sich die Schultasche über die Schulter. »Außerdem ist sie Geschäftsfrau, nicht so der Prinzessinnen-Typ. Trotzdem danke!« Mit einem angedeuteten Winken eilte sie davon.

Ich steckte den Reif in meine Handtasche und machte mich auf den Weg ins Büro. Während der Mittagspause ging ich zur Toilette und probierte ihn vor dem Spiegel noch einmal auf. Im grellen Neonlicht sah mein Gesicht bleich aus, und die Kristalle wirkten trüb. Vor meinem inneren Auge tauchte das friedliche Gesicht und der mitleidige Blick des Mönchs auf.

Am nächsten Tag meldete ich mich krank und beschloss, mir auch die restliche Woche freizunehmen. Ich besorgte ein paar Mülltüten und begann, meinen Schrank auszuräumen. Meine ganzen Designer-Klamotten kamen in große Beutel, Schuhe und Handtaschen in mittelgroße und Schals, Schmuck und Accessoires in kleine. Ich schleppte sie alle zu einem Designer-Secondhandladen in Shibuya und verkaufte davon, was ich konnte. Den Rest brachte ich zur Kleidersammelstelle in meiner Nachbarschaft. Im Internet entdeckte ich ein Online-Auktionshaus, das mir meine restlichen Bücher, CDs, Haushaltsartikel und Möbel abkaufte. Danach war mein Apartment leer, und mein ganzer Besitz passte jetzt in einen Rollkoffer. Ich kehrte zum Tempel zurück, setzte mich auf die Steinbank und wartete. Als der Mönch aus dem Tempel trat, ging ich auf ihn zu und verbeugte mich tief. Ich wusste nicht, ob er in mir das einfältige Ding mit dem Swarovski-Kristallreif wiedererkannte. Mit meinen Jeans und Sneakern sah ich ganz verändert aus. Ich beugte den Kopf und sagte: »Mein Leben ist leer und bedeutungslos. Ich würde gern Mönch werden. Würden Sie mir dabei helfen?«

Der Rest ist Geschichte, wie es so schön heißt. Der Mönch brachte mich bei einem alten Priester unter, der Hilfe brauchte und bereit war, eine Schülerin aufzunehmen. Ich kündigte meinen Job, rasierte meinen Kopf und legte mein Gelübde ab, tauschte meine modischen Kleider gegen ein einfaches schwarzes Mönchsgewand. (Schwarz ist schließlich immer modern – très chic!) Als meine Kolleginnen davon hörten, glaubten sie, ich hätte den Verstand verloren, vor allem, als ich ihnen erzählte, dass ich mich von einer Krähe hatte leiten lassen. Aber als sie mich später im Tempel besuchten, sahen sie mir an, dass ich mein rastloses und stressiges Leben hinter mir gelassen hatte. Du siehst gesund aus, sagten sie. Du wirkst glücklich.

Ich habe viel über die Begegnung mit der Krähe an jenem Morgen nachgedacht. Krähen sind gierig. Sie mögen funkelnde, knallbunte Dinge genauso wie junge Mädchen, und meine Krähe hatte einen exklusiven Geschmack. Das war mein erster Erklärungsversuch. Aber nachdem ich mehrere Jahre im Tempel verbracht hatte, verstand ich, dass diese Krähe ein Bodhisattva war, der Mitleid mit mir hatte, weil ich, von meinen Begierden gesteuert, ein selbstsüchtiges, materialistisches und fremdbestimmtes Lebten führte. Der Bodhisattva hatte die Gestalt einer Krähe angenommen, um mir dabei zu helfen, die grenzenlose Leere aller Dinge zu erkennen.

Deshalb bin ich meiner weisen Lehrer-Krähe zutiefst dankbar. Und dem Swarovski-Kristallreif ebenfalls, weil er so schön war.

DAS BUCH

28

Als Benny nach Hause kam, fiel ihm auf, dass die Hintertür offen stand und die Mülltüten, die ihm gewöhnlich den Weg versperrten, weg waren. Er ging in die Küche und sah sich um. Annabelle stand an der Küchentheke und kippte gerade eine Dose Tomatensoße in einen kleinen Topf. Auf dem Herd kochte in einem größeren Topf Wasser.

»Hallo, Schatz«, rief sie. »Ich hoffe, du hast Hunger. Es gibt Spaghetti zum Abendessen.«

Es hatte sich noch mehr verändert. Der Küchentisch war größtenteils freigeräumt, man sah tatsächlich die Oberfläche. Auf zwei der drei Stühle lagen keine Zeitungs- oder Zeitschriftenstapel mehr. Der Wäschekorb war vom Tisch verschwunden, und auf dem Boden lag keine schmutzige Wäsche herum. Aus der Abstellkammer hörte er das Rauschen der Waschmaschine. Er ging zum Kühlschrank und warf einen Blick hinein. Im obersten Fach lag ein Karton Milch!

»Siehst du«, sagte Annabelle selbstgefällig. »Ich hab dran gedacht.«

Das dreckige Geschirr war aus der Spüle verschwunden. Auf dem Abtropfgestell stand ein sauberes Glas.

»Wie war's in der Schule?«, erkundigte sich Annabelle, während sie die Soße mit einem Holzlöffel umrührte. Sie trug eine gelbe Schürze über einem erbsengrünen Sweatshirt, auf dem sich das Wort *Hawaii* wie ein Regenbogen über eine Meeresschildkröte spannte. Annabelle war noch nie auf Hawaii gewesen; das Sweatshirt stammte aus dem Secondhandladen. Die gelbe Schürze war ein Weihnachtsgeschenk von Benny und seinem Dad. In Schnörkelschrift:

Belle de Jour

Benny erinnerte sich noch daran, wie sie es gekauft hatten. Er war damals fünf, und Kenji hatte ihn zum Einkaufsbummel mitgenommen. Sie hatten die Schürze in einem Laden entdeckt, und der Verkäufer hatte erklärt, dass das Französisch sei, und augenzwinkernd hinzugefügt, dass *belle the sure* auch Prostituierte hieße. Auf dem Heimweg hatte Kenji Benny gesagt, er solle das nicht unbedingt seiner Mom erzählen, das sei jetzt ihr Geheimnis, ein kleiner Witz unter Männern. Benny wusste zwar nicht, was eine Prostituierte war, und verstand auch nicht, was das mit *sicher* zu tun hatte, aber er war stolz gewesen, dass sein Vater ihn ins Vertrauen zog. Als Annabelle an Weihnachten ihr Geschenk auspackte, grinsten sie sich verschwörerisch an, aber ihre Mom hatte sich echt gefreut, die »Schöne des Tages« zu sein.

»Benny? Hast du mich gehört? Wie war's in der Schule?«

Benny trank seine Milch aus und stellte das Glas in die Spüle. »Okay.«

»Spül es bitte«, sagte sie. »Hast du schon Freunde gefunden?«

»Nein.« Er spülte das Glas aus und stellte es zurück auf das Abtropfgestell. Zählten eine Performance-Künstlerin mit einem Frettchen und ein alter obdachloser slowenischer Penner als Freunde? »Na ja, so was Ähnliches.«

»Das ist wunderbar, mein Liebling! Vielleicht könntest du sie mal mitbringen.« Sie machte eine einladende Geste mit dem Holzlöffel und verspritzte dabei Tomatensoße auf dem Boden. »Ich hab ein bisschen aufgeräumt. Ein paar Sachen weggeworfen. Hast du's gemerkt?«

»Hm.« In der Mitte des Tischs stand eine gelbe Teekanne und daneben lag *Tidy Magic*. Vielleicht hatte er unrecht gehabt. Vielleicht nutzte das Buch ja doch was. Er nahm seinen Rucksack und ging zur Treppe.

»Könntest du bitte den Tisch decken, mein Schatz?«

Er drehte sich wieder um und zeigte auf die Teekanne. »Und was soll ich damit machen?«

»Die kannst du ruhig stehen lassen, damit wir sie bewundern können.« Sie steckte den Löffel in den Topf, wischte sich die Hände an der Schürze ab und kam zum Tisch herüber. »Ist sie nicht hübsch?«

Er zuckte mit den Schultern. »Hm.«

»Ich finde sie ganz reizend.« Sie hob die Kanne hoch. »Sie ist irgendwie magisch. Eine magische Teekanne.« Sie reichte sie ihm. »Hier, reib sie mal. Wenn du sie reibst, darfst du dir was wünschen, und das geht dann in Erfüllung.«

»Ich hab keine Wünsche«, erwiderte er und starrte auf die Teekanne in seinen Händen. Nein, das stimmte nicht. Er würde gern hoch in sein Zimmer gehen, aber sie war noch nicht fertig. Sie lächelte und legte den Kopf schief.

»Erinnerst du dich noch an das Lied über die kleine Teekanne? Ich hab's dir vorgesungen, und du hast die Handbewegungen dazu gemacht.« Sie fing an zu singen: *»Ich bin die kleine Kanne, dick und rund …«* Sie winkelte die Ellbogen an und legte die Hände auf die Hüften. »Komm schon, mach mit. *Hier ist mein Griff …«*

Sie wartete, die Hände in die Hüften gestemmt, aber er stand nur steif da und hielt die Teekanne fest.

»Okay. Ich fang an, und dann singst du mit. *Ich bin die kleine Kanne, dick und rund. Hier ist mein Griff und hier ist mein Mund.*« Sie formte mit der Hand eine Art Röhrchen und wackelte mit den Fingern. »Das ist die Tülle, erinnerst du dich?« Sie wiegte sich von einer Seite zur anderen. »Jetzt bist du dran.«

In der Küche war es heiß, und ihre Wangen waren vom Dampf gerötet. Eine blonde Locke klebte auf ihrer Stirn. Benny packte die Teekanne fester.

»Bitte«, flüsterte er. Er bekam kaum noch Luft. »Mom, bitte nicht.«

Aber sie hatte schon wieder angefangen zu singen.

»*Ich bin die kleine Kanne …*«

Er hielt es nicht länger aus. Sie sah so lächerlich und gleichzeitig so hoffnungsvoll aus, wie sie sich hin und her wiegte, eine Hand auf ihrer breiten Hüfte, die andere schlaff in der Luft baumelnd. Als sie seinen Gesichtsausdruck bemerkte, hielt sie inne, plötzlich verunsichert. »Stimmt der Text nicht?«

»*Nein*!«, brüllte er. Warum kapierte sie es denn nicht? Er wollte ihre Gefühle nicht verletzen, aber sie musste damit aufhören; er musste sie dazu bringen, dass sie sofort aufhörte. »Darum geht's nicht, verdammt!«

»Was ist, Benny? Was ist denn los?«

Er drückte ihr die Teekanne in die Hand. *»Das hat sie nicht gesagt!«*

»Warte!«, hörte er sie rufen. »Benny, nein! Bitte, es tut mir leid! Lauf nicht weg!« Aber es war zu spät. Die Hintertür fiel ins Schloss. Er hörte, wie Porzellan zerbrach, und die Stimme seiner Mutter. Es war nicht das erste Mal, dass sich diese beiden

Geräusche vermischten. Er ging schnell zum Tor und rannte dann los.

29

Weglaufen war keine Lösung, aber seine Bewältigungskarten besagten, dass man sich in extremen Stresssituationen eine Auszeit gönnen durfte und dass das durchaus ein angemessenes Verhalten war. Nicht, dass Benny über angemessenes Verhalten nachgedacht hätte, als er abgehauen war. Er musste einfach weg. Er rannte durch die dunkle Gasse, am Müllcontainer und der Eternal Happinesss Printing Company vorbei, machte einen Bogen um die Stelle, wo sein Vater umgekommen war. Die schemenhaften Frauen und Männer, die in den Eingängen herumlungerten, blickten kurz auf, als sie seine Schritte hörten, aber als sie sahen, dass es sich nur um einen harmlosen Teenager handelte, wandten sie sich wieder ihren zwielichtigen Geschäften zu. Sein Auftauchen löste kaum ein Plätschern in den trägen Gewässern der Gasse aus.

Er rannte immer weiter, mit rudernden Armen und platschenden Sneakern. Aus den Rissen im Gehweg ertönten Stimmen, die leise den Kinderreim *Tritt auf einen Riss, brich deiner Mutter das Genick* sangen. Er versuchte, ihnen auszuweichen, aber der Beton war zu alt und brüchig. *Brich deiner Mutter brich deiner Mutter brich deiner Mutter das Genick* ... Er rannte jetzt schneller, um den Stimmen zu entkommen, aber irgendwann konnte er nicht mehr und lehnte sich keuchend an die feuchte Backsteinmauer eines Lagerhauses, die Hände auf die Knie gestützt, mühsam nach Luft ringend.

Er war am Ende der Gasse angekommen. Als sich sein Herz

wieder beruhigt hatte und er wieder normal atmete, fiel ihm auf, dass die Stimmen verstummt waren und er nur noch die verwirrende Abwesenheit ihres Singsangs wahrnahm – wie in einem Traum unter Wasser. Er lauschte angestrengt. Nichts. Er schüttelte den Kopf, um seine Ohren freizubekommen. Das schien zu helfen. Er schloss die Augen. Langsam stellte sich die akustische Welt um ihn herum wieder ein. Irgendwo in der Gasse jammerte eine Katze, und in der Ferne hupten Autos. Er hörte die Güterzüge, die vom Hafen heraufkamen und deren Pfeifen, mal lauter, mal leiser, zu ihm herüberwehte und wahllose Bilder in ihm wachrief wie Müll, der sich im wirbelnden Aufwind seiner Erinnerungen verfangen hatte. Vor seinem geistigen Auge sah er die hohen Getreidesilos, die neben den Bahngleisen emporragten, und die kegelförmigen Berge aus schwarzer Kohle und neongelbem Schwefel auf den Verladedocks und die in den Flößerbecken schwimmenden Baumstämme auf der anderen Seite der Meerenge. Sogar mit geschlossenen Augen konnte er diese Dinge sehen.

Als Benny klein war, nahm Kenji ihn oft zu der Eisenbahnüberführung mit, von wo aus man eine gute Sicht auf den Hafen hatte. Die gezackte Linie der großen Containerschiffe aus Asien, die darauf warteten, entladen zu werden, reichten bis aufs offene Meer hinaus. Er und Kenji zählten die Schiffe und stellten sich die Güter vor, die sie in ihren Bäuchen geladen haben mochten. *Lastwagen, Sattelschlepper, Reiskocher, SUVs, Nike-Sneaker.* Bald schon wurde daraus ein Spiel, und sie zählten sämtliche Dinge auf, die sie gern gehabt hätten, sich aber nicht leisten konnten. *Eine Sony PlayStation 3, eine Xbox 360, ein Yamaha-Schlagzeug, ein Nissan GT-R Sportwagen, ein Yamaha MX-10000 Verstärker, eine Mikrowelle und eine funkelnagelneue Nähmaschine für Mom.* Er wusste noch, wie es sich anfühlte, auf der hohen Brücke zu stehen, an die Beine seine Vaters gelehnt, die Hände seines Vaters auf seinen Schultern. Auf den Gleisen unter ihnen sah er, wie Männer und Frauen irgendwas im Gestrüpp entlang der Böschung machten, und dann spürte er die warmen Hände seines Vaters, die seinen Kopf hielten und seinen Blick sanft auf die fernen Berge richtete. *Guck, Benny! Guck mal da hinten!*

Er öffnete die Augen und stellte überrascht fest, dass er immer noch in der Gasse stand und an der kalten Backsteinmauer lehnte. Er überlegte, ob er nach Hause gehen sollte, aber er war noch nicht so weit, seiner Mutter gegenüberzutreten. Ein Stück weiter mündete die Gasse in eine schmale, rechtwinklig verlaufende Straße, an die ein kleiner Park angrenzte, ein bewaldetes Fleckchen mitten in der Stadt. Ein Pfad schlängelte sich hindurch und führte zu ein paar Bänken, die unter den ausladenden Zweigen einer alten, mächtigen Platane kreisförmig angeordnet waren. Die Bänke kamen ihm irgendwie bekannt vor. Sie wurden von einer altmodischen Straßenlaterne angestrahlt, sodass die Szenerie an eine Bühne erinnerte. Weiter hinten konnte er die Umrisse der blauen Planen und Zelte eines Obdachlosenlagers ausmachen. Benny beschloss, sich auf eine der Bänke zu setzen. Sie waren leer und sahen einladend aus, der ideale Ort, um sich die Zeit zu vertreiben.

Er stieß sich von der Mauer ab und setzte die Kapuze auf. Als er die Straße überquerte, wusste er plötzlich, wo er war. Er hatte den Park noch nie bei Nacht gesehen, aber sein Dad war früher öfter tagsüber mit ihm hierhergekommen. Kenji hatte ihn auf eine der Bänke gesetzt, neben die alten, Zeitung lesenden chinesischen Männer, und ihm gesagt, er solle hier warten, er müsse mit jemandem reden. Benny hatte keine Angst gehabt. Sein Dad hatte sich nie weit entfernt, und die alten

Chinesen waren nett. Und manchmal gab ihm Kenji auch ein Stück Brot, damit er die Tauben und Krähen füttern konnte. Während der warmen Jahreszeit brachten einige der alten Männer Käfige mit Singvögeln mit, damit sie die leichte Brise genießen konnten. Manchmal durfte Benny die Vögel füttern, und dann sangen sie.

Nachts sah man keine Vögel. Die Tauben verzogen sich auf die Gesimse der Gebäude downtown, und die Krähen schliefen auf den Ästen der Platanen. Schwarze Krähen, die von den Schatten verschluckt wurden. Benny konnte sie nicht sehen, aber er spürte ihre Nähe, und das beruhigte ihn. Als er auf die Bänke zuging, hörte er plötzlich Stimmen. Schnell kauerte er sich hinter einen Abfalleimer und lauschte. Die Stimmen schienen nicht von irgendwelchen Gegenständen zu kommen. Sie hörten sich eher an wie die von Menschen, die Englisch sprachen. Wegen der leisen Sohlen seiner Sneaker hatten sie ihn nicht kommen hören. Er überprüfte seine Alarmstufe, die sich im blauen Bereich bewegte (Vorsicht, mögliche Angriffsgefahr). Nicht weiter problematisch, aber wahrscheinlich war es trotzdem besser, wenn er sich zurückzog. Er konnte sie jetzt sehen: Es waren drei Typen, die hinter einer der Bänke auf einer Plane saßen und einen Alubehälter mit Essen herumreichten. Er konnte nicht erkennen, ob sie jung oder alt waren. Ihre Gesichter waren aschefarben, und es wehte ein Hauch von Marihuana zu ihm herüber. Das war Kenjis Geruch, und Bennys Herz schlug schneller. Obwohl er eigentlich den Rückzug antreten wollte, ging er vorsichtig näher hin.

An den Bänken lehnten mehrere Rucksäcke, an denen Töpfe und Pfannen hingen. Daneben lagen zwei große Hunde. Pitbulls, die Stachelhalsbänder um den Hals trugen, an denen dicke Stricke befestigt waren. Einer der Hunde, der hellere von beiden, hob den Kopf, hielt seine wulstige Nase in Bennys Richtung und schnüffelte.

Achtung! Benny erstarrte. Der Hund stand auf und fing an zu knurren, ein dunkler Laut, der tief aus seiner Kehle kam. Er war an der Leine, aber trotzdem. Jetzt stand auch der zweite Hund auf und begann zu bellen.

Achtung! Gefahr!

Einer der Typen sagte: »Riker, was ist denn los, alter Junge?«

Die beiden Hunde stürmten los. Sie waren schnell, und bevor Benny sich umdrehen und wegrennen konnte, hatten sie ihn schon an den Abfalleimer gedrängt. Also waren sie doch nicht angeleint gewesen! Sie bellten wie verrückt und schnappten mit ihren großen, gelben Zähnen und geifernden Lefzen nach ihm und starrten ihn mit ihren grässlichen, farblosen Augen an.

»Riker! Daisy! Aus!« Der Typ machte einen Satz über die Rücklehne der Bank. Er packte die Hunde an den Halsbändern, und sie verstummten. »Hey, Kleiner, tut mir echt leid.«

Benny schluckte. Er hatte weiche Knie, und ihm war kotzübel. »Ist schon okay«, sagte er, auch wenn es nicht stimmte. Und dann äffte eine affektierte Stimme ihn nach: *Ist schon okay, Ist schon okay.* Die Hunde stellten die Ohren auf. Sie beobachteten Benny und knurrten. Er hatte Angst, dass sie jeden Moment zubeißen würden.

»Die sind eigentlich ganz cool«, sagte der Typ.

»Cool«, wiederholte Benny.

Cool? äffte die Stimme ihn nach. *Die sind überhaupt nicht cool, du Arschgesicht.*

»Gibt's 'n Problem?«, rief einer der anderen beiden Typen. Sie hatten aufgehört zu essen und beobachteten ihn von der Plane aus. »Wer ist das?«

»Das bin nur ich«, sagte Benny.

Nur ich? höhnte die Stimme. *Für wen hältst du dich eigentlich?*

Jetzt starrten alle drei ihn an.

»Wer bist du?«, fragte der erste Typ.

»Niemand«, antwortete Benny.

Kluger Junge.

»Niemand?«, sagte der Typ. »Aber du stehst da. Du redest. Du bist jemand. Hast du auch einen Namen, Jemand?«

»Ich bin Benny«, sagte Benny.

Ich bin Benny. Ich bin Benny. Halt's Maul, Benny!

Der Typ, der die Hunde festhielt, musterte ihn. »Bist du 'n Chinese, Benny-Boy?«

»Nein, mein Dad ist halb Japaner, halb Koreaner. Das heißt, war. Er ist tot. Er wurde von einem Laster überfahren.«

Oh, du armer Benny-Boy. Erzählst du ihnen jetzt deine ganze scheiß Lebensgeschichte?

»Das ist echt krass, Kid.«

»Ja, er war high, als es passiert ist.«

Wozu erzählst ihnen das auch noch, verdammt?

»Lass die Finger von Drogen, Benny-Boy. Sag einfach nein, okay?«

»Okay.«

»Braver Junge. Willst du was mitessen? Es gibt Reis und Bohnen.«

»Nein, danke«, sagte Benny, obwohl er plötzlich riesigen Hunger hatte. Er hatte ja nichts zu Abend gegessen. Er dachte an Annabelle, wie sie allein am Küchentisch saß und Spaghetti aß, und in seinem Magen tat sich ein großes Loch auf, ein merkwürdiges Ziehen.

»Ich muss jetzt nach Hause.«

Das Mamasöhnchen muss nach Hause.

»Komm her«, sagte der Typ. »Setz dich. Ich bin Jake, und

das sind Dozer und Terence, aber weil das ’n Name für ’ne Schwuchtel ist, nennen wir ihn T-Bone. Die Tiere kennst du ja schon. Riker ist der hellere, der Rüde, und die Hündin heißt Daisy. Jetzt weißt du, wie wir heißen, und musst was mit uns essen, damit wir wissen, dass du uns nix übel nimmst. Sonst glauben wir noch, dass du sauer auf uns bist und uns gefährlich werden kannst. Und dann müssen wir dich töten. Also komm her und mach’s dir gemütlich. Der Reis mit Bohnen ist gut, frisch gekocht.«

»Okay«, sagte Benny.

Ja, bitte, tötet mich, spöttelte die Stimme und verfiel in missmutiges Schweigen, als Benny sich auf die Plane setzte und den eingedellten Alubehälter entgegennahm. *Egal.*

BENNY

Ich hab nicht wirklich geglaubt, dass sie mich umbringen. Dieser Jake hat's nicht so gemeint. Ich konnte an seinem Tonfall hören, dass er nur einen Witz machte, weil es ihm unangenehm war, dass mich seine Hunde ankläfften. Ich bin mit der Zeit ziemlich gut darin geworden, Töne und Stimmen einzuordnen, auch wenn es bei Menschen schwieriger ist, weil sie einen manchmal anlügen oder verarschen, ihre Gefühle verbergen oder irgendwelchen Scheiß sagen, den sie nicht so meinen. Deshalb fällt es mir nicht leicht, Menschen einzuschätzen. Ich musste es erst langsam lernen und immer wieder üben, so wie man beim Lesenlernen jede Silbe einzeln ausspricht. Ich muss mich eigentlich immer erst an die verschiedenen Stimmlagen und Sprechweisen gewöhnen und sie mir dann einprägen.

Bei Gegenständen ist es einfacher, weil sie sagen, was sie denken. Das ist einer der Unterschiede zwischen Menschen und Dingen. Dinge lügen nicht, verarschen einen nicht und reden keinen Quatsch. Sie verstecken ihre Gefühle nicht. Man merkt, wenn ein Ding glücklich, traurig, gelangweilt oder wütend ist. Besonders wenn es wütend ist. Wenn ein Ding richtig sauer ist, lässt es dich das spüren. Es schneidet dich oder zwickt dich oder hört plötzlich auf zu funktionieren. Es rutscht dir aus den Fingern und zerbricht, oder es verschwindet einfach, und du kannst suchen, solange du willst, du findest es nicht mehr. Wahrscheinlich habt ihr so was auch schon mal mit eurem Portemonnaie oder euren Schlüsseln erlebt. Ihr wisst also, dass es so ist.

Ich bin mir ziemlich sicher, dass genau so was mit Moms Teekanne passiert ist. Ich war natürlich nicht dabei, als sie kaputtging, also kann ich's nicht beschwören, aber ich glaub, dass die Kamikaze-Kanne total sauer war wegen dem ganzen Scheiß, ich meine, als Mom das bescheuerte Lied sang und so. Und dann hat sie sich einfach gegen den Kühlschrank geworfen. Ich habe später ein Stück von der Tülle unterm Kühlschrank gefunden. Mom sagte, dass sie ihr runtergefallen wäre, aber sie hat wo ganz anders gestanden. Deshalb glaub ich nicht, dass ihr die Kanne aus der Hand gefallen ist. Ich glaube, dass die Kanne einfach mal Klartext reden wollte. Na ja, jedenfalls habe ich 'ne Weile mit den Typen im Park rumgehangen, nachdem sich die Hunde wieder eingekriegt hatten und mir die Hand leckten. Die Typen waren älter als ich, aber es schien ihnen nichts auszumachen, dass ich noch ein Junge war. Sie nannten mich Kid und fragten mich, wo ich wohne und warum ich hier draußen abhänge, statt zu Hause meine Schulaufgaben zu machen. Als ich ihnen sagte, dass mich die Schule nicht gerade antörnt, lachten sie und meinten, das wäre cool. Erst dachte ich, dass sie Penner wären, aber die Penner, die ich sonst so erlebt hatte, waren ziemlich neben der Spur. Aber die hier hatten Campingsachen dabei und schienen alles im Griff zu haben. Als ich sie fragte, ob sie Vagabunden wären, haben sie sich halb totgelacht, aber dann meinten sie, klar, das wären sie. Ich wusste nicht genau, was ein Vagabund war. Meine Mom benutzte das Wort immer, und mir gefiel der Klang. Ich wollte die Typen besser kennenlernen, um mehr über sie zu erfahren. Denn das sind genau die Sachen, die ich über Menschen lernen muss.

Als wir uns über Vagabunden und so was unterhielten, musste ich an meine Mom denken. Ich wusste, dass sie wahrscheinlich am Durchdrehen war, und wollte nicht, dass sie die Polizei anrief.

Deshalb sagte ich zu den Typen, dass ich nach Hause müsste, und das fanden sie okay. In der Gasse war es total dunkel. Tagsüber ist es da schon unheimlich, aber nachts ist es voll krass. Also hab ich meine Kapuze aufgesetzt und den Kopf eingezogen. Diesmal bin ich nicht gerannt wie nach dem Stress mit meiner Mutter. Deshalb hab ich die ganzen Junkies gesehen, die sich in irgendwelchen dunklen Ecken einen Schuss setzten oder sonst einen Scheiß bauten. Manche haben geflucht, als sie mich sahen, aber als sie merkten, dass ich ihnen nicht gefährlich werden konnte, haben sie mich in Ruhe gelassen. Dann, als ich fast zu Hause war, ist was total Schräges passiert. Drei abgefuckte Nutten in knallengen Röcken und Stöckelschuhen kamen die Gasse entlanggetorkelt und blieben direkt unter der Straßenlaterne neben dem Müllcontainer der Gospel Mission stehen, an ziemlich genau der Stelle, wo mein Dad umgekommen ist. Und dann fingen sie plötzlich an zu kreischen und zeigten auf den Boden, und ich dachte ernsthaft, es wär der Geist meines Dads. Aber dann hab ich gesehen, dass sich im Schatten etwas bewegte. Irgendwelche Tiere, wahrscheinlich Katzen, dachte ich. Aber als ich näher kam, sah ich, dass es eine Stinktier-Familie war, eine Mutter mit ihren Babys, eins hinter dem anderen. Die Nutten waren total zugedröhnt und schrien: *Wie süüüß! Oh, wie süüüüß!* Und dann versuchten sie, die Stinktier-Babys einzufangen. Dabei sind sie über ihre eigenen Füße gestolpert und hingefallen und mussten sich gegenseitig hochziehen. Und dann haben sie es wieder versucht. Wahrscheinlich wollten sie die mitnehmen, als Haustiere oder so. Und plötzlich hat die Stinktier-Mutter sie vollgespritzt. Ich war noch ziemlich nah dran und konnte es riechen. Es stank schon heftig. Aber da war ich schon an unserem Gartentor und bin schnell reingegangen. In der Küche war's dunkel. Man konnte immer noch das Gekreische der

Nutten hören. Ich roch auch ein bisschen nach Stinktier, aber das machte mir nichts aus. Die ganze Szene war total schräg. Und mal ehrlich, die Stinktier-Mama konnte ja wirklich nichts dafür. Sie hat ja bloß ihre Babys beschützt. Ich bin dann zum Kühlschrank gegangen, um mir Milch zu holen. Und da hab ich die zerbrochene Tülle von der Teekanne auf dem Boden gesehen und aufgehoben. Sie hatte einen scharfen, gezackten Rand, und ich habe eigentlich damit gerechnet, dass sie mich verletzt oder was Gemeines zu mir sagt oder mir Vorwürfe macht, aber sie war ganz stumm. Aus irgendeinem Grund machte mich das so traurig, dass ich losheulen musste.

»Benny?«

Meine Mom stand in der Küchentür. Sie hatte immer noch ihr bescheuertes Schildkröten-Sweatshirt an. Dann hat sie das Licht angemacht. Und als sie mich heulend vor dem offenen Kühlschrank sah, ist sie zu mir gerannt und hat mich an den Schultern gepackt. »Oh, Benny! Ist alles in Ordnung mit dir? Ist dir irgendwas passiert?«

Ich schüttelte den Kopf, und dann hat sie mich von oben bis unten gemustert, und als alles okay war, hat sie mich an sich gedrückt. »Oh, Benny! Ich hab mir solche Sorgen gemacht! Ich hab überall nach dir gesucht, aber du warst einfach weg. Du warst einfach verschwunden! Wo warst du denn? Ich hab die Polizei angerufen und wollte eine Vermisstenanzeige aufgeben, aber die haben gesagt, dass ich noch abwarten muss. Also hab ich auf dich gewartet. Stundenlang. Du riechst ja nach Stinktier. Wo warst du denn bloß?«

Normalerweise kann ich's nicht leiden, wenn sie mir so dicht auf die Pelle rückt, aber da hab ich sie einfach reden lassen und hab auf Durchzug geschaltet, so wie ich es machen soll, wenn mir was zu viel wird. Das ist eine Bewältigungsstrategie und nennt sich Selbstdistanzierung. Ich habe auch eine Bewältigungskarte dafür. Wenn ich in einer stressigen Situation bin, soll ich mir vorstellen, ich wäre eine Fliege an der Wand und würde das Ganze einer anderen Fliege erzählen. Die Fliege würde dann so was sagen wie:

Benny steht vor dem Kühlschrank und weint. Seine Mutter drückt ihn viel zu fest an sich, aber er lässt es sich gefallen, auch wenn er es nicht über sich bringt, sie auch zu drücken. Und sie sagt: Oh, Benny, mach das nie wieder, okay? Versprich's mir! Ich hab mir solche Sorgen gemacht. Es ist doch schon so spät! Wo um Himmels willen bist du gewesen? Aber Benny kann nichts sagen, weil sie sein Gesicht gegen ihre Achselhöhle presst. Also steht er einfach da und starrt heulend in das große traurige Auge der Meeresschildkröte. Und dann lässt sie ihn los und fragt: Ist wirklich alles in Ordnung, Benny? Warum weinst du denn? Und sie wischt ihm mit ihrem Ärmel die Tränen ab, aber es kommen immer wieder neue. Und dann gibt er ihr die zerbrochene Tülle und sagt: Alles okay, Mom, wirklich. Und fügt hinzu: Tut mir leid wegen deiner Kanne, und als er das sagt, fühlt er sich irgendwie besser ...

DAS BUCH

Das mit der Fliege an der Wand ist keine Bewältigungsstrategie, Benny. Es ist der Versuch eines jungen Menschen, seine eigene Stimme zu finden. In der Welt der Bücher grenzt das an ein Wunder. Wenn ein Junge seine Stimme findet, oder wenn ein Mädchen zum ersten Mal ihre Geschichte erzählt, dann ist das für uns ein Anlass zum Feiern. Und wir alle, von den ältesten Tontafeln bis hin zu den billigsten Groschenromanen, sind überglücklich, denn ohne eure Stimmen gäbe es uns nicht. Hört also gut zu! Es geschieht genau in diesem Moment, während wir mit euch sprechen. Aber es ist wichtig, dass wir nichts überstürzen. Solche Dinge brauchen ihre Zeit, und wir müssen es langsam angehen lassen.

30

Die Tage verstreichen. Jeden Morgen steht Benny auf und geht in die Bibliothek. Am späten Nachmittag kommt er wieder nach Hause. In der Zwischenzeit sitzt er in seiner Lesekabine, brütet über den Zetteln, die er in sein Heft geklebt hat, und wartet darauf, dass das Aleph wieder auftaucht. Und als das nicht geschieht, durchkämmt er alle Stockwerke nach ihr. Er hat sich tatsächlich verliebt. Während er *Valter Benyameen, Valter Benyameen* vor sich hin murmelt, durchforstet er die Regale und kehrt mit einem Arm voller Bücher über den deutschen Philosophen zurück. Er will sich weiterbilden, um das Aleph zu beeindrucken, aber er ist schnell entmutigt, weil er sich auf die Worte keinen Reim machen kann. Er ist an unverständliche Wörter, die durch die Luft schwirren, gewöhnt, aber diese hier stehen in einem Buch. Wozu sind Wörter in Büchern gut, wenn sie keiner versteht?

Ein paar Tage später, als er gerade verzagt an einem Apfel herumknabbert, pingt sein Handy. In dem gefakten E-Mail-Konto, das er auf den Namen seiner Mutter eingerichtet hat, ist eine Mail eingegangen. Sie kommt vom Büro der Schuldirektorin.

»Sehr geehrte Mrs. Oh«, steht in der Mail. »Wir möchten Sie daran erinnern, dass Sie dazu verpflichtet sind, ein hausärztliches Attest vorzulegen, das die medizinische Notwendigkeit für die mehr als dreitägige Abwesenheit Ihres Sohnes bestätigt. Ihr Sohn ist seit über einer Woche dem Unterricht ferngeblieben, und wir haben immer noch keine Nachricht von Ihnen erhalten. Bitte setzen Sie sich so bald wie möglich mit uns in Verbindung, damit wir die Angelegenheit besprechen können.«

GEFAHR!

Benny hört auf zu kauen. Seine Kehle schnürt sich zusammen, und ein großes Stück Apfel bleibt darin stecken. Er würgt und hustet und schluckt. Schließlich rutscht der Apfel hinunter, aber ein Stück harte Schale kratzt an der zarten Haut seiner Kehle entlang und treibt ihm die Tränen in die Augen.

Die Tipp-Lady sieht zu ihm herüber. »Alles okay?«

Er nickt verlegen und wischt sich die Tränen ab.

»Vorsicht bei Äpfeln«, sagt sie und tippt weiter.

Nein, das stimmt nicht ganz. Sie tippt nicht weiter, denn sie hat gar nicht aufgehört zu tippen. Selbst als sie mit ihm gesprochen hat, haben sich ihre Finger bewegt, und jetzt, als sie ihn ansieht, bewegen sie sich immer noch. Und wieder scheint es, als observiere sie ihn und halte alles fest, was sie sieht. Sie beobachtet, wie er nach seinem Handy greift, bemerkt, dass seine Finger feucht sind und leicht zittern. Er scheint etwas zugenommen zu haben. Sie fragt sich, ob er Medikamente nimmt. Sie beobachtet, wie er den Ordner »Entwürfe« des gefakten E-Mail-Kontos öffnet und dort seine gefälschte Nachricht findet. Er hat doch tatsächlich vergessen, sie abzuschicken, weil er so damit beschäftigt war, sich zu verlieben und sich über seine Mutter aufzuregen. Die Tipp-Lady kann die E-Mail natürlich nicht lesen, aber sie bemerkt die tiefe Falte zwischen seinen Brauen, als er die Nachricht nach Schreibfehlern durchsieht:

NAME DES PATIENTEN: BENJAMIN OH
DIAGNOSE: PRODROMALE SCHIZOAFFEKTIVE STÖRUNG

Sehr geehrte Damen und Herren,

Benjamin Oh wurde auf meine Empfehlung in die psychiatrische Abteilung der Kinderklinik aufgenomen und wird bis auf Weiteres dem Unterricht fernbleiben.

Mit freundlichen Grüßen
Dr. med. Melanie Stack
Fachärztin für Psychiatrie

Sie beobachtet, wie er auf »Senden« klickt und sich dann auf seinem Stuhl zurücklehnt, die Augen schließt und tief einatmet. Er lässt das Handy auf seinen Schoß sinken. Er ist offensichtlich in Schwierigkeiten. Sie würde gern zu ihm hinübergehen, ihm die Hand auf die feuchte Stirn legen, ihm übers Haar streichen und ihn beruhigen, aber das geht natürlich nicht. Das wäre aufdringlich. Unangemessen. Sie weiß, dass sie sich nicht einmischen sollte, und so behält sie ihn nur im Blick und tippt weiter.

Es gibt Dinge, die Benny nicht wissen konnte, Dinge, die nur wir euch erzählen können, weil wir Bücher sind und Benny nur ein Junge. Er konnte nicht die Gedanken der Tipp-Lady lesen. Alles, was er wahrnahm, war die nervtötende Roboterstimme in seinem Kopf. *Achtung! Achtung! Gefahr im Verzug!* Erneut zog er die Brauen zusammen, während der Lärm anschwoll und bald so unerträglich wurde, dass er den Kopf auf den Bücherstapel vor sich legte und eine Melodie summte.

Hey, diddle diddle, the cat and the fiddle, the cow jumped over the moon ... bis er einschlief.

31

Annabelle beugte sich über die Küchenanrichte, um Ameisen zu zerquetschen. Sie kamen aus einem Spalt hinter der Spüle, wo die Rigipswand zerbröckelt war und eine Lücke hinterlassen hatte. In dieser Lücke lebten die Ameisen, und von dort aus unternahmen sie ihre Raubzüge. Heute würden sie den Toaster belagern. In einer ungeordneten Reihe überquerten sie den hinteren Rand der Spüle, verschwanden kurz unter einem Berg schmutzigen Geschirrs und tauchten hinter einem alten Schwamm wieder auf. Gelegentlich verließ eine Kundschafter-Ameise die Marschordnung, um einen an einem Teller festgeklebten, eingetrockneten Spaghetti-Kringel oder einen Klecks

Tomatensoße zu untersuchen, während der Rest der Truppe zum Toaster weiterzog, sich über den Schatz aus Krümeln hermachte und ihn Krümel für Krümel über einen Stapel Briefe zurück in ihr Quartier schleppte.

Bei der Post handelte es sich hauptsächlich um Werbung, ein paar Rechnungen und einen weiteren Brief von No-Good, den sie gerade öffnen wollte, als sie die Ameisen entdeckte. Annabelle mochte keine Ameisen. Sie musste sie unbedingt abfangen und mit dem Zeigefinger zerquetschen, eine Aufgabe, die sie mit mechanischer Effizienz erledigte, Ameise für Ameise. Aber es kamen immer mehr. Es war wirklich erstaunlich. Manchmal blieben sie neben einem gefallenen Kameraden stehen und schwenkten ihre Fühler wie Wünschelruten über dem zuckenden Körper, als wollten sie noch Reste von Leben in ihm aufspüren, aber dann reihten sie sich wieder ein und marschierten weiter. Eigentlich müsste man sie bewundern, dachte Annabelle, als sie die Nächste zerquetschte, aber es gelang ihr beim besten Willen nicht. Sie empfand weder Bewunderung noch Mitleid. Nichts. Es war, als wären ihr sämtliche Gefühle abhandengekommen. Seltsam, denn sie hatte immer so viele gehabt. Mehr als ihr guttat. Aber seit der Sache mit der Teekanne war sie innerlich leer.

Sie hatte gleich am nächsten Tag Dr. Melanie angerufen und für Benny einen Termin vereinbart. Sie hatte darum gebeten, an der Sitzung teilnehmen zu dürfen. Und dann hatte sie auf dem kleinen blauen Stuhl gesessen und erzählt, was passiert war. Wie sie aufgeräumt hatte und gerade dabei war, was Leckeres zu kochen, als Benny von der Schule heimkam. Wie sie ihm die süße gelbe Teekanne vom Secondhandladen zeigte und ihm das Teekannen-Lied vorsang.

»Das war eins seiner Lieblingslieder, als er noch klein war.

Stimmt doch, Benny? Ich wollte dich nicht ärgern. Ich dachte, du würdest dich noch dran erinnern. Ich dachte, du würdest darüber lachen …«

Dr. Melanie wandte sich Benny zu, der zusammengesunken auf dem grünen Stuhl saß und angespannt und bedrückt wirkte. Die Ärztin trug heute knallroten Nagellack. »Benny, kannst du uns sagen, was dich so verärgert hat?«

»Nein.«

»Es war der Text«, versuchte Annabelle, ihm auf die Sprünge zu helfen. »Du hast gesagt, dass er nicht stimmt.«

»Ich weiß nicht mehr.«

Annabelle drehte sich zu Dr. Melanie um. »Kennen Sie das Lied?« Sie stemmte eine Hand in die Hüfte und ließ die andere in der Luft baumeln, um eine Tülle anzudeuten.

Benny stöhnte auf.

»Ich bin die kleine Kanne, dick und rund. Hier ist mein Griff und hier …«

»Natürlich kenne ich es«, sagte die Ärztin.

Annabelle ließ die Hände sinken. »Jedenfalls dachte ich, dass der Text so geht. Benny hat früher immer die ganzen Handbewegungen gemacht. Das war so süß.«

Benny erschauerte und schien in seinem Stuhl zu versinken. Die Ärztin musterte ihn. »War das das Problem? Hat deine Mom das Lied falsch gesungen?«

»Nein, das war's nicht.«

»War es dann vielleicht die Teekanne? Hat sie irgendetwas zu dir gesagt?«

Er schüttelte den Kopf. Seit er aus der Klinik zurück war, hatte er Dr. Melanie belogen. Er hatte behauptet, die Stimmen wären verschwunden. Er hatte ständig gelogen – ob's um die Schule ging, die er geschwänzt hatte, oder darum, womit er seine Freizeit verbrachte, aber jetzt log er nicht. Die Teekanne hatte kein Wort gesagt. Er hatte gehört, wie sie zerbrach, aber da war er schon draußen in der Gasse gewesen.

Dr. Melanie wandte sich an Annabelle. »Wissen Sie noch, was Benny genau gesagt hat?«

»Ja. Also, ich hab das Lied gesungen, und dann hat er gesagt: ›Das hat sie nicht gesagt.‹ Ich hab's genau gehört. Und er war sehr wütend.«

»Benny, erinnerst du dich daran, dass du das gesagt hast? Deine Mom sagt, dass du gesagt hast: ›Das hat sie nicht gesagt‹, was bedeutet, dass du dachtest, die Kanne hätte etwas anderes gesagt als das, was deine Mutter gesagt hat … richtig?«

Er hielt sich die Ohren zu. *Sagt, gesagt,* das war mehr, als er in einem Satz ertragen konnte. Und jedes *sagt* wurde von seinem Hintermann verschluckt wie kleine Fische, die von größeren gefressen werden.

Dr. Melanie beugte sich zu ihm vor. »Schätzchen, könntest du bitte die Hände von den Ohren nehmen?«

Er gehorchte. Dr. Melanie mochte es nicht, wenn er sich die Ohren zuhielt, denn das bedeutete, dass er nicht zuhörte. »Ich hab einen Fehler gemacht«, murmelte er.

»Einen Fehler?«

Er zählte seine Atemzüge. »Nein«, sagte er zwischen zwei Zügen. »Nein, keinen Fehler. Ich hab gelogen.«

»In Bezug auf das Lied?«

»Ja.« Er atmete aus und kniff die Augen zusammen. Warum machte sie das? Merkte sie nicht, dass er am Zählen war? »Ich meine, nein. Ich hab meine Mom belogen. Die Teekanne hat nichts gesagt.«

»Du hast mich wegen der *Teekanne* angelogen?«, fragte Annabelle. Ihre Frage erhob sich, wurde lang und dünn, verdrehte sich seltsam, waberte auf ihn zu und deutete auf ihn wie ein anklagender Finger. »Warum denn bloß?«

In die Enge getrieben, schrie er sie an. »Weil du so einen schrägen Scheiß gemacht hast! Und du hast einfach nicht aufgehört! Ich wollte dir nicht wehtun, deshalb hab ich das mit der Teekanne gesagt!«

Sein Gesicht war rot angelaufen, wütend funkelte er sie an. Annabelle hatte ihn noch sie so erlebt. Als hätte ein Alien von seinem Körper Besitz ergriffen und würde sie durch seinen Mund anschreien. Erschrocken wich sie zurück. Im selben Moment knickte ein Bein des kleinen blauen Stuhls weg, und sie landete mit einem dumpfen Aufschlag auf dem Po. Benommen saß sie auf dem Boden, mit gespreizten Beinen und geschlossenen Augen. Sie hörte, wie Dr. Melanie sie fragte, ob sie sich wehgetan habe. Sie schüttelte den Kopf und öffnete die Augen. Benny musterte sie angewidert. Er sah die Ärztin an.

»Verstehen Sie, was ich meine?«, fragte er.

Die restliche Sitzung war unergiebig. Dr. Melanie half Annabelle auf und besorgte ihr einen richtigen Stuhl, den sie etwas abseits an die Wand stellte. Dann frage sie Benny nach der Schule und wie es ihm gehe. Benny war ziemlich wortkarg. Annabelle konnte sich nicht mehr daran erinnern, was er gesagt hatte. Sie wusste nur noch, dass sie sich wie ein Trampel vorgekommen war.

Am Ende der Sitzung bat Dr. Melanie Benny, sich ins Wartezimmer zu setzen. Dann hielt sie Annabelle einen Vortrag über Hilfsangebote für Angehörige. Sie sprach über Selbstfürsorge und Unterstützungsnetzwerke, über Stress und Burnout, und wie man lernt, um Hilfe zu bitten. Annabelle hörte aufmerksam zu. Sie wusste, dass Dr. Melanie es gut mit ihr meinte, trotzdem hatte sie etwas Herablassendes an sich. Aber sie hatte natürlich recht. Wie sollte sie sich um ihren Sohn kümmern, wenn sie sich nicht mal um sich selbst kümmern konnte? Selbst da versagte sie.

Annabelle zerquetschte eine weitere Ameise. Sie wollte sich ja wirklich Hilfe suchen, aber an wen sollte sie sich denn wenden? An die Ladies vom Secondhandladen? Sie hatte keine Freundinnen, denen sie sich anvertrauen konnte. Was sie brauchte, war eine eigene Therapeutin. Oder einen Priester. Sie dachte an Aikon. Ein Zen-Mönch schien jemand zu sein, mit dem man reden konnte. Nachdem sie das erste Kapitel von *Tidy Magic* gelesen hatte, hatte sie tatsächlich angefangen, eine Fan-Mail zu schreiben, hatte sie dann aber wieder gelöscht. Dumme Idee.

Eine der Kundschafter-Ameisen wagte einen Vorstoß über den Stapel mit der Werbepost und überquerte dabei einen pinkfarbenen Hochglanz-Flyer. Was hoffte sie dort zu finden? Annabelle streckte ihren todbringenden Zeigefinger aus und ließ ihn auf die Kundschafterin niedergehen. Der kleine Körper fühlte sich überraschend hart an. Als sie den Finger hob, zuckte er immer noch. Ameisen waren erstaunlich schwer zu töten. Sie drückte noch einmal zu, diesmal fester, und da bemerkte sie, dass ihr Finger auf der weißen, wolkigen Sprechblase des Flyers gelandet war. Darin stand in einer feinen, femininen Schrift:

Angespannt? Gestresst?

Überfordert?

Ihr Finger, der immer noch auf der Ameise lag, zeigte genau auf das *Ü* von *Überfordert*. Das war ja merkwürdig! Sie hob den Finger und las weiter:

Worauf warten Sie noch?
Gönnen Sie sich
entspannte, erholsame Stunden!
Schalten Sie ab, atmen Sie durch, relaxen Sie!
Verwöhnen Sie sich mit einer
Deluxe Hot Stone Massage!
Genießen Sie unsere
belebende, sinnliche Aromatherapie!

Auf dem Foto daneben war eine hübsche junge Frau zu sehen, die auf einer Massagebank lag. Sie hatte den Kopf mit einem Handtuch umwickelt, ihre Schultern waren nackt. Sie hatte die Augen geschlossen, und ihr Gesichtsausdruck wirkte geradezu verzückt. Keine Spur von Anspannung oder Stress.

Zen Wellness-Oase
– Day Spa und Beauty Center –
Weil Sie es wert sind!

Genau auf dem Ü lag die kleine Kundschafter-Ameise, winkte noch immer schwach mit den Beinen und Fühlern. Annabelle stieß sie sanft mit dem Finger an. Die Ameise winkte noch ein letztes Mal, dann regte sie sich nicht mehr. Sie war tot. Annabelle kamen die Tränen. Die Ameise hatte ihr kleines Leben geopfert, um ihr den Weg zu weisen. Vorsichtig nahm sie den Flyer und schob auch die übrigen Ameisenleichen darauf wie auf eine Totenbahre. Jeder brauchte ein Unterstützungsnetzwerk. Vielleicht bestand ihres ja aus einer Ameisenkolonie? Die unerschrockene Kundschafterin und ihre Kameraden hatten ein würdiges Begräbnis verdient. Sie überlegte kurz, ob sie sie im Garten beerdigen sollte, fand das aber ziemlich übertrieben.

Außerdem wollte sie nicht No-Good über den Weg laufen, also fegte sie die toten Ameisen in den Mülleimer. Dann nahm sie den Flyer und holte ihr Handy. Sie staunte über diesen unglaublichen Zufall. Denn es war ja nicht irgendeine Wellness-Oase, sondern eine Zen Wellness-Oase. Wenn das kein Wink des Schicksals war.

32

Wieder tippte ihm jemand an die Stirn wie ein einzelner Regentropfen, und dann flüsterte eine Stimme:

»*Hey.*«

»Hm?« Als er die Augen öffnete, sah er einen farbverschmierten Zeigefinger vor sich. Heute war es ein dunkles Lila. Sein Herz machte einen Sprung.

»Bist du schon wieder beim Lesen eingeschlafen?«

Er hob den Kopf, rieb sich die Augen und tastete sein Kinn nach Spucke ab.

Sie las die Titel der Bücher, die er als Kissen benutzt hatte. »Wow. Du liest Valter Benyameen?«

Sie klang beeindruckt, und er spürte, wie er rot wurde.

»Ich hab nicht richtig gelesen«, gestand er. »Ich meine, ich hab zwar die Wörter gelesen, aber verstanden hab ich sie nicht.«

»Ja, aber vielleicht brauchst du das ja gar nicht. Vielleicht hat dein Gehirn sie aufgesaugt, als du auf ihnen geschlafen hast. Wie durch Osmose.«

Er wusste nicht, was Osmose war, aber er fühlte sich gleich besser. »Meinst du?« Er kam sich kein bisschen schlauer vor. Und außerdem, was nützte es, Bücher im Kopf zu haben, die man nicht verstand? Aber trotzdem …

»Nein«, sagte sie lachend und klopfte ihm auf die Schulter. »Natürlich nicht. Aber mach dir keine Gedanken. Wenn du das Zeug wirklich verstehen willst, kann dir der Flaschenmann weiterhelfen. Der weiß alles. Komm mit.«

Sie führte ihn zu einem wenig benutzten Treppenhaus, dann vier Stockwerke hinunter bis zur fünften Etage. Von dort aus gelangten sie in den alten Flügel und steuerten auf eine entfernte Ecke hinter den Regalen mit der Signatur 331 880 zu, wo Werke über die Philosophie der Arbeit wohnten. Es gab dort Bücher über Antimonopol-Politik, Wirtschaftsdemokratie und die Gewerkschaftsbewegung. Sie ließen sie links liegen. Aber das war schon in Ordnung. Diese Art von Büchern werden heute kaum noch gelesen, und sie haben sich daran gewöhnt, ignoriert und vernachlässigt zu werden. Und auch wenn sie nicht die Energie haben, sich selbst aus den Regalen zu katapultieren, geben sie die Hoffnung nicht auf.

Am Ende der Regalreihe sah Benny die Tür zu der Toilette, in die sich gern die alten Männer verzogen. Ein knallgelbes Plastikschild blockierte den Eingang. ZUTRITT VERBOTEN, stand darauf. WEGEN REINIGUNG VORÜBERGEHEND GESCHLOSSEN. Und darunter stand sicherheitshalber dasselbe noch einmal auf Spanisch. Gehorsam blieb Benny stehen, aber das Aleph ging einfach daran vorbei, stieß die schwere Tür auf und sah ihn fragend an. Während er noch zögerte, rief von drinnen eine dröhnende Stimme:

»Hereinspaziert! Hereinspaziert!«

Er warf dem Schild einen entschuldigenden Blick zu und schlüpfte durch die Tür, die mit einem leisen Seufzer hinter ihm zufiel.

Da sich die Toilette im alten Flügel der Bibliothek befand, verströmte sie die feudale Atmosphäre einer vergangenen Ära. Sie hatte hohe, gewölbte Decken und war sehr geräumig. Wände und Böden waren mit kunstvollen schwarz-weißen Porzellankacheln gefliest, und die Waschbecken, Ablageflächen und Urinale bestanden aus wachsartigem Marmor, der allerdings im Laufe der Jahre stumpf und spröde geworden war. Die Griffe an den massiven Holztüren der Kabinen waren aus Messing, ebenso wie die Armaturen, Wasserhähne und Rohrleitungen. Alles war blitzeblank.

Am hinteren Ende des Raums hockten zwei Männer vom Hausmeisterteam auf umgedrehten Putzeimern, zwischen ihnen saß der Flaschenmann in seinem Rollstuhl, umgeben von einer Woge aus prall gefüllten, weißen Plastiktüten – wie ein König auf seinem Wolkenthron. Zu seinen Füßen stand seine Aktentasche. Auf dem kleinen Klapptisch vor ihm befanden sich eine Wodkaflasche, ein Laib Schwarzbrot und ein großes Glas mit Salzheringen, in dem eine Plastikgabel steckte. Schwaden von Zigarettenrauch hingen in der Luft. Die drei Männer debattierten leidenschaftlich, in einer Sprache, die Benny nicht verstand. Alle drei rauchten. Das Aleph hustete und wedelte demonstrativ vor ihrem Gesicht herum. Sie lief an ihnen vorbei und riss die schweren, alten Fenster auf. Die Männer zuckten die Achseln und drückten ihre Zigaretten in einer leeren Konservendose aus. Dann hoben sie ihre Schnapsgläser, um ihr zuzuprosten.

»*Dobrodošli*«, sagten sie. »*Na zdravje!*« Sie leerten ihre Gläser, und dann steckten die beiden Hausmeister – Zwillinge, wie Benny jetzt bemerkte – ihre Schnapsgläser ein, standen auf und klopften ihm im Vorbeigehen auf die Schulter.

»Hier drinnen stinkt's«, sagte das Alpeh gereizt, aber Slavoj beachtete sie nicht.

Er fixierte Benny mit seinen wässrigen blauen Augen, und

als dieser auf ihn zuging, erhoben sich die großen Hände des alten Mannes von seinem zugedeckten Schoß und begannen in der Luft herumzufuchteln. Sie vollführten einen wilden Gebärdentanz, den Benny nicht verstand und den der Flaschenmann nicht kontrollieren konnte. Aber der alte Mann schien es kaum zu bemerken. Er fixierte immer noch Bennys Gesicht, ein ruhiger, konzentrierter Blick inmitten des Geschlenkers und Geklatsches.

»Na, sieh mal einer an. Wen haben wir denn da?«, sagte er. »Der Kleine! Endlich lässt er sich mal blicken.«

Die Hände wurden erregter. Sie wirbelten um seinen Kopf herum, rissen seine Arme empor wie die Schwänze zweier Papierdrachen, sodass der alte Mann aus seinem Rollstuhl gehoben wurde und es aussah, als würde er schweben.

Das Aleph seufzte. »Slavoj, das ist Benny«, sagte sie. »Benny, das ist Slavoj. Er ist betrunken.«

Als sie die Hände sanft auf seine Schultern legte, hörte das Gezappel sofort auf. Er holte tief Luft. »Danke, Liebes. Es ist schon ermüdend, wenn sie derart außer Rand und Band sind.«

Er beugte sich vor und klopfte auf den Eimer neben sich. »Also, mein Junge, rück den Eimer zu mir ran, und dann lass uns reden. Aber zuerst ...« Er griff nach seiner Wodkaflasche und schraubte den Deckel ab. »Wo ist dein Glas?«

Benny verstand nicht, was er meinte.

»Er ist noch ein Kind«, sagte das Aleph. »Da trägt man keine Schnapsgläser mit sich rum.«

»Macht nichts«, sagte der Flaschenmann. »Das regeln wir schon.« Er drehte sich auf seinem Rollstuhl herum und versenkte die Hand in dem Berg aus Einkaufstüten, die an der Rückenlehne hingen. Das Plastik knisterte vor Aufregung. Als er den Arm wieder hervorzog, hielt er ein Schnapsglas in der Hand mit dem Aufdruck:

Texas
The Lone Star State

Der alte Mann betrachtete es kritisch und sah dann Benny an. »Nee, du wärst kein guter Texaner, nicht tough genug.« Und wieder steckte er die Hand in die Wolke aus zischelndem Plastik und zog ein anderes Glas heraus:

Hawaii
The Aloha State

»Das passt besser zu dir, ja?« Er reichte Benny das Glas und füllte es auf. Dabei tropfte etwas Wodka auf Bennys Hand. Die Flüssigkeit war eiskalt.

»Er ist zu jung, um Wodka zu trinken«, sagte das Aleph. Sie saß mit verschränkten Armen auf ihrem Eimer und beobachtete, wie der alte Mann das Lone-Star-Glas auffüllte. Er reichte es ihr.

»Pah!«, sagte er. »Aber das hier passt zu dir. Du wärst 'ne prima Texanerin. Don't mess with Texas, Kleiner.« Er goss sich noch ein Glas voll und hielt es hoch, damit sie den Aufdruck lesen konnten:

Arkansas
The Natural State

»*The Natural State* ist der beste Staat«, erklärte er. Er hielt das Glas noch höher. »Ich liebe dieses Land. Jeder Staat hat seinen eigenen Wahlspruch! Wisst ihr, was das Motto des großartigen Staates Arkansas ist? Früher war es mal *Land of Opportunity*, das Land der unbegrenzten Möglichkeiten. Schön, oder? Aber dann haben sie den Namen geändert. Warum? Waren die ganzen Möglichkeiten aufgebraucht? Das wäre eine Erklärung. Jedenfalls haben sie sich dann ein neues Motto ausgedacht: *Regnat Populus*. Weißt du, was *Regnat Populus* bedeutet, mein Junge? Wenn du dein Latein gelernt hättest, wüsstest du, was es bedeutet. ›Das Volk regiert‹. Großartig! Ich war noch nie in Arkansas, aber es muss ein demokratisches Utopia sein, das von erstaunlichen Menschen regiert wird ...«

Er hielt inne und starrte ins Leere. *»O schöne neue Welt, die solche Einwohner hat!«* Er sah Benny an. »Kennst du Shakespeare, mein Junge? Nein? Das stammt aus einem Stück namens *Der Sturm*. Das musst du unbedingt lesen. Darin gibt es eine Figur namens Caliban, halb Mensch, halb Ungeheuer, und die spricht solche ergreifenden Verse, dass es einem das Herz zerreißt. *Sei nicht furchtsam, die Insel ist voll von Geräuschen* ... Wie geht's weiter? Ach, ich hab's vergessen. Na ja. So stell ich mir jedenfalls Arkansas vor. Ich träume davon, eines Tages dorthin zu fahren, aber bis dahin müssen wir eben auf diesen wunderbaren Staat anstoßen!«

»Du musst nicht, Benny«, sagte das Aleph.

»Pah! Natürlich muss er! Er ist doch kein Kind mehr! Er muss Latein lernen, Shakespeare lesen und Wodka trinken!« Slavoj hielt sein Glas hoch und wartete. »Na?«

Benny schnupperte an dem Wodka. Der scharfe Geruch trieb ihm die Tränen in die Augen. »Was ist?«

»Wir warten auf deinen Toast ...«

Benny warf einen Blick auf das Brot auf dem Klapptisch. »Ich hab keinen Toast.«

»Grandios!«, krähte der Flaschenmann. »Der Kleine ist ja wirklich ein Einfaltspinsel. Nein, nein, mein Junge, ich will einen Toast *hören* und keinen essen. Einen Trinkspruch. Sprich frei von der Leber weg! Inspiriere uns mit deinen Weisheiten!«

»Ich weiß nicht, wie das geht.«

»Mach die Augen zu und lausche. Was hörst du?«

Benny schloss die Augen. Er hörte den rasselnden Atem des alten Mannes neben sich. Er hörte die gurgelnden Leitungsrohre in der Wand, aber die waren nicht sehr inspirierend. Er hörte das Zischen und Klopfen der Heizkörper, was beinah wie Musik klang. Das war schon besser. Er hörte draußen das entfernte Heulen eines Krankenwagens und dann, ganz nah, eine Stimme, die leise murmelte:

»*... voll von Geräuschen, Tönen und anmutigen Melodien, was Freude bringt und nicht schmerzt.*« Verdutzt öffnete er die Augen. Der alte Mann hatte den Blick zur Decke gerichtet, balancierte sein Schnapsglas auf seiner Armlehne und deklamierte in schwärmerischem Ton: »*Manchmal erklingen tausend klimpernde Instrumente über meinem Haupte – und manchmal hör' ich Stimmen, die, wenn ich nach langem Schlaf erwachen würde, mich wieder schläfrig machten ...*«

Er seufzte und schüttelte den Kopf. »Ja, jetzt erinnere ich mich wieder. Wie konnte ich es nur vergessen?« Er schloss die Augen und saß einfach nur da. So lange, dass Benny sich fragte, ob er eingeschlafen war, aber dann richtete er sich abrupt auf und wischte sich mit seinem Ärmel über die Augen. »Na gut, dann bringe ich eben einen Toast für dich aus«, sagte er schroff. Er hob wieder sein Glas. »Auf die Stimmen!«

Die Stimmen? Benny stutzte. Er hatte nicht vorgehabt, etwas zu trinken. Er hatte vorgehabt, den Wodka ins Waschbecken zu kippen, wenn Slavoj nicht hinschaute, aber die Worte des alten Mannes hatten ihn überrumpelt. Und ehe er sich's versah, hatte er das Glas an die Lippen gesetzt, und der Wodka rann wie flüssiges Feuer durch seine Kehle, brannte sich bis hinunter in seinen Magen. Er würgte und hustete, während ihm die Tränen in die Augen schossen. Aber als das Husten nachließ, spürte er, wie ihn eine wohlige Wärme durchströmte. Ihm war ein wenig schwummrig, fast schwindelig.

»Oh, Mann«, sagte er und schüttelte den Kopf, um die Benommenheit zu vertreiben.

»Der ist gut, ja?«, sagte der alte Mann grinsend.

»Nein, widerlich.«

»Noch einen?«, fragte Slavoj und nahm die Flasche »Aber jetzt will ich von dir einen Toast hören.«

»Slavoj!«, sagte das Aleph warnend.

Der alte Mann hob kapitulierend die Hände. »Okay, okay!« Dann raunte er Benny zu: »Sie benimmt sich wie eine *Mutti.*«

Von wegen *Mutti*, dachte Benny, aber das behielt er für sich. Durch den Wodka ermutigt, fragte er stattdessen: »Warum haben Sie ›Auf die Stimmen‹ getrunken? Wie haben Sie das gemeint, ich meine, haben Sie …?« Die Frage brach ab, bevor er sie beenden konnte. Er spürte, wie er rot wurde.

»Hab ich was?«

»Na ja, ich meine, hören Sie …« Er brachte die Wörter nicht heraus.

»Stimmen?«, sagte Slavoj unwirsch. »Natürlich hör ich Stimmen! Ich bin ein *Dichter.*« Und wieder gerieten seine Hände in Aufruhr. Sie strichen ihm über den Bart, kniffen ihn in die Nase, zupften ihn am Ohrläppchen, und dann kratzte eine Hand über den Rücken der anderen. Als sie sich wieder beruhigt hatten, musterte der alte Mann Benny mit einem durchdringenden Blick. »Was glaubst du denn, wo die Gedichte herkommen? Alles spricht, mein Junge! Aber nur die Dichter und Propheten, die Heiligen und die Philosophen können sie hören.«

»Sie hören Stimmen?«

»Natürlich! Sokrates! Und Johanna von Orleans! Rilke, Milton, Blake ...!«

Benny hatte noch nie von diesen Leuten gehört, aber da er nicht wie ein Idiot dastehen wollte, nickte er.

»Moses, Abraham, Jesaja und die ganzen Propheten!«, sagte der alte Mann, zupfte sich am Ohr und klatschte in die Hände. »Und die Väter der Psychologie, Sigmund Freud und Carl Jung. Ja, auch die haben Stimmen gehört! Nicht zu vergessen die großen Friedensstifter wie Mahatma Gandhi und Martin Luther King ...!«

Endlich mal jemand, von dem Benny gehört hatte. Sie hatten Martin Luther King in der Junior High School durchgenommen. Martin Luther King war ein bedeutender Mann gewesen, ein Held der Bürgerrechtsbewegung. Man hatte sogar einen Feiertag nach ihm benannt.

»Die großen modernen Revolutionäre, sie alle haben Stimmen gehört und sind ihnen gefolgt!«

Da er immerhin wusste, wer Martin Luther King war, fühlte er sich ermutigt, auch etwas zu sagen. »Aber wenn's nun ein ganz normaler Mensch ist. Ich meine, ein Junge oder so. Kein Dichter oder Revolutionär oder ...« Aus reiner Gewohnheit hielt er inne, aber seltsamerweise wurde keine Alarmstufe ausgelöst, also sprach er weiter. Die Worte sprudelten nur so aus ihm heraus. »Ich meine, ich höre auch Stimmen, aber ich bin kein besonderer Mensch, ich bin einfach nur verrückt.«

Slavoj schnaubte. »Unsinn! Woher willst du das wissen? Hast du je versucht, ein Gedicht zu schreiben? Hast du je versucht, über eine philosophische Frage nachzudenken? Oder eine Revolution anzuführen?«

»Nein.«

»Na, bitte. Du kannst es also gar nicht wissen, weil du's noch nie probiert hast. Deshalb schlag ich vor, dass du es gleich mal versuchst. Du musst klein anfangen. Mit einem kurzen Gedicht, einer einfachen philosophischen Frage oder einer eher kleinen Revolution. Nein, wart mal, dieses Land ist noch nicht reif für eine Revolution. Heb dir die Revolution für später auf.«

Benny warf dem Aleph einen Blick zu. Obwohl sie die Augen geschlossen hatte, wusste er, dass sie zuhörte. »Das kapier ich nicht«, sagte er. »Was soll ich genau machen?«

»Verfasse ein Gedicht!«, sagte der alte Mann. »Oder formuliere eine philosophische Frage! Und wenn du tatsächlich keines von beidem schaffst, dann könnte man daraus schließen, dass du verrückt bist.«

Benny starrte auf seine Schnürsenkel. Eine Frage erschien ihm einfacher als ein Gedicht, aber er kannte nicht den Unterschied zwischen einer normalen und einer philosophischen Frage. Er dachte an die Gedichte, die er mit den Kühlschrankmagneten gelegt hatte. Als er klein war, hatte seine Mutter ihm Kinderreime vorgelesen. Zählten die als Gedichte? Sie waren eher wie Lieder ohne Melodie. Manchmal fand er sie immer noch beruhigend. *Hey, Diddle Diddle.* Das hatte ihm gefallen. Und *Hickory, Dickory Dock*. Und *Who Killed Cock Robin?*

»Also?«, fragte Slavoj. »Hast du was?«

Wer schoss auf Robin? war zwar eine Frage, aber sehr philosophisch klang die nicht. »Mir fällt nichts ein«, sagte er, aber dann fiel ihm die Antwort auf die Frage ein. *Es war die Grille mit der Zwille.*

»Pah!«, sagte der Flaschenmann. »Es liegt in der menschlichen Natur, Fragen zu stellen. Du hast mich zum Beispiel gefragt, ob ich Stimmen höre. Warum?«

Wer war dabei?

»Weil ich manchmal Dinge höre. Und weil ich wissen wollte, ob andere Leute sie auch hören.«

Ich war dabei, sagt der Papagei.

»Und wenn andere sie auch hören, was würde das beweisen?«

Wer hat sein Blut getrunken?

Benny schüttelte den Kopf, damit der Reim aufhörte. »Es würde beweisen, dass die Stimmen real sind. Dass ich keine Wahnvorstellungen habe, dass ich nicht lüge oder mir irgendeinen Scheiß ausdenke.«

»Und was würde es bedeuten, wenn die Stimmen real sind und du dir keinen Scheiß ausdenkst?«

Ich, sagt die Fledermaus, das war ein Schmaus!

Es war sinnlos. Der Reim war nicht mehr zu bremsen, war wild entschlossen, zu Ende zu bringen, was er begonnen hatte. »Das würde bedeuten, dass ich keine psychische Störung habe! Dass ich nicht verrückt bin!«, sagte Benny ziemlich laut.

Der Flaschenmann wurde jetzt auch lauter. »Wenn also die Stimmen ›real‹ sind, dann bist du nicht verrückt?«

Und wer gräbt das Grab?

»Natürlich nicht!«, rief Benny. »Das ist doch logisch!«

Ich, sagt die Wühlmaus, ich grab eins aus.

»Dann musst du natürlich herausfinden, was ›real‹ ist!« Der Flaschenmann schrie jetzt, aber der Reim schrie auch.

ICH GRAB EINS AUS!

Das war zu viel. »Aber das ist ja das *PROBLEM*«, brüllte Benny und hielt sich die Ohren zu. »Ich weiß nicht, was real ist und was nicht!«

»*Ja*!«, rief der alte Mann. »Genau! Und da hast du deine Frage!«

Der Reim schwieg.

Benny hob den Kopf und lauschte. Er drehte sich um, um nachzusehen, ob er noch irgendwo lauerte, aber da war nichts, kein fernes Echo, nicht einmal ein Flüstern. Er schaute den alten Penner an, der ihn durch seine Zahnlücke angrinste. »Wirklich?«

»Ja, sicher«, sagte der Flaschenmann »Eine gute Frage. Sehr philosophisch.«

»Und wie lautet die?«

»*Was ist real?*«

»Aber ich hab's doch gerade gesagt. Ich *weiß* nicht, was real ist!«

»Natürlich nicht! Deshalb ist es ja eine so kluge Frage.« Der alte Mann nahm die Wodkaflasche, schraubte den Deckel ab und füllte alle drei Schnapsgläser auf. »Jetzt müssen wir auf deine Frage anstoßen. Und dann gehst du nach Hause und denkst über das Wesen der Realität nach. Und wenn du eine Antwort gefunden hast, kommst du wieder her und erzählst es mir.« Er reichte Benny das Aloha-Glas. »Auf die Realität!«

Jetzt stand das Aleph auf. »Das reicht jetzt, Slavoj!« Sie wandte sich zu Benny um. »Er ist betrunken. Komm, wir gehn.«

Benny stand auf. Vielleicht war der alte Penner ja betrunken, aber was er sagte, leuchtete irgendwie ein. Plötzlich hatte er jede Menge Fragen an ihn. Nicht direkt philosophische Fragen. Eher praktische. Zum Beispiel: Welche Stimmen hören Sie? Und wie klingen sie? Was sagen sie zu Ihnen? Verstehen Sie, was sie meinen? Sind sie freundlich oder grausam? Verlangen sie von Ihnen, dass Sie sich selbst verletzen? Hören Sie sie die ganze Zeit über? Stammen sie von bestimmten Dingen, oder schweben sie einfach so in der Luft herum?

Der Flaschenmann hatte die drei vollen Gläser vor sich aufgereiht. Das Aleph stand schon an der Tür und wartete auf Benny. Als Benny sich umdrehen wollte, um ihr zu folgen, verschob der alte Mann die Gläser, als wolle er einen Zaubertrick vorführen. »Welches ist leer?«, fragte er leise.

Alle drei Gläser waren voll. Benny wusste nicht, was er antworten sollte, deutete dann aber einfach auf das Aloha-Glas in der Mitte. Der alte Mann strahlte.

»Du bist ein Seher!«, sagte er. »Ein wahrer Prophet!« Er hob das Glas hoch. »Auf die Leere!« Er kippte den Wodka in einem Zug hinunter und wischte sich mit dem Handrücken über den Mund. »Hab keine Angst vor der Unwissenheit, junger Mann. Die Unwissenheit ist das Metier der Dichter und Denker.«

»Der verarscht dich nur«, sagte das Aleph, als Benny sie einholte. »So ist er immer, wenn er betrunken ist.«

»Kann sein«, sagte Benny. Er warf einen Blick über die Schulter. Der alte Penner machte keinen sonderlich betrunkenen Eindruck. Er saß aufrecht in seinem Rollstuhl und blickte ihnen nach. Alle drei Gläser sahen jetzt leer aus. Benny winkte ihm, und der alte Mann winkte zurück. Es war schon komisch, dachte Benny, während er dem Aleph nach draußen folgte. Er fühlte sich nicht verarscht. Im Gegenteil, er fühlte sich ernst genommen.

33

Die Zen Wellness-Oase befand sich in einer kleinen Shoppingmall, zwischen einem Subway und einer Kinderarztpraxis. Der

Empfangsbereich war sparsam möbliert und in zarten Schattierungen von Mauve und Taubengrau gehalten. Polsterhocker waren im Raum verteilt und wirkten zwischen den Topfpflanzen wie kleine Inseln. An den Wänden hingen künstlerische Fotografien von Stränden und Wellen und glatten, runden, sorgfältig aufeinandergetürmten Steinen. Aus den Lautsprechern drang New-Age-Musik. Annabelle war noch nie in einem Wellness-Center gewesen und hatte keine Ahnung, was sie dort erwartete, aber es fühlte sich alles sehr Zen-mäßig an. Deshalb war sie auch ein wenig überrascht, als sich die Rezeptionistin, eine junge blonde Frau, mit »Lori« vorstellte. Lori war sehr nett. Sie gab Annabelle ein Klemmbrett mit Verzichtserklärungen und einer langen Liste mit Fragen zu ihrer Gesundheit. Nachdem Annabelle alles ausgefüllt hatte, führte Lori sie in ein Behandlungszimmer und stellte ihr Leilani, ihre Massage-Therapeutin, vor. Leilani war ebenfalls eine schlanke Blondine, die eine Yogahose und Ballerinas trug. Als Annabelle die Hand ausstreckte, sah Leilani sie an, als hätte sie keinen blassen Schimmer, was Annabelle damit bezweckte, aber dann schien es ihr zu dämmern, und sie nahm Annabelles feuchte Hand zwischen ihre eigenen trockenen Handflächen und drückte sie fest – kein Händeschütteln im eigentlichen Sinn, aber trotzdem herzlich.

»Ich freue mich so sehr, dich zu sehen«, sagte sie zu Annabelle, als würden sie sich schon ewig kennen. »Was kann ich für dich tun?« Sie sprach mit einem gedehnten texanischen Tonfall, der nicht sehr Zen-mäßig war, aber Annabelle sofort Vertrauen einflößte. Annabelle, die sich nicht erinnern konnte, wann sich zuletzt jemand wirklich gefreut hatte, sie zu sehen, geschweige denn etwas für sie tun wollte, war sprachlos. Also sagte sie das Offensichtliche:

»Ich hätte gern eine Massage.«

Leilani lachte. »Natürlich, Süße! Alles klar! Mach dich schon mal bereit. Ich bin gleich wieder da. Wir fangen mit dem Rücken an.«

Annabelle nickte. Sie hatte keine Ahnung, was bereit machen alles beinhaltete, und sah sich verstohlen im Raum nach Hinweisen um. Da stand ein Tisch, über den ein Laken gebreitet war. Am Kopfende lag eine Art Kopfstütze mit einem Loch darin, das aussah wie das Hämorrhoidenkissen ihres Stiefvaters. Sie zögerte.

»Stimmt was nicht?«, fragte Leilani.

»Nein, nein«, sagte sie und überraschte sich selbst, als sie hinzufügte: »Ich hatte eigentlich eine Japanerin erwartet.«

Leilani machte einen verwirrten Eindruck.

»Wegen dem Zen. Aber das ist kein Problem! Mein Mann ist Japaner, ich meine, war. Und Koreaner. Und Zen. Aber jetzt nicht mehr. Ich meine, er ist tot. Aber das ist okay. Alles gut.« Aber nichts war gut, und sie machte alles nur noch schlimmer. Sie holte tief Luft. »Es tut mir leid. Ich hatte noch nie eine Massage, deshalb bin ich ein bisschen nervös.«

»Ach so«, sagte Leilani, und ihr Gesicht hellte sich auf. »Dann wird's aber Zeit.« Sie klopfte auf den Tisch. »Wenn du dich ausgezogen hast, legst du dich da drauf, mit dem Gesicht auf das Kissen. Mach's dir bequem. Du kannst dich mit dem Laken zudecken. Lass dir ruhig Zeit. Ich warte solange draußen.«

»Okay«, sagte Annabelle und beäugte unentschlossen den Tisch. »Soll ich wirklich alles ausziehen?«

»Was immer sich gut für dich anfühlt, Süße.«

Sie gab Annabelle einen aufmunternden Klaps auf den Arm und ließ sie allein. Annabelle sah sich um. Der Raum war sauber und spärlich möbliert. In einer Ecke war ein Waschbecken und daneben stand ein niedriger, altarähnlicher Tisch mit Kristallen als Opfergabe. Ein leuchtend blauer Luftbefeuchter in der Form eines riesigen Regentropfens stieß eine dünne Wolke aus wohlriechendem Dampf aus. An der Wand hing ein runder Spiegel, daneben war eine Hakenleiste angebracht, unter der ein Stuhl stand. Annabelle zog sich aus und legte ihre Kleider ordentlich über den Stuhl. Sie zögerte kurz, hakte dann ihren BH auf und versteckte ihn unter ihrem Pullover. Sie beschloss, ihre Unterhose anzubehalten. Sie drehte sich zum Tisch um. Er war schmal und ziemlich hoch, hatte eine gepolsterte Auflagefläche und spindeldürre Beine, die ihr Sorge bereiteten, aber dann kletterte sie kurz entschlossen darauf, drehte sich auf den Bauch und schaute auf das Gesichtskissen hinunter. Aus diesem Blickwinkel sah es aus wie eine Kloschüssel, aber sie legte trotzdem ihr Gesicht darauf, sodass ihre Nase in dem Schlitz steckte. Sie hatte es gerade geschafft, nach hinten zu greifen und sich das Laken über den Po zu ziehen, als sie ein Klopfen an der Tür hörte. Sie wusste nicht, wohin mit ihren Armen. Auf dem Tisch war nicht genug Platz und so ließ sie sie herunterbaumeln.

»Fertig?«, rief Leilani von der Tür.

»Mmh«, erwiderte Annabelle. Der Druck des Gesichtskissens machte das Reden fast unmöglich. Sie hörte Leilani leise durchs Zimmer gehen. Gedämpfte Musik setzte ein, irgendwas mit Glocken oder Windspielen, gefolgt vom Säuseln einer Holzflöte. Sie fühlte, wie ihre Arme hochgehoben und neben ihr auf den Tisch gelegt wurden. Durch das Loch sah sie die Spitzen von Leilanis Ballerinas, als die junge Frau das Kissen zurechtrückte und dann das Laken weiter nach unten zog und ihren unteren Rücken entblößte. Sie spürte, wie die junge Frau ihre Hände auf ihrem breiten Rücken ablegte. Die sanfte Berührung löste bei ihr Unbehagen aus. Es war so ganz anders als das sinnliche Gefühl, das sie damals bei Kenji empfunden hatte – aber daran wollte sie jetzt nicht denken. Die junge Frau hatte sich nicht gerührt, vermutlich war sie entsetzt über das viele Fett. Es gab einfach zu viel von ihr, dachte Annabelle. Dieser Spa-Besuch war eine Schnapsidee gewesen.

»Du hast so wunderschöne Haut«, sagte Leilani.

Annabelle glaubte, sich verhört zu haben. »Wie bitte?« Ihre Stimme klang nasal, dumpf.

»Deine Haut. Sie ist so wunderschön«, wiederholte Leilani. »So glatt. Wie Marmor. Oder Alabaster.« Ihre Hände wanderten jetzt Annabelles Wirbelsäule entlang, kneteten die steifen Muskeln an ihren Schultern und am Nacken. Für so ein zartes Persönchen hatte sie erstaunlich viel Kraft, dachte Annabelle, und entspannte sich etwas, überließ sich Leilanis kräftigen Händen. Das Massageöl fühlte sich glitschig auf der Haut an. Es duftete nach Lavendel, und sie empfand eine angenehme Wärme an ihrem Bauch und an ihrer gesamten Vorderseite, die vom Massagetisch unter ihr auszugehen schien. Wahrscheinlich war er beheizt, überlegte sie. Wie herrlich.

»Wie ist der Druck?«, fragte Leilani.

»Gut«, sagte Annabelle. Und das stimmte auch. Fest genug, um die empfindlichen, schmerzenden Stellen zu lockern, aber nicht so fest, dass es wehtat. Warum war sie nicht schon früher auf diese Idee gekommen? Es war so ein wunderbares Gefühl, sich den Händen eines anderen Menschen zu überlassen. Niemand hatte ihren Körper auf diese Weise berührt seit – okay, sie war für Gesundheitschecks zum Arzt gegangen, aber die zählten nicht, und außerdem hatte sie sich da jedes Mal anhören müssen, dass ihr Blutdruck zu hoch sei, dass Verdacht auf Diabetes bestehe und sie dringend abnehmen müsse. Aber diese junge Frau machte ihr überhaupt keine Vorhaltungen. Sie setzte ihre Hände und selbst ihre Unterarme ein, um sie mit ausholenden Bewegungen zu massieren; sie bohrte ihre Ellbogen in die Knoten und löste, wie es schien, jahrelange Verspannungen. Es war einfach wunderbar. Annabelle traten Tränen in die Augen. Weinte sie etwa? Das war doch absurd, aber die Tränen liefen an ihrer Nase hinunter und tropften durch das Loch des Gesichtskissens auf den Boden. Sie spürte, wie ihr der Atem stockte. Sie wollte auf keinen Fall, dass Leilani merkte, in welcher Verfassung sie war, und versuchte verzweifelt, das Beben in ihrem Innern zu unterdrücken, aber umsonst. Ihre Atmung wurde unregelmäßiger, und ein heftiges Zittern ging durch ihren Körper. Leilani hielt inne.

»Alles okay, Süße?«, fragte sie. »Brauchst du irgendwas?«

Annabelle schüttelte den Kopf.

»Mach dir nichts draus. So was kann passieren. Manchmal muss man sich einfach mal richtig ausweinen. Sag Bescheid, wenn du ein Taschentuch oder ein Glas Wasser möchtest, ja?«

Ein großer Schluchzer erschütterte ihren Körper, dann ein zweiter und schließlich ein dritter, und dann gab es kein Halten mehr. Zu ihrem Entsetzen begann sie hemmungslos zu weinen, der Tisch unter ihr schwankte, aber Leilani schien das nicht zu stören. Sie knetete und strich, wanderte mit ihren Händen von ihrem Rücken zu den Beinen, den Armen und sogar zu ihren Füßen, mit kreisenden, gleichmäßigen Bewegungen, beugte sich vor, um den Druck an den verspannten Stellen zu erhöhen. Annabelle wollte sich entschuldigen, aber mit dem Gesicht auf dem Kissen war das unmöglich. Allmählich versiegten ihre Tränen, und ihre Atmung normalisierte sich. Eine Erklärung erübrigte sich. Leilani bat sie, sich auf den Rücken zu drehen, und legte ihr ein nach Lavendel duftendes Kissen über die Augen. Annabelle lag still da und lauschte dem Windspiel und der Flöte. Von Zeit zu Zeit durchfuhr ein Schauer ihren Körper wie ein eine Art Nachbeben, aber ansonsten war alles so ruhig und still, dass sie einschlief.

Im Halbschlaf hörte sie Leilanis Stimme, die ihren Namen rief: »Annabelle?«

»O je, das tut mir so leid«, entschuldigte sie sich. »Ich wollte nicht …« Sie schämte sich wegen ihrer Unhöflichkeit, aber Leilani lachte nur.

»Mach dir keine Gedanken. Schlaf ist gesund. Du hattest ihn offenbar dringend nötig. Hier ist etwas Wasser für dich. Lass dir mit dem Anziehen ruhig Zeit. Ich warte draußen.«

Sie verließ das Zimmer. Annabelle blieb noch einen Moment liegen und blinzelte die Decke an, richtete sich dann langsam auf und setzte die Füße auf den Boden. Sie fühlte sich wacklig und trank einen Schluck Wasser, das erfrischend nach Zitrone schmeckte. Sie nahm sich fürs Anziehen Zeit, war sich der kleinsten Bewegung bewusst und spürte ihr nach. Das Kneifen ihres BHs. Ihre Arme, die in die Ärmel schlüpften. Ihr Kopf, der durch den Rollkragen wieder auftauchte. Es war wie in einem Traum, nur fühlte sie sich so wach wie schon lange nicht mehr. Auf dem Weg nach draußen warf sie einen Blick in den Spiegel und erstarrte. Ihre Augen waren blutunterlaufen, und ihre Haut war rot und fleckig. Tiefe, narbenähnliche Furchen, die wohl von dem Kissen stammten, verliefen kreuz und quer über ihre Wangen.

Leilani erwartete sie am Empfang.

»Ich seh furchtbar aus«, sagte sie, während sie bezahlte, aber Leilani schüttelte den Kopf.

»Nein«, erwiderte sie und umarmte sie. »Du strahlst richtig!«

Annabelle konnte sich nicht erinnern, wann jemand sie zuletzt so herzlich gedrückt hatte. Im Bus merkte sie, dass die anderen Fahrgäste sie anstarrten, aber das war ihr egal. Ich hatte eine Massage, dachte sie, während sie ihren Blicken trotzte. Ich bin eine Frau, die sich um sich kümmert.

Abends im Bett ließ sie ihre Hände über ihr Gesicht und dann über ihren Hals zu den Schultern wandern. Auf ihrer Haut, ihrer wunderschönen Alabasterhaut, klebten noch Reste von Massageöl. Sie drückte Kenjis zerknäultes Flanellhemd ans Gesicht, und der schwache Geruch nach Rauch und Lavendel kitzelte sie in der Nase. Ihre Hände strichen über ihren Körper, berührten ihre Brüste, dann ihren Bauch und hielten zwischen ihren Beinen inne. Wie lange war es her? Sie konnte sich hier nicht berühren, ohne an Kenji zu denken, und das stimmte sie jedes Mal traurig. Behutsam bewegte sie ihre Finger vor und zurück und spürte ein leichtes, warmes Kribbeln. Sie presste das Gesicht in Kenjis Flanellhemd und dachte daran, wie aufgeregt sie in der ersten Nacht gewesen war, als sie nackt vor ihm stand, und wie er sie angeschaut hatte und wie sein Gesicht im Licht der Straßenlaterne – oder war es der Mond? – ausgesehen hatte. Nein, der Mond hatte in der Nacht geschienen, als er gestorben war. Ihre Füße bewegten sich unruhig unter dem zerwühlten Laken. *Nein, nicht,* dachte sie, *bitte, nicht jetzt,* aber ihre Hand bewegte sich schneller, als sie daran dachte, wie sich Kenjis Lippen angefühlt hatten, als sie ihren Körper hinuntergewandert waren, wie er ihre Brüste umfasst und an ihren Brustwarzen geleckt und gemurmelt hatte: *So zart wie ein Pfirsich.* Und sie dachte daran, wie er sich auf sie gelegt hatte und in den Spalt geglitten war, der sich für ihn geöffnet hatte, um ihn in sich aufzunehmen. Und jetzt bewegten sich ihre Finger so sicher wie seine, und als sie kam, bäumte sich ihr Körper auf, und ein Schrei entfuhr ihrer Kehle, den sie schnell mit einem Zipfel des Flanellhemds erstickte. Sie lag da und lauschte angestrengt, aber im Haus war alles ruhig. Sie hörte nur das Blut in ihren Ohren pochen und entspannte sich. Während ihr Atem wieder gleichmäßiger wurde, erinnerte sie sich an dieses Gefühl. Ein Zerfließen. Wund, aber heil. Auf angenehme Weise erschöpft. In dieser Nacht schlief sie wie ein Baby.

Als sie am nächsten Morgen zum Kühlschrank ging, um Milch für ihren Kaffee rauszuholen – tatsächlich hatte sie auf dem Rückweg vom Wellness-Center daran gedacht, Milch zu besorgen –, fiel ihr auf, dass etwas anders war. Die Küchenmagnete. Die Wörter waren anders angeordnet, und Kenjis Gedicht war verschwunden. Sie spürte, wie ihr heiß wurde. *Benny?* Wieso würde er so etwas tun, wo er doch genau wusste, wie viel ihr dieses Gedicht bedeutete? Sie starrte auf das Durcheinander an Wörtern, suchte nach dem alten Gedicht, aber es war nicht mehr da. Stattdessen waren die Magnete neu angeordnet:

zart wie ein Pfirsich in einem Traum

Sie starrte auf die Wörter und bekam ganz weiche Knie.

Kenji …?

BENNY

Scheiße. Echt jetzt? Ich hab dir gesagt, dass das Sexleben meiner Mutter tabu ist. Wir haben darüber geredet, und ich dachte, wir wären uns einig, was private Dinge angeht. Ich meine, ich weiß, dass ihr mein Dad fehlt, und ich bin froh, dass es ihr nach der Massage besser ging, aber ich hätte wirklich nicht den ganzen Rest wissen müssen. Und jetzt krieg ich es nicht mehr aus dem Kopf, was echt total nervt.

Aber vielleicht hab ich es ja sowieso schon gewusst und nur verdrängt oder so. Ich weiß noch, dass ich einmal nachts von einem Schrei wach wurde. Ich lag im Dunkeln und lauschte. Es war eindeutig nicht die Stimme meines Dads, und sie war auch anders als die Stimmen von Dingen, wenn sie reden. Sie klang nach meiner Mom. Aber es war nicht ihr übliches Weinen. Ich kannte dieses Geräusch noch von früher, als mein Dad noch lebte und sie zusammen in ihrem Schlafzimmer waren. Eine Menge Stimmen kamen damals von dort, aber ich war noch zu klein, um zu verstehen, worum es ging. Manchmal nachts, wenn ihre Tür zu war, hörten sich ihre Stimmen an, als würden sie streiten, und ich bekam Angst. In anderen Nächten hörte ich sie flüstern und kichern, und ich fühlte mich allein, aber nicht unbedingt schlecht. Und dann gab es da noch ein anderes Geräusch, das mir Angst machte und bei dem ich mich einsam fühlte; es fing wie ein leises Stöhnen an und endete mit einem Schrei oder Jubeln. Triumphierend! Dieser Schrei hatte sich auch so angehört. Ich lauschte angestrengt, aber es war alles still, und so schlief ich wieder ein. Ich machte mir deswegen keinen Kopf oder so.

Aber das erklärt, warum sie heute Morgen wegen diesen blöden Kühlschrankmagneten so ausgeflippt ist. Sie kam in mein Zimmer und hat geflüstert: *Benny, Benny, wach auf!* Es war noch dunkel, und erst hab ich gedacht, es wäre irgendein Ding, das mich auf sich aufmerksam machen wollte. Also hab ich mich taub gestellt, aber dann hat sie mich geschüttelt, und ich hab die Augen aufgemacht. Sie knipste meine Nachttischlampe an, und ich sah, dass ihr Gesicht ganz rosa war. Sie war total aufgeregt und hat mich nach den Kühlschrankmagneten gefragt, ob ich damit rumgespielt hätte, und ich sagte nein, überhaupt nicht, weil es ja stimmte. Seit damals, als sie so ausgerastet ist, weil ich mit dem Gedicht meines Dads rumgespielt hab, ließ ich die Finger von diesen Magneten. Ich weiß ja, wie viel ihr die Gedichte bedeuten. Aber als ich das sagte, schnappte sie nach Luft und kriegte diesen irren Blick und erzählte, dass ein neues Gedicht aufgetaucht wäre, und wenn ich nichts damit zu tun hätte, wer denn sonst? Sie schleppte mich runter in die Küche, und es stimmte. Die Magnete sahen tatsächlich aus, als wären sie verrückt worden. Aber mal im Ernst, das war doch nicht mal ein richtiges Gedicht, sondern bloß eine Zeile, irgendwas über einen Pfirsich. Und ich sagte so was wie: Vielleicht bist du geschlafwandelt und hast die Magnete verschoben? Da hat sie mich angeguckt, als hätte ich ihr eine runtergehauen. Ich wusste, was sie dachte. Sie dachte, es wäre der Geist meines Dads, der ihr nachts, wenn sie im Bett lag und was auch immer machte, Gedichte schrieb. Aber das glaubte ich nicht. Auch wenn ich Stimmen höre, glaub ich eigentlich nicht an Geister. An überirdische Wesen vielleicht, aber nicht an Geister, denn die sind ziemlich kindisch, und außerdem habe ich gesehen, wie mein Dad verbrannt wurde, und kann mir nicht vorstellen, dass irgendein Geist solche Flammen überlebt. Das Ganze war also ziemlich rätselhaft, aber ich hatte genug um die Ohren und hab einfach nicht mehr dran gedacht.

DAS BUCH

Ja, natürlich. Du musstest ja eine wichtige philosophische Frage beantworten – *Was ist real?* – und warst so von deiner eigenen Realität in Anspruch genommen, dass du die deiner Mutter nicht wahrnahmst. Aber das ist schon okay. Es ist normal. Kinder haben nur ein eingeschränktes Verständnis vom Innenleben ihrer Eltern, weil sie es durch die Linse ihrer eigenen Subjektivität betrachten und nur das verstehen, was Auswirkungen auf sie selbst hat. Kinder sind in dieser Hinsicht erstaunlich begriffsstutzig, aber mach dir nichts draus. Das soll keine Kritik oder Rüge sein. Damals warst du noch jünger, und außerdem halten wir nichts von Moralpredigten. Die will sowieso niemand hören. Wir weisen lediglich auf eine hinreichend dokumentierte Tatsache hin. Es gibt genügend Bücher zum Thema kindliche Entwicklung, aber wir gehören nicht dazu. Machen wir weiter.

34

Sie trafen sich jeden Tag in der Bibliothek. Benny wusste nie, wo und wann das Aleph auftauchen würde, aber jedes Mal kam es ihm wie Zauberei vor. Beispielsweise stand er vor einem Bücherregal, den Kopf schief gelegt, um die Titel auf den Buchrücken zu lesen, als er plötzlich ihren Blick zwischen den Büchern bemerkte. Oder er beugte sich gerade über einen Wasserspender und trank, und als er sich wieder aufrichtete, lehnte sie an einer Wand und beobachtete ihn. Sie kannte die Bibliothek wie ihre Westentasche. Die Ecken mit den bequemsten Sofas, wo man nebeneinander sitzen und sich unterhalten konnte. Die schalldichten Räume, wo man Kopf an Kopf auf dem Boden liegen und sich seine Lieblingsmusik anhören konnte, was in ihrem Fall meist Jazz war. Die Schach-Nische im alten Gebäude, wo man beobachten konnte, wie das Licht durch das Buntglasfenster fiel, während man darauf wartete, dass der andere seinen Turm oder Springer zog.

Er stellte ihr Fragen, und manchmal antwortete sie auch, aber eigentlich redete sie nicht gern über sich. Trotzdem erfuhr er mit der Zeit mehr über sie. Sie war von zu Hause weggelaufen, als sie etwa in seinem Alter war. Von ihrer Unterbringung in Pflegefamilien abgesehen, hatte sie sich allein durchgeschlagen. Während der warmen Sommermonate schlief sie auf Bäumen im Park, manchmal allein und manchmal mit anderen Mitgliedern einer Gruppe von radikalen, transkulturellen, pansexuellen, postgender Jugendlichen, die sie als ihre Clique bezeichnete. Tagsüber durchsuchten sie Müllcontainer nach Essbarem und jagten Eichhörnchen und Tauben, die sie auf kleinen, aus recycelten Getränkedosen gebastelten Raketenöfen kochten. Abends spannten sie ihre Hängematten zwischen die gesprenkelten Äste mächtiger Platanen, während der Flaschenmann unten in seinem Rollstuhl oder auf einer Matte schlief, die barmherzige Kirchendamen in Iowa aus recycelten Plastiktüten gehäkelt hatten. Die Clique liebte den Flaschenmann und kümmerte sich rührend um ihn. Jeden Abend vor dem Schlafengehen versammelten sie sich um den alten Dichter und hörten ihm zu, wenn er über Revolution oder über den religiös anmutenden Fanatismus des Konsumkapitalismus dozierte, über die anthropozentrische Sentimentalität seiner Generation, die die Natur zum Paradies verklärte, das der Mensch zerstört hatte. Nein, sagte er zu ihnen. Das ist Hybris! Wir sind nicht unabhängig. Wir *sind* unser Planet, und wir müssen ihn von ganzem Herzen lieben. Wir müssen unseren Müll lieben, unsere Umweltverschmutzung, unseren Abfall. Wir müssen unsere Trans-Erde und unseren Trans-Planeten lieben, egal in welchem beschissenen Zustand sie sind. Er war unterhaltsamer als das Fernsehen, sagten sie und erklärten ihn zu ihrem Anführer, natürlich im nicht-hierarchischen, anti-hegemonialen Sinn des Wortes.

Sobald es kälter wurde, löste sich die Gruppe auf, und ihre Mitglieder suchten sich irgendwo einen trockenen Unterschlupf. Viele flohen vor dem Regen weiter in den Süden. Der F-Mann hatte slowenische Verbindungen, und er und das Aleph zogen in ein verlassenes Fabrikgebäude, das in einem Außenbezirk lag, in der Nähe der Bahngleise, wohin die Gentrifizierung bislang noch nicht vorgedrungen war. Die Fenster waren eingeschlagen und teilweise mit Brettern vernagelt, aber wegen des vielen Regens war die Farbe abgeblättert und das Sperrholz verfault. Aus den Fensterbrettern sprossen unverwüstliche Götterbäumchen, die sich in diese Ödnis verirrt hatten. In dem bröckelnden Mörtel zwischen den Backsteinen wucherten Unkraut und Grasbüschel, und das Pflaster war mit Glasscherben übersät.

Das Aleph bezeichnete die Fabrik als ihr Studio, und eines Tages simste sie Benny die Adresse, und er fuhr mit dem Bus hin. Er hatte sich noch nie so weit vom Stadtzentrum weggetraut. Während der Bus die mit Schlaglöchern übersäte Fernstraße entlangrumpelte, durch verwaiste Gewerbegebiete, sah er aus dem Fenster. Es herrschte kaum Verkehr. Die einzigen anderen fahrtüchtigen Fahrzeuge waren ramponierte, zweckentfremdete Lieferwagen. Aber der Straßenrand war gesäumt von den Skeletten ausgebrannter Autos, abgefackelt und aufgegeben. Die Läden standen leer und waren verbarrikadiert. Nirgends waren Fußgänger zu sehen, außer ein paar gelangweilten Prostituierten, die vor einer Reihe schäbiger Motels herumstanden und sich intensiv mit ihren Handys beschäftigten. Als der Bus an ihnen vorbeifuhr, schauten sie nur kurz auf.

Benny erkannte die Fabrik von dem Foto wieder, das ihm das Aleph geschickt hatte, und drückte auf den Knopf, damit der Fahrer anhielt. Er stieg aus, und während der Bus davonfuhr, schaute er sich um. Weit und breit keine Menschenseele. Das Fabrikgelände war von einem durchhängenden Maschendrahtzaun umgeben. Sein Handy pingte; es war eine Nachricht des Aleph:

Folge dem Zaun. Steig durch das Loch.

Nach einer Weile entdeckte er eine Stelle, wo jemand den Maschendraht vom Pfosten gelöst hatte. Er kniete sich hin, schob seinen Rucksack durch das Loch und kroch hinterher.

Geh zur Laderampe. Halte nach einem weißen Transporter Ausschau.

Er ging an der Umzäunung entlang und gelangte zur Rückseite des Gebäudes, wo er in einer der Ladebuchten einen ramponierten weißen Transporter entdeckte. Der Schriftzug an seiner Seite lautete *AAA Sicherheitsservice*. Das Aleph saß auf der Kante der Laderampe und sah auf, als er um die Ecke bog. In diesem Augenblick durchbohrte ein einzelner Sonnenstrahl die

Wolkendecke und fiel auf sie. Und er spürte, wie ihm der Atem stockte, weil sie so strahlend schön war. Sie hob den Arm und winkte. Schnell ging er auf sie zu.

»Hey«, sagte sie. »Du hast's geschafft.«

Sie beugte sich vor und streckte ihm die Hand hin. Er ergriff sie, und sie zog ihn hoch zu sich auf die Rampe. Sie war erstaunlich stark. Dann führte sie ihn zu einer Tür, die sie mit einem zerbrochenen Ziegel aufgestemmt hatte. Sie betraten das Gebäude, und die Tür fiel hinter ihnen zu.

Drinnen war es stockdunkel. Durch eine große Tür gelangten sie in die Fabrikhalle, einen höhlenartigen Raum ohne jegliche Maschinen, aber es hing noch ein Geruch nach Schmiere und Schweiß in der Luft. Abrupt blieb er stehen. Der Zementboden war voller Öllachen. In dem schummrigen gelben Licht, das durch die Ritzen der zugenagelten Fenster drang, meinte er die gespenstischen Schatten der Maschinen zu sehen, die einst hier gestanden hatten. Der Widerhall ihrer Stimmen tönte in seinen Ohren – krachende Gänge, trommelnde Motoren, schleifende Riemen, und irgendwas Kreischendes. Er kniff die Augen zusammen, hielt sich die Ohren zu und begann zu summen. Als er die Hände wieder runternahm, war alles still. Er öffnete die Augen. Die geisterhaften Maschinen waren verschwunden, und das Aleph beobachtete ihn.

»Komm mit«, sagte sie, und ihre Stimme hallte ebenfalls.

Sie steuerte auf eine Metalltür am anderen Ende der Halle zu, die nur angelehnt war. Durch den Spalt fiel Licht. Sie traten in einen großen Raum, die ehemalige Maschinenwerkstatt. Von der Decke baumelten nackte Glühbirnen. In einer dunklen Ecke stand ein L-förmiger Arbeitstisch, der mit Werkzeugen, Flaschen und irgendwelchem Gerümpel übersät war. An einer Wand lehnten leere Bilderrahmen. In der gegenüberliegenden Ecke des Raums befand sich eine behelfsmäßige Küche, ausgestattet mit einer tiefen Gastrospüle, einem kleinen elektrischen Kocher und einem altmodischen Kühlschrank. Eine Sperrholzplatte auf zwei Holzböcken diente als Tisch, der von einer altmodischen Schwanenhalslampe beleuchtet wurde. Auf dem Kocher stand ein großer Topf mit Suppe, aus dem erdig riechender Dampf aufstieg. Der Flaschenmann saß in seinem Rollstuhl, über den Tisch gebeugt, und aß Suppe aus einer Schüssel. Benny fragte sich überrascht, wie er wohl durch das Loch im Zaun gekommen war. Der Alte hob den Kopf und begrüßte sie mit seinem emporgereckten Löffel, während Benny dem Aleph zum Tisch folgte. Sie bot ihm einen lädierten Bürostuhl an, setzte sich neben ihn und begann zu essen. Der alte Mann rollte zum Kocher und löffelte Suppe in einen angeschlagenen Napf.

»Du hast deinen Löffel mitgebracht«, sagte er und reichte ihm den Napf.

Es war eine Feststellung, keine Frage. Benny zog seinen Löffel aus der Seitentasche seines Rucksacks und probierte die Suppe. »Haben Sie die gemacht?«

Der alte Mann grunzte. Er hatte sich wieder seiner Suppe zugewandt, und Benny fiel auf, dass seine Hand zitterte. Er wirkte irgendwie bedrückt, ganz anders als in der Bibliothek. Sein Gesicht sah verhärmt aus, und seine Augen waren stumpf. Seine Haare waren strähnig, und sein Bart hing in die Suppe.

»Er hat sie aus Pilzen gekocht, die wir im Müll gefunden haben«, sagte das Aleph. »Slavoj ist ein hervorragender Koch. Schmeckt sie dir?«

Benny nickte und nahm noch einen Löffel. Die Suppe war sämig und heiß und schmeckte gut.

»Wie ist er hierhergekommen?«

»Genauso wie du, mit dem Bus.«

»Ich meine, wie ist er durch das Loch im Zaun und ins Gebäude gekommen?«

Slavoj schlürfte den Rest seiner Suppe. Dann zog er ein Taschentuch aus seiner Jacke und wischte sich damit den Mund ab. Er griff unter sein Hemd und holte eine Kette hervor, an der ein einzelner Schlüssel hing.

»Der gehört zum Eingangstor der Fabrik«, erklärte das Aleph. Der Wachmann ist Slowene. Er ist ein Fan von Slavojs Gedichten, außerdem trinken sie gern einen zusammen. Vielmehr tranken. Weil Slavoj aufgehört hat zu trinken. Stimmt's, Slavoj?«

Der alte Mann kratzte mit seinem Löffel die letzten Graupen zusammen und stierte dann auf die leere Schale.

»Geht's ihm nicht gut?«, fragte Benny.

Das Aleph zuckte mit den Schultern. »Er ist okay. Er denkt nur nach. Oder lauscht. Schwer zu sagen.« Sie stand auf, nahm die Schale des alten Mannes und stellte sie in die Spüle. »Das Problem ist, dass er nichts mehr trinken darf.« Sie legte ihm wie zur Warnung eine Hand auf die Schulter.

Der Flaschenmann seufzte und nickte. Das Aleph gab ihm einen leichten Klaps und ging zu ihrem Arbeitstisch hinüber, während der alte Mann auf die leere Stelle starrte, wo seine Schale gestanden hatte.

Benny aß schweigend seine Suppe auf. Anschließend spülte er die Schalen und Löffel und legte alles auf das Abtropfgestell. An einem Nagel hing ein löchriges Geschirrtuch, das er zum Abtrocknen benutzte. Er wusste nicht, was er als Nächstes tun sollte. Der alte Mann hatte sich nicht mehr gerührt. Keiner sagte ein Wort. Sie schienen seine Anwesenheit völlig vergessen zu haben.

Das Aleph saß über ihren L-förmigen Arbeitstisch am anderen Ende des Raums gebeugt, der von einer Halogenlampe beleuchtet wurde. An der Wand hinter ihr hingen eine Reihe von Zeichnungen. Aus der Entfernung sah es aus, als stellten sie Planeten dar, aber als er näher kam, erkannte er, dass es sich offenbar um Baupläne handelte, Kreise mit irgendwelchen Sachen darin, jeder anders.

»Was machst du denn da?«, fragte er.

Das Aleph sah auf. Sie trug eine Art Vergrößerungsbrille mit dicken Linsen, durch die ihre Augen riesig wirkten, irgendwie flüssig und ein bisschen wie Untertassen. Das helle Licht einer starken LED-Lampe, die zwischen die Linsen montiert war, strahlte ihn von ihrer Stirn aus an wie ein drittes Auge. In der Hand hielt sie einen gläsernen Gegenstand, der ihn an ein umgedrehtes Goldfischglas erinnerte. Es war das dreidimensionale Modell eines der Kreise an der Wand. Der Strahl ihrer Stirnlampe fiel durch die Kugel und brachte sie zum Schillern. Fasziniert starrte er darauf. Es war eine Schneekugel.

»Meine Mom sammelt so was.«

Sie reichte sie ihm. Sie sah ganz anders aus als die Kugeln in Annabelles Sammlung. Keine Ballerinas, keine Delfine oder süße, kleine Hundebabys, um deren Köpfe glitzernder Schnee rieselte. Hier gab es überhaupt keinen Schnee. Die Kugel wirkte irgendwie unheilvoll. Die kahle Landschaft auf ihrem Boden war von tödlicher Blässe, wie ausgebleichte Korallen auf einem abgestorbenen Riff. Vier ominöse, kegelförmige Kühltürme ragten neben einem gedrungenen Gebäude in den Himmel. Winzige Menschen in Uniformen und mit Lunchboxen in der Hand waren wie Ameisen aufgereiht und offenbar erstarrt, als sie im Begriff waren, das Gebäude zu betreten.

»Schüttel sie mal«, sagte sie.

Das tat er, und die Glaskugel füllte sich mit herumwirbelnden schwarzen Teilchen. Eine Mini-Apokalypse. Ein nuklearer Winter. Eine winzige, zerstörte Welt.

»Cool«, sagte er. »Die von meiner Mutter sind ziemlich bescheuert.« Er hielt die Kugel näher an die Arbeitslampe, schüttelte sie noch einmal und hielt sie sich dann direkt vor die Augen. Das kalte Licht der Halogenbirne beleuchtete die Szenerie von hinten. Von Nahem sahen die Menschen viel größer aus, und er malte sich aus, dass er einer von ihnen war und inmitten der herumwirbelnden Rußpartikel stand, die jetzt langsam durch die dickflüssige Luft segelten und sich am Boden absetzten. Er gab sie ihr zurück. »Was ist das?«

Sie schob die Lupenbrille hoch und sah die Kugel mit zusammengekniffenen Augen an. »Das soll ein Atomkraftwerk sein, aber das schwarze Zeug sieht eher aus wie Kohlenstaub. Deshalb bin ich mir noch nicht sicher. Es gehört zu einer Serie.«

Sie drehte sich zu dem hohen Metallregal um, das hinter ihr im Dunkeln aufragte, und knipste eine Neonröhre an. In der plötzlichen Helligkeit sah er Dutzende von Glaskugeln, die, sobald das Licht auf sie fiel, zu leuchten anfingen. Jede stellte eine andere Art von Zerstörung oder Verwüstung dar. Sie zeigten globale Katastrophen im Miniaturformat, in eine gläserne Kugel gebannt, ewig und zeitlos. Unwillkürlich fühlte er sich von diesen Miniaturwelten angezogen.

»Darf ich?«, fragte er und streckte die Hand aus.

»Natürlich. Dazu sind sie ja da. Du musst sie schütteln.«

Er nahm eine nach der anderen vom Regal und schüttelte sie, belebte sie kurzzeitig, wühlte sie auf, so wie ihr Anblick auch ihn aufwühlte.

Manche der dargestellten Katastrophen konnte er zuordnen, wie die Terroranschläge auf die Zwillingstürme des World

Trade Center, die in einer etwas größeren Kugel nachgebildet waren. Er war zwar damals noch nicht auf der Welt, aber er wusste, was passiert war. In einem der winzigen Türme steckte ein Flugzeug. Der andere Turm war halb eingestürzt. Unten auf der Straße flohen winzige Geschäftsmänner und -frauen in Anzügen und Kostümen vor einer Staubwolke. Als er die Kugel schüttelte, füllte sich die dickflüssige Luft mit Papierschnipseln. Hände, Füße und andere Körperteile wirbelten durcheinander. Er stellte die Schneekugel wieder zurück und nahm die nächste, die eine von einer Flutkatastrophe heimgesuchte Stadt darstellte. »Ist das auch New York?«

»New Orleans«, sagte sie.

Kleine schwarze Menschen standen in Grüppchen auf den Dächern ihrer Häuser oder trieben in Booten durch die Straßen. Als er die Kugel schüttelte, flogen Miniatur-Dollarscheine auf und schwebten wieder zu Boden. Das begriff er nicht.

»Katastrophen-Kapitalismus«, sagte das Aleph. »Die ganze Profitmacherei, die nach Katrina kam. Das war 2005. Wahrscheinlich warst du noch zu jung, um dich an den Hurrikan zu erinnern.«

Achtung! rief die Roboterstimme.

»Ich erinnere mich«, log er. Er stellte die Kugel schnell zurück ins Regal. 2005 war er drei Jahre alt. Natürlich konnte er sich daran nicht erinnern.

Gefahr!

»Wirklich?«, fragte sie. »Wow, ich nicht. Ich war damals sieben, aber in meiner Familie hat sich keiner für irgendwelche Nachrichten interessiert. Ich habe nur später in der Schule davon gehört, als wir im Unterricht die Klimaerwärmung durchgenommen haben.«

»Die haben wir auch durchgenommen«, sagte er schnell.

Sie lächelte und legte den Kopf schief. »Dann weißt du ja genauestens Bescheid.« Etwas beklommen sah er zu, wie sie die Hurrikan-Kugel nahm und schüttelte. »Die hier hab ich für ein naturwissenschaftliches Projekt in der Highschool gemacht. Und als ich die Schule geschmissen hab, hab ich einfach weitergemacht. Ich hab die ganze Serie ›Klimaerwärmung‹ genannt, aber inzwischen kommt mir das zu eingeschränkt vor. Jetzt denke ich, sie sollte ›Wüste des Realen‹ oder vielleicht ›Ausnahmezustand‹ heißen. Aber vielleicht sollte ich mir lieber was Eigenes ausdenken. Was meinst du?«

Achtung! Keine Berechnung möglich.

Sie beobachtete ihn und wartete auf seine Antwort.

»Klimaerwärmung klingt doch gut«, sagte er.

Gefahr! Gefahr! Ausführung verweigert –

»Ich meine, es ist nicht …« Er konnte sie nicht ansehen. Er schloss die Augen und zählte bis zehn. Dann sagte er: »Hm, ich erinnere mich eigentlich gar nicht an den Hurrikan.«

Ernsthaft jetzt? Der Roboter war weg, und an seine Stelle war die hämische Stimme getreten. Die er hasste, weil sie ihn immer zusammenstauchte und Stress machte. *Warum hast du ihr das erzählt, du Volldepp?*

Er zwang sich, weiterzureden und sprach lauter, damit er sich selbst hören konnte. »Und ›Klimaerwärmung‹ klingt nicht gut, und ich versteh auch nicht, was die anderen Bezeichnungen bedeuten …«

Genialer Schachzug, Arschloch! Jetzt weiß sie wenigstens, was für ein scheiß Lügner du bist.

»Das ist okay«, sagte sie. »Kein Problem. Was verstehst du nicht?«

Die hämische Stimme verstummte. Er machte die Augen auf. Sie arbeitete weiter an dem Atomkraftwerk.

Er nahm die Katrina-Kugel und schüttelte sie noch einmal. Die winzigen schwarzen Leute auf den Dächern verschwanden hinter herumwirbelnden Dollarscheinen. »Warum hast du Geld reingetan?«

»Weil reiche Leute von der Klimakatastrophe profitieren. Ist gut fürs Geschäft. In einem neoliberalen kapitalistischen Wirtschaftssystem gibt es für Unternehmen keine Notwendigkeit, etwas zu ändern, was bedeutet, dass unser Planet am Arsch ist.« Sie seufzte und stellte die Kugel hin. »Ich hab keinen Bock mehr, die zu machen«, sagte sie. »Hab ich gerade beschlossen. Das ist die Letzte.«

»Wieso?«

»Weil es nur irgendwelches Zeug ist. Noch mehr Mist, der die Welt zumüllt. Der F-Mann sagt, dass wir lernen müssen, unseren Abfall zu lieben und darin etwas Poetisches zu sehen, und er hat recht. Es gibt schon genug unnützen Scheiß, da muss ich nicht auch noch selbst welchen produzieren.«

Benny dachte darüber nach, was sie gesagt hatte. Er fand nicht, dass ihre Schneekugeln Mist waren. Ganz im Gegenteil, er fand sie wunderschön. »Wie kannst du Künstlerin sein, wenn du nichts mehr machst?«

»Gute Frage.« Sie stand auf und stellte die Kugel ins Regal zurück. »Vielleicht wird's langsam Zeit, dass wir Künstler aus unseren Studios kommen und auf die Straße gehen. Ich will mich in Zukunft mehr auf's ›Wegmachen‹ konzentrieren. Direkte Aktionen. Interventionen. Slavoj sagt, dass es die Aufgabe eines Künstlers ist, den Status quo zu stören, um die Menschen wachzurütteln. Er sagt, dass wir das optische Unterbewusstsein erschüttern und die Dinge verfremden müssen. Aus dem ideologischen Opiumtraum aufwachen, den wir Leben nennen.« Sie sah zu dem alten Dichter hinüber, der in seinem Rollstuhl eingeschlafen war und halb über dem Tisch hing. »Stimmt's, Slavoj?«

Er grunzte. »Hä?«

»Wir müssen aus dem ideologischen Opiumtraum aufwachen, den wir Leben nennen!«

Ohne die Augen zu öffnen oder den Kopf zu heben, reckte er die Faust und boxte in die Luft, wobei er irgendwas brummte, das sich wie *Wehrt euch*! anhörte. Dann fiel seine Hand, wie ein abgeschossener Vogel, wieder in seinen Schoß. Aus seinem Mund rann ein dünnes Rinnsal aus Wörtern – *viel Lärm um nichts machen, die scheiß Welt mit unserem Schrott zumüllen, rumlärmen, uns gegenseitig über den Haufen rennen, in dem ganzen Kram ersticken* ... Als das Rinnsal versiegt war, verfiel er wieder in Schweigen.

»Er hat einen fürchterlichen Kater«, erklärte das Aleph. »He, du kannst deiner Mom eine Kugel mitnehmen, wenn du willst.«

Was macht diese kleinen Welten so verlockend? Was gibt ihnen die Macht, uns so zu bezaubern?

Am 7. Dezember 1972 fotografierten die Astronauten der Apollo 17 aus einer Entfernung von rund 29 000 Kilometern die Erde. Das Foto zeigt den teilweise von Wolkenwirbeln bedeckten Planeten, der wie eine blaue Glasmurmel einsam durch die schwarze Unendlichkeit des Weltalls schwebt. Die historische Aufnahme, als »Blue Marble« bezeichnet, wurde zum Symbol der Umweltschutzbewegung und bewirkte ein radikales Umdenken in der Wahrnehmung des Planeten; etwas unvorstellbar Riesiges und Ehrfurcht gebietendes war zu einer fragilen, kleinen Kugel geschrumpft, die man in die Hand nehmen oder aus Versehen mit dem Fuß zertreten konnte.

In gleichem Maß, wie in euren Augen die Erde schrumpfte,

nahm eure eigene Bedeutung zu und stattete euch mit einer gottähnlichen Sichtweise und Handlungsfähigkeit aus. Mit anderen Worten: Die Aufnahme bewirkte eine Verschiebung der Maßstäbe, unter der ihr Menschen immer noch leidet. Obwohl eure Angst vor den katastrophalen Auswirkungen eures Verhaltens auf die Biosphäre wächst, tröstet ihr euch mit der Vorstellung, dass es reicht, eine Glühbirne auszutauschen oder eine Flasche zu recyceln oder Papier statt Plastik zu benutzen, um den Planeten zu retten.

Wir meinen nicht dich persönlich, Benny. Wir behaupten nicht, dass du dich mit solchen Gedanken tröstest. Aber die Maßstabsverschiebung könnte erklären, warum du die Schneekugeln des Aleph, wenn du sie in der Hand hältst und sie mit Annabelles niedlichen vergleichst, ebenso faszinierend wie aufwühlend findest.

BENNY

Die, die ich ausgesucht habe, nennt sich 3/11 und soll laut dem Aleph an das Erdbeben am 11. März 2011 in Japan erinnern sowie an den Tsunami und die Reaktorkatastrophe im Atomkraftwerk Fukushima. In der kleinen Kugel ist dieser merkwürdige Fisch, über dessen Kopf ein Felsbrocken mit den Umrissen Japans prangt, weil die Japaner in früheren Zeiten glaubten, dass Erdbeben durch riesige Welse ausgelöst würden, wie mir das Aleph erklärt hat. Das Wasser ist giftgrün wie Gatorade, damit man an radioaktives Meerwasser denkt und ein mulmiges Gefühl bekommt, obwohl verseuchtes Wasser laut dem Aleph nicht anders aussieht als normales. Also hat sie ein bisschen geschummelt. Wenn man die Schneekugel in der Hand hält, sieht man nur den Wels und den Stein und das grüne Wasser. Aber wenn man sie schüttelt, fliegen jede Menge kleiner Gegenstände durch die Gegend – ein Autoreifen, eine Colaflasche, ein Handy, ein Laptop –, die sich alle in einem Fischernetz verheddert haben. Außerdem ein Nike-Sneaker, eine Gummiente und ein Hello-Kitty-Rucksack sowie verschiedene Körperteile wie abgetrennte Arme und Füße. Und auch größere Sachen – ein Motorrad, ein Laster und ein paar Häuser, die alle in der leuchtend grünen Brühe herumtreiben.

Ich habe die Kugel ausgesucht, weil sich meine Mom mit Erdbeben und Tsunamis und Reaktorschmelzen auskennt. Sie hat die Berichte für ihre Arbeit ausgewertet, und dann haben sie sie nicht mehr losgelassen. Ihre Kunden waren irgendwelche Atomenergie-Lobbyisten, und sie verfolgte die Nachrichten über radioaktiv verseuchtes Wasser, das ins Meer floss und so nach Amerika gelangte. Sie war davon überzeugt, dass das Wasser, das aus unserem Hahn kam, schon bald leuchten würde. Aber vor allem taten ihr die Menschen dort leid. Und mein Dad machte sich Sorgen, weil er in Japan Freunde hatte. Er und meine Mom guckten sich die ganzen Online-Videos über Japaner an, die von dieser Wahnsinnswelle aus ihren Häusern und Autos ins Meer gespült wurden. Und meine Mom sagte, dass es doch furchtbar sein muss, deine Familie, dein Haus und alles, was du besitzt, zu verlieren. Daran musste ich denken, als ich vor den Schneekugeln stand. Und ich weiß noch, dass ich dachte, dass sie recht hatte, was die Familie anging, aber dass es vielleicht gar nicht so schlecht wäre, wenn mal ein großer Tsunami käme und Moms ganzen Krempel aus unserem Haus spülen würde. Keine Ahnung, vielleicht hab ich die Kugel auch deshalb ausgesucht.

Ich hab bis zu ihrem Geburtstag gewartet, dann hab ich sie in Geschenkpapier eingewickelt und ihr gegeben. Aber als sie sie ausgepackt hat, war sie gar nicht so begeistert, sondern eher skeptisch. Sie wollte wissen, wo ich sie herhatte, und ich konnte ihr doch nicht sagen, dass ich die Schule geschwänzt und das Aleph und den Flaschenmann in der alten Fabrik besucht hatte. Also log ich und erzählte ihr, wir hätten sie im Bio-Unterricht gemacht. Ich sah ihr an, dass sie mir das nicht abnahm, weil die Schneekugel wirklich gelungen war und ich in ihren Augen nicht besonders künstlerisch veranlagt bin, was sie wurmt. Sie ist künstlerisch veranlagt, und mein Dad war musikalisch, und ich denke, dass es für sie fast genauso schlimm ist, ein unkreatives Kind zu haben wie ein psychotisches. Jedenfalls hat sie mich mit Fragen über die Schneekugel gelöchert, und so hab ich ihr erzählt, was das Aleph über Gatorade gesagt hat, dass man wegen der giftgrünen Farbe an radioaktives Meerwasser denken würde. Sie hat gesagt, es würde sehr überzeugend aussehen. Sie hat mich gefragt, ob die Gummiente der, die sie im Müllcontainer gefunden hatte, nachempfunden wäre, und ich hab ja gesagt. Ich hab ihr irgendwelchen Scheiß erzählt und war mir ziemlich sicher, dass sie mir glaubte. Aber irgendwann haben wir uns wieder wegen diesen blöden Kühlschrankmagneten in die Haare gekriegt, und dann bin ich einfach abgehauen. Ich weiß, das war nicht fair, aber ich war stinksauer, weil sie mir nicht geglaubt hat. Das war das erste Mal, dass ich die Nacht in der Bibliothek verbracht hab.

Nur weil ich mit meinen Händen nicht so geschickt bin, heißt das noch lange nicht, dass ich kein kreativer Mensch bin. Der Flaschenmann ist jedenfalls davon überzeugt. Und als Dichter sollte er es eigentlich wissen. Er hat auch gesagt, dass ich hochsensibel bin und ein übernatürliches Hörempfinden habe; deshalb kann ich Stimmen hören. Aber dass ich meine eigene Stimme erst noch finden muss, um mich ausdrücken zu können. So wie er. Er hört auch Stimmen und benutzt sie in seinen Gedichten. Er hat das komplizierter ausgedrückt, aber das krieg ich nicht mehr zusammen. Ich habe Erinnerungslücken. Vielleicht benebeln die Pillen ja mein Hirn. Das kann passieren. Deshalb brauche ich dich. Damit du meine Geschichte erzählst.

DAS BUCH

Was Slavoj meinte, war Folgendes: Die Menschen werden mit unterschiedlichen Sensibilitäten geboren, und die Welt braucht jeden Einzelnen von euch, damit ihr sie in ihrer ganzen Vielfalt erfahren könnt und damit sie in ihrer ganzen Vielfalt erfahren werden kann. Wenn auch nur ein einziger Mensch fehlt, wäre das ein Verlust für die ganze Welt. Und Slavoj sagt auch, dass es nicht darauf ankommt, ob man kreativ ist oder nicht. Die Welt selbst ist kreativ, und ihr seid Teil dieses kontinuierlichen schöpferischen Prozesses. Die Welt hat euch Augen gegeben, um die Schönheit ihrer Berge und Flüsse zu erkennen, und Ohren, um die Musik ihres Windes und Meeres zu hören, und eine Stimme, um davon zu berichten. Wir Bücher sind der Beweis dafür, dass dem so ist. Wir sind hier, um euch zu helfen.

35

Benny war nie ein Lügner gewesen. Annabelle war stolz darauf. Andere Mütter wurden ständig von ihren Söhnen belogen, besonders wenn sie im Teenager-Alter waren. Aber sie war sich sicher, dass ihr Sohn sie noch nie angelogen hatte, jedenfalls nicht bis zu der Sache mit der Teekanne. Aber das hatte sie ihm längst verziehen. Schließlich war es keine eigennützige Lüge gewesen, sondern eine Art Notlüge, weil er sie nicht verletzten wollte. Wie konnte sie nur so dumm sein, zu glauben, dass ein Teenager an so einem kindischen Lied Spaß haben könnte! Natürlich war es ihm peinlich gewesen, und deshalb hatte er gelogen, aber eben nur um ihretwillen, was irgendwie lieb von ihm war.

Und es war auch lieb von ihm, dass er an ihren Geburtstag gedacht und ihr ein Geschenk besorgt hatte – noch dazu so ein wohlüberlegtes! »Oh, Benny«, rief sie, als sie es auspackte und die kunstvoll gestaltete Schneekugel sah. »Die ist ja schön! Wo um alles in der Welt hast du die denn her?«

»Hab ich selbst gemacht.«

»Selbst gemacht?« Sie konnte ihre Überraschung kaum verbergen.

»Ja«, sagte er. Er stand neben ihrem Schreibtisch in der Kommandozentrale und log, als wäre es das Normalste auf der Welt. »Im Bio-Unterricht.«

Sie betrachtete die Kugel in ihrer Hand, wohl wissend, dass er sie beobachtete. »Sie ist großartig! Ein echtes Kunstwerk!«

Und das stimmte. Es war ein schönes, wenn auch verstörendes Objekt. Die abgetrennten, nackten Gliedmaßen, die winzigen Schuhe und das Handy waren erstaunlich detailliert ausgearbeitet. Benny konnte sie unmöglich selbst gemacht haben. Er war zwar kreativ, aber ihm fehlte das handwerkliche Geschick. Woher hatte er die Kugel? Hatte er sie geklaut? Und wenn ja, wo? Oder hatte sie ihm jemand geschenkt? Und wenn ja, wer? Sie schüttelte die Kugel und beobachtete, wie eine abgetrennte Hand und eine Colaflasche durch die gespenstisch schillernde giftgrüne Flüssigkeit schwebten.

»Da ist Gatorade drin«, sagte er. »Ich wollte, dass das Wasser radioaktiv aussieht.«

Er wusste doch, wie sehr sie das Erdbeben in Japan erschüttert hatte. Warum schenkte er ihr ausgerechnet so etwas? »Die

Gummiente ist eine nette Idee«, sagte sie. »Sie erinnert mich an die Ente, die ich im Müllcontainer gefunden habe. Bist du dadurch darauf gekommen?«

»Ja«, log er weiter, als wäre nichts dabei.

Sie stellte die Kugel zu den anderen auf ihrem Schreibtisch. Aber sie passte nicht dazu. Alle anderen Kugeln waren fröhlich und kitschig und Massenware, aber diese hier, düster, kreativ und selbst gemacht, ließ sie billig und albern aussehen.

»Sie sieht schön aus neben den anderen, findest du nicht?« Der Wels und der Brocken mit den Umrissen Japans und die ganzen grauenvollen Gegenstände, die um sie herumschwammen, bestanden aus einer Polymer-Modelliermasse. Sie erkannte das an der Farbpalette. »Woraus hast du die ganzen Sachen gemacht?«

Er zuckte die Achseln. »Ich weiß nicht, wie's heißt. Irgendeine Art von Ton. Hat uns die Lehrerin gegeben.«

»Musstest du sie in einem Ofen brennen?« Sie hatte aus diesem Material schon Perlen und Weihnachtsschmuck hergestellt. Sie wusste genau, dass man die Sachen im Ofen brennen musste, damit das Material aushärtete.

»Es ist irgendwie von allein getrocknet«, sagte er.

Wenn er wegen einer solchen Kleinigkeit log, dann hatte er doch bestimmt auch schon bei anderen Gelegenheiten gelogen? Zum Beispiel, als es um die Kühlschrankmagnete ging?

An jenem Morgen war ein neues Gedicht auf dem Kühlschrank aufgetaucht. Das Pfirsich-Gedicht war immer noch da, eine schiefe Reihe über der bunten Ansammlung aus Wörtern. Weiter unten entdeckte sie das neue Gedicht. Auf den ersten Blick schienen die Wörter völlig wahllos angeordnet zu sein, sodass man das Gedicht leicht übersehen konnte, wenn man nicht genau hinsah. Aber Annabelle sah immer genau hin. Die ersten beiden Wörter, die sie entdeckte – *Mutter* und *Schmerz* – lagen so dicht beieinander, dass sie sich berührten und ein neues Wort bildeten – *Mutterschmerz.* Die Bedeutung traf sie mit solcher Wucht, dass ihr der Atem stockte. Mit klopfendem Herzen überflog sie die angrenzenden Wörter und rückte sie dichter zusammen, damit die Zeilen besser zu erkennen waren. Als sie fertig war, bekam sie weiche Knie und musste sich an der Arbeitsplatte festhalten.

Mutterschmerz singen
unser stürmischer Junge
verrückte Musik traurige See

Während sie auf die schiefe Anordnung der Wörter starrte, stiegen ihr die Tränen in die Augen. Schwankend griff sie nach einem Stuhl und setzte sich. Auch wenn die Silbenzahl nicht ganz stimmte, las es sich fast wie ein Haiku. Sie war sich sicher, dass es von Kenji stammte. Und dass er in der Nähe war. Dass er an ihren Geburtstag gedacht hatte und wusste, wie allein sie sich fühlte. Dass er ihren *Mutterschmerz* spürte und deshalb dieses Gedicht für sie verfasst hatte. Während sie auf dem Stuhl saß und das Gedicht betrachtete, nahm sie dumpf die Geräuschkulisse der TV-Nachrichten im Wohnzimmer wahr. Sie würde es Benny zeigen, wenn er von der Schule heimkam. Er hatte ihr nicht geglaubt, dass das Pfirsich-Gedicht von Kenji stammte. Aber jetzt musste er doch sehen, dass sie recht hatte?

Sie ließ die Tsunami-Schneekugel auf dem Schreibtisch stehen und ging mit Benny in die Küche. »Guck mal«, sagte sie und zeigte auf den Kühlschrank.

Er guckte. »Was?«

»Ein neues Gedicht.«

Er zuckte mit den Schultern. »Na und?«

Er wirkte völlig desinteressiert. Oder spielte er ihr etwas vor? Er nahm die Tüte Tortilla-Chips von der Anrichte und griff hinein.

»Es ist schön, findest du nicht?«, fragte Annabelle.

Er stopfte sich Chips in den Mund. Dann legte er den Kopf schief und sah sich das Gedicht genauer an. »Das ergibt keinen Sinn«, sagte er kauend. »Es muss stürmische *See* heißen, nicht stürmischer *Junge*. Also ›stürmische *See*, traurige *Musik*, verrückter *Junge*.‹ Die Wörter stehen an der falschen Stelle.«

War das jetzt auch eine Lüge? Seine Gleichgültigkeit, ob gespielt oder nicht, machte sie wahnsinnig. »Warst *du* das?«, fragte sie wütend. »Lüg mich nicht an, Benny. Ich muss das wissen. Hast du die Magnete bewegt?«

Und da rastete er aus. »Nein!«, schrie er und knallte die Doritos-Tüte auf die Anrichte, sodass die Chips durch die Luft flogen. »Wie oft muss ich das noch sagen? Ich fasse deine blöden Magnete nicht an! Wenn du dir Gedichte ausdenken willst, um dir einzureden, dass sie von Dad wären, bitte, dann mach nur. Aber dann du bist noch *viel* verrückter als ich!«

Diesmal log er nicht. Sie sah es ihm an. »Benny, Schatz, es tut mir leid!«, sagte sie. »Ist schon okay ... Warte, geh nicht weg! Ich hab's nicht so ...«

Aber es war zu spät. Die Hintertür schlug zu. Er polterte die morschen Holzstufen hinunter, lief durch das klapprige Gartentor und rannte die dunkle Gasse entlang. Ihr Bitten und Flehen folgte ihm wie ein langer, dünner Faden, der sich immer weiter spannte, bis Benny ihn abhängte und er riss.

36

Die Typen saßen wieder im kleinen Park auf ihrer Plane und rauchten einen Joint. Riker, der Rüde, reckte seine sandfarbene Nase in die Luft und fing an zu bellen, aber als er Benny erkannte, hörte er auf und wedelte mit dem Schwanz.

»Hey«, sagte Jake und machte Benny Platz. »Guck mal einer an, der B-Mann.«

Benny sah ihn verwirrt an. »Der B-Mann?«

Jake nahm einen tiefen Zug. »Dein neuer Name«, sagte er und sog den Rauch ein. »Aber du bist ja noch kein Mann. Da ist B-Boy vielleicht besser.« Er hielt Benny den Joint hin, der zögerte, ihn dann aber nahm.

»Warum sagt ihr nicht einfach Benny?«

»Weil Benny 'n Schwuchtelname ist, genau wie Terence.« Er klopfte dem Typen namens T-Bone auf den Arm. »Stimmt's, Terence?«

T-Bone gähnte und zeigte ihm den Mittelfinger. »Fick dich auch.« Er sah Benny an. »Rauchst du jetzt die Tüte oder willst se nur anglotzen?«

Benny hatte noch nie Gras geraucht, aber er kannte den Geruch. Wenn sein Dad spät abends vom Club heimkam und bei ihm hereinschaute, um ihm einen Gute-Nacht-Kuss zu geben, hatte er immer so gerochen. Ein süßlicher Geruch, irgendwie nach Stinktier. Er betrachtete den feuchten Tip des Joints. »Ich hab noch nie geraucht.«

Die drei Typen rissen die Augen auf und prusteten los. »Scheeeeiiße«, sagte Jake gedehnt und stieß einen Schwall Rauch aus. »Worauf wartest du, Kleiner?«

Benny glaubte später, seine Erinnerungslücken kämen von seinen Medikamenten, aber eigentlich war es das Gras. Hier eine Kurzfassung dessen, was nun passierte: Er rauchte, verschluckte sich, und die Jungs fanden das zum Brüllen komisch. Sie drängten ihn, noch einen Zug zu nehmen, dann noch einen und noch einen. Er müsse so lange üben, bis er inhalieren könne, ohne zu husten, sagten sie. Und dann war seine Kehle wund, und ihm wurde so schwindlig, dass er sich hinlegen musste. Hoch über ihm sponnen die Sterne lange flimmernde Silberfäden, die in Schlangenlinien über den tintenschwarzen Himmel tanzten. Die alten gusseisernen Straßenlaternen im Park mit ihren trüben orangefarbenen Lichtkegeln sahen wie riesige Lutscher aus. Die Glut an der Spitze des Joints, erst rot, dann schwarz, dann wieder rot, wanderte immer weiter und weiter.

Eine Gestalt waberte durch das orangefarbene Licht auf ihn zu. Sie schwang einen Baseballschläger. Die Hunde bellten nicht. Sie kannten ihn. Die Typen kannten ihn auch. Sein Name war Freddy. Oder Frankie. Ein F-Name. Er war schwarz gekleidet. Lederjacke. Jeans. Er schob seine Hand in die Hosentasche, zog ein Bündel Geldscheine heraus und warf es auf die Plane. Die anderen begrüßte er mit einem lässigen Fauststoß. Dann bemerkte er Benny, der ausgestreckt im Gras lag. Er deutete mit dem Schläger auf Bennys Kopf. »Was macht der denn hier?«

»Das ist der B-Boy, Alter. Der ist cool. Nur so'n Kid. Hat zum ersten Mal Gras geraucht. Total zugekifft.«

Dann stand Freddy über ihm und verdeckte die Sterne. Das stumpfe Ende des Schlägers drückte auf Bennys Stirn und nagelte ihn am Boden fest. »Bist du cool, B-Boy?«

Der Baseballschläger drückte fester zu. »Ja. Ich bin cool.«

»Lass ihn in Ruhe, Mann.«

Der Schläger war schwer. Grob. Fies. Er bohrte sich durch seine Stirn und in sein Gehirn. »Ich bin cool. Echt.«

»Komisch, du siehst nicht cool aus. Du siehst schwul aus. Du siehst aus wie ’ne verdammte Schwuchtel.«

Tief in seinem Hirn johlte der fiese Baseballschläger. *Schwuchtel! Schwuchtel! Tunte! Tunte!*

»*Bitte* ...«, wimmerte Benny, aber das Gespött wurde nur noch lauter. Freddy stand über ihm, und die Typen lachten alle, und der fiese Schläger drückte noch fester zu. Er musste ihn unbedingt stoppen. Er versuchte ihn zu packen.

»Nein!«, schrie er. »Halt die Klappe! Halt einfach die Klappe!«

Der Baseballschläger wich zurück.

Benny griff erneut nach ihm. »Halt die Klappe!« Aber diesmal krachte der Schläger auf ihn nieder, und der Nachthimmel explodierte.

37

Annabelle lief ihm nach, stürmte die Verandatreppe hinunter und durchs Gartentor, aber sie war zu langsam. Als sie die Gasse erreichte, war er schon verschwunden. Sie ging wieder hinein, holte ihr Handy und wählte seine Nummer, flüsterte dabei – *geh ran, geh ran, geh bitte ran* –, als könne sie ihn allein mit ihrem Willen und ihren Worten dazu bewegen, ans Handy zu gehen. Aber er tat es nicht. Stattdessen hörte sie irgendwo im Haus einen gedämpften Klingelton, ein fröhliches Klimpern.

Er hatte sein Handy vergessen.

Sie folgte dem Klingelton die Treppe hinauf bis in sein Zimmer. Über der Stuhllehne hing sein Rucksack. Sie zog den Reißverschluss der Seitentasche auf und nahm das Handy heraus. Auf dem leuchtenden Display stand: *Anruf von Mom*. Auf dem Profilbild, das er für sie ausgesucht hatte, war die Gummiente.

Dann hörte das Klimpern auf, und das Display wurde schwarz. Schemenhaft spiegelte sich ihr Gesicht im dunklen Glas. Wo war er hingegangen? Sie durchsuchte den Rucksack und fand darin ein Buch über mittelalterliche Ritterrüstungen und eines über byzantinische Gartenkunst, beides aus der Stadtbibliothek. Außerdem sein Schreibheft, aber keine Schulbücher. Seine leere Lunchbox, seine Murmel und seinen Löffel. Und seinen Hausschlüssel.

Sollte sie die Polizei anrufen?

Als er das erste Mal weggelaufen war, nach der Sache mit der Teekanne, hatte sie auf dem Revier angerufen. Aber der Beamte hatte ihr gesagt, dass sie erst nach Ablauf von 24 Stunden eine Vermisstenanzeige aufgeben könne. Er riet ihr, sich noch etwas zu gedulden und abzuwarten. Und tatsächlich kam Benny zwei Stunden später wieder zurück. Eigentlich war er ja gar nicht weggelaufen. Er war einfach nur wütend und musste Dampf ablassen. Er würde auch diesmal wieder heimkommen. Sie musste nur tun, was der Beamte gesagt hatte. Geduldig sein und abwarten. Sie würde Benny zwei Stunden Zeit geben. Vielleicht auch drei.

Wenn Kenji noch am Leben wäre, würde er Benny suchen gehen, während sie zu Hause blieb, für den Fall, dass er zurückkäme. Aber wenn Kenji noch am Leben wäre, müsste er gar nicht nach Benny suchen, denn er wäre erst gar nicht weggelaufen. Sie ging zurück zur Kommandozentrale und googelte: *Was soll ich tun, wenn mein Kind weggelaufen ist?* Das hatte sie auch beim letzten Mal gemacht. Es gab keinen Mangel an Websites mit Checklisten und Ratschlägen.

- Informieren Sie das örtliche Polizeirevier, die Landespolizei und die Polizei der benachbarten Countys.

- Benachrichtigen Sie den Grenzschutz und das FBI.
- Rufen Sie Anlaufstellen für Ausreißer, Ausreißer-Hotlines und Eltern-Hotlines an.

Es war noch zu früh für diese Anrufe, aber es war gut, vorbereitet zu sein. Sie ging die Liste weiter durch.

- Kontaktieren Sie Verwandte, Nachbarn, die Schulfreunde Ihres Kindes und deren Eltern. Bitten Sie sie, Sie zu benachrichtigen, falls sie etwas von Ihrem Kind hören.
- Geben Sie Ihre Informationen über soziale Netzwerke weiter.

Sie war in keinen sozialen Netzwerken, und Verwandte hatte sie auch keine. Sie konnte sich nicht bei den Schulfreunden ihres Kindes erkundigen, weil Benny ihr nicht sagen wollte, wer sie waren. Aber vielleicht hatte er ja auch gar keine. Hatte er auch in dieser Hinsicht gelogen? Die einzigen Nachbarn, die sie und Kenji näher gekannt hatten, waren entweder weggezogen oder von habgierigen Vermietern vertrieben worden, als die Immobilienpreise stiegen. Mrs. Wong war nicht der habgierige Typ, No-Good aber schon. Sie hatte ihn wieder hinter dem Haus herumschnüffeln sehen, wo er in den Müllsäcken herumstocherte und das Futterhaus inspizierte, während die Krähen ihn von der Gasse aus beobachteten. Da sie auf seinen ersten Brief mit der angedrohten Hausbesichtigung nicht reagiert hatte, warf er einen zweiten bei ihr ein. Sie hatte ihn gelesen und irgendwohin gelegt. Aber wohin? Ihr schoss das Blut in die Wangen, und sie legte die Hände aufs Gesicht, um es zu kühlen.

Das zweite Schreiben stammte von einem Anwalt namens Fung, der sie darüber informierte, dass sie gemäß Paragraph 12, Absatz 3 ihres Mietvertrags dazu verpflichtet sei, das Mietobjekt sauber, hygienisch und frei von Müllansammlungen zu halten; sämtliche Abfälle seien in angemessener Weise zu entsorgen. Weiter hieß es, dass der Unrat auf ihrer Veranda und in ihrem Garten einen Verstoß gegen Absatz 12, Satz 3 darstelle, weshalb sie unverzüglich Maßnahmen zu ergreifen habe, das Grundstück wieder in einen einwandfreien Zustand zu versetzen. Außerdem locke das Futterhaus, das widerrechtlich auf der hinteren Veranda aufgestellt worden sei und daher einen Verstoß gegen Paragraph 12, Absatz 2 darstelle, Ungeziefer an und müsse bis zum Besichtigungstermin entfernt werden. Die Nichtbeseitigung werde rechtliche Schritte nach sich ziehen.

Sie erinnerte sich vage daran, dass der in dem Schreiben erwähnte Besichtigungstermin bald bevorstand, aber sie hatte den Brief verlegt, ehe sie den Termin in ihren Kalender hatte eintragen können. War mit rechtlichen Schritten eine Zwangsräumung gemeint? Der Gedanke versetzte sie in Panik. Das kleine Haus war voller wunderbarer Erinnerungen. Die Vorstellung, ausziehen zu müssen, war ihr unerträglich. Auch wenn sich die Nachbarschaft verändert hatte und ihr die neuen Nachbarn fremd waren, die mit teuren Fahrrädern herumfuhren, ihren Nachwuchs in schicken deutschen Buggys durch die Gegend schoben und in ihren Hochbeeten Tomaten und Basilikum zogen.

Wenn Kenji noch leben würde, könnte er für sie ein Hochbeet anlegen. Er könnte ihr helfen, ihr Archiv zu ordnen, den Müll loszuwerden und den verdammten Brief zu finden. Aber wenn Kenji noch leben würde, hätte sich der Müll erst gar nicht angesammelt und ihr Haus wäre blitzsauber und aufgeräumt. Und der Brief wäre nicht verschwunden, weil es keinen Grund gegeben hätte, ihn überhaupt zu schreiben. Und Benny wäre auch nicht weggelaufen.

Sie ging in die Küche zurück und zog ihren Regenmantel an. Dann schrieb sie Benny eine Nachricht und heftete sie an die Haustür. Sie schloss nicht ab. Rasch lief sie die Gasse hinunter. Wenn Kenji noch leben würde, hätte er nicht so lange gewartet, sich auf die Suche nach seinem Sohn zu begeben.

38

»Baseballschläger wollen zuschlagen«, sagte der F-Mann. Er spähte über die Schulter des Aleph, die nasse Papiertücher auf die Beule auf Bennys Stirn drückte. »Sie können nichts dafür. Das liegt in ihrer Natur. Dafür hat man sie gemacht.«

»Sie sind dafür gemacht, einen Baseball zu schlagen«, sagte das Aleph. »Und nicht den Kopf eines Jungen zu zertrümmern. Dieser Typ ist ein Riesenarschloch.« Sie tränkte einen Wattebausch mit Wasserstoffsuperoxid und betupfte damit die Beule, um letzte Schmutz- und Blutreste zu entfernen. Dann wickelte sie den Wundverband aus.

»Kennst du den Typen?«, fragte Benny.

»Der ist ein Dealer. Abschaum. Die sind alle Abschaum. Halt dich bloß fern von denen.« Sie strich ihm das Haar aus der Stirn und klebte den Verband fest. »Es ist nicht so schlimm, wie's aussieht. Noch irgendwo was?«

Benny hob sein Sweatshirt hoch. Auf seiner Brust hatte sich ein roter Bluterguss gebildet, da, wo Freddy ihn getreten hatte, bevor Jake ihn wegziehen konnte.

»Das stammt von einem Stiefel«, sagte Slavoj. »Keinem Baseballschläger.«

»Ja«, sagte Benny.

Er zuckte zusammen, als das Aleph die Stelle mit den Fingerspitzen betastete, aber in den Schmerz mischte sich auch ein angenehmes Prickeln. Er war immer noch ein bisschen high, außerdem stand sie dicht vor ihm. Er betrachtete die Tätowierung auf ihrem Unterarm, die kleinen Sterne, die sich plötzlich in Narben verwandelten. Er schüttelte den Kopf, um den Nebel in seinem Hirn zu vertreiben.

These boots are made for walkin', summte der alte Mann. Er seufzte. »Stiefel sind zum Laufen da«, sagte er. »Aber bei ihnen ist es komplizierter. Nicht so einfach wie bei Schlägern, Waffen oder Staubsaugern. Schläger wollen schlagen. Waffen wollen schießen ...«

»Es ist nur eine Prellung«, sagte das Aleph. »Ich glaub nicht, dass die Rippe gebrochen ist.«

»Und Staubsauger wollen saubermachen ...«

Sie wandte sich ab.

Enttäuscht zog Benny sein Sweatshirt wieder herunter. »Der Staubsauger bei uns zu Hause will nicht saubermachen«, sagte er. »Er wollte noch nie saubermachen. Er saugt einfach nicht.«

»Traurig«, sagte der alte Mann. »Ein Staubsauger, der nicht saugt, hat seine *raison d'être* verloren. Und einem Stiefel, der einen Jungen tritt, ist der moralische Kompass abhandengekommen.«

Sie waren in der Personaltoilette im Keller der Bibliothek. Die Bibliothek war geschlossen. Benny fragte sich, wie er hierhergekommen war. Und wieder ließ ihn sein Gedächtnis im Stich. Alles, woran er sich noch erinnerte, waren der Hieb des Baseballschlägers, der Tritt gegen seine Brust, und dass jemand Freddy von ihm weggezerrt hatte. Dann hatte er sich aufgerappelt und war weggerannt. Den Kopf gesenkt, die Arme um den

Brustkorb geschlungen, lief er durch die Gassen und Seitenstraßen, bis er die Bibliothek erreichte, die gerade schließen wollte. Irgendwie schaffte er es in den neunten Stock hinauf, überquerte die schwindelerregende Brücke und verkroch sich in seiner Lesekabine. Er war noch total high. Sein Kopf hämmerte und seine Rippen auch. Es fühlte sich an, als würde sich das ganze Universum im Rhythmus seiner Schmerzen ausdehnen und zusammenziehen. In der Ferne hörte er die Bibliothekarinnen, die ihre letzten Runden drehten und verirrte Bücher auf ihre Rollwagen luden. Er hörte das gedämpfte, synkopische Rattern der Räder, wenn sie anhielten und weiterfuhren. Er konnte all die kleinen Geräusche hören, die das Gebäude machte, während es auf die Nacht wartete: das leise Brummen der Lüftungsanlage, das Summen der Luftentfeuchter, das Klicken und Sirren der Schalttafeln, Timer und Relais, die das riesige, komplexe Atemsystem der Bibliothek steuerten. Ein kalter Wind wehte von der Buchbinderei herauf – ein hohles, sehnsüchtiges Geräusch wie Atem, der über einen Flaschenhals streicht. Irgendwo in der Ferne wurde eine Teppichreinigungsmaschine eingeschaltet. Er fand das Surren und Dröhnen beruhigend. Er rollte sich auf die Seite, die nicht so wehtat, und schlief ein. Dort fand ihn das Aleph ein paar Stunden später, und er erwachte zum zweiten Mal Nase an Nase mit ihrem Frettchen.

Sie sah ihn kurz an, nahm dann seine Hand und führte ihn lautlos die abgeschaltete Rolltreppe hinunter und weiter über eine Hintertreppe ins Untergeschoss. Der Hall ihrer Schritte wurde von einem Brummen verschluckt, das immer lauter wurde, je tiefer sie kamen. Schließlich erreichten sie eine schwere Kellertür, an der ein Schild hing mit der Aufschrift BUCHBEARBEITUNG – ZUTRITT NUR FÜR AUTORI-

SIERTES PERSONAL. Als das Aleph die Tür aufzog, überflutete ein lautes Brummen das Treppenhaus.

»Komm schon«, flüsterte sie.

Er trat durch die Tür und blieb stehen. Er stand am Rand des riesigen Lichthofs, der voller Rollwagen und Sortiertische war. Über ihm ragte ein Gewirr aus Rampen, Rutschen und Förderbändern auf, die dazu dienten, Bücher zu ihren Bearbeitungsstationen zu bringen. Er hatte dieses Transportsystem von ganz oben beobachtet, fasziniert von den präzisen Bewegungen der Förderbänder, aber jetzt stand alles still. Er legte den Kopf in den Nacken und blickte die neun Stockwerke hinauf zum gewölbten Dach des neuen Flügels. Die Träger der schwindelerregenden Brücke glänzten im schwachen Licht. Wie oft hatte er auf dieser Brücke gestanden und über das Geländer hinuntergeschaut, und jetzt war er hier unten.

Er trat einen Schritt vor, aber sie hielt ihn am Arm fest. »Nein, nicht da lang. Das ist die Buchbinderei.« Sie führte ihn in die andere Richtung, zum Personalraum, wo der F-Mann wartete.

Der Personalraum war spärlich möbliert. Das fleckige graue Sofa und die altersschwachen Stühle hatten die wechselnden Einrichtungstrends der Bibliothek überlebt, um schließlich doch in den Keller abgeschoben zu werden. Es gab eine Küchenecke mit einer Kaffeemaschine, einer Mikrowelle und einer Spüle. In der Ecke stand ein alter Hoosier-Küchentisch mit weiß lackierter Platte und bemalten Holzbeinen. Das Überbleibsel einer Bauernküche aus den 1940er Jahren wirkte inmitten des nüchternen Mobiliars völlig deplatziert – verwaist und vergessen.

Das Aleph ging mit Benny zur Toilette und versorgte seine Wunde, aber das wisst ihr ja schon. Er sah zu, wie sie den Erste-Hilfe-Kasten wegräumte, und folgte ihr dann zurück in den Personalraum, wo sie auf das Sofa zeigte und ihm sagte, er solle sich hinlegen. Als er ihre Jacke und ihren Rucksack zur Seite räumte, fing der Rucksack an zu zappeln. Benny zuckte zurück. Aber es war nur das Frettchen, das in der Seitentasche des Rucksacks geschlafen hatte. Sier steckte den Kopf heraus, warf Benny einen strafenden Blick zu und verzog sich schmollend wieder.

Benny setzte sich hin und sah sich um. Der Flaschenmann machte in der Mikrowelle Popcorn und setzte Teewasser auf. Seine Aktentasche stand auf dem Tisch neben einem Stapel Papier, der wie eine Art Manuskript aussah. Während die Wirkung des Grases langsam nachließ, begann ihm zu dämmern, wie merkwürdig die ganze Situation war.

»Was macht ihr hier eigentlich?«

»Ich hab heut Abend ein Treffen in der Stadt«, sagte das Aleph und holte einen Pullover aus ihrem Rucksack. »Und Slavoj brauchte noch Papier, also haben wir gedacht, dass wir gleich hierbleiben.« Sie stand direkt neben Benny, ihr Oberkörper in Augenhöhe. Und als sie die Arme hob, um sich den Pulli über den Kopf zu ziehen, rutschte ihr T-Shirt hoch.

»Ihr dürft nachts in der Bibliothek bleiben?« Er konnte den oberen Rand einer Tätowierung sehen, die in ihrer Jeans verschwand. Er fragte sich, was sie wohl darstellte und wie weit sie nach unten reichte. Ein silberner Ring durchbohrte ihren Bauchnabel.

Ihr Kopf tauchte aus dem Rollkragenpullover auf. Sie zog eine Grimasse, als wolle sie sagen: *Was für eine schwachsinnige Frage.* Und dann zeigte sie auf den F-Mann, der gerade im Kühlschrank des Personals herumwühlte. »Nein, natürlich nicht. Er hat Freunde im Hausmeisterteam, die haben uns reingelassen. Große Lyrik-Fans.«

»Die beiden Typen, mit denen er auf der Toilette Wodka getrunken hat?«

»Korrekt.« Sie wühlte in ihrem Rucksack herum, und das Frettchen steckte wieder genervt den Kopf heraus. Aber als sier sah, dass es nur das Aleph war, gähnte sier und funkelte Benny böse an.

»Wie hast du mich gefunden?«, fragte er.

»TAZ hat dich gefunden.«

»Woher wusste TAZ, dass ich dort war?«

Das Aleph zog wieder eine Grimasse, als wolle sie sagen: *Die Antwort liegt doch auf der Hand, du Vollidiot.* »Sier ist ein Frettchen, Benny. Für so was haben die einen Riecher.«

Ihr Tonfall versetzte ihm einen Stich. Das Frettchen warf ihm einen selbstgefälligen Blick zu. Benny spürte, wie er rot wurde, und drehte sich weg, damit sie es nicht sah.

»Hey«, sagte das Aleph. Sie setzte sich neben ihn aufs Sofa und legte die Hand auf sein Knie. »Ich hab's nicht so gemeint. Ich hab mir nur Sorgen um dich gemacht.«

Er traute seinen Ohren nicht. Und seinem Knie auch nicht. Er sah nach unten und tatsächlich, ihre Hand lag genau da. Er hielt den Atem an, rührte sich nicht, damit sie ihre Hand nicht wegnahm, was sein Knie ihm nie verziehen hätte. Aber er wusste auch, dass sie auf eine Reaktion von ihm wartete. Er wollte etwas Nettes zu ihr sagen, traute sich aber nicht. Sein Herz hämmerte gegen seine verletzte Rippe. Er hatte Angst, seinen Mund aufzumachen, weil jeden Moment sein Herz herausspringen, sich auf sie werfen und sich wild pochend in ihrem Schoß oder zwischen ihren Brüsten verkriechen könnte. Konnte er ihm denn trauen? Woher sollte er wissen, dass Herzen sich nicht wie Frettchen verhielten? Er presste die Lippen zusammen und sah sie von der Seite an. Sie lächelte.

»Du bist müde«, sagte sie und drückte sanft sein Knie, worauf es zu zittern anfing. »Wahrscheinlich stehst du unter Schock. Leg dich hin und ruh dich aus. Slavoj ist hier. Ich bin bald wieder da.«

»Wo gehst du hin?«

»Ich will ein paar Müllcontainer auschecken, und dann treff ich mich mit ein paar Freunden. Wir wollen 'ne Selbsthilfegruppe für Kids mit psychischen Problemen gründen. Ich erzähl dir später mehr davon.«

»Ich komm …«

»Nein, du musst dich ausruhen.«

»Mir geht's schon viel besser.«

»Nein. Du bleibst hier.«

Sie legte die Hand auf seine Brust und schob ihn sanft aufs Sofa zurück. Er lag auf dem Rücken und spürte der Berührung nach. Ein Stück ihres Unterarms schaute unter ihrem Ärmel hervor. Auf der Innenseite, knapp über dem Handgelenk, war ein kleiner Stern zu sehen. Er wollte sie danach fragen, aber da stand sie schon auf und zog ihre Jacke über. Sie steckte das Frettchen in ihren Rucksack und warf sich ihn über die Schulter. Dann ging sie zum Bauerntisch hinüber und griff sich den Kaffeebecher des Flaschenmanns, ohne seinen irritierten Blick zu beachten. Auf dem Becher stand:

Ich bin Bibliothekarin.
Was ist deine Superkraft?

Sie schnupperte an dem Inhalt, aber es war nur schwarzer Tee. »Gut«, sagte sie.

Er zuckte die Achseln, als wolle er sagen: *Was hast du denn erwartet?* Sie ging zum Sofa zurück, wo Benny lag und jede ihrer Bewegungen verfolgte. Sie beugte sich über ihn und tippte ihm leicht an die Stirn.

»Ruh dich aus.«

Er schloss die Augen. Plötzlich war er sehr, sehr müde.

39

Ein großer, runder Mond ging über dem östlichen Ende der Gasse auf und tauchte sie in mattes, silbriges Licht. Annabelle schaute in die eine, dann in die andere Richtung, aber die Gasse war leer. In welche Richtung war er gegangen? Wenn sie einfach geradeaus weiterlief, würde sie vielleicht jemanden treffen, der ihn gesehen hatte. Aber der Gedanke machte ihr Angst. Schließlich verfolgte sie täglich die Nachrichten. Sie wusste, was für Leute nachts in den Gassen herumlungerten. Und wusste, was die so trieben.

Benny. Sie musste ihn finden, bevor ihm etwas Schlimmes zustieß. Sie hätte nicht so lange warten, sondern ihm sofort nachlaufen sollen. Sie zog ihren Regenmantel fester um sich und ging in die entgegengesetzte Richtung. Der Mond folgte ihr jetzt, war so hell, dass ihr Schatten immer länger wurde und sie unglaublich groß und schlank aussah. Hier und da ragten Pflastersteine aus dem aufgerissenen Asphalt und schimmerten wie nasse Felsen im Meer. Sie spähte in Nischen und dunkle Hauseingänge, die nach Stinktier und Urin rochen. *Benny*, flüsterte sie. *Bist du hier?*

Verstohlene Schatten huschten zwischen den Gebäuden hin und her, hoben sich gespenstisch von den Betonmauern ab und verschwanden, sobald sie sich näherte. Sie schluckte die Angst, die ihr die Kehle zuschnürte, hinunter, und rief: *Bitte, kann mir jemand helfen? Mein Sohn ist verschwunden …* Immer wieder rief sie in die Stille hinein, aber die Schatten blieben stumm. Sie hörte das Scharren eines Tiers in einem Mülleimer. Eine Ratte huschte vorbei. *Bitte, ich suche nach meinem Sohn …*

Sie lief immer weiter, bis ans Ende der Gasse, aber keine Spur von Benny. Gerade als sie umkehren wollte, bogen zwei schwarz gekleidete Gestalten in die Gasse ein. Sie trugen Kampfstiefel und Hoodies und hatten die Kapuzen tief ins Gesicht gezogen. Erschrocken blieb sie stehen und blickte sich um – als ob Weglaufen einen Sinn hätte –, aber da war niemand, nur der Mond. Sie könnte auf den Mond zulaufen, aber der würde ihr auch nicht helfen. Sie drehte sich wieder um. Der größere der beiden sprach sie an.

»Mrs. Oh?« Sie konnte das Gesicht im Dunkeln nicht erkennen, aber die Stimme kam ihr bekannt vor. »Hey, Mrs. Oh! Sie sind's ja wirklich!«

Er zog sich die Kapuze vom Kopf, und jetzt erkannte sie sein von Akne vernarbtes Gesicht.

»Mackson!«, rief sie und presste die Hand auf die Brust. »Mein Gott, hast du mich erschreckt!« Sie streckte haltsuchend die Hand aus. Mackson packte sie am Ellbogen, und sein Begleiter nahm ihren anderen Arm.

»Oh, danke«, sagte sie schwer atmend. »Mir ist etwas schwindlig …«

Sie führten sie zu einer nahe gelegenen Laderampe, wo sie sich auf eine Stufe setzte. Der raue Beton war kalt, und sie fröstelte. Sie beugte sich vor und schlang die Arme um sich. »Ihr habt mir vielleicht einen Schrecken eingejagt. Ich wusste nicht …« Sie hob den Kopf und sah Mackson an. »Benny ist verschwunden. Er ist durch die Gasse weggelaufen. Hast du ihn gesehen?«

»Sind Sie seine Mutter?«, fragte eine Mädchenstimme. Annabelle sah jetzt das Gesicht, die Ringe in der Nase und den Augenbrauen, die zerzausten weißen Haare.

»Du bist das Mädchen mit der Gummiente!«, rief sie. »Was tust du denn hier noch so spät? Das ist wirklich gefährlich ...«

Das Mädchen lachte auf eine Art, die Annabelle ratlos machte. »Kein Problem«, sagte sie. »Aber danke.«

»Was ist denn mit Benny passiert, Mrs. Oh?«

»Wir hatten Streit, und da ist er einfach weggerannt. Und er ist noch nicht wieder nach Hause gekommen. Ich mache mir solche Sorgen. Es ist schon das zweite Mal, dass er einfach wegläuft. Er hatte ein paar Probleme mit ... na ja, du weißt schon ...« Sie brach ab, denn natürlich wusste Mackson, welche Probleme sie meinte, denn er hatte ja selber welche. Außerdem war da etwas in der Art, wie die beiden sie mit ihren ausdruckslosen Gesichtern ansahen, so jung und arglos.

Annabelle ließ den Kopf sinken und brach in Tränen aus.

Sie begleiteten sie nach Hause. Als sie das wacklige blaue Tor erreichten, hatte sie sich wieder gefangen.

»Es tut mir leid«, sagte sie und wischte sich mit ihrem Ärmel die Nase ab. »Ich hatte einen miesen Tag. Normalerweise bin ich nicht so. Heute ist mein Geburtstag. Ich weiß auch nicht, was mit mir los ist.«

»Herzlichen Glückwunsch«, sagte das Mädchen. »Ist das Ihr Haus?« Ohne eine Antwort abzuwarten, schob sie sich an ihr vorbei und ging durch das Gartentor.

»Mir geht's schon viel besser«, sagte Annabelle und folgte ihr. »Danke.« Sie streckte Mackson die Hand entgegen. »Wenn du Benny siehst, sag ihm bitte, dass er heimkommen soll, ja? Und dass ich mir wirklich Sorgen mache.«

»Mach ich, Mrs. Oh. Wahrscheinlich ist alles okay mit ihm.

Ist bestimmt nur irgendwo am Chillen. Kids eben, Sie wissen schon.«

Sie beobachteten, wie sie die verwitterte Treppe hinaufging und im Haus verschwand. Dann wurde drinnen das Licht eingeschaltet, und ihre Silhouette erschien im Küchenfenster. Und jetzt sahen sie auch die Berge von schwarzen Plastiksäcken, die im Schein der Küchenbeleuchtung matt wie Kohle schimmerten.

»Was ist denn das hier alles für'n Scheiß?«, fragte das Aleph leise. Sie stieß mit der Spitze ihres Stiefels gegen einen Sack, der ein klapperndes Geräusch von sich gab. Auf dem Sack klebte ein Etikett: *Berichterstattung über die Untersuchung von Amokläufen – Back-up*. Mackson ging in die Hocke, band den Sack auf und sah hinein. Darin lagen haufenweise CDs und DVDs und dicke Aktenmappen vollgestopft mit Zeitungsausschnitten, alles fein säuberlich beschriftet: *02.04.2012 Oikos University, One L. Goh, Oakland, CA., 20.07.2012 The Dark Knight Rises, James Eagan Holmes, Aurora, CO., 05.08.2012 Sikh-Tempel, Michael Page, Oak Creek, WI., 14.12.2012 Sandy Hook Elementary School, Adam Lanza, Newtown, CT.*

»Ach, du Scheiße«, sagte das Aleph. »Ist in den anderen Säcken noch mehr von dem Zeug?«

Mackson öffnete noch einen Beutel. »Hier scheint's nur um Waldbrände zu gehen.« Er öffnete noch einen. »Und hier nur um Wahlen.«

»Wart hier«, sagte das Aleph und ging ums Haus herum zum Seitenfenster der Küche. Sie stemmte sich zwischen Hauswand und Zaun hoch und spähte unter der schief hängenden Jalousie hindurch in die Küche. Es dauerte einen Moment, bis sie in dem ganzen Durcheinander einzelne Gegenstände erkennen konnte: die Müllsäcke, die sich ringsum an den Wänden stapelten, die überquellenden Wäschekörbe und die verhedderten Kleiderbügel, den Staubsaugerschlauch, der sich um ein Tischbein gewickelt hatte, den Deckel einer Salatschleuder, der aus einem Expresspaket herausschaute. Sie sah eine kaputte Lampe, einen Wäscheständer, einen Beagle mit einem Doktorhut, und inmitten des ganzen Chaos sah sie Bennys Mutter. Sie saß auf einem Küchenhocker, zusammengesunken und regungslos. Über ihr hing ein schlaffes Spruchband mit der Aufschrift: HERZLICHEN GLÜCKWUNSCH ZUM ERFOLGREICHEN ABSCHLUSS!

Das Aleph war eine Mülltaucherin, eine Freeganerin, eine Künstlerin, die Trödel verarbeitete, aber so etwas hatte sie noch nie gesehen. Während sie sich einen Reim auf das Ganze zu machen versuchte, hob Annabelle den Kopf und bewegte die Lippen. Es sah aus, als würde sie mit dem Kühlschrank reden.

»Ach, du Scheiße«, sagte das Aleph leise.

40

Als Benny wach wurde, lag der Personalraum im Dunkeln; nur das grün leuchtende Notausgangsschild war zu sehen und der Schein einer Schreibtischlampe, die auf dem alten Bauerntisch stand. Es war ganz still, bis auf ein leises, kratzendes Geräusch, das sich nach einer Maus anhörte. Er setzte sich auf dem harten Sofa auf und sah sich um. Der alte Penner saß am Tisch. Vor ihm standen eine halb leere Schüssel mit Popcorn und die Superkraft-Tasse, daneben lag ein angebissenes Sandwich. Das kratzende Geräusch stammte nicht von einer Maus, sondern von Slavoj. Der alte Dichter schrieb etwas mit einem Bleistift auf ein weißes Blatt Papier. Sein Rücken war gebeugt, und sein grauer Haarschopf schwang über dem Blatt vor und zurück. Bennys Kopf pochte. Er berührte den Verband auf seiner Stirn, betastete seine Rippen, und die Erinnerung an den vergangenen Abend kehrte zurück. Ein Wimmern stieg in seiner Kehle auf und entwich unwillkürlich seinem Mund.

Der alte Mann blickte auf. »Na, Kleiner. Wie fühlst du dich?«

»Beschissen«, sagte Benny.

Slavoj nickte. »War das dein erster Kampf?«

»Na ja, es war eigentlich kein richtiger Kampf. Ich bin ja gleich weggelaufen.«

»Kluge Entscheidung«, sagte der alte Mann. »Hast du Hunger? Ich hab dir was aufgehoben.« Er hielt ihm das Sandwich hin.

Benny setzte sich zu ihm an den Tisch. Plötzlich hatte er einen Bärenhunger. Er biss ein Stück ab. Es schmeckte nach Roastbeef – lecker! Er aß das Sandwich auf und dann verdrückte er noch das restliche Popcorn.

»Durst?«, fragte Slavoj und schob ihm den Becher hin.

Benny warf einen Blick hinein, dann roch er daran. Es war Wodka, aber er trank trotzdem einen kleinen Schluck. Die feurige Flüssigkeit brannte in seiner Kehle und wärmte ihn. Er fühlte sich etwas besser. Der alte Mann hatte sich wieder tief über das Blatt gebeugt.

»Was schreiben Sie denn da?«

Slavoj hob den Kopf und richtete sich in seinem Rollstuhl auf. »Ich schreibe Gedichte«, sagte er und streckte den Bleistift in die Luft. »Ich bin nämlich Dichter. In meinem Land bin ich ein berühmter Dichter.«

»Das weiß ich«, erwiderte Benny. Die Aktentasche auf dem Tisch war offen. Ein widerspenstiges Manuskript lugte hervor, dessen einst weiße, glatte Seiten jetzt wellig und knittrig und mit wilden Kritzeleien sowie Kaffee- und Ketchupflecken bedeckt waren. »Sind das Ihre Gedichte?«

Der alte Dichter nickte. »Ja, das ist mein Lebenswerk, ein Epos, mein bescheidener Versuch, den Planeten in Verse zu fassen.«

»Wie heißt es?«

»*Zemlja*«, antwortete er. »Das heißt *Erde*. Vielleicht nicht besonders originell, aber es ist auch nur ein Arbeitstitel.«

Benny bemerkte einen kleinen Stapel Papier auf dem Tisch. »Sind das auch Gedichte?«

»Nee, das sind nur leere Blätter«, sagte der Dichter verzagt. Er schob das oberste Blatt zur Seite und tatsächlich, die Seiten darunter waren leer. Er deutete auf den Boden, wo sich neben dem Rad seines Rollstuhls jede Menge zerknüllter Papierbällchen angesammelt hatten, und schüttelte betrübt den Kopf.

»Lass mich dir etwas über Dichtkunst erzählen, mein Junge. Poesie ist ein Problem der Form und der Leere. In dem Moment, in dem ich ein Wort auf eine leere Seite schreibe, habe ich für mich ein Problem geschaffen. Das Gedicht, das entsteht, ist die Form, die versucht, eine Lösung für mein Problem zu finden.« Er seufzte. »Letztendlich gibt es aber keine Lösungen. Nur noch mehr Probleme, aber das ist gut so. Ohne Probleme gäbe es keine Gedichte.«

Benny dachte eine Weile darüber nach. Ihm fiel seine Mutter mit ihren Kühlschrankmagneten ein. Er hatte diese blöden Gedichte nicht verfasst, das war die Wahrheit, aber seine Mutter war überzeugt davon, dass er log, und das war sein Problem. Er hatte jede Menge Probleme. »Also schreiben Sie über Ihre Probleme?«

Der Dichter zuckte mit den Schultern. »Weniger über meine

Probleme als über die der Welt. Ich hör zu und schreib auf, was ich höre.«

Benny dachte an ihr Gespräch in der Toilette. Der alte Mann hatte ihm aufgetragen, über die Frage *Was ist real*? nachzudenken, und das hatte er auch versucht, aber da ihm eigentlich nichts real vorkam, war ihm keine gute Antwort eingefallen. Es war frustrierend. Vielleicht sollte er es stattdessen mit dem Dichten versuchen. »Denken Sie, ich sollte auch über das schreiben, was ich höre?«

Der alte Dichter schloss die Augen und schien eine Ewigkeit über diese Frage nachzudenken. Schließlich hob er den Kopf und sagte langsam, wobei er jedes Wort einzeln betonte: »Das solltest du *tun* ...! Du musst schreiben. *Schreib*!«

Die Wörter fielen in die Stille der nächtlichen Bibliothek wie Steine in einen Teich und erreichten Bennys Ohr wie Wellenkreise:

((((tun))))
((((schreib))))
((((tun))))
((((schreib))))

Normalerweise hätte ihn das beunruhigt, aber seltsamerweise ließ ihn das jetzt völlig kalt.

Der Flaschenmann redete immer noch: »Schreib alles auf. Alles, was die Dinge sagen. Ihre ganzen Probleme ...«

»Die Probleme der Dinge?«, fragte Benny.

»Klar. Dinge haben viele Probleme, aber niemand hört ihnen zu. Natürlich sind sie frustriert! Ist doch klar. Wie fühlst du dich denn, wenn dir niemand zuhört?«

»Beschissen. Aber die Leute wollen nicht hören, was die Dinge sagen. Ich weiß das, weil ich's versucht hab. Wie diese

Psychotante. Als ich ihr von den Spielsachen erzählt hab, hat sie mir kein Wort geglaubt. Sie hat gedacht, ich halluziniere oder so, und mir nur noch mehr Pillen verschrieben.«

»Ich glaub dir ja, mein Junge, aber das ist *ihr* Problem. Du kannst dich nur um *dein* Problem kümmern. Wenn du Stimmen hörst, dann ist es deine Aufgaben, ihnen zu helfen. Du musst ihr Sekretär sein, ein Amanuensis. Weißt du, was das ist? Das ist jemand, der ein Diktat aufnimmt. Du weißt, was ein Diktat ist, oder? Man hört zu und schreibt auf, was man gehört hat. Vielleicht ein Gedicht. Vielleicht eine Geschichte. Man gibt einer Stimme eine Form, damit andere sie hören können.«

Benny musste wieder an die Kühlschrankmagneten denken. Vielleicht wäre eine Geschichte besser als ein Gedicht? »Und was dann?«, fragte er. »Was mach ich dann damit?«

»Das ist auch nicht dein Problem. Wörter finden ihren Weg in die Welt. Darin sind sie gut.« Der alte Dichter reichte dem Jungen ein leeres Blatt Papier. »Hörst du im Moment was?«

Benny lauschte konzentriert. Mit dem linken Ohr hörte er eine kleine Stimme, so groß wie eine Walnuss. Er drehte sich um und entdeckte den Störenfried: eine Düse in der Sprinkleranlage an der Decke. »Ja«, sagte er und deutete darauf: »Da oben.«

»Sehr gut«, sagte der alte Mann und hielt ihm einen Bleistift hin. »Hier. Bleistifte eignen sich gut zum Schreiben. Jetzt musst du nur genau zuhören und aufschreiben, was du hörst.«

Benny starrte auf das leere Blatt und wartete, aber die Düse schwieg. »Ich kann sie nicht mehr hören«, sagte er entmutigt.

»Hm, das kann passieren«, meinte der Flaschenmann. »Ein leeres Blatt kann einen schon entmutigen. Zu viel ungeformtes Potenzial. Manchmal sind die Dinge dann gehemmt und machen dicht. Zwing sie nicht. Versuch's einfach später noch mal.«

Benny lauschte. Er hörte etwas unter dem Tisch. Es war ein Bein, das etwas sagte. Zuerst dachte er, es wäre die Plastikprothese des Flaschenmanns, aber dann merkte er, dass es aus Holz war. Er beugte sich hinunter, um nachzusehen, und erkannte, dass die Stimme von dem bemalten Holzbein des weißen Hoosier-Tischs stammte. Das Bein redete in einer Sprache, die Benny nur bruchstückhaft verstand. Es ging um Schmerz. Und Trauer. Benny packte den Stift fester, der wie das Bein aus Holz war, und diesmal spürte er ein leichtes Kribbeln wie Strom, der zwischen den beiden Hölzern floss. Und er war der menschliche Leiter. Er schloss die Augen und berührte mit der Bleistiftspitze die Oberfläche des Papiers, das ebenfalls aus Holz gemacht war. Jetzt, da die Verbindung hergestellt und der Stromkreis geschlossen war, sprudelten die Wörter hervor.

DIE GESCHICHTE EINES TISCHBEINS

Das Bein erinnert sich an etwas. Es erinnert sich an einen Knoten. Es erinnert sich an ein Baby, das an ihn geknotet war. Das Tischbein erinnert sich, dass das Baby an dem Knoten zerrte. Das Baby war an seinem Bein festgebunden. Ein Tischbein ist hart und aus Holz, aber das Bein des Babys war weich. Zarte Haut, weicher Knochen. Es war noch ein sehr kleines Baby.

Der Tisch erinnert sich daran, dass die Mutter den Knoten band. Sie war ganz behutsam und benutzte einen Schal. Der Schal war weich und gelb, mit Gänseblümchen drauf, und sie band das eine Ende um das Tischbein und das andere vorsichtig um das Fußgelenk des Babys. Das Baby saß in seiner Windel auf dem Fußboden des

Bauernhauses, lachte und wedelte mit den Armen, als wollte es davonfliegen. Vielleicht dachte das Baby, dass das Ganze ein Spiel wäre. Vielleicht dachte es … aber nein, das Baby war viel zu klein, um denken zu können, und ein Tisch kann sowieso nicht denken. (Was ich gerade geschrieben habe, sind nur meine Gedanken. Das ist nicht meine Geschichte.)

Die Mutter küsste das Baby und erhob sich. Sie füllte Milch in eine Flasche und gab sie dem Baby, aber das Baby warf sie weg.

Warum hast du das gemacht?, fragte die Mutter. Oder vielleicht hat das auch die Flasche gefragt. Die Mutter beobachtete, wie die Flasche über den Boden rollte, dann nahm sie ein Stück Schnur und band das eine Ende um den Flaschenhals und das andere um das Tischbein.

Hier, sagte sie, und gab dem Baby die Flasche in die Hand, und wenn das Baby sie jetzt wegwarf, fiel die Flasche nicht weit.

Wenn du dein Fläschchen willst; es liegt genau neben dir, sagte sie. Sie zog ihren Mantel an und ging in die Hocke. Es tut mir leid, ich muss jetzt gehen. An der Tür zögerte sie. Das Tischbein erinnert sich daran, dass das Baby, das unbedingt mitwollte, an seinem Bein zerrte. Es erinnert sich daran, dass das Baby weinte. Jetzt ist seine Mutter weg. Das Baby ist weg. Die Flasche ist weg und der Schal ist ebenfalls weg. Nur das Tischbein ist noch da, hier in der Bibliothek, und erinnert sich.

BENNY

Nachdem ich diese Geschichte aufgeschrieben hatte, bat mich der F-Mann, sie ihm zu zeigen. Ich dachte, sie wäre wahrscheinlich Mist, aber er las sie und fand sie gut. Er fragte mich, ob ich wirklich gehört hätte, dass das Bein diese ganzen Wörter gesagt hatte, und ich erwiderte, dass es nicht ganz so war. Ich meine, ich hab mir den ganzen Scheiß nicht einfach ausgedacht, aber ich hab die Wörter auch nicht so gehört, wie wenn ein Mensch sie gesagt hätte. Es ist ungefähr so, wie wenn du aufzuschreiben versuchst, was dein Körper gespürt hat, und später dran denkst. Wie wenn du dich verletzt und dich später an die Schmerzen erinnerst, aber die Erinnerung an die Schmerzen ist anders als die Schmerzen selbst. So ungefähr hören sich die Stimmen der Dinge an, und die Geschichten, die sie erzählen, sind mehr wie Erinnerungen oder Träume. Ein Traum kann einem ja total real vorkommen. Aber wenn du versuchst, ihn zu beschreiben, löst er sich irgendwie auf. Das passiert mit den Traum-Geschichten der Dinge. Die Stimmen ihrer Gefühle kannst du unmöglich mit Wörtern ausdrücken. Und sobald du es versuchst, verflüchtigt sich die Geschichte. Deshalb kam die Geschichte ja auch so blöd aus mir heraus.

Das alles erzählte ich dem F-Mann, und er sagte, dass es bei Gedichten ähnlich wäre. Dass man keine ganzen Wörter oder Sätze im Kopf hätte, sondern zunächst nur eine Art Luftzug spürt, der über eine offene Wunde streicht. Du musst einen offenen Geist haben, sagte er, und die Stimme des Gedichts hören, wenn es vorbeizieht, auch wenn es ein bisschen wehtut. Er sagte, der Trick besteht darin, nicht nach dem Wind zu greifen, weil er dann verschwindet. Er zeigte es mir mit seiner Hand. Er öffnete sie und sagte, ich solle mir vorstellen, dass das mein Geist wäre. Dann schloss er die Augen. Er sagte, ich solle mich ganz still verhalten und die Hand meines Geists offenhalten, damit die Stimmen zu mir kommen könnten. Er saß lange mit geschlossenen Augen und geöffneten Händen da, als würde er erwarten, dass ein Gedicht vom Himmel fiel.

Wenn ich normalerweise Stimmen höre, versuche ich, sie auszublenden, oder nehme eine Bewältigungskarte, um sie zu verscheuchen. Es war mir nie in den Sinn gekommen, sie einfach zuzulassen. Als ich ihm das sagte, zog er seine buschigen Augenbrauen hoch und sah mich entgeistert an. Er sagte, dass meine Stimmen ein Geschenk wären und dass ich nie mehr versuchen sollte, sie auszublenden oder zu verscheuchen. Er sagte, dass ich Talent hätte, was die Tischbeingeschichte beweisen würde, und dass ich nicht aufgeben soll. Er sagte, dass man nie zufrieden ist mit dem, was man geschrieben hat, und dass ich mir keine Gedanken machen soll. Ich versteh nichts vom Schreiben, und in der Schule waren Aufsätze nicht gerade meine Stärke, also weiß ich nicht, ob er recht hat oder nicht. Sag du's mir. Du bist das Buch. Du solltest es wissen.

Dann fragte mich der F-Mann, ob alle meine Stimmen so wären wie das Tischbein, und ich sagte nein. Es gibt unterschiedliche, nette und weniger nette und auch richtige Arschlöcher. Manche sind persönlicher und andere weniger. Damit meine ich, dass Dinge wie ein Tischbein oder ein Bleistift oder ein Schuh vor sich hin murmeln, auch wenn ihnen keiner zuhört. Sie reden nicht mit mir, auch wenn sie wahrscheinlich wissen, dass ich sie hören kann, denn wenn ich in der Nähe bin, fangen sie erst recht an zu plappern. Trotzdem hat das nichts mit mir persönlich zu tun. Sie könnten mit irgendjemandem reden. Aber seit damals, als die Schere über Mrs. Pauley hergezogen ist und mir befohlen hat, sie zu verletzen, höre ich eine ganz andere Stimme, die total persönlich ist. Sie kommt nicht von irgendeinem Gegenstand. Sie befindet sich irgendwo über meiner rechten Schulter wie eine unsichtbare Beschallungsanlage mit einem kleinen, blechernen Lautsprecher, der mir überallhin folgt. Und wenn ich was Dummes sage, verspottet er mich und behauptet, dass ich ein verdammter Idiot wäre. Echt brutal. Als ich dem F-Mann von der Stimme erzählte, sagte er, dass es sich wahrscheinlich um die Stimme meines inneren Kritikers handeln würde. Ein innerer Kritiker? Ich wusste zwar, dass ich einen inneren Roboter hatte, aber ein innerer Kritiker war mir neu. Aber dann meinte er, dass alle kreativen Menschen einen hätten, manchmal sogar mehrere, und ich war irgendwie stolz und glücklich, weil er mich für kreativ hielt.

Ich hab ihm allerdings nichts von dir erzählt, weil ich dich da auch noch nicht richtig hören konnte. An diesem Abend erzählte er mir die verrückte Geschichte von seinem Bein. Nicht von seinem falschen Plastikbein, sondern von seinem echten, also dem, das er verloren hat. Er hatte das falsche abgenommen und in eine Tasche gesteckt, die hinten an seinem Rollstuhl hing, und einen Knoten in sein leeres Hosenbein unterhalb des Stumpfs gemacht, um die Luft draußen zu lassen, wie er sagte. Während ich versuchte, ihm zu beschreiben, wie die Stimmen der Dinge zugleich da sein und nicht da sein konnten, starrte er auf den Knoten. Und dann erzählte er mir, dass sein Bein manchmal im Halbschlaf juckt, und wenn er es kratzen will, ist da nichts. Und ich dann: Ja, genau! Das mein ich. Es ist, als würde Ihr Bein mit Ihnen sprechen, oder Ihre Erinnerung an Ihr Bein, und obwohl das Bein nicht mehr da ist, spüren Sie noch ein Jucken, und das hat was zu bedeuten, stimmt's? Und er sagte ja, das stimmt, und dass die Ärzte einen Namen dafür hätten. Es hieße Phantomschmerzphänomen. Also hab ich vielleicht so was Ähnliches, nur dass es bei mir Stimmen und keine Gliedmaßen sind. Ich fand das ziemlich cool und sagte ihm, dass ich auch solche Phänomene kannte und dass eins davon mit meinem Dad zu tun hätte, weil er ein Phantom-Vater ist. Der F-Mann bekam einen sehr traurigen Gesichtsausdruck und fragte mich, wo er denn wäre.

»Er ist tot«, sagte ich und erzählte ihm von der Nacht, in der er starb, aber der F-Mann hob die Hand.

»Warte«, sagte er. »Ich spüre, dass das eine gute Geschichte ist. Es ist deine Geschichte, und du musst sie aufschreiben.«

DAS BUCH

Was ist eine Geschichte, bevor sie in Worte gefasst wird?

Reine Erfahrung, würde ein buddhistischer Mönch vermutlich antworten. Pure Existenz. Das unfassbare und unbegreifliche Gefühl eines Jungen, der seinen Vater verloren hat.

Wir Bücher wissen es nicht. Wir kennen nur die Gedanken, die infolge reiner Erfahrung entstehen wie Schatten oder Echos, die dem eine Stimme geben, was nicht mehr ist. Und wenn Gedanken zu Wörtern werden, und aus Wörtern Geschichten, was bleibt dann von der reinen Erfahrung übrig? Nichts, würde der Mönch vermutlich sagen. Alles, was bleibt, ist eine Geschichte wie ein abgestreifter Hautpanzer oder eine leere Muschelschale.

Aber ist das wirklich alles? Wir Bücher würden das verneinen. Eine Geschichte ist mehr als nur ein Abfallprodukt eurer reinen Erfahrung. Eine Geschichte ist ihre eigene reine Erfahrung. Fische schwimmen im Wasser, aber sind sich nicht des Wassers bewusst. Vögel fliegen durch die Luft, aber sind sich nicht der Luft bewusst. Eine Geschichte ist die Luft, die ihr Menschen atmet, das Meer, in dem ihr schwimmt, und wir Bücher sind die Felsen entlang der Küste, die eure Ströme lenken und eindämmen.

Bücher werden immer das letzte Wort haben, auch wenn keiner mehr da ist, sie zu lesen.

41

Benny brauchte Papier, um seine Geschichte aufzuschreiben, und da der Vorrat des F-Manns fast erschöpft war, machten sie sich auf den Weg zur alten Buchbinderei. Die alte Buchbinderei sei ein Fundus für leeres Papier, sagte der F-Mann, eine Fundgrube für ungebundene Wörter.

»Aber halt dich nicht so lange dort auf«, sagte er zu Benny, während er sein Bein festschnallte.

»Warum denn nicht?«

Der alte Mann erschauerte. »Es ist ein grusliger Ort, das pulsierende Herz der Bibliothek.« Er rollte aus dem Personalraum und übernahm die Führung. Benny folgte ihm. »Meine Mom hat gesagt, dass sie die Buchbinderei zugemacht haben.«

»Das wollen sie uns glauben machen.«

Sie hatten die Buchbearbeitung erreicht. An den Wänden waren Notausgangsleuchten angebracht, die gerade so viel Licht spendeten, dass er die Umrisse voll beladener Rollwagen ausmachen konnte, auf denen die Bücher wie Soldaten in Reih und Glied standen, mit den Buchrücken nach außen. Jeder Wagen war mit hellblauen Schildchen versehen, die mit fetten schwarzen Zahlen beschriftet waren und die Bücher in Bataillone unterteilten. In den Büchern selbst steckten zahllose pastellfarbene Zettelchen – grün, gelb und pink –, mit Signaturen und Stichwörtern sowie anderen wichtigen Informationen darauf. Es waren Neuzugänge, jugendlich frische Rekruten, die anschließend ihren jeweiligen Abteilungen zugeordnet wurden.

»In der alten Buchbinderei soll es spuken«, sagte der alte Mann, während er seinen Rollstuhl durch das Gewirr an Wagen manövrierte. »Ich hab eine andere Theorie. Aber es stimmt, man hört Geräusche von dort, merkwürdige Geräusche, gespenstische Musik.«

»Jazz?«, fragte Benny.

Der alte Mann hielt seinen Rollstuhl an. Verstohlen schaute er sich um, dann bedeutete er Benny, näher zu kommen. Seine blutunterlaufenen Augen funkelten. Irre Augen. Die Augen eines Dichters.

»Calypso«, hauchte er dem Jungen ins Gesicht. Sein Atem roch nach Wodka.

»Was ist das?«, hauchte Benny zurück.

»Das ist Musik aus der Karibik. Von afrikanischen Sklaven, die in Ketten von den Franzosen dorthin gebracht wurden, damals, als man mit schwarzen Menschen noch wie mit Waren handelte. Das waren fürchterliche Zeiten ...« Leise begann Slavoj zu singen: *»Day-o, Day-ay-ay-o. Daylight come and me wan' go home ...«* Er schloss die Augen. »Ach«, seufzte er. »Belafonte ...«

»Was ist das?«

»Harry Belafonte. Ein Calypso-Sänger. Wunderschön!«

»Ist er tot?«

»Nein, aber er ist schon sehr alt.«

»Wenn er nicht tot ist, wie kann dann sein Geist hier herumspuken?«

»Dann eben sein lebender Geist.« Der alte Mann runzelte die Stirn und schüttelte seine graue Mähne. »Sei nicht so spitzfindig, junger Mann.« Er begann wieder zu singen, und seine Stimme wurde lauter. *»Come, Mr. Tally Man, tally me banana ...«* Er richtete sich in seinem Rollstuhl auf, als würde der Song ihm Auftrieb geben, sortierte seine Gliedmaßen, erst das echte Bein, dann das aus Plastik, bis er aufrecht dastand. Er hob die Arme und ließ die Hüften kreisen. Sein unförmiger Mantel blähte sich auf und schwang hin und her.

Benny beobachtete ihn nervös. »Sollten wir nicht besser leise sein?«

Der alte Mann ignorierte ihn und begann sich zu drehen, hüpfte unbeholfen auf seinem guten Bein im Kreis. »*Daylight come and* ...«

In diesem Moment hörten sie ein Geräusch, wie ein Schuss oder eine Tür, die zugeknallt wird. Der alte Mann packte Benny am Arm. »Runter!«

Sie kauerten sich hin, und Benny lauschte angestrengt, dehnte die Reichweite seiner Ohren bis in die entfernteste Ecke der Bibliothek aus, aber er hörte nichts außer dem Brummton, den er auch schon vorher wahrgenommen hatte. Ein Geräusch entsteht durch die Bewegung von Objekten im Raum, aber es bewegte sich nichts. Das Labyrinth aus Rampen und Rutschen und Transportbändern war ebenso im Raum erstarrt wie die Rolltreppen. Woher kam das Brummen? »Okay«, sagte Slavoj und kletterte wieder in seinen Rollstuhl. »Die Luft ist rein.«

Vorsichtig schlüpften sie zwischen den Bücherwagen hindurch. Benny hörte die quietschenden Rollstuhlreifen hinter sich, während sie sich einer Wand aus Glasbausteinen näherten, an der ein langes, staubiges blaues Transparent hing:

DIE BUCHBINDEREI DER ÖFFENTLICHEN BIBLIOTHEK

Die dicke Glaswand war so schmutzig, dass man nicht erkennen konnte, was sich dahinter befand. Benny blieb stehen, und der alte Mann rollte neben ihn.

»Das ist sie«, flüsterte er. »Die alte Buchbinderei. Was hältst du davon?«

»Und hier gibt's das Papier?«

»Ja, in der Buchbinderei gibt es alles. Geh jetzt rein und hol es.«

»Ich?«

Der alte Mann wandte den Blick ab und rollte mit seinem Stuhl ein paar Zentimeter zurück. »Es ist deine Geschichte. Du musst reingehen, und zwar allein.«

»Aber es ist doch auch Ihre Geschichte.«

Der F-Mann schüttelte den Kopf. »Nein«, erwiderte er. »Ich bin nur ein alter Dichter. Die Buchbinderei ist unberechenbar. Da ist alles möglich. Aber du bist jung. Wenn man jung ist, ist alles möglich.«

Benny gab sich geschlagen. »Okay.«

Er ging zur Glaswand und studierte das Schild. Es war ein stinknormales Spruchband aus blauem Synthetik. Er horchte, aber alles war still. Selbst das Glas. Es sah ebenfalls ganz normal aus, aber bei Glas wusste man nie. Er streckte die Hand aus, um es zu berühren. Als er die Fingerspitzen an die geriffelte Oberfläche presste, hatte er das seltsame Gefühl, eine durchlässige Membran zu berühren, die nachgeben würde, wenn er nur genug Druck ausübte. Aber als er fester drückte, passierte nichts. Er presste die Stirn dagegen, um in dem dämmrigen Innern etwas zu erkennen, aber er sah nichts als Schatten. Er blickte sich um und entdeckte eine Tür. Der Flaschenmann hatte sich aus dem Staub gemacht. Benny überlegte kurz, ob er auch zum Personalraum zurückkehren sollte, aber entschied sich dagegen. Seine Finger ertasteten den Türgriff. Er gab der Tür einen Schubs, und nach anfänglichem Widerstand ließ sie sich öffnen, und er stand in der Buchbinderei.

Mit einem Klicken fiel die Tür hinter ihm ins Schloss, und das Brummen hörte auf, hinterließ eine große, leere Stille. Er warf einen Blick durch die Glaswand, die jetzt einen seltsam schillernden Glanz hatte; von der Buchbearbeitung, wo sie gerade noch gestanden hatten, war nichts mehr zu erkennen.

Um ihn herum war ein Gewirr an geisterhaften Schemen und Schatten. Er machte einen vorsichtigen Schritt. Ein scharfer Geruch nach Maschinenöl und Klebstoff hing in der Luft. Als sich seine Augen an die Dunkelheit gewöhnt hatten, konnte er die Umrisse von zwei großen, schwarzen Nähmaschinen erkennen, die in dem schwachen grünlichen Licht glänzten. Er blieb stehen, um sie genauer zu betrachten. Es waren uralte Singer-Nähmaschinen aus Eisen und Messing, mit Spulen auf hohen Doppelspindeln und einem Spinnennetz aus grauem Garn. Daneben stand eine große Papierschneidemaschine, eine Quintilio Vaggelli aus Firenze. Er hob die schwere Klinge und ließ sie wieder fallen. Sirrend durchschnitt sie die Luft. Ein Geräusch entsteht durch die Bewegung eines Objekts im Raum. Die Klinge verstummte, und Benny hörte nur noch sein Blut in den Ohren rauschen.

Er ging weiter zu einer mit Farbe bekleckten Holzplatte, inspizierte einen Kessel, ein gezacktes Messer, ein Falzbein und ein Konservenglas mit pechartigem Klebstoff. Er fuhr mit dem Finger über einen Arbeitstisch. Obwohl die Buchbinderei seit einiger Zeit geschlossen war, gab es nirgends auch nur das geringste Staubkörnchen. Er kam an einem Stapel Einbände vorbei, die wie steife, neue Mäntel darauf warteten, anprobiert und angepasst zu werden. Sie waren nach Farben sortiert – waldgrün und blutrot. Überall um ihn herum ragten gespenstische Stapel von leerem weißem Papier auf, die darauf warteten, mit Wörtern gefüllt zu werden. Sie waren wie Menschen ohne Gesichter, die Schlange standen, um mit Augen, Ohren, Mündern und Nasen versehen zu werden. Er ging vorsichtig zwischen ihnen hindurch – wie durch eine überfüllte Krankenstation –, darauf bedacht, nichts zu berühren, um nicht von ihrer Leere und Bedürftigkeit angesteckt zu werden. Wörter würden sie mit

Eigenschaften ausstatten. Wörter würden ihnen eine Stimme geben. Wörter würden sie beseelen und in halb lebendige Dinge verwandeln. Aber im Moment wirkten sie in ihrer Stummheit und ihrer Bedeutungsleere nur bedrohlich.

In der Buchbinderei gibt es alles, hatte der Flaschenmann gesagt. *Alles ist möglich.* Und jetzt verstand Benny, was er damit gemeint hatte. Die Buchbinderei hatte etwas Urzeitliches. Sie war ein Ort grenzenloser Stille, die alle Geräusche enthielt, und grenzenloser Leere, die jegliche Form in sich barg. Benny hatte noch nie eine solche Stille gehört. Und noch nie eine so große Bedrohung gespürt. Er schauderte.

Aber er war ja wegen des Papiers hier. Er sollte sich welches schnappen und schleunigst von hier verschwinden. Doch wohin er auch sah, es schien ständig mehr zu werden – Regale voller Papier, Fächer voller Papier, Tische voller Stapel mit Papier. Überall war Papier. Und als er ins grüne Licht der Notausgangsleuchte trat, begannen die Blätter und Bögen zu wispern wie der Wind in den Bäumen, die zu Zellstoff verarbeitet wurden und denen man eine Bedeutung aufgezwungen hatte, um dem Ungesagten eine Form zu geben. Er hörte ihre Stimmen, und plötzlich konnte er sie auch *sehen*, all die ungezähmten, entfesselten Wörter, die wie Staubkörner in einer grünlichen Wolke um ihn herumwirbelten und tanzten. Er hatte noch nie erlebt, dass sich Wörter so aufführten, und der Anblick machte ihn fix und fertig. Die Welt begann zu kippen, aber gerade als er im Begriff war zu fallen, hörte er eine schwache Stimme, die wie ein warmes Lüftchen aus dem Mahlstrom auftauchte, zaghaft, zögerlich und seltsam hoffnungsvoll.

Ein Buch muss irgendwo beginnen …

Die Stimme war anders als alle anderen Stimmen, die er je gehört hatte.

Er streckte die Hand aus, um sich irgendwo festzuhalten, und erwischte die rasiermesserscharfe Klinge der Papierschneidemaschine. Ein stechender Schmerz durchfuhr seinen Arm. Er schnappte nach Luft und zog schnell die Hand zurück. Das Blut spritzte in hohem Bogen auf die Stapel weißen Papiers und färbte sie leuchtend rot. Und die Welt um ihn herum wurde schwarz und still.

Als er wieder zu sich kam, lag er in einer kleinen Blutlache neben der Quintilio Vaggelli. Bei dem Versuch, sich aufzusetzen, stieß er mit dem Kopf an das große, runde Gegengewicht am Ende der Klinge, die wie eine Guillotine über ihm schwebte. Er tastete nach der Beule und merkte, dass eine Seite seines Gesichts mit Blut und Spucke verschmiert war. Er stand auf. Aus der tiefen Schnittwunde in seiner Hand rann immer noch Blut, und die Erinnerung an das, was er gesehen und gehört hatte, kehrte zurück – die wilden Wörter, die um die Bäume tanzten, und die ferne, hoffnungsvolle Stimme. Er lauschte, aber jetzt war in der Buchbinderei alles ruhig. Er drückte seine blutende Hand an seinen Bauch und ging auf den Ausgang zu, während sein Blut auf den Boden tropfte. Der Flaschenmann hatte recht. Die Buchbinderei war unberechenbar. Er stemmte sich gegen die Tür, die zum Glück keinen Widerstand leistete.

BENNY

Die Stimme warst du, stimmt's? Das war das erste Mal, dass du etwas zu mir gesagt hast. Ich konnte dich wegen dem ganzen Lärm, den das Papier veranstaltet hat, kaum hören, aber ich wusste, dass du anders als die übrigen Stimmen warst. Ich kann es nicht richtig beschreiben. Ich wusste ja nicht, wer oder was du bist. Ich wusste nur, dass du zu mir gehörst.

DAS BUCH

Ja, Benny. Es stimmt. Wir mussten irgendwo beginnen. Du bist gefallen, und wir wollten dich auffangen, aber die Klinge war schon zu nah. Leider sind wir Bücher nicht allwissend und können auch nicht alles vorhersehen, so sehr wir uns auch bemühen. Es tat uns wirklich leid, dass du dich geschnitten hast, aber wir waren froh, dass du uns wenigstens gehört hast. Froh und erleichtert, denn es ist nicht leicht für ein Buch, in das Geschehen einzugreifen. Es erfordert eine gewaltige Anstrengung. Die meisten Menschen merken es nicht einmal, wenn ihr Buch sie anspricht. Sie sind viel zu sehr mit ihren Handys beschäftigt.

Deshalb danke ich dir, dass du mich bemerkt hast, und auch für das, was du gerade gesagt hast: *Ich wusste nur, dass du zu mir gehörst*. Solche Worte möchte jedes Buch hören. Sie jagen uns einen wohligen Schauer über den Rücken.

Wer gehört zu wem? Das ist doch eine interessante Frage, nicht wahr? Dein Freund Walter Benjamin war ein leidenschaftlicher Bücherliebhaber und -sammler, der Unmengen von Büchern besaß. Er hat einen berühmten Aufsatz zu diesem Thema geschrieben: »Ich packe meine Bibliothek aus«. Darin beschreibt er, auf welchen Wegen ein Sammler in den Besitz von Büchern gelangen kann. Er kann sie kaufen oder bei einer Auktion ersteigern. Er kann sie erben, oder er kann sie sich ausleihen und einfach behalten. Aber Benjamin sagt: »Von allen Arten, sich Bücher zu verschaffen, wird als die rühmlichste betrachtet, sie selbst zu schreiben.«

Oberflächlich betrachtet scheint das zu stimmen, aber aus der Sicht eines Buchs ist die Sache nicht so einfach. Denn wer schreibt eigentlich über wen? Es ist das alte Henne-Ei-Problem, Benny. Denk mal darüber nach. Erschafft der Junge das Buch oder das Buch den Jungen?

Wie würde Benjamin wohl diese Frage beantworten? Er schließt seinen Aufsatz mit den denkwürdigen Zeilen: »Der Besitz ist die innigste Beziehung, die man zu Dingen haben kann. Nicht, dass sie in ihm lebendig werden; er ist es, der in ihnen lebt.«

Dem können wir nur beipflichten.

42

Annabelle saß stumm und starr wie ein Stein auf dem Küchenstuhl und blickte auf ihre Füße. Von Zeit zu Zeit hob sie den Kopf und sprach mit der Kühlschranktür.

»Rede mit mir«, flüsterte sie. »Wenn du mir etwas sagen willst, dann sag es doch bitte einfach.« Sie wartete. Von draußen war das Geraschel von Ratten, Katzen oder Stinktieren zu hören, die im Müll herumwühlten. Das Gedicht hatte sich nicht verändert.

Mutterschmerz singen
unser stürmischer Junge
verrückte Musik traurige See

Sie hatte schon so lange nicht mehr gesungen, aber natürlich würde Kenji sich noch daran erinnern. Er liebte es, wenn sie sang, und er wusste immer, wenn es ihr schlecht ging. Was die übrigen Zeilen betraf, war sie sich jetzt nicht mehr so sicher. Vielleicht hatte Benny recht. Vielleicht sollte es wirklich »stürmische See – traurige Musik – verrückter Junge« heißen. Aber gerade die ungewöhnliche Wortwahl schien der Beweis dafür zu sein, dass Kenji das Gedicht verfasst hatte. Sein Englisch war nie besonders gut gewesen, aber es gelang ihm immer, genau das auszudrücken, was er meinte, und manchmal waren es gerade die kleinen Schnitzer, die seiner Ausdrucksweise etwas Poetisches verliehen.

»Sag doch was«, beschwor sie den Kühlschrank. »Siehst du nicht, dass ich Hilfe brauche?« Und wieder wartete sie. Aber die Magnete blieben stumm. Sie sah auf die Uhr und stand langsam auf.

Sie ging zur Kommandozentrale, rief die Info-Seite im Internet auf und wählte den Notruf. Sie sagte dem Beamten in der Zentrale, dass sie eine Vermisstenanzeige aufgeben wolle, und wurde mit Officer Hooley verbunden. Sie holte tief Luft und erklärte ihm dann in ruhigem Ton, dass ihr Sohn weggelaufen sei. Dass sie Streit gehabt hätten und er …

Der Beamte schnitt ihr das Wort ab. »Wann wurde Ihr Sohn zum letzten Mal gesehen, Ma'am?«

»Sie meinen, wann *ich* ihn zum letzten Mal gesehen habe? Das war gegen sieben, glaube ich. Oder halb acht. Ja, das …«
»Halb acht heute Abend?« »Ja, er ist …«

»Ma'am, Sie können erst nach Ablauf von 24 Stunden eine Vermisstenanzeige aufgeben. Sie müssen bis morgen warten, und dann kommen Sie am besten gleich aufs Revier …«

Jetzt schnitt sie ihm das Wort ab. »Entschuldigen Sie, Officer«, sagte sie und warf einen Blick auf die Internetseite auf ihrem Bildschirm. »Bei allem Respekt, aber mein Sohn ist minderjährig. Er ist vierzehn Jahre alt und hat eine psychische Erkrankung. Wenn ich richtig informiert bin, gilt die 24-Stunden-Frist nicht bei Ausreißern oder vermissten Kindern unter 18 Jahren. Und ich bin der Meinung, dass ein Kind mit psychischen Beeinträchtigungen automatisch als ›gefährdete vermisste Person‹ eingestuft werden sollte. Meines Wissens besagt die Vorschrift über die Suche nach vermissten Minderjährigen aus dem Jahr 1990, dass ...«

»Name?«

»Wie bitte?«

»Der Name Ihres Sohns. Wie lautet er?«

»Oh. Benjamin Oh.«

»Benjamin O... und weiter?«

»Nein, *Oh*, Officer. Das ist alles. Sein Nachname ist *Oh*.«

»Buchstabieren Sie ihn«, sagte er. Und das tat sie. Dann nannte sie ihm sein Geburtsdatum, seine Größe und sein Gewicht. Sie schilderte kurz die Ereignisse, die zu seinem Verschwinden geführt hatten. Die Sache mit den Kühlschrankmagneten erwähnte sie nicht. Sie beschrieb seine Kleidung und sein Aussehen.

»Er ist ein hübscher Junge, Officer, halb asiatisch. Den olivfarbenen Teint und die dunkle Haarfarbe hat er von seinem Vater, die Sommersprossen auf der Nase und die leicht gewellten Haare hat er von mir. Sein Vater hatte ganz glattes Haar. Er ist Japaner. Und Koreaner. Aber jetzt ist er tot.«

»Irgendwelche besonderen körperlichen Merkmale oder sprachliche Eigenarten?«

»Na ja, er ist klein für sein Alter. Er ist zwar schon ein Teenager, aber er hat noch keinen Wachstumsschub gehabt. Allerdings hat er ein paar Pickel am Kinn und auf der Stirn.« Ihr wurde klar, dass Pickel kein besonderes Merkmal waren, aber sie fand es beruhigend, dass er welche hatte, weil sie etwas Normales waren. Sie nannte ihm Dr. Melanies Namen und fasste kurz die Diagnose zusammen.

»Könnte sich Ihr Sohn an seine Ärztin, einen Sozialarbeiter oder eine Selbsthilfegruppe gewandt haben?«

»Nein, ganz bestimmt nicht.«

»Haben Sie eine Idee, wohin er sonst gegangen sein könnte?« Ihr fiel die Bibliothek ein, aber die war ja geschlossen. Sie dachte an die dunkle Gasse. »Nein.«

»Gibt es irgendwelche Freunde oder Verwandte, bei denen er sein könnte?«

Sie dachte an Mackson und das Gummienten-Mädchen. »Das weiß ich leider nicht«, antwortete sie. Sie hörte, wie Officer Hooley seufzte. »Tut mir leid.«

»Könnten Sie uns den Namen und die Telefonnummer seines Zahnarztes geben?«

»Sein Zahnarzt? Aber seine Zähne sind in Ordnung, Officer. Er putzt sie sich jeden Tag, und bei der letzten Kontrolle hat der Zahnarzt gesagt ...« Und dann fiel der Groschen. »Oh!«

Officer Hooley bemerkte ihren Schreck, und seine Stimme klang jetzt freundlicher. »Nur eine Formalie, Ma'am. Wir brauchen diese Information für unseren Bericht. Machen Sie sich keine Sorgen.«

Es wäre leichter für sie gewesen, wenn er sich weiterhin wie ein wichtigtuerisches Arschloch verhalten hätte. Als er sie fragte, ob sie ein aktuelles Foto habe, hatte sie Mühe, das Zittern in ihrer Stimme zu kontrollieren. Sie sagte, sie würde ihm eines schicken, notierte sich seine E-Mail-Adresse und bedankte sich bei ihm. Sie vergaß nicht, nach seiner Dienstnummer und dem Aktenzeichen zu fragen und sich seinen Namen buchstabieren zu lassen. Sie legte auf und lehnte sich auf ihrem Stuhl zurück.

Fotos. Sie musste aktuelle Fotos finden. Es gab so viele von Benny als Säugling und als Kleinkind. Echte Papierfotos, auf denen sie ihn im Arm hielt, und von ihnen dreien in Disneyland und an einem Strand in der Nähe. Im Laufe der Jahre wurden die Fotos immer weniger, und nach Kenjis Tod gab es kaum noch welche. Er war der Fotograf in der Familie. Sie versuchte, sich daran zu erinnern, wann sie das letzte Mal ein Foto von Benny gemacht hatte. In letzter Zeit hatte es ja kaum noch festliche Anlässe in ihrem Leben gegeben, aber da fiel ihr die Schulabschlussfeier ein. Sie holte ihr Handy und fand gleich die Aufnahme. Er stand in der Küche unter dem durchhängenden Spruchband, den Doktorhut auf dem Kopf, die baumelnde Quaste vor dem Auge, mit dem Abschlusszeugnis in der einen und dem Plüschbeagle in der anderen Hand. Er blickte starr an ihr vorbei. Wie hatte er sich wohl gefühlt? Glücklich sah er jedenfalls nicht aus. Warum hatte sie das nicht bemerkt? Sie war so versessen darauf gewesen, diesen Tag zu etwas Besonderem zu machen. Wie töricht von ihr. Aber sie war die ganze Zeit über so gestresst gewesen. Sie hatte es so sattgehabt, sich ständig Sorgen machen zu müssen. Sie wollte nur, dass er glücklich war. Sie wollte, dass er glücklich war, damit sie sich nicht mehr um ihn sorgen musste.

Sie rieb sich die Augen und betrachtete wieder das Bild. Er hatte sich kaum verändert. Sie mailte das Foto ans Revier und ging dann nach oben in Bennys Zimmer, um sein Handy zu holen. Vielleicht hatte er ja noch andere Fotos, Selfies oder vielleicht sogar Bilder von irgendwelchen Freunden. Wie immer war sein Zimmer eine Oase der Ordnung und Sauberkeit, das Bett gewissenhaft gemacht, der Schreibtisch aufgeräumt. Auf dem Regal standen, der Größe nach aufgereiht, seine Bücher, daneben die Gummiente, der Mondglobus und die Schachtel mit Kenjis Asche. Kenji hätte es gefallen, direkt neben dem Mond zu stehen. Oder besser noch, auf dem Mond. Auf dem grauen, staubbedeckten Mond. Sie nahm Bennys Telefon aus dem Rucksack. Es war gesperrt, und sie kannte den Zugangscode nicht. Sie setzte sich aufs Bett, sah sich im Zimmer um und begann dann Ziffern einzutippen. Sie gab 6006 für MOON ein. Nichts. Sie versuchte es mit 6345 für NEIL und dann 2899 für BUZZ. Sie hatte den Namen des dritten Astronauten vergessen, desjenigen, der den Mond nicht betreten hatte, also versuchte sie es mit 3878 für DUST. Sie rechnete eigentlich nicht damit, auf diese Weise den Zugangscode zu finden – die Chancen waren praktisch gleich null –, aber als sie 5299 für JAZZ eintippte, wurde das Telefon entsperrt, und der Homescreen öffnete sich.

Mit zitternden Händen scrollte sie durch die Liste seiner letzten Anrufe und SMS. Die meisten waren an sie gegangen, aber es gab noch eine zweite Nummer, die häufiger auftauchte. Sie gehörte zu jemandem namens »das Aleph«. Was war ein Aleph? Sie ging mit dem Handy hinunter zur Kommandozentrale und googelte den Begriff. Aleph war der erste Buchstabe des hebräischen Alphabets, und in der Mathematik stand er für die Unendlichkeit der Kardinalzahlen. Das Symbol ging auf eine altägyptische Hieroglyphe zurück, die den Kopf eines Ochsen darstellte. Das ergab alles keinen Sinn. Gehörte Benny irgendeiner Sekte an?

Da Annabelle gewissenhaft war und während ihrer Bibliotheksausbildung gelernt hatte, auf Details zu achten, setzte sie ein *Das* vor *Aleph* und suchte erneut. Diesmal wurde sie mit einer Liste von Websites belohnt, die Informationen über eine Kurzgeschichte mit dem Titel »Das Aleph« enthielten. Ein argentinischer Autor namens Jorge Luis Borges hatte sie 1945 verfasst. Annabelle hatte noch nie von ihm gehört, aber sie fand eine PDF-Datei mit der Erzählung, lud sie herunter und begann zu lesen.

Die Geschichte handelte von einem Mann, der ebenfalls Borges hieß. Er hatte sich mit einem exzentrischen Dichter angefreundet, der an einem Versepos mit dem Titel *Die Erde* arbeitete. Es ging ihm darum, »den gesamten Planeten in Verse zu fassen«. Eines Tages erhielt Borges einen Anruf von dem verzweifelten Dichter, der ihm berichtete, dass seine raffgierigen Vermieter sein Haus abreißen lassen wollten, um Platz für eine Bar zu schaffen. Das sei eine Katastrophe, sagte er. Er könne nicht aus dem Haus ausziehen, denn im Keller befinde sich ein Aleph, das er brauche, um sein Werk zu vollenden. Borges wusste nicht, was ein Aleph war, also erklärte es ihm der Dichter. Ein Aleph sei »einer jener Punkte im kosmischen Raum, der alle Punkte enthält«. Neugierig geworden, suchte Borges den Dichter auf. Er folgte ihm die schmale Kellertreppe hinunter, wo er sich auf einen Jutesack legen sollte, den der Dichter für ihn bereitgelegt hatte. Dann verließ der Dichter den Keller, schloss die Bodenklappe hinter sich und ließ Borges in völliger Dunkelheit zurück. Nach einer Weile wurde es Borges mulmig. War der Dichter vielleicht wahnsinnig? War sein Leben in Gefahr? Er schloss die Augen, überzeugt davon, gleich sterben zu müssen, aber als er sie wieder öffnete, sah er plötzlich in einer Ecke unter der Treppe einen Lichtkreis von der Größe eines Golfballs.

An dieser Stelle rang Borges um Worte, so schwer fiel es ihm, die Erscheinung zu beschreiben. Das Aleph war »ein kleiner regenbogenfarbener Kreis von fast unerträglicher Leuchtkraft.« Anfangs glaubte Borges, der Kreis »drehe sich um sich selber«, aber dann erkannte er, dass dies »eine Illusion war, hervorgerufen durch die schwindelerregenden Schauspiele, die er barg.« Und nun versucht Borges, die faszinierenden, surrealen Bilder, die sich im Innern des Aleph spiegelten und brachen, flirrten und flimmerten, in Worte zu fassen: »Der kosmische Raum war darin, ohne Minderung des Umfangs. Jedes Ding ... war eine Unendlichkeit von Dingen, weil ich sie aus allen Ecken des Universums sah.«

An dieser Stelle gab Annabelle es auf. Das klang wie ein LSD-Trip. War das Aleph der Name für eine Art Straßendroge? Nahm Benny Drogen? Sie verstand nicht, wie ein Punkt im Raum alle anderen Punkte enthalten konnte, und sie verstand auch nicht, was das mit Benny zu tun hatte. Sie entsperrte sein Telefon wieder und rief die Nummer des Aleph an.

43

Das Aleph war wütend. »Verdammt, was hattest du in der Buchbinderei zu suchen?«

Sie waren wieder in der Personaltoilette. Benny saß auf dem Klodeckel, und das Aleph kniete neben ihm auf dem Boden und versuchte, die Schnittwunde in seiner Hand mit Wundnahtstreifen, die Mackson im Erste-Hilfe-Kasten gefunden hatte, zu verschließen. Aber die Streifen lösten sich wieder, denn der Schnitt klaffte zu weit auf. Die Klinge war tief in das Gewebe zwischen Daumen und Zeigefinger eingedrungen. Sie strich sich die Haare aus den Augen.

»Slavoj hat dich hingeschickt, stimmt's?« Es war eigentlich keine Frage. Sie sprach über den Flaschenmann, als wäre er nicht da, obwohl er, auf seinen Rollstuhl gestützt, in der Klotür stand und versuchte, über Macksons Schulter zu spähen.

»Ich wollte eine Geschichte schreiben«, sagte Benny. »Und wir brauchten noch Papier.«

»Das hätte er auch selbst erledigen können.« Sie drückte die Wunde zusammen und versuchte erneut, sie zu schließen.

Benny verzog das Gesicht. »Das ging nicht. Er meinte, die Buchbinderei wäre unberechenbar.«

»Wieso das denn?«, fragte Mackson. Er hatte die Hände auf die Schultern des Aleph gelegt. Benny mochte es nicht, wie er sie anfasste, wie er sie sanft massierte, damit sie sich entspannte.

»Weil er ein Dichter ist.«

Das Aleph schnaubte. »Er wollte dir bloß Angst machen, Benny. Der hat dich nur auf den Arm genommen.«

»Stimmt's, Slavoj?«, rief sie über die Schulter.

Der Flaschenmann ließ sich wieder in seinen Rollstuhl zurücksinken. »Ausgerechnet ich! Wie soll *ich* denn jemand auf den Arm nehmen?«

»Na gut«, sagte das Aleph. »Falsche Wortwahl, aber das war trotzdem ziemlich bescheuert von dir.«

Sie und Mackson waren mit einem Rucksack voller Lebensmittel, die sie in Müllcontainern gefunden hatten, in die Bibliothek zurückgekehrt und hatten das Blut auf dem Boden entdeckt. Sie folgten den roten Tropfen bis zur Personaltoilette, wo sie den Flaschenmann vorfanden, der Benny gegen die Schmerzen Wodka einflößte, während er versuchte, die Hand des Jungen zu verbinden. Das Aleph warf ihn hinaus, kippte den Wodka ins Waschbecken und übernahm das Kommando. Als sie mit der Wundnaht zufrieden war, nahm sie eine Mullbinde und begann damit seine Hand zu umwickeln.

»Ich kann meinen Daumen nicht bewegen«, sagte Benny.

»Das ist ja der Sinn der Sache. Du kannst von Glück sagen,

dass du überhaupt noch einen Daumen hast. Der Schnitt ging voll durchs Gewebe. Womit hast du dich überhaupt geschnitten?«

»Es war die alte Quintilio Vaggelli«, sagte Slavoj. »Die große Papierschneidemaschine mit der Diamantklinge.«

Das Aleph schüttelte den Kopf. »Das wird schlecht heilen. Muss wahrscheinlich genäht werden. Aber fürs Erste reicht's. Was macht dein Kopf?«

»Tut weh.«

»Nimm eine Schmerztablette. Und die Rippe?«

Benny schlang die Arme um sich. »Tut auch weh.«

In der Küche fand sie ein altes Geschirrtuch, riss es entzwei und band es zu einer Armschlinge, die sie ihm um Hals und Arm legte. Dann stand sie auf und streckte sich. Mackson legte den Arm um ihre Schultern, und gemeinsam betrachteten sie ihr Werk. Auf Bennys Stirn klebte ein Wundverband, und seine bandagierte Hand lag in einer improvisierten Schlinge. »Du siehst voll scheiße aus, Kumpel«, sagte Mackson.

»Danke«, erwiderte Benny.

»Wenn ihr glaubt, dass der übel aussieht«, sagte Slavoj, »dann solltet ihr erst mal die Buchbinderei sehen.«

Benny fühlte sich matt. Er schloss die Augen. Schemenhafte Erinnerungen an die Erscheinungen in der Buchbinderei stiegen in ihm auf. Als er sich an die Stimme erinnerte, überlief ihn ein Schauer. Der Flaschenmann redete immer noch.

»... wie ein Tatort. Das schöne weiße Papier voller Blut ...«

Seine Stimme wurde leiser und lauter. Benny spürte die Hand des Aleph auf seinem Kopf. »Alles okay?«

Er schluckte schwer und holte tief Luft.

»... die Jungs aus Ljubljana gerufen, damit sie's aufwischen«, sagte der Flaschenmann gerade.

Benny beugte sich vor und ließ den Kopf auf seine Knie sinken. Das Aleph bückte sich zu ihm hinunter und legte sanft die Hand in seinen Nacken.

»Benny?« Ihr Atem kitzelte sein Ohr. Sie war so nah. »Was ist los?«

»Ich hab Sachen gesehn«, flüsterte er. Er wollte nicht, dass Mackson es hörte.

»Was für Sachen?«

»Ich seh sonst nie irgendwelche Sachen, aber vorhin schon. Da sind Wörter rumgeflogen. Und dann hab ich eine Stimme gehört ...«

Er sah zu ihr auf. Ihr schönes Gesicht war nur Zentimeter von seinem entfernt. Er wollte es ihr erzählen. Er wollte, dass sie es wusste. Er versuchte, seinen Geist offenzuhalten, aber die schwache, hoffnungsvolle Stimme, die er in der Buchbinderei gehört hatte, war verschwunden und hinterließ in ihm eine tiefe Leere – als hätte er etwas Kostbares verloren.

»Nichts«, sagte er und ließ den Kopf wieder sinken. »Schon gut.« Erschrocken stellte er fest, dass er weinte.

»Wir bringen ihn besser nach Hause«, hörte er sie sagen. Genau in diesem Augenblick klingelte ihr Handy. Sie zog es aus ihrer Tasche und nahm den Anruf entgegen. »Ja?«

44

»Oh!«, sagte Annabelle, überrascht, dass so spät tatsächlich noch jemand ans Telefon ging. Die Stimme war jung, weiblich und kam ihr irgendwie bekannt vor. »Ich hoffe, ich habe dich nicht geweckt. Ich suche nach ... Bist du ... das Aleph?«

Am anderen Ende war es still.

»Ich bin mir nicht sicher, ob ich es richtig ausgesprochen habe. Elf? Alif? Aileaf?«

»Wer ist denn dran?«

»Du kennst mich nicht, ich heiße Annabelle Oh. Ich bin Benny Ohs Mutter. Ich hab deine Nummer in seinem Handy gefunden. Ich will dich nicht lange stören, aber es ist wegen Benny. Er ist verschwunden, und ich hab angerufen, weil … ich hab mich nur gefragt …, ob du ihn vielleicht gesehen hast?«

Sie schloss die Augen. Sie hörte ein Rascheln wie von einem kleinen Tier. War sie zu aufdringlich? Sie hatte auf der Website für Eltern von Ausreißern gelesen, dass man nicht zu aufgebracht oder autoritär klingen sollte, wenn man die Freunde seines vermissten Kindes kontaktiert. Da sie fürchtete, das Mädchen könne auflegen, fügte sie hinzu: »Also, du brauchst es mir nicht zu erzählen. Nur falls du ihn siehst, könntest du ihm dann bitte ausrichten, dass er nichts zu befürchten hat? Aber dass sich seine Mutter große Sorgen macht und nur …«

Sie hörte, wie das Mädchen zu jemandem sagte: »Du sprichst mal besser mit ihr.« Und dann im Hintergrund eine gedämpfte Stimme: »Mist.«

Es war still am Telefon. Annabelle presste das Handy ans Ohr. »Hallo? Hörst du mich? Bist du noch da?«

»Ja.«

Es war Benny. Seine Stimme, so dicht an ihrem Ohr, klang so lieb und vertraut, aber auch fremd und distanziert. »Oh, Benny, ich hab mir solche Sorgen gemacht. Ist alles in Ordnung mit dir?«

»Ja.« Seine Kinderstimme klang brüchig. Tief in seiner Kehle wartete eine männliche Stimme darauf, ihren Weg hinaus in die Welt zu finden. Aber jetzt noch nicht.

»Wo bist du? Willst du, dass ich dich abhole? Ich nehm mir ein Taxi. Du musst es nur sagen.« Sie stellte sich vor, wie er genervt das Gesicht verzog. Sie hörte ihn seufzen.

»Mir geht's gut. Ich häng nur mit ein paar Freunden ab.«

Er klang wie Kenji. »Mit wem?«, wollte sie wissen. »Mit wem bist du zusammen?«

»Mit niemand. Alles okay, Mom. Ich muss jetzt auflegen. Ich komm bald heim. Also mach die keine Sorgen, ja?«

Aber wie sollte sie sich keine Sorgen machen? Sie sprang auf, stürzte in die Küche, schnappte sich ihren Mantel, ihre Schuhe, ihr Portemonnaie und hielt sich wieder das Handy ans Ohr. »Benny, warte, wo bist du? Wer ist denn noch bei dir? Ich kann dich abholen. Ich nehm mir ein Taxi. Bleib, wo du bist, hörst du?« Und dann, weil sie fürchtete, dass sie aufgebracht und autoritär klang, sagte sie noch: »Es tut mir so leid, Benny. Ich hab nicht wirklich geglaubt, dass du mich belogen hast. Natürlich hast du die dummen Magnete nicht verschoben, und selbst wenn du es getan hast, macht das doch nichts. Es ist völlig in Ordnung, wirklich. Sag mir einfach ...« Aber als sie endlich ihre Hausschlüssel unter einem Stapel Briefe in der Küche fand, hatte er aufgelegt.

Bleiben Sie ruhig, riet die Website. Machen Sie Ihrem Kind keine Vorwürfe oder Schuldgefühle. Betteln Sie nicht.

Sollte sie ihn zurückrufen? Nein. Er hatte gesagt, dass er nach Hause kommen würde. Sie würde ihm einfach vertrauen müssen. Nachdenklich warf sie einen Blick auf die stummen Magnete am Kühlschrank. Dann ging sie hoch in Bennys Zimmer, nahm die Schachtel mit Kenjis Asche vom Regal und trug sie ins Bad. Dort setzte sie sich auf den Badewannenrand, klappte den Klodeckel hoch und öffnete die Schachtel. Darin lag ein Plastikbeutel, robust und reißfest wie einer dieser extra starken

Gefrierbeutel. Sie löste den Verschlussstreifen und betrachtete den Inhalt.

»Verdammt, Kenji!«

Sie griff hinein und holte eine kleine Handvoll Asche heraus.

»Ich bin wirklich sauer auf dich«, sagte sie. »Weißt du das? Du hattest einen wunderbaren Sohn. Du hattest eine nette Frau – keine Superfrau, aber wir waren doch ganz glücklich zusammen, oder? Und du hast's mir versprochen. Du hast gesagt, dass du damit aufhörst. Und dass du dir Hilfe suchst.«

Sie betrachtete das Häufchen Asche in ihrer Hand. Die Asche war blassgrau, körnig wie Mondsand, mit kleinen Knochenstückchen darin. Sie hielt ihre Hand über die Kloschüssel.

»Sag mir, dass es dir leidtut. Bitte.«

Sie wartete. Etwas Asche rieselte zwischen ihren Fingern hindurch auf die Wasseroberfläche.

»Ich mein's ernst.«

Sie spreizte die Finger, und noch mehr Asche rieselte hinab, bildete einen dünnen Film, der sich langsam ausbreitete. Sie empfand eine innere Kälte. Kalt und leer – wie der Mond. Dann überlegte sie es sich anders und schloss die Hand wieder.

»Vergiss es«, sagte sie. »Es ist zu spät. Es ist mir egal, ob's dir leidtut oder nicht. Du bist tot.« Sie füllte die Asche wieder in den Beutel und legte den Deckel auf die Schachtel. »Dich ins Klo zu kippen, wäre zu einfach. Außerdem brauch ich dich noch.«

Sie wusch sich die Hände, putzte sich die Nase mit einem Stück Toilettenpapier und warf es ins Klo, wo es auf dem Aschefilm trieb. Sie drückte die Spülung und sah zu, wie es verschwand.

»Was für eine bescheuerte Art zu sterben.«

Sie stellte die Schachtel auf Bennys Regal zurück und ging in ihr Zimmer. *Tidy Magic* lag aufgeschlagen auf dem Nachttisch.

Sie setzte sich aufs Bett, schob sich ein Kissen in den Rücken und begann zu lesen. Das Kapitel hatte die Überschrift »Aufräumen ist der Weg der Liebe«. Als sie es beendet hatte, nahm sie das Buch mit nach unten in die Kommandozentrale, loggte sich in ihren Computer ein und öffnete ein neues E-Mail-Fenster.

»Liebe Mrs. Aikon«, tippte sie. »Das ist nun schon der dritte Fanbrief, den ich Ihnen schreibe, aber ich mache jedes Mal einen Rückzieher und lösche ihn, bevor ich ihn abschicken kann. Aber heute Abend brauche ich wirklich jemanden, dem ich mein Herz ausschütten kann. Und Sie scheinen wirklich sehr nett zu sein, und außerdem sind Sie ein Zen-Mönch, was ja so etwas Ähnliches wie ein Priester ist, oder? Deshalb ist es vielleicht okay, wenn ich Ihnen von meinen Problemen erzähle ...«

Sie hielt einen Moment inne und betrachtete das Autorenfoto auf der Rückseite des Buches. Aikon hatte ein sympathisches Gesicht. Es gab so vieles, was Annabelle ihr erzählen wollte, aber was nützte es, das alles in einer E-Mail zu schreiben? Solche berühmten Leute lasen doch sowieso nie ihre Fanpost. Und plötzlich fand sie es sinnlos und viel zu anstrengend, das alles aufzuschreiben. Sie musste endlich aktiv werden. Sie klickte auf »Löschen« und ging wieder hoch in ihr Zimmer. Sie fing mit der Kommode an. Schublade für Schublade kippte sie ihre Sachen aufs Bett, bis sich Socken, Unterwäsche, BHs, T-Shirts, Hosen, Sweatshirts und Pullover darauf stapelten. Dann holte sie einen halb leeren Müllbeutel und machte sich energisch ans Ausmisten.

TIDY MAGIC

Kapitel 2

Aufräumen ist der Weg der Liebe

Als ich zu dem alten Priester zog, war er ziemlich krank, und sein kleiner Tempel war baufällig und heruntergekommen. Ich muss zugeben, dass ich schrecklich enttäuscht war. Ich hatte erwartet, dass ich in einem prächtigen Zen-Tempel wohnen würde, mit sauberen Tatami-Matten, polierten Holzböden, hübschen Rollbildern, eindrucksvollen Statuen und einem friedvollen Garten. In einer so paradiesischen Umgebung musste man doch einfach erleuchtet werden.

Aber wie sollte ich hier nur erleuchtet werden? Der Tempel war in einem völlig vernachlässigten Zustand. Die Dachziegel waren kaputt, die Wände bröckelten. In dem winzigen, von Unkraut überwucherten Garten war ein Gewirr aus Wäscheleinen gespannt, auf denen die Gaststudenten, deren Zimmermieten dem Tempel bescheidene Einkünfte sicherten, ihre Unterwäsche trockneten. Im Tempel selbst waren die Tatami-Matten muffig und klamm, die Holzböden staubig und glanzlos. Die Altäre und Statuen waren mit Spinnweben überzogen, und überall herrschte ein heilloses Durcheinander! Und dafür hatte ich mein komfortables Leben aufgegeben? Um in einem kleinen, schäbigen Zimmer in einem verwahrlosten Tempel zu leben und für einen sterbenden alten Mann die Krankenschwester zu spielen?

Der alte Priester musste mir meine Enttäuschung angemerkt haben, denn bei meinem Vorstellungsgespräch entschuldigte er sich für den Zustand der Anlage. Wir saßen auf Kissen im Arbeitszimmer des Abts. Hinter ihm auf dem Altar stand die verstaubte Statue der Senju Kannon – die Bodhisattwa des Mitgefühls – mit ihren elf Köpfen und tausend Armen. Der Körper des alten Mannes war verschrumpelt wie eine vertrocknete Dattelpflaume. Sein Gesicht war eingefallen, und seine Wangen waren mit grauen Bartstoppeln bedeckt.

Er sah sich betrübt im Zimmer um. »Es tut mir sehr leid«, sagte er. »Sicher ist es nicht das, was Sie erwartet haben. Ein attraktiver junger weiblicher Zen-Mönch wie Sie würde es sicher vorziehen, sich in einem prächtigen Zen-Tempel ausbilden zu lassen, mit hübschen Rollbildern, eindrucksvollen Statuen und einem friedvollen Garten. Stattdessen sind Sie an diesem traurigen, heruntergekommenen Ort gelandet und müssen einen kranken alten Mann wie mich pflegen.«

Er hatte mich nicht einmal angesehen, und doch schien er genau zu wissen, was ich dachte. Es beschämte mich, dass er mich durchschaut hatte, und ich wollte ihm widersprechen, doch er redete unbeirrt weiter.

»Sehen Sie, ich hatte eigentlich gehofft, dass man mir einen kräftigen jungen Mönch schickt, der sich um den Garten kümmern und Reparaturen am Haus vornehmen kann. Einen klugen jungen Mann, der sich mit Finanzen auskennt und uns neue Geldquellen erschließt, der neue Förderer und Gemeindemitglieder gewinnt und der nach meinem Tod mein Amt übernimmt.«

Er seufzte. »Aber das kann man von einer jungen Dame wie Ihnen natürlich nicht erwarten.«

Ich erinnere mich noch lebhaft an diesen Moment. Ich kniete vor ihm. Meine Wangen glühten vor Zorn, und ich richtete mich kerzengerade auf. Ich musste mich beherrschen, um ihn nicht anzuschreien. »Hojo-san! Ich mag nur ein weiblicher Mönch sein, aber ich bin stark und kompetent! Ich werde Ihren Tempel aufräumen und mich um die Reparaturen kümmern. Ich kenne mich in Finanzdingen aus und werde Wege finden, wie der Tempel mehr Einnahmen erzielen und neue Gemeindemitglieder gewinnen kann. Ich werde lernen, wie man den Garten pflegt, und ich werde auch Sie pflegen. Bitte geben Sie mir eine Chance!«

Ich verbeugte mich, bis meine Stirn den Boden berührte, und als ich mich wieder aufrichtete, sah ich, wie mich die wachen Augen unter den buschigen Brauen musterten und die Andeutung eines Lächelns über sein Gesicht huschte.

Von meiner Wut angetrieben, reinigte ich jeden Winkel des kleinen Tempels. Ich wusch die alten Gewänder meines Lehrers und besserte sie aus. Ich staubte die Altäre ab und jeden einzelnen der elf Köpfe und tausend Arme der Kannon. Ich bestellte Handwerker, die die Dachziegel und die bröckelnden Wände ausbesserten. Ich ließ die durchweichten Tatami-Matten ersetzen und polierte die Holzböden, bis sie glänzten.

Je mehr ich arbeitete, desto mehr schloss ich den alten Tempel und meinen Lehrer ins Herz. Doch während sich der Zustand des Tempels stetig verbesserte, ging es dem alten Priester immer schlechter. Ich wusste, dass er bald sterben würde, und es gab nichts, was ich dagegen tun konnte. Und schlimmer noch, ich hatte das

Gefühl, ihn im Stich gelassen zu haben. Die finanzielle Situation war desolater denn je. Die Reparaturen hatten unsere letzten Reserven verschlungen, denn ich hatte nichts unternommen, um neue Geldgeber und Gemeindemitglieder an Land zu ziehen. Novizen werden *Unsui* genannt, Wolken und Wasser, weil sie ähnlich wie diese dahintreiben und es ihnen an Stehvermögen mangelt. Ich war nur eine unerfahrene weibliche *Unsui*. Wie hätte ich den Tempel retten können? Ich besaß keine besonderen Fähigkeiten, bis auf die, die ich mir während meiner Jahre bei einer Modezeitschrift angeeignet hatte, aber die waren dem Tempel nicht von Nutzen. Das Einzige, was ich konnte, war Putzen und Aufräumen.

Die Situation erschien mir hoffnungslos, und ich konnte kaum noch schlafen vor Sorge. Aber dann, eines Nachts, hatte ich einen Geistesblitz. Ich war so aufgeregt, dass ich kein Auge mehr zutat. Am nächsten Morgen ging ich zu meinem Lehrer. Obwohl er zu diesem Zeitpunkt schon sehr geschwächt war, versäumte er keine einzige Andacht und keine Meditation. Auch an jenem Morgen nicht. Danach brachte ich ihm seinen Tee und fragte ihn, ob ich mit ihm sprechen könne. Er musste an meinem Tonfall gemerkt haben, dass es wichtig war, denn er streckte sich nicht auf seinem Lager aus, sondern blieb sitzen, obwohl es ihn anstrengte.

»Es dauert nicht lange«, sagte ich. Ich erzählte ihm, dass ich den kleinen Tempel trotz meiner anfänglichen Enttäuschung ins Herz geschlossen hatte und dass diese Liebe in mir gewachsen war, während ich ihn geputzt und aufgeräumt hatte.

Und dann erzählte ich, wie ich Senju Kannon lieb gewonnen hatte, indem ich sie jeden Tag abstaubte, sodass ich nun ihre Schönheit, ihre Anmut und ihr grenzenloses Mitgefühl wertschätzen konnte.

Und wie durch das Polieren der Böden eine tiefe Verbundenheit mit den Tempelgebäuden entstanden war, und auch mit den Bäumen, die das Holz für die Dielen lieferten, und den Mönchen, die sie schon Hunderte von Jahren vor mir geputzt hatten.

Und dass ich beim Jäten des Unkrauts und beim Harken des Mooses im Garten gelernt hatte, dass es nicht darauf ankommt, eine Arbeit *abzuschließen*, sondern, sie einfach zu *tun*, und zwar mit ganzem Herzen.

Dieses *Tun* verankert mich im Hier und Jetzt. In diesem Moment bin ich eins mit meiner Umgebung. Nichts trennt mich von dem Moos, den Dielen, den Bäumen oder den Mönchen oder dem Unkraut. Und irgendwann wächst das Unkraut wieder nach, und das ist auch in Ordnung.

Es sei zwar nicht viel, sagte ich, aber vielleicht könnte ich ein kleines Buch über die Zen-Kunst des Aufräumens schreiben. Vielleicht würden es ja einige Leute kaufen und lesen, und es würde ihnen helfen. Und vielleicht würde es auch dem Tempel etwas Geld einbringen.

Natürlich waren es keine tiefschürfenden Zen-Weisheiten, sondern ganz schlichte Einsichten, aber ich war sicher, dass ich sie weitergeben konnte, weil ich an sie glaubte und wusste, dass sie wahr waren.

Putzen ist praktiziertes Mitgefühl.

Unkrautjäten ist praktizierter Glaube.

Aufräumen ist der Weg der Liebe!

DAS BUCH

45

Sie brachten Slavoj zum Secondhandladen und begleiteten Benny nach Hause. Im fahlen Licht der Morgendämmerung gingen sie die Gasse entlang. Als sie an der Stelle vorbeikamen, wo Kenji umgekommen war, machte Benny einen großen Bogen darum, aber es schien niemandem aufzufallen. Das Aleph und Mackson sprachen leise über das Treffen, bei dem sie vorher gewesen waren, aber Benny hörte nicht zu. Sein Kopf tat weh. Seine Hand tat weh. Sein Brustkorb tat weh. Er wollte nicht, dass sie das zugemüllte Haus sahen, in dem er wohnte, oder gar seiner Mutter begegneten. Als sie das Gartentor erreichten, blieb er stehen und hoffte, dass sie endlich gehen würden, aber stattdessen stießen sie das Tor auf und schoben den Müll zur Seite, als wären sie hier zu Hause. Eine große Ratte huschte hinter einer überquellenden Mülltonne hervor und verschwand unter dem Haus.

»*Rattus rattus*«, sagte Mackson. Benny entging nicht der Blick, den die beiden sich zuwarfen. Er ging die Stufen zur Veranda hoch, und als er sich umdrehte, um ihnen zum Abschied zu winken, sah er, wie sie sich aneinander lehnten. Er stieß die Tür auf und ließ sie hinter sich zufallen.

In der Küche brannte noch Licht. Er schaltete es aus und warf einen Blick ins dunkle Wohnzimmer. Die leuchtenden LEDs der Kommandozentrale erinnerten an die nächtliche Landebahn auf einem Flughafen. Vorsichtig ging er die Treppe hinauf, versuchte, nirgends anzustoßen. Als er am Zimmer seiner Mutter vorbeikam, sah er sie schlafend auf dem Bett liegen. *Tidy Magic* lag aufgeklappt auf ihrem Bauch. Neben ihr lag ein riesiger Berg Klamotten. Leere Kommodenschubladen waren auf dem Boden gestapelt, nur am Fußende des Betts stand eine, die halb mit Socken gefüllt war. Er ging in sein Zimmer und schaltete das Licht ein. *Gefahr im Verzug!* Irgendetwas war anders. Sein Rucksack lag auf dem Bett, sein Handy auf dem Schreibtisch. Seine Mutter war in seinem Zimmer gewesen. Er sah sich kurz um, schaute dann im Schrank nach, aber da war nichts. Auch das Regal mit dem Globus, seinen Büchern und der Schachtel mit der Asche sah noch genauso aus wie vorher. Gut. Aber trotzdem, irgendetwas war anders.

»Dad?«

Keine Antwort. Nicht, dass er eine erwartet hätte. Er hatte seine Stimme schon lange nicht mehr gehört. Vielleicht horchte er nicht angestrengt genug. Vielleicht sollte er sich mehr Mühe geben. Er nahm die Schachtel.

»Dad? Hörst du mich?«

Die Schachtel fühlte sich leichter an, als wäre ein bisschen weniger von seinem Vater darin. Aber wie konnte das sein?

»He, Dad, weißt du, was? Ich hab heut Abend gekifft. Zum ersten Mal. Mit ein paar Typen, und zwar in dem Park, wo wir früher immer zusammen waren. Am Anfang war's komisch und auch cool, aber dann bin ich irgendwie ausgeflippt.«

Sein Dad antwortete nicht.

»Der eine Typ dachte, ich würde auf ihn losgehen, und hat mich mit einem Baseballschläger geschlagen. Aber keine Angst, war halb so wild. Ich bin dann in die Bibliothek gegangen und hab mit meinen Freunden abgehangen. Eine Künstlerin und ein Dichter. Sind beide ziemlich cool. Du würdest sie bestimmt mögen.«

Immer noch keine Reaktion. Er wollte seinem Dad von dem Aleph erzählen. Wie sie aussah, als sie sich über seine Hand beugte und seine Wunde verband. Wie sein Herz klopfte, als sie seine geprellte Rippe berührte. Er würde ihn gern fragen, was man machte, wenn man sich in ein Mädchen verliebt hatte, oder es wenigstens glaubte. Aber er wusste nicht, wie man über solche Dinge sprach, und außerdem war sein Dad tot.

»Ich hab heut Abend auch eine Geschichte geschrieben. Die war zwar ziemlich bescheuert, aber der F-Mann fand sie okay. Er ist der Dichter, weißt du. Und ich hab mir überlegt, ob ich nicht auch eine Geschichte über dich schreiben könnte.«

Die Schachtel reagierte immer noch nicht. Kein Wunder. Er wog sie in der Hand. Warum fühlte sie sich auf einmal leichter an? Er stieß den Globus an, und sein Finger landete auf dem *Lacus Somniorum*. Es war Kenjis Lieblingsort auf dem Mond. Plötzlich sah er vor seinem geistigen Auge, wie die Asche seines Vaters in einer spiralförmigen Staubwolke aufstieg, bis hinauf zum Mond schwebte und sich auf den *See der Träume* herabsenkte. Seine Asche verließ die Erde und ließ ihn zurück.

Typisch.

Er stellte die Schachtel aufs Regal zurück, zwischen den Globus und die Gummiente, dann kroch er ins Bett und rollte sich zusammen, die Arme um seine verletzte Brust gelegt. Und so fand ihn seine Mutter, als sie kurz danach aufwachte.

Er war verletzt. Auf seiner Stirn klebte ein weißer Wundverband, und seine Hand war mit einer blutigen Mullbinde umwickelt.

»Benny?« Sie beugte sich über ihn. »Benny, wach auf!«

Er stöhnte und drehte sich weg.

Sie nahm ihn bei den Schultern. »Benny, du musst aufwachen!«

Er öffnete die Augen und sah sie verwirrt an.

»Benny, guck mich an. Was ist mit dir passiert?«

Als er sie erkannte, legte sich seine Verwirrung. Er schaute weg. »Mir geht's gut.«

»Dir geht's nicht gut. Du bist verletzt. Dein Kopf, deine Hand.« Sie berührte seine Stirn, dann sein Handgelenk. »Um Himmels willen, was ist passiert?«

Er stieß sie weg. »Mom, es geht mir gut. Wirklich. Ich brauch nur Schlaf.«

Sie holte tief Luft. Was, wenn er eine Gehirnerschütterung hatte? War es nicht gefährlich, jemanden mit einer Gehirnerschütterung einschlafen zu lassen? Oder war das nur ein Ammenmärchen? Sie war sich nicht sicher. »Okay«, sagte sie. »Bleib ruhig liegen. Ich ruf ein Taxi.«

Auf dem Weg ins Krankenhaus weigerte er sich, ihr zu erzählen, was passiert war. Er weigerte sich auch, es der Schwester in der Notaufnahme zu erzählen, behauptete steif und fest, er sei gestolpert und hingefallen. Er wollte nicht, dass Annabelle bei ihm blieb, wenn der Arzt seinen Kopf untersuchte und seine Hand nähte. Während Annabelle draußen wartete, rief sie Dr. Melanie an. Sie hinterließ eine Nachricht mit der Bitte um einen Notfalltermin. Dann rief sie auf dem Revier an und sagte dem Beamten, dass ihr Sohn zurückgekommen sei. Was noch? Sie versuchte, verantwortungsbewusst zu handeln. Vernünftig und umsichtig. Als ob das ihrem Sohn helfen würde, wieder gesund zu werden. Sie warf einen Blick auf die Uhr an der Wand. Bald würde die Schule anfangen. Also rief sie dort an, um ihn zu entschuldigen, landete aber in der Warteschleife.

Als sie noch überlegte, was sie sagen sollte – Benny fühlt sich nicht gut, er hatte einen Unfall, er ist erkältet –, meldete sich die Direktorin.

»Oh, Mrs. Slater! Es tut mir leid. Ich wollte Sie nicht stören. Ich wollte nur jemandem Bescheid geben, dass es Benny nicht gut geht und er heute nicht in die Schule kommt ...«

Die Direktorin schwieg. Am anderen Ende des Flurs, vor der Patientenaufnahme, stritt sich ein Obdachloser mit einer Schwester herum. Von draußen hörte Annabelle die Sirene eines herannahenden Krankenwagens. Jetzt räusperte sich die Direktorin.

»Mrs. Oh«, sagte sie langsam. »Ich verstehe nicht ganz, was hier vor sich geht, aber es scheint, als wüssten Sie nicht, dass Benny seit fast einem Monat nicht mehr in der Schule war.«

TEIL DREI

LOST IN SPACE – VERSCHOLLEN ZWISCHEN FREMDEN WELTEN

Die Ideen verhalten sich zu den Dingen
wie die Sternbilder zu den Sternen.

WALTER BENJAMIN, *URSPRUNG DES DEUTSCHEN TRAUERSPIELS*

DAS BUCH

46

Gefahr! Gefahr! schallte es blechern aus den Laptop-Lautsprechern.

Gefahr im Verzug, Will Robinson! warnte die Roboterstimme.

Benny drückte auf Pause. »Daddy, weißt du, was das für ein Roboter ist? Ich weiß es!«

Sie saßen auf dem Sofa im Wohnzimmer, Kenjis Computer zwischen sich auf den Knien. Annabelle war im Büro. Da Benny erkältet war, musste er nicht in die Schule. Er war ein richtiger Experte für *Lost in Space* geworden, seit er sich den Film zum ersten Mal mit seinem Vater angesehen hatte. Er war erst sieben und genoss es, mehr zu wissen als sein Vater. Welcher Junge genießt das nicht?

»Der Blechbüchsen-Roboter?«, fragte Kenji. Er nahm einen Schluck Bier aus seiner Kaffeetasse.

»Nein.«

»Der Mülltonnen-Roboter?«

»Nein. Natürlich nicht.«

»Hm«, sagte Kenji. »Dann weiß ich's nicht. Sag du's mir.«

»Er ist ein umgebungssensitiver, befehlsorientierter Multifunktionsroboter, Modell B-9 Typ M-3«, sagte Benny wie aus der Pistole geschossen, als sei es das Normalste von der Welt, so etwas zu wissen. Er strahlte vor Stolz. Als er auf »Play«

drückte, winkte der Roboter mit seinen einziehbaren Wellblech-Armen.

Achtung! Achtung! Keine Berechnung möglich. Keine Berechnung möglich. Ausführung verweigert.

»Daddy?«

»Ja, Benny?«

»Ich hab auf einer Website gelesen, dass sie *Lost in Space* 1965 gedreht haben.«

»Ach, wirklich?«

»Ja, so steht's auf der Website. Die Serie ist von 1965 bis 1968 im Fernsehen gelaufen.«

»Okay, ich glaub's dir.«

»Aber die Serie hat doch 1997 gespielt, oder? Und es sollte in der Zukunft sein. Da gab's zu viele Menschen auf der Erde, und deshalb sind die Robinsons mit der Raumstation Eins ins All geflogen.

»Stimmt. Sie wollten einen neuen Planeten finden, auf dem sie leben können.«

»Weiß ich doch. Aber das ist doch komisch. 1997 ist nicht die Zukunft, sondern die Vergangenheit. 1997 war ich noch nicht mal auf der Welt ...«

»Aber für die Leute, die 1965 gelebt haben, war das die Zukunft.«

»Ich *weiß*«, sagte Benny ungeduldig. »Das hab ich doch gesagt! Aber wenn *damals* 1997 die Zukunft war, dann ist doch *jetzt* erst recht die Zukunft, oder? Jetzt ist schon 2009!«

Kenji trank einen Schluck Bier. »Worauf willst du hinaus, Benny?«

»Wenn jetzt die Zukunft ist, wieso gibt's dann keine Raumfahrtmissionen? Oder Weltraumraketen mit Astronauten drin, die zu anderen Planeten fliegen?«

»Hm«, sagte Kenji. »Gute Frage.«

»Ich meine, früher hat's doch wenigstens Mondflüge gegeben, oder?«

»Stimmt.«

»Und warum gab's dann keine mehr?«

»Vielleicht läuft die Zeit rückwärts?«

Benny verdrehte die Augen. »Das ist doch doof.«

»Vielleicht lohnt es sich einfach nicht mehr, zum Mond zu fliegen. So was kostet 'ne Stange Geld. Und auf dem Mond ist ja nix. Nix zum Mitnehmen. Nix zum Verkaufen. Nix, was man jagen und umbringen kann. Alles ist schon tot, und wenn man nicht das große Geld machen kann, wozu soll's dann gut sein? Ist doch besser, hier unten Krieg zu führen und sich gegenseitig umzubringen.« Er tat so, als hielte er ein Sturmgewehr in den Händen, und begann wild im Wohnzimmer herumzuballern. *»Dakka-dakka-dakka-dakka ...«*

Benny sank noch tiefer in die Kissen und nagte an seinen Fingerknöcheln. »Das ist doch blöd.«

»Ja.« Kenji hörte auf zu schießen, legte den Arm um die Schultern seines Sohns und drückte ihn. »Leute umbringen ist blöd. Es ist besser, am Leben zu bleiben.« Benny schmiegte sich an ihn und spielte mit den Fingern seines Vaters. Sie rochen wie der Joint, den er gerade ausgedrückt hatte, süß und rauchig.

»Daddy?«

»Ja, Benny.«

»Als du noch klein warst, hast du da mitgekriegt, wie die Astronauten auf dem Mond gelandet sind?«

»Natürlich! Das war 1969. Da war ich so alt wie du. Sechs.«

»Ich bin sieben!«

»Okay, aber ich war erst sechs. Also noch ein sehr kleiner Junge. Und das Ganze hat mich ziemlich beunruhigt, denn in

Japan gibt's ein Märchen über einen Hasen, der auf dem Mond lebt, und ich hatte Angst, dass der große amerikanische Astronaut dem Mondhasen wehtun würde. Aber alle haben gesagt, ich soll mir keine Gedanken machen. Der amerikanische Astronaut ist ein sehr freundlicher Mann, haben sie gesagt. Der wird dem Mondhasen nicht wehtun. Aber ich hatte trotzdem Angst.«

»Aber es ist ihm nix passiert, oder?«

»Nein. Wir haben's uns im Fernsehen angeguckt, weil's damals noch kein Internet gab. Wir haben gesehen, wie der erste Astronaut, Neil Armstrong, die Leiter zum Mond runtergestiegen ist, und dann hat er die berühmten Sätze gesagt: ›Ein kleiner Schritt für einen Mann. Ein großer Sprung für alle andern.‹ Oder so ähnlich. Hast du die schon mal gehört? Und da wollte ich unbedingt Astronaut werden.«

»Wirklich?«

Kenji nickte. »Ich hab davon geträumt, eines Tages zum Mond zu fliegen. Und dort rumzulaufen.«

»Und warum hast du's nicht gemacht? Da sind die Astronauten doch noch zum Mond geflogen ...«

»Aber in Japan gab's noch keine Astronauten. Also hab ich Klarinette spielen gelernt und meinen Traum vom Mondflug aufgegeben.«

»Wegen der Klarinette?«

»Wegen der Musik.« Er schloss die Augen und ließ den Kopf auf die Sofakissen sinken. Benny beobachtete, wie ein Lächeln über das Gesicht seines Vaters huschte, als lauschte er auf etwas Schönes, weit Entferntes. Manchmal driftete Kenji einfach ab, und dann musste Benny ihn in die Gegenwart zurückholen, indem er ihn anstupste und *Erde an Daddy. Erde an Daddy. Hörst du mich?* rief. Aber diesmal war das nicht nötig, denn

Kenji seufzte und sagte: »Musik ist wie der Weltraum, Benny. Man braucht nirgendwo hinzufliegen. Denn hier ist es wunderschön.«

Benny ließ das Thema keine Ruhe. Er runzelte die Stirn. »Ein Junge in der Schule hat erzählt, dass sein Dad meint, dass die Mondlandung ein Fake war.«

»Nein.« Kenji schüttelte den Kopf und richtete sich wieder auf. »Das ist Quatsch. Es war alles echt.« Er zog den Laptop zu sich herüber, googelte kurz und drückte dann auf »Play«. Es waren NASA-Aufnahmen von der Mondlandung von Apollo 11. Sie sahen die schemenhafte Gestalt Armstrongs in seinem weißen Raumanzug, wie er langsam die Leiter der Landefähre hinuntersteigt und den Fuß auf die Mondoberfläche setzt.

»Das ist alles verschwommen«, beschwerte sich Benny. »Das sieht nicht echt aus.«

»Psst. Hör zu.«

Inmitten des Piepens und Rauschens hörten sie die historischen Worte: *Ein kleiner Schritt für einen Menschen, aber ein riesiger Sprung für die Menschheit.*

»Jetzt pass auf«, sagte Kenji. Sie sahen zu, wie Armstrong sich langsam von der Landefähre entfernte, über den Zustand der Stützstreben berichtete, über den feinen Staub unter seinen Stiefeln, über den ersten menschlichen Fußabdruck auf der Mondoberfläche. Und dann kam Aldrin. Gemeinsam installierten sie die Kameras, brachten die Gedenkplakette an und stellten die amerikanische Flagge auf. Langsam lernten sie, sich auf dem Mond zu bewegen, sich zu drehen, sich zu bücken und dabei das Gleichgewicht zu halten, und schon bald hüpften sie über die puderige Oberfläche. Die Anziehungskraft des Mondes war gerade stark genug, um sie aufrecht zu halten und zu verhindern, dass sie davonschwebten.

»Okay, das ist ziemlich cool«, sagte Benny beeindruckt. »Ich wär gern ein Astronaut. Ich würde gern auf dem Mond herumlaufen.«

»Ich auch, Benny-Boy. Ich auch.«

BENNY

Daran erinnere ich mich noch! Ein paar Tage danach kam mein Dad mit einem großen Pappkarton nach Hause, und als ich ihn öffnete, war ein Mondglobus darin. Ich war total aufgeregt. Mein eigener Mond! Er erzählte, dass er ihn in einem Antiquitätenladen gefunden hätte, und meine Mom schimpfte mit ihm, weil er einem Kind keine so teuren Geschenke machen dürfe, denn Kinder könnten das überhaupt nicht wertschätzen. Und außerdem könnten sie es sich nicht leisten. Ich weiß noch, dass mich ihr Streit völlig fertiggemacht hat, weil ich den Globus sofort ins Herz geschlossen hatte und auf keinen Fall wollte, dass Mom mich zwang, ihn zurückzugeben. Aber das hat sie auch nicht. Und dann hat mir Dad die Leuchtsterne gekauft und an die Decke in meinem Zimmer geklebt, in einer ganz besonderen Anordnung nur für uns, die er die Cheery Ohs nannte. Meine Mom war auch nicht mehr sauer, und an diesem Abend haben wir das Licht ausgemacht und uns alle auf mein Bett gelegt und die Sterne bestaunt, die im Dunkeln leuchteten.

Als ich sieben oder acht war, hatten Mom und Dad ständig Krach. Meistens ging es ums Grasrauchen. Ich wusste, was los war, auch wenn sie versuchten, es vor mir zu verbergen. Er wollte damit aufhören, und er hat's auch versucht, aber es ging nicht. Und ich wusste immer, wenn er wieder damit angefangen hatte, weil er dann in einer ganz anderen Welt war, in irgendeiner anderen Galaxie herumkreiste, Millionen Lichtjahre entfernt. Und nichts hätte ihn zurückhalten können. Nicht mal ich.

Aber ich weiß noch, dass es, als ich noch ganz klein war, eine Zeit gab, wo er das Gras nicht brauchte und die Musik *alles* für ihn war, purer Raum, groß genug, um uns alle aufzunehmen. Und ich war *alles* und Mom war *alles* – damals waren wir für ihn *alles*, und ich weiß noch, wie es sich anfühlte, als alles noch in Ordnung war.

So war das mit meinem Dad. Als er noch lebte, war er total lebendig. Ich erinnere mich noch, wie er die Platte mit seinem Lieblingsstück spielte: »Sing, Sing, Sing (With a Swing)«, eine Live-Aufnahme aus der Carnegie Hall von 1938. Er spielte es immer wieder, und jedes Mal fing er an zu weinen. Ich hab nie verstanden, warum; deshalb hat er versucht, es mir zu erklären.

Das ist live, Benny! Hör gut zu! Das ist Babe Russin am Tenorsax. Und Harry James an der Trompete. Und Gene Krupa am Schlagzeug – oh, Mann, hör dir nur diese Tomtoms an, das haut mich um!

Ich höre seine Stimme noch ganz genau und sehe ihn vor mir, wie er mit dem Fuß zum Sound der Big Band wippte und mit dem Kopf nickte und wie sein ganzer Körper in Bewegung war. Ich fand ihn so cool und hab versucht, ihn nachzuahmen. Wir hörten das Trompetentrio, und nach etwa sieben Minuten machte er die Augen zu und sagte so was wie: *Und jetzt pass gut auf. Gleich kommt Goodman ...!* Und dann lauschten wir gebannt dem klaren, gewundenen Klarinettensolo, und mein Dad vibrierte richtiggehend, während er auf das verrückte, unmögliche C über dem hohen C wartete, und wenn Goodman es traf, rief er laut: *Ja!* und drückte mich ganz fest an sich. *Das ist es, Benny! Oh, Baby, das ist vielleicht ein heißer Jazz! Wahnsinn ...!*

Und genau in diesem Moment setzt Jess Stacys Klaviersolo ein, das ganz leise und sanft beginnt. Und irgendjemand im Publikum, oder vielleicht war's auch einer der Musiker, ruft *Yeah, Daddy*, und mein eigener Dad strahlt übers ganze Gesicht und wiegt mich in den Armen und flüstert: *Pass auf, gleich hörst du Debussy, erkennst du Ravel?* und will, dass ich mit seinen Ohren höre. Und als Stacy fertig ist und das Publikum begeistert applaudiert und Krupa seine Drumsticks hebt und dann das Ganze mit einem Trommelwirbel beendet, laufen meinem Dad die Tränen übers Gesicht, und seine Augen leuchten und er drückt mich ganz fest an sich und sagt: *Hör gut zu, Benny-Boy! Das ist echte Live-Musik. Genau so muss man's machen!*

DAS BUCH

47

Aber Kenji lebte nicht mehr. Er war tot und hatte Benny zurückgelassen.

Benny ging jetzt wieder zur Schule. Annabelle erlaubte ihm nicht mehr, allein mit dem Bus zu fahren, und auch wenn das ihre tägliche Routine durcheinanderbrachte, begleitete sie ihn jeden Morgen zur Schule und holte ihn nachmittags wieder ab. Als er am ersten Tag mit seiner Mutter, wie mit einem riesigen Luftschiff im Schlepptau, vor der Schule ankam, kicherten die anderen Kids. Im Klassenzimmer tuschelten sie hinter seinem Rücken, und später, beim Mittagessen, verhöhnten sie ihn. *He, Benny! Hier spricht dein Sandwich. Iss mich nicht! Bitte iss mich nicht!* Das war zwar gemein, aber da er inzwischen an die Stimmen gewöhnt war, die ihn auch immer schikanierten, stellte er seine Ohren auf Durchzug. Hätte man ihn gefragt, wie es ihm ging, hätte er nur mit den Schultern gezuckt und gesagt: Gut. Aber tatsächlich war er wie betäubt und teilnahmslos, als würde sich alles in seinem Leben in weiter Ferne abspielen. Es ist normal, seine Vergangenheit und seine Zukunft als etwas weit Entferntes wahrzunehmen, aber Benny ging es auch mit der Gegenwart so. Raum und Zeit waren für ihn ein unentwirrbares Knäuel, und das Hier und Jetzt rückte in immer weitere Ferne. Während die Wochen vergingen, fühlte er sich wie in einer intergalaktischen Raumfähre, die durch ein schwarzes

Loch auf einen anderen Stern zuraste. Er hörte noch immer die Stimmen von Dingen, aber auch sie waren weit entfernt, eingehüllt in ein weißes Rauschen, sodass er kaum verstand, was sie sagten.

Aber das war für ihn okay. Problematisch wurde es nur, wenn ein Therapeut, die Schulschwester oder seine Sozialarbeiterin oder sein Förderlehrer mit ihm redete und eine Antwort erwartete. Dann wurde ihm alles zu viel. Und jetzt gab es noch mehr Leute, die Antworten von ihm erwarteten, weil er als Schüler mit Einschränkungen eingestuft worden war und Anspruch auf das Individualisierte Förderprogramm hatte, das auf seine persönlichen Bedürfnisse zugeschnitten war. Annabelle hatte sich dafür mächtig ins Zeug gelegt. Kurz nachdem Benny aufgeflogen war, hatte die Schuldirektorin sie zu einem Gespräch gebeten. Annabelle hatte auf einem harten Stuhl gesessen und auf die gerahmten Diplome der Direktorin an der Wand gestarrt, während ihr die Frau von den gefälschten E-Mails erzählte.

»Er muss Zugang zu Ihrem Konto gehabt haben«, sagte die Direktorin und öffnete ihren Posteingang. »Es überrascht mich, dass Sie gar nichts davon bemerkt haben. Ich hoffe, Sie teilen nicht Ihr Passwort mit ihm. Davon raten wir entschieden ab.« Sie runzelte die Stirn, während sie auf den Bildschirm starrte, tippte etwas ein und drehte ihn dann zu Annabelle.

Annabelle beugte sich vor und las die E-Mail, die ihr Sohn angeblich geschrieben hatte. Wie konnte ihr dieser E-Mail-Austausch entgangen sein? Und wie hatte er überhaupt Zugang zu ihrem E-Mail-Konto bekommen? Aber dann erinnerte sie sich, wie problemlos sie den Zugangscode seines Handys herausgefunden hatte. Es ging ihr durch den Kopf, dass Benny und sie sich ziemlich gut kannten und dass das nicht viele Mütter von sich und ihren Söhnen sagen konnten. Die unerwartete Bestätigung ihrer engen Bindung erfüllte sie mit Stolz. Da fiel ihr auf, dass ein Buchstabe fehlte.

»Sehen Sie nur!«, rief sie und deutete auf die Adresse. »Das *h* fehlt. Nur ein Buchstabe Unterschied zu meiner eigenen E-Mail-Adresse. Das ist Ihnen offenbar gar nicht aufgefallen.«

Die Direktorin warf einen Blick auf den Bildschirm und bemerkte trocken: »Clever.«

Annabelle lehnte sich auf ihrem Stuhl zurück. Es war tatsächlich clever. Benny hatte wohl eine zweite Adresse angelegt und die Mails dahin umgeleitet. Kein Wunder, dass sie sie nicht gesehen hatte. Ein fehlendes *h* machte ganz schön viel aus. Das zeigte mal wieder, wie wichtig Buchstaben waren!

Die Direktorin öffnete eine weitere E-Mail, diesmal mit einer Anlage.

»Hier sehen Sie den Brief seiner Ärztin, den er gefälscht hat – vorausgesetzt, diese Dr. Stack gibt es wirklich.«

»Natürlich gibt es sie!«, empörte sich Annabelle. »Dr. Melanie Stack!« Das Schreiben hatte einen lustigen Briefkopf, und sie musste unwillkürlich schmunzeln. Das Logo, ein Teddybär, der einen Smiley-Luftballon in der Hand hielt, passte zu Dr. Melanie wie die Faust aufs Auge. Sie las den Brief und musste lachen. »Haben Sie den Brief überhaupt gelesen?«

Die Direktorin runzelte die Stirn. »Wie bitte?«

»Der Brief. Haben Sie ihn gelesen?«

Die Direktorin drehte den Bildschirm wieder zu sich.

»Er hat *aufgenommen* falsch geschrieben«, sagte Annabelle. »Und *schizoaffektiv*.«

»Es geht hier nicht um die mangelnden Orthografiekenntnisse Ihres Sohnes, Mrs. Oh. Wenn er zur Schule ...«

»Natürlich nicht, das versteh ich ja. Ich frage mich nur, wie Sie auf die Idee kommen konnten, dass der Brief tatsächlich von einer Ärztin verfasst wurde?«

Die Runzeln auf der Stirn der Direktorin vertieften sich. Sie atmete hörbar ein. »Und ich frage mich, Mrs. Oh, wie es Ihnen entgangen sein konnte, dass Ihr vierzehnjähriger Sohn schon seit Wochen die Schule schwänzt. Wie kann es sein, dass Sie keine Ahnung haben, wo sich Benjamin, Moment bitte – sie gab mehrere Suchbefehle ein –, sechsundzwanzig Tage lang, um genau zu sein, aufgehalten hat?« Sie drehte den Bildschirm wieder in Annabelles Richtung, lehnte sich zurück und sah sie erwartungsvoll an.

Sie hatte natürlich nicht ganz unrecht. Annabelle schrumpfte auf ihrem harten Stuhl wie ein Smiley-Luftballon, in den man ein Loch gestochen hatte. Sie wusste es ja selbst nicht. Die Direktorin kostete ihren Triumph aus. Mit vor der Brust verschränkten Armen hielt sie ihr einen Vortrag über die Gefahren des Schulschwänzens. Über die Schwierigkeiten, in die junge Menschen geraten konnten, wenn es ihre Eltern nicht so genau nahmen. Über Drogen und Verbrechen und sexuelle Übergriffe. Während Annabelle zuhörte, starrte sie auf ihre Hände und fuhr nervös mit dem Finger über die Längsrillen in ihrem Daumennagel. Alle ihre Fingernägel hatten Rillen, was mit irgendeiner Erkrankung zusammenhing, wie sie gelesen hatte, aber sie wusste nicht mehr, mit welcher, außer dass es auf keinen Fall gesund war. Sie hatte auch einen Niednagel. Sie überlegte, ob sie vielleicht einen Nagelknipser in ihrer Handtasche hatte. Sie hatte mal einen gehabt, sogar mehrere.

»Mrs. Oh«, sagte die Direktorin gerade, »haben Sie irgendeine Idee, wo Benny gewesen sein könnte? Mit wem er zusammen war? Was er den ganzen Tag über gemacht hat, wenn er eigentlich in der Schule hätte sein sollen?«

»Er hat erzählt, dass er in der Bibliothek war«, sagte Annabelle, der ihr Niednagel nicht aus dem Kopf ging. »Er hat gesagt, er hätte Bücher gelesen.«

»Und das haben Sie geglaubt?«

»Ja«, antwortete Annabelle. »Das hab ich, ich meine, das tue ich immer noch.«

Die Direktorin sah sie ungläubig an.

»Nein, wirklich, Benny liebt die Bibliothek. Das hat er schon als kleines Kind.«

Die Direktorin nahm ihre Brille ab und schüttelte den Kopf. »Mrs. Oh, bei allem Respekt, ich bin schon mein halbes Leben lang in der Verwaltung einer weiterführenden Schule tätig, aber in meiner ganzen Laufbahn ist mir nie ein Kind untergekommen, das die Schule schwänzt und sich stattdessen in einer Bibliothek aufhält. Schulschwänzer gehen in Shoppingmalls oder Schuhgeschäfte oder zu Starbucks. Sie hängen in Parks herum und in irgendwelchen Gassen und verlassenen Fabrikgebäuden. Aber sie gehen nicht in die Bibliothek.«

»Sie irren sich!«, rief Annabelle. »Ich hab es mit eigenen Augen gesehen. Während der Sommerferien war er jeden Tag dort, und einmal bin ich ihm sogar gefolgt, um zu sehen, was er macht. Und da saß er an einem Tisch in einer dieser Kabinen, hatte stapelweise Bücher um sich herum und war beim Lesen eingenickt.«

Aber die Direktorin hörte nicht mehr zu. Sie blätterte in einem Ordner und zog jetzt ein Blatt Papier hervor. »Zu Beginn des Schuljahrs haben wir Ihnen einen Brief geschickt, in dem Sie über die Anwesenheitsvorschriften des Schulbezirks informiert wurden und den Sie unterschrieben haben.«

Sie legte den Brief auf den Tisch direkt vor Annabelle. Er trug tatsächlich ihre Unterschrift, und vage erinnerte sie sich auch daran, aber gelesen hatte sie ihn nicht.

»Also wissen Sie, dass Sie als Elternteil gesetzlich dazu verpflichtet sind, dafür zu sorgen, dass Ihr Kind bis zum achtzehnten Lebensjahr den Unterricht besucht«, fuhr die Direktorin fort. »Das Nichtbefolgen dieser Vorschriften wird als Vernachlässigung der erzieherischen Pflichten gewertet, und der Bezirk kann gegebenenfalls beim Jugendgericht Klage wegen Schulschwänzens einreichen. Im Fall von wiederholter Abwesenheit bleibt uns keine andere Wahl.«

Annabelle blickte von dem Brief auf. »Halt, Moment mal. Sie wollen mich vor Gericht bringen?«

»So lautet nun mal das Gesetz, Mrs. Oh.« Als sie Annabelles bestürztes Gesicht sah, lenkte sie ein. »Natürlich ist es noch nicht so weit, und ich hoffe aufrichtig, dass es auch nie so weit kommt, aber ich muss Sie vorwarnen.«

»Nein.« Annabelle schüttelte den Kopf. Sie erhob sich schwerfällig und legte beide Hände auf den Schreibtisch der Direktorin. »Nein, tut mir leid, aber das ist nicht fair.«

»Entschuldigung?«

»Das ist ganz und gar nicht fair. Benny ist kein jugendlicher Straftäter, der die Schule geschwänzt hat, um in der Shoppingmall oder bei Starbucks rumzuhängen. Er hasst Shoppingmalls. Er kann Starbucks nicht ausstehen. Der Krach dort ist zu viel für ihn, aber egal. Der Punkt ist, dass mein Sohn eine psychische Beeinträchtigung hat, und das wissen Sie ganz genau. Und wenn er die Schule schwänzt, dann liegt das daran, dass die Schule seinen Bedürfnissen nicht gerecht wird. Darüber sollten wir jetzt mal reden.«

Diese Unterredung zog eine Reihe von Treffen, Beurteilungsgesprächen und Konferenzen nach sich, an denen Benny teilnehmen musste. Es wurde ein Team zusammengestellt, bestehend aus einem Förderlehrer, einer Schulschwester, seiner Sozialarbeiterin und seinem Fallmanager. Sie stellten ihm Fragen, erwarteten Antworten, und all das fand Benny lästig und anstrengend. Die Schule war gesetzlich verpflichtet, auf seine Bedürfnisse Rücksicht zu nehmen, aber er wollte keine Rücksichtnahme. Es ging ihm gut, beteuerte er. So, wie er war. Klar, er hörte Stimmen, na und? Meistens konnte er sie ignorieren. Warum konnte man ihn nicht auch einfach ignorieren?

Zu Hause nervte ihn seine Mutter mit ihrer Fragerei. Sie meinte es ja gut. Sie war bemüht, immer ein offenes Ohr für ihn zu haben und jede Gelegenheit für ein Gespräch zu nutzen.

»Benny?... *Benny*?... BENNY!«

»Was?«

»Wie war's in der Schule?«

»Wie immer.«

»Hast du irgendwas Interessantes gelernt?«

»Nein.«

»Hast du jemand Nettes kennengelernt?«

»Nein.«

»Hast du's versucht? Hast du dich mit einem der anderen Jungs mal unterhalten?«

»Nein.«

»Wie geht's deiner Hand?«

»Gut.«

Seine Hand verheilte gut, und die Fäden waren bereits gezogen worden; es war nur eine leicht gerötete Narbe zurückgeblieben. Aber er weigerte sich zu erzählen, wie es zu der Verletzung gekommen war. Nachdem der Notarzt die Wunde genäht hatte, nahm er Annabelle beiseite und erklärte ihr, dass es so aussah, als stamme sie von einem Messer oder gar einem Schwert. Höchstwahrscheinlich war der Angriff von oben erfolgt, und der Junge hatte den Arm gehoben, um ihn abzuwehren. Der Arzt hob den Arm, um es ihr zu zeigen, aber als Annabelle später Benny fragte, schüttelte er nur den Kopf.

»So war's nicht.«

»Wie denn dann?«

»Es war ein Unfall.«

Er weigerte sich, mehr dazu zu sagen, und schließlich drohte Annabelle, mit ihm zur Polizei zu gehen, um Anzeige zu erstatten.

»Mom«, sagt er müde. »Können wir gern machen. Aber sie werden mich trotzdem nicht einsperren. Ich hab nichts getan.«

Sie stand im Türrahmen seines Zimmers und musterte ihren Sohn. War das sarkastisch gemeint? Machte er sich über sie lustig? Seine Stimme klang matt und emotionslos. Er stellte lediglich eine Tatsache fest, und wahrscheinlich hatte er recht, die Polizei wäre sicher keine große Hilfe, und das frustrierte sie nur noch mehr.

»Aber irgendjemand muss es doch getan haben! Jemand hat dich verletzt, Benny. Du hättest deinen Daumen verlieren können! Hast du eine Ahnung, wie es ist, ohne Daumen durchs Leben zu gehen? Und auch noch an deiner rechten Hand! Wir müssen der Sache auf den Grund gehen!«

Benny schüttelte den Kopf. Er saß auf der Bettkante und fummelte an seinem Löffel herum. »Ich hab dir gesagt, dass es ein Unfall war. Ich bin hingefallen und hab mich an irgendwas geschnitten. Ich hab's nicht gesehen. Ich erinnere mich nicht mehr.«

»Was denn nun, Benny? Du hast es nicht gesehen, oder du kannst dich nicht erinnern?«

»Ich kann mich nicht erinnern.«

Annabelle runzelte die Stirn. Log er? Warum erinnerte er sich nicht? Hatte er vielleicht Drogen genommen? »Der Arzt hat gesagt, dass du angegriffen wurdest. Er sagte, dass die Wunde aussieht wie von einem Messerstich oder einem Schwert.«

»Mom. Die Leute laufen heutzutage nicht mehr mit Schwertern durch die Gegend, falls du das noch nicht bemerkt haben solltest.«

Das war aber nun wirklich sarkastisch. Er klopfte sich ungeduldig mit der Rückseite seines Löffels aufs Knie.

»Was für Leute?«, fragte Annabelle. »Mit wem warst du zusammen?«

»Mit Freunden«, sagte er, während er den Löffel auf dem Zeigefinger balancierte.

»Du warst mit diesem Mädchen zusammen, Aleph oder so. Ihre Nummer ist in deinem Handy gespeichert …«

»Was ist mit ihr?«, fragte er, plötzlich argwöhnisch.

»Wer ist sie?«

Der Löffel wackelte. »Niemand. Nur eine Freundin.«

Falls Annabelle die Sehnsucht in seiner Stimme wahrnahm, so ließ sie sich davon nicht beirren. Sie hatte so ein Gefühl. Mütterliche Intuition vielleicht?

»Ist das die Freundin von Mackson? Hast du sie in der Klinik kennengelernt?«

Der Löffel fiel auf den Boden, und er hob ihn wieder auf. »Nein«, sagte er. »Sie ist eine Schulfreundin.«

Jetzt hatte sie ihn. »Du hast in der Schule keine Freunde, erinnerst du dich?« Sie konnte den Triumph in ihrer Stimme nicht verbergen.

»Okay«, sagte er. »Ich hab gelogen. Ich hab sie mir ausgedacht. Sie existiert gar nicht. Bist du jetzt zufrieden?«

Welche Mutter wäre zufrieden, wenn sie ihr Kind bei einer Lüge erwischte? Was für eine Mutter würde sich darüber freuen, dass ihr Sohn keine Freunde hatte? Sie setzte sich neben ihren Sohn aufs Bett und schlang die Arme um seine schmalen Schultern. Sie spürte, wie sich sein Körper versteifte. »Benny, Liebling, ich will dir doch nur helfen. Es ist toll, dass du in der Klinik Freunde gefunden hast. Mackson ist ein wirklich netter junger Mann, aber er ist so viel älter als du, und eigentlich weißt du doch überhaupt nichts über ihn.«

»Mackson ist nicht mein Freund.«

»Was ist mit diesem Aleph-Mädchen? Sie ist auch älter, oder?«

Sie spürte, wie er die Schultern hängen ließ. Er nickte.

»Warum würde sie sich also mit einem Kind wie dir anfreunden wollen?«

Er schien unter dem Gewicht ihres Arms zu schrumpfen. Sie drückte ihn und dann noch einmal, versuchte, ihn etwas aufzumuntern.

»Ich will ja nur nicht, dass du leidest, Benny. Ich will, dass du Freunde hast, aber Freunde, die in deinem Alter sind, okay? Vielleicht lernst du in diesem neuen Programm in der Schule ja Kids kennen, die auf derselben Wellenlänge sind wie du.«

Verstohlen sah sie Benny an, der zusammengesunken neben ihr saß und auf den Boden starrte. Dann legte sie den Löffelgriff auf sein Knie. Als er nicht reagierte, bewegte sie den Löffel ein paarmal vor und zurück, als würde er tanzen.

»Hey, diddle diddle«, flüsterte sie.

Er zog ruckartig sein Knie weg. »Hör auf!«

BENNY

Ich habe diesen Löffel geliebt. Er war alt und aus Silber, vielleicht kein echtes Silber, sondern irgendeine Legierung, aber das war mir egal, denn wer immer ihn angefertigt hatte, war ein echter Künstler. Der Löffel hatte genau die richtige Form, um angenehm in der Hand zu liegen und in den Mund gesteckt zu werden, selbst wenn man noch kleine Hände und einen kleinen Mund hatte. Und ich war mir sicher, dass irgendjemand Wunderschönes einmal mit diesem Löffel etwas Köstliches gegessen hatte, weil ich die Erinnerung an schöne Lippen spürte, und jedes Mal, wenn ich von dem Löffel aß, diese Köstlichkeit schmeckte und den Löffel vor Behagen summen hörte. Genau das hatte derjenige, der den Löffel gemacht hat, bezweckt. Der Löffel war glücklich und würde es immer sein, solange er jemandem beim Essen behilflich sein konnte.

Deshalb aß ich immer damit und trug ihn auch immer bei mir, weil ich Angst hatte, dass ihn mir jemand klauen könnte. In dem Reim heißt es, dass der Teller mit dem Löffel davonrennt. Ich stellte es mir wie eine Art Entführung vor, weshalb ich den Löffel nie aus den Augen ließ, vor allem, wenn ein Teller in der Nähe stand. Dann leckte ich ihn ab und steckte ihn in meine Hosentasche. Ich war halt noch ein dummer, kleiner Junge. Aber später in der Highschool kam mein Spleen nicht so gut an. Einmal beim Lunch hat eins der Kids mitgekriegt, wie ich den Löffel abgeleckt habe, und das Arschloch hat ihn sich geschnappt und ist weggerannt. Seine Freunde sind hinterher, und dann haben sie sich einen Spaß draus gemacht, »Esel in der Mitte« zu spielen, haben sich den Löffel über meinen Kopf hinweg zugeworfen und gebrüllt: Hey, dummer Esel, hey, du Spasti, komm und hol ihn dir. Bis die Pause zu Ende war und sie ihn aufs Dach warfen. Ich weiß noch genau, dass mein Löffel wie ein silbriges Rad durch die Luft wirbelte, und dass er summte, als er landete. Die Cafeteria hatte nur zwei Stockwerke, und das Dach war nicht sehr hoch, aber schräg, und ich hörte, wie der Löffel herunterkullerte und in die Regenrinne fiel, wo er liegen blieb. Ich konnte ihn nicht sehen, aber ich hörte ihn da oben summen. Erst wollte ich meinem Förderlehrer davon erzählen, um den Löffel irgendwie zurückzubekommen, aber dann habe ich mich dagegen entschieden. Es genügte mir, dass ich wusste, wo er war. Und obwohl mir das Essen jetzt nicht mehr so gut schmeckte und der Löffel sich nicht besonders glücklich anhörte, so wusste ich doch, dass er, solange ich ihn summen hörte, in Sicherheit war.

Was meine Mom anging, so hatte ich zwar ein schlechtes Gewissen, aber sie machte mich wahnsinnig mit ihren Fragen. Ich wusste ja, dass sie mir nur helfen wollte, aber ich konnte ihr doch schlecht von der Nacht in der Buchbinderei erzählen, von den flüsternden Blättern und den ganzen Wörtern, die im grünen Licht herumflogen. Ich konnte ihr auch nichts von dir sagen.

Ich wusste auch noch gar nichts über dich. Das Ganze war einfach zu bizarr, zu irre. Ich konnte noch nicht mal dem Aleph und dem F-Mann davon erzählen, zumal ich sie sowieso nicht wieder gesehen habe. Ich hatte Angst, dass man mich für immer wegsperren würde, wenn ich jemandem gegenüber erwähnte, dass mir auf Schritt und Tritt ein Buch folgte, das meine Lebensgeschichte erzählte.

DAS BUCH

48

Dr. Melanie änderte erneut den Behandlungsplan. Sie war besorgt über die Lethargie, Benommenheit, die Gewichtszunahme und das Gefühl von innerer Distanz, über die er berichtete, nachdem er wieder zur Schule ging. Ihrer Ansicht nach hatten diese Symptome pharmakologische Ursachen; es kam ihr nicht in den Sinn, dass es sich möglicherweise nicht um die Nebenwirkungen seiner Medikamente handeln könnte, sondern mit der Schule direkt zu tun hatte. Jedenfalls ließen die unerwünschten Nebenwirkungen nach, sobald er mit dem neuen Behandlungsschema begonnen hatte, wurden allerdings von anderen abgelöst, wie Unruhe, Erregtheit und plötzlich auftretende, unkontrollierte Muskelkrämpfe. Benny kam es so vor, als würde er auf zusammengeknüllter Alufolie herumkauen und als könnte sein Herz jeden Moment zerspringen, aber das konnten natürlich auch die Nebenwirkungen seiner Verliebtheit sein.

»So«, sagte Dr. Melanie bei ihrem nächsten Termin. »Wie fühlst du dich?«

Was konnte er ihr schon sagen? Dass er in das Aleph verliebt war, aber sie nicht in ihn? Dass sein Herz zerbrach? Er war schließlich erst vierzehn! Er hatte sich noch nie verliebt und ihm fehlten die Worte, um seine Gefühle zu beschreiben. Stattdessen machte er ein trotziges Gesicht und fläzte sich auf seinem Stuhl. »Das fragen Sie mich immer.«

Sie beugte sich vor und musterte ihn. »Ich frage dich immer, wie du dich fühlst?«

»Ja.«

»Und das gefällt dir nicht?«

»Nein.« Er spürte, wie sich sein Kiefer verkrampfte. Er biss die Zähne zusammen.

»Willst du nicht, dass ich deine Gefühle kenne?«

»Auf keinen Fall.«

»Was empfindest du dabei?«

Er empfand Wut. Er spürte es in seinen Zähnen. Er kniff die Augen zusammen und warf ihr einen zornigen Blick zu. »Ich würde am liebsten *zubeißen*.«

»Okay«, erwiderte sie, und schien einen Rückzieher zu machen, was sie aber geschickt kaschierte. »Du willst aber nicht mich beißen, oder?«

»Nein!«, sagte er entnervt. »Ihre *Wörter*. Ich würde sie am liebsten abbeißen und ausspucken.«

Er wurde langsam paranoid. Seine Mutter ließ ihn nach der Schule nicht mehr allein irgendwohin gehen, schon gar nicht in die Bibliothek. Und er hatte das Aleph nicht mehr gesehen, seit sie und Mackson ihn nach der Sache in der Buchbinderei nach Hause gebracht hatten. Zuerst hatten sie noch regelmäßig gesimst. Er hatte ihr erzählt, dass er beim Schulschwänzen erwischt worden war und jetzt Förderunterricht bekam, und was es für eine Qual war, wieder zur Schule zu gehen. Und sie hatte ihm aufmunternde Nachrichten geschickt, ihm geraten, cool zu bleiben und nicht das Atmen zu vergessen, was allerdings schwierig war, wenn ihre Wortblasen ihm den Atem nahmen. Aber dann kamen plötzlich keine Nachrichten mehr. Er schrieb ihr auch weiterhin, und seine SMS schienen auch anzukommen, aber sie antwortete nicht mehr. Und als er versuchte, sie anzurufen, bekam er immer nur dieselbe automatische Antwort zu hören: »Die gewählte Rufnummer ist zurzeit nicht erreichbar.« Die Widerspenstigkeit ihrer Nummer wunderte ihn nicht – er wusste ja, wie launisch Zahlen sein konnten. Aber nachdem eine ganze Woche vergangen war, ohne dass er etwas von ihr gehört hatte, musste er sich eingestehen, dass nicht die launischen Zahlen das Problem waren, sondern das Aleph, die seine Nummer offenbar geblockt hatte.

Er fragte sich, ob seine Mutter dahintersteckte, ob sie das Aleph kontaktiert und irgendwas gesagt hatte, was das Aleph gegen ihn aufgebracht hatte, aber das konnte er sich nicht vorstellen. Das Aleph würde nicht einfach sang- und klanglos verschwinden. Dann kam ihm der Gedanke, dass vielleicht ihr Telefon schuld war. Elektronische Geräte waren schließlich nicht besonders zuverlässig. Und vielleicht wusste sie gar nicht, dass er angerufen hatte. Aber da er nie etwas getan hatte, um sich den Unmut ihres Handys zuzuziehen, musste er diese Theorie verwerfen. Dann begann er sich Sorgen zu machen. Vielleicht war ihr irgendwas Schlimmes zugestoßen, vielleicht hatte sie kein Geld mehr oder war wieder in der Psychiatrie gelandet, oder ein Laster hatte sie überfahren. Auf dem Weg zur Schule und zurück saß er unruhig neben seiner Mutter im Bus, kaute auf dem Aluknäuel herum und starrte aus dem Fenster, hielt Ausschau nach einem dünnen Mädchen mit Kampfstiefeln und einem silbrigen Wuschelkopf und einem alten Mann im Rollstuhl, der die Straße hinunterrollte und eine bauschige Wolke aus weißem Plastik hinter sich herzog.

Er hielt es nicht länger aus. Er musste in die Bibliothek zurück, um sie zu suchen. Also sagte er seiner Mutter, dass er für ein naturkundliches Projekt etwas recherchieren müsse, woraufhin sie erwiderte, dass sie ihn nach ihrer Arbeit begleiten würde. Im Bus auf dem Weg dorthin stellte sie ihm alle möglichen Fragen über sein Projekt und bot an, ihm zu helfen, aber er wich ihr geschickt aus. In der Bibliothek ließ er sie bei den Zeitschriften stehen, während er systematisch sämtliche Stockwerke, vom Parterre bis zum obersten Stock, durchkämmte.

Die Bibliothek wirkte irgendwie anders. Als er in der neunten Etage angekommen war, trugen ihn seine Füße aus reiner Gewohnheit zu der schwindelerregenden Brücke und zu seiner Nische. Er sah, dass seine Kabine belegt war und dass die Tipp-Lady und der Astronomie-Typ verschwunden waren. Ihre Plätze waren jetzt von Fremden besetzt. Auf der Brücke hielt er inne. War er überhaupt im richtigen Stockwerk? Er beugte sich über die Brüstung, um sich zu vergewissern, und konnte alle neun Stockwerke bis zum Keller hinuntersehen. Die Etage stimmte. Der kalte Wind, der aus der Buchbinderei aufstieg, ließ ihn frösteln. Er horchte auf die schwache, hoffnungsvolle Stimme, die er in jener Nacht gehört hatte, aber jetzt vernahm er nichts als den Wind. Und folgte seinem Ruf.

Er stieg die ganzen Stufen hinunter bis zum Keller, stieß die schweren Türen auf und gelangte in die Buchbearbeitung. Damals war es in dem riesigen Raum totenstill gewesen, aber jetzt herrschte hier emsiges, geräuschvolles Treiben. Walzen klapperten, Räder ratterten, Bibliothekarinnen schoben Bücherwagen hin und her. Und die ganze Zeit transportierte ein kompliziertes Netz aus Förderbändern einen steten Strom aus Büchern von einer automatisierten Station zur nächsten. Die hochmoderne, computergesteuerte Buchsortieranlage war im Zuge der Renovierung installiert worden, und die Bücher verabscheuten sie zutiefst. Sie sehnten sich nach menschlicher Berührung. Sie schäumten vor Wut und beklagten die

Demütigung, die sie über sich ergehen lassen mussten, indem sie geschleudert, gewendet, gedreht, abgetastet, sortiert und anschließend über Rutschen in Behälter befördert oder hydraulisch auf Rollwagen gehievt wurden. Das war mehr, als ein Buch ertragen konnte, und ihr Jammern übertönte sogar noch das Gezeter der Maschinen – *Wir sind keine leblosen Objekte! Wir, die wir einst heilig waren, gottgleich verehrt wurden!*

Ihre Klagelaute klangen fast menschlich. Benny hielt sich die Ohren zu. Er musste sich konzentrieren. Als er den Personalraum sah, hielt er darauf zu, aber eine Bibliothekarin mit einem Handscanner fing ihn ab.

»Kann ich dir helfen?«, fragte sie. Sie richtete das Gerät, das sie in der Hand hielt, auf seine Brust. Es sah aus wie eine Strahlenpistole. Oder ein Phaser. *Achtung!*

Er machte einen Schritt zurück und hob die Arme.

Die Bibliothekarin fuchtelte mit ihrer Waffe herum. »Suchst du jemand?«

»Nein«, sagte er. *Alarmstufe Orange*! Woher wusste sie das?

»Du dürftest hier überhaupt nicht sein«, sagte sie. »Besucher haben hier keinen Zutritt.«

Seine Gedanken rasten. Sie kam ihm irgendwie bekannt vor. Sie war nicht besonders groß, etwa so groß wie er oder sogar etwas kleiner. Wenn er schnell reagierte, könnte er sie vielleicht entwaffnen und zum Personalraum rennen. Vielleicht waren das Aleph und der F-Mann ja dort. Und wenn nicht, dann gab es im Kühlschrank bestimmt genug Vorräte, um ein paar Tage durchhalten zu können. Und wenn er die Phaserwaffe der Bibliothekarin hätte, könnte er sie als Geisel nehmen und sie dort festhalten, bis die Bibliothek zu Verhandlungen bereit wäre. Und dann könnte er anbieten, sie gegen das Aleph auszutauschen, die sie bestimmt hier irgendwo versteckt hielten. Aber wo? In der Buchbinderei! Sie hielten sie in der Buchbinderei gefangen! Sein Bein zuckte, und er machte einen Schritt auf sie zu.

Die kleine Bibliothekarin wich zurück. »Hey«, sagte sie. »Ist alles in Ordnung? Ich ruf jemanden, der dir helfen kann. Entspann dich. Warte hier.«

Gefahr! Alarmstufe: ROT! ROT! ROT!

Sie war schnell, aber er war schneller. Als sie nach ihrem Funkgerät griff, drehte er sich um, spurtete auf den Ausgang zu und rannte die Treppe hoch. Er nahm zwei Stufen auf einmal. Zwar war er nicht mehr so schnell wie früher, aber immer noch schneller als eine kleine Bibliothekarin. Er erreichte das Erdgeschoss und lief weiter – erster Stock, zweiter, dritter, vierter –, bis er außer Atem war. Keuchend blieb er stehen, rang nach Luft, versuchte, möglichst leise zu sein, horchte gleichzeitig auf Schritte, die ihm möglicherweise gefolgt waren, irgendwelche Alarm- oder Warnsignale. Aber er hörte nichts, nur seinen eigenen Atem, der sich langsam beruhigte, und entfernt ein paar Wörter, die seine Gedanken hinter sich herzogen, wie ein Echo, *wie ein Echo ...*

Er war allein. Das Schild auf der Treppenhaustür sagte ihm, dass er sich im fünften Stock befand, und so schlüpfte er hindurch und machte sich auf die Suche nach der Altmännertoilette, wo der Flaschenmann immer mit seinen Freunden Wodka trank. Warum war ihm das nicht schon früher eingefallen? Bestimmt waren sie dort! Er war sich sicher, dass er die Toilette wiederfinden würde. Er folgte dem Weg, den das Aleph genommen hatte, an den 331 880ern vorbei, aber alles sah so anders aus. Die Regale in der Abteilung Gewerkschaften und Arbeiterrechte waren so gut wie leer. Und als er die Stelle erreichte, wo die Tür zur Toilette sein musste, war da nur eine leere Wand und weit und breit kein Klo in Sicht.

Hatte die Toilette wirklich existiert, oder hatte er sie sich nur ausgedacht? *Was ist real?* Das war die philosophische Frage, auf die ihn der Flaschenmann gebracht hatte und die er sich immer wieder stellte. In der Schule, wenn eine Lehrerin irgendwas sagte, fragte er sich: *Ist diese Person real?* Und wenn die Antwort nein lautete, ignorierte er sie. Wenn er von der Bushaltestelle nach Hause ging und der Bürgersteig mit ihm redete, fragte er ihn: *Gibt es dich wirklich?*, und wenn der Bürgersteig antwortete, dachte er über dessen robustes Wesen nach und war dankbar dafür, dass er sein Gewicht trug.

Jetzt sah er die leere Wand an und fragte: *Bist du echt?* Als die Wand nicht antwortete, streckte er die Hand aus und berührte sie. Sie fühlte sich genauso robust und real an wie ein Bürgersteig. Wenn die Wand real war und den Platz der Toilettentür einnahm, was bedeutete das dann für die Toilette? Sie konnten ja nicht beide real sein.

Er schüttelte den Kopf, um seine Gedanken zu ordnen. Lag es an den Medikamenten? Manchmal konnte er überhaupt nicht mehr logisch denken. Aber jetzt musste er sich konzentrieren, denn wenn die Toilette nicht real war, dann konnte auch nichts von dem, was er an jenem Nachmittag dort erlebt hatte, real sein. Die slowenischen Hausmeisterzwillinge waren nicht real, der Wodka war nicht real. Selbst der Flaschenmann war vielleicht nicht real, aber dann war auch seine philosophische Frage nicht real. Und natürlich ergab das keinen Sinn, weil ihm seine Frage sehr real vorkam – das Realste, was er sich vorstellen konnte –, woher kam sie also?

Er drückte das Ohr an die Wand und lauschte. Er hörte ein Wasserrohr gurgeln, und ihm ging auf, dass er das Ganze falsch herum anpackte. Da die Frage real war, musste die Toilette ebenfalls real sein. Sie musste sich also direkt hinter der Wand befinden. Die Wand verdeckte die Toilette, und vielleicht wurde auch das Aleph dort gegen ihren Willen festgehalten. *Ist sie da drin*? rief er. *Hältst du sie da drin fest*? Er horchte, aber die Wand gab keine Antwort.

Er ging den Gang zurück bis zur Wohlstandsverteilung und Makroökonomie. Von hier aus könnte er Anlauf nehmen. Wenn er nur eine Belagerungsmaschine hätte oder einen Rammbock oder auch nur eine Lanze! Er beugte sich hinunter, wie er es im Sportunterricht gelernt hatte, und fixierte die Wand. Genau in diesem Augenblick rief eine leise Stimme ...

Nein, Benny, warte ...!

Flehte die Wand um Gnade? Jetzt war es zu spät, weil er schon an den 339ern vorbeirannte und sowieso nicht mehr abbremsen konnte.

Rums!

Er warf sich gegen die Wand, aber sie wehrte ihn ab, und er fiel auf die Knie. Verblüfft rieb er sich die Schulter und musterte sein Gegenüber. So schnell würde er sich nicht geschlagen geben! Als er wieder seine Startposition einnahm, hörte er erneut die leise Stimme:

Oh, Benny, nicht ...

Das musste die Wand sein! Sie zeigte erste Anzeichen von Schwäche; offenbar war sie seiner Attacke nicht gewachsen. Und so stürmte er erneut los, warf sich mit der anderen Schulter gegen die Wand, aber auch diesmal hielt sie seinem Angriff stand. Er trat mehrmals dagegen, ermutigt durch den hohlen Ton, der seinen Verdacht bestätigte. Hinter der Rigipsplatte versteckte die Wand die Toilette, wo das Aleph auf ihn, ihren Retter, wartete.

»*Ich komme*!«, rief er, boxte mit den Fäusten und trat mit den Füßen, und gerade, als die Wand nachgeben wollte, tauchte der Sicherheitsmann auf und packte ihn am Arm.

Die kleine Bibliothekarin stand im Büro des Sicherheitsdiensts, als Benny hereingeführt wurde. Er war jetzt ganz fügsam, aber als er sah, dass sie immer noch diesen Phaser in einem Halfter an der Hüfte trug, erstarrte er.

»Entspann dich, Kumpel«, sagte der Sicherheitstyp, und das tat er dann auch. Inzwischen fand er den Typen ganz okay. Er hieß Jevaun, hatte Rastalocken und erinnerte Benny an die Musiker, mit denen sein Dad immer abgehangen hatte.

»Setz dich«, sagte Jevaun und deutete auf einen Drehstuhl. Benny setzte sich.

Jevaun wandte sich an die kleine Bibliothekarin. »Ist er das?«

»Ja, das ist er«, sagte die kleine Bibliothekarin und wandte sich dann an Benny: »Wie geht's dir?«

Von dem Drehstuhl, auf dem er saß, blickte er auf eine blinkende Ansammlung von Videomonitoren, die ihn an die Kommandozentrale seiner Mutter erinnerten. Die körnigen Schwarz-Weiß-Aufnahmen der Überwachungskameras flackerten über die Bildschirme. Er starrte darauf, hoffte, das Aleph oder den Flaschenmann irgendwo zu entdecken, aber die flimmernden Bilder taten ihm in den Augen weh, und er wandte den Blick ab. Auf dem Metalltisch vor ihm lagen ein angebissenes Schinkensandwich und ein Buch mit dem Titel *Babel-17*; beide schienen von seiner Anwesenheit nicht gerade begeistert zu sein. Sie wollten nicht gestört werden, und der Stuhl fühlte sich ebenfalls unwohl. Aber da Jevaun ihm gesagt hatte, dass er sich auf ihn setzen sollte, konnte Benny nicht einfach aufstehen. Er musste machen, was man ihm sagte. Er starrte auf seine Sneaker. Vom

Treten taten ihm die Zehen weh. Seine Air Maxes waren ihm keine große Hilfe gewesen. Sie hatten sein Vertrauen verspielt. Seine Knöchel waren vom Boxen zerschrammt; er steckte sie in den Mund und lutschte daran. Sie schmeckten nach Eisen, waren aber warm wie Blut. Im Raum wurde es plötzlich still, und alle beobachteten ihn, sodass er schnell wieder die Hand aus dem Mund zog.

»Was ist?«, fragte er in die Runde.

»Geht's dir gut? Es tut mir leid, dass ich den Sicherheitsdienst gerufen habe, aber ich habe mir Sorgen gemacht. Ist deine Mutter auch hier?«

Die kleine Bibliothekarin redete mit ihm. Abgelenkt durch den Geschmack seiner Knöchel, hatte er sie völlig vergessen. Was machte sie hier? Er linste zu ihr hinüber. Sie hatte eine witzige Brille auf. Er sah zu ihren Fesseln hinunter und machte: »*Wang wang*«.

»Wie bitte?«

»*Kokekokko*!«

»Ich versteh nicht.«

»*Gaggalago! Grunz grunz! Grok grok*!«

Er schloss die Augen und richtete sich auf dem Drehstuhl auf, reckte den Hals und bellte und grunzte und krähte. Die Bibliothekarin starrte ihn an, und der Sicherheitstyp machte einen Schritt auf ihn zu. »Hey, Kumpel«, sagte er. »Entspann dich. Alles gut.«

Und in diesem Moment kam Annabelle hereingestürzt. Sie hatte in der Zeitschriften-Abteilung gesessen und Bastelmagazine durchgeblättert, als ihr plötzlich aufging, dass es schon ziemlich spät sein musste. Sie sah auf die Uhr. Warum brauchte Benny so lange? Sie überflog einen weiteren Artikel über Gelatinedruck und dann einen über Nadelfilzen. Schließlich ging sie zur Information, um sich zu erkundigen, ob sie Benny irgendwie ausfindig machen konnten. Das hatten sie bereits getan.

»Benny!«, rief sie und drängte sich an dem Sicherheitstypen vorbei. Sie rannte zu ihrem Sohn und drückte sein Gesicht an ihren Bauch.

»Mein kleiner Liebling«, sagte sie. »Ist ja schon gut.« Sie schaute erst den Sicherheitsmann, dann die Bibliothekarin an. »Was ist passiert?«

»Ich habe ihn im fünften Stock gefunden«, erklärte der Sicherheitsmann. »Da hat er gegen die Wand geboxt und getreten und irgendwas von einer Toilette gebrüllt. Aber da gibt's keine Toilette. Wenn du aufs Klo musst, hab ich gesagt, dann musst du in den vierten Stock gehen, aber er hat einfach weitergemacht.«

»Mein armer Liebling«, flüsterte Annabelle in Bennys Haar. »Hast du Pipi gemusst?«

BENNY

Meine Mutter ist total durchgeknallt, ich schwör's. Sie ist verrückter als ich. Okay, die Sache mit der Wand war ziemlich schräg, aber die neuen Pillen haben mir total das Hirn vernebelt. Ich war mir sicher, dass das Aleph in der Altmännertoilette eingesperrt war, und ich musste irgendwie durch die fiese Wand durch. Aber ich hatte mich in der Wand geirrt, denn die Toilette war im vierten Stock, genau wie Jevaun gesagt hat. Ich muss da was verwechselt haben.

Und auch mit der leisen Stimme, die ich gehört habe, lag ich falsch. Das war gar nicht die Wand, oder? Das warst du. Du wolltest mich warnen. Aber woher sollte ich das wissen?

Aber wahrscheinlich war's gut, dass ich so ausgeflippt bin, denn wegen dem ganzen Bellen und Grunzen und Krähen hat meine Mutter Cory wiedergetroffen. Sie ist die kleine Bibliothekarin, die uns immer in der Kinderstunde vorgelesen hat. Zuerst hab ich sie nicht erkannt. Ich war total in Panik wegen ihrem Handscanner und hab die ganze Zeit überlegt, wie ich sie entwaffnen und als Geisel nehmen könnte. Aber später, im Securitybüro, hat's dann Klick gemacht. Und dann kam meine Mom mit dieser absolut peinlichen Frage, ob ich hätte Pipi machen müssen. Und da hat uns Cory erkannt. Erst hat sie meine Mutter angesehen und dann mich. Und dann sagt sie so was wie: He! Ich kenn dich doch! Du bist der kleine Junge, der immer unter meinem Hocker saß und meinen Knöchel festgehalten hat! Das war so süß! Und Mom antwortet: Oh, natürlich! Sie sind doch die

Bibliothekarin aus der Kinderbuchabteilung! Und Cory erwidert: Er ist ja ganz schön groß geworden! Und dann wieder Mom: Oh, nein! Er hatte seinen Wachstumsschub noch gar nicht!

Und ich sitze da und würde am liebsten im Boden versinken. Und die ganzen Ausrufezeichen bohren sich wie Nadeln in meine Ohren. Aber ich muss auch an die Kinderstunde denken, wie ich unter dem Hocker gesessen habe, und an den fusseligen Rock der Bibliothekarin und ihren warmen weiblichen Duft, und wie schön es sich anfühlte, ihren Knöchel festzuhalten, als sie uns vorgelesen hat. Wie so'n kleiner Perverser. Klingt schräg, oder? Aber auch wenn es sich schräg anhört, hat es sich überhaupt nicht so angefühlt. Ich war zu klein, um pervers zu sein. Ich weiß noch, wie warm und sicher es da unten war, mit den ganzen Stimmen um mich herum.

Eigentlich hatte die ganze Sache auch ihr Gutes, und zwar aus zwei Gründen: Erstens hat Cory dafür gesorgt, dass ich nicht verhaftet wurde oder in der Bibliothek Hausverbot bekam. Ich musste nur versprechen, mich jedes Mal an der Info-Theke zu melden, wenn ich kam. Das war schon mal gut. Und zweitens sind Cory und meine Mom wegen der ganzen Sache Freundinnen geworden. Also, nicht sofort. Aber später schon. Nachdem mein Dad gestorben war, hatte meine Mom praktisch keine Freunde mehr. Dabei hätte sie dringend eine Freundin gebraucht.

DAS BUCH

49

Als endlich die SMS des Aleph kam, saß Benny gerade im Mathe-Unterricht. Es war in der dritten Stunde, im dritten Stock, in Raum 332, ein Klassenzimmer, in dem er sich nicht wohlfühlte, weil die Zwei nicht zu den beiden Dreien passte und es ihm deshalb schwerfiel, sich zu konzentrieren. Sein Handy vibrierte in seiner Tasche, und als er einen Blick darauf warf, schlug ihm das Herz bis zum Hals. In der SMS stand:

Geh aufs Klo.

Er war gerade erst auf der Toilette gewesen. Aber als er die Hand hob und um Erlaubnis fragte, ließ ihn der Lehrer zu seiner Verblüffung gehen. Er verließ das Klassenzimmer und steuerte die Toilette im dritten Stock an.

Das Klo im Erdgeschoss, am Ausgang zur West Street.

Er rannte die Treppen hinunter. Die Flure waren leer. Seine Sneaker quietschten. Er huschte in die Toilette, blieb dort stehen und wartete. Als er die Tür aufgehen hörte, versteckte er sich in einer Kabine. Dann hörte er, wie jemand seinen Reißverschluss öffnete und anfing zu pinkeln. Da vibrierte sein Handy.

Komm raus. Die Luft ist rein.

Aber das stimmte nicht. Da war immer noch jemand am Pinkeln. Es war das längste Pinkeln aller Zeiten. Kein Mensch konnte so lange pinkeln. Er legte das Ohr an die Kabinenwand. Beeil dich, dachte er.

Beeil dich!

Oder bildete er sich das nur ein? Vielleicht war der Typ schon längst fertig und wieder gegangen, und er hörte nur einen Nachhall. Eine Art akustischen Abdruck des Pinkelgeräuschs, das im Gedächtnis des Klobeckens oder in seinem Gehirn zurückgeblieben war. Ihm fiel ein, was Dr. M. gesagt hatte: *Es ist eine Halluzination, Benny. Dein Gehirn verursacht sie. Es ist nicht real.* Aber es klingt so real!

Was ist real? fragte der alte Dichter. Benny spähte unter der Kabinentür hindurch. Gerade noch rechtzeitig, um zu sehen, wie sich die Schuhe des Jungen zur Tür drehten. Nikes. Die waren real. Er hatte keine Halluzinationen.

Beeil dich!

Er schlüpfte aus der Kabine, wusch sich die Hände und trat hinaus in den Flur. Er war immer noch leer. Die Luft war rein. Während er zielstrebig in Richtung Ausgang ging, versuchte er, wie jemand auszusehen, der einen wichtigen Termin hatte. Einen Termin beim Arzt oder so. Ein normaler Junge mit einer normalen Mom, die draußen in ihrem Auto saß und bei laufendem Motor wartete. Nur hatte seine Mom kein Auto und konnte auch nicht fahren. Das einzige Fahrzeug, das in der

Nähe parkte, war ein verbeulter weißer Transporter mit einer riesigen Kakerlake auf der Seitenwand. *AAA Schädlingsbekämpfung* stand darüber. Und darunter: *Kakerlaken ade!* Die Kakerlake blickte verängstigt über ihre Schulter.

Halte nach dem weißen Transporter Ausschau.

Er brauchte nicht zu suchen. Er hatte ihn schon entdeckt. Und dann sah er sie. Sie lehnte an der Stoßstange des Wagens und schaute auf ihr Handy. Es war ein wunderbarer Herbsttag, kühl und klar. Die Sonne schien. Der frische Wind hatte den Rauch vertrieben. Im Sonnenlicht leuchtete ihr zerzaustes weißes Haar wie eine Halogenlampe. Als er auf den Bürgersteig trat, blickte sie auf und winkte ihm zu. Er spürte, wie ihm der Atem stockte, weil sie so strahlend schön war.

»Wo warst du so lang?«, fragte sie und öffnete ihm die Beifahrertür.

»Ich hab auf dem Klo festgesessen.«

»So was kommt vor.«

Sie setzte sich hinters Steuer, ließ den Motor an und fuhr am Haupteingang der Schule vorbei. Unwillkürlich duckte er sich und rutschte auf seinem Sitz nach unten, aber als sie an der Cafeteria vorbeifuhren, wo sein Löffel immer noch in der Regenrinne lag, hob er den Kopf und lauschte. Das Summen klang heute trauriger. Leise und verloren. Er blickte aus dem schmutzigen Seitenfenster. Sie folgten der Buslinie in Richtung Osten, die an Chinatown vorbeiführte, dieselbe Linie, die er immer auf dem Heimweg nahm. Er wollte nicht nach Hause. Aber dann fiel ihm ein, dass die Schule wahrscheinlich seine Mom anrufen würde, weil er nicht vom Klo zurückgekommen war, und dass sie ausrasten würde.

»Vielleicht solltest du deiner Mom eine SMS schicken«, sagte das Aleph. »Damit sie sich keine Sorgen macht.«

Woher wusste sie das? Konnte sie Gedanken lesen? »Ja«, sagte er, aber er tat es nicht. Stattdessen hörte er sich sagen: »Wo bist du gewesen?« Seine Stimme hörte sich falsch an, gereizt wie die seiner Mutter. Aber wenn seine Stimme erst mal losgelegt hatte, war sie nicht mehr zu bremsen. »Ich hab dir x-mal geschrieben, aber du hast kein einziges Mal geantwortet.« *Halt endlich die Klappe!* »Ich dachte, du wärst tot oder so was ...«

Es war, als hätten seine Worte ihren eigenen Willen. Er wandte sich ab, um seine Verlegenheit zu verbergen. Sie kamen an einer schäbigen Absteige, einem Dim-Sum-Laden und einem chinesischen Metzger vorbei, wo gerupfte Enten an ihren langen Hälsen im Schaufenster hingen. Er sah einen alten Chinesen, der einen Mops hinter sich herzerrte. Dann spürte er ihre Hand auf seinem Unterarm.

»Manchmal muss ich einfach mal abtauchen«, sagte sie. In ihrer Stimme schwang etwas mit, das er nicht verstand, aber dann drückte sie seinen Arm und lächelte. »Wir haben dich auch vermisst, Benny Oh.«

Sein Herz machte einen Sprung, so erleichtert und froh war er. In diesem Moment legte sich von hinten eine Hand auf seine Schulter.

»Ja, wir sind hergekommen, um dich zu retten!«

Benny fuhr herum. »Mann, haben Sie mich erschreckt!« Wodka-Geruch stieg ihm in die Nase.

Der F-Mann kicherte. Er saß in seinem Rollstuhl, der mit Spanngurten an den Seitenwänden des Transporters festgeschnallt war. Er beugte sich vor, drückte mit beiden Händen Bennys Schultern und grinste ihn durch seine Zahnlücke an. Auf dem Boden hinter dem Fahrersitz lagen ein paar Rucksäcke und ein Seesack. Benny drehte sich wieder nach vorn. »Wo fahren wir hin?«, fragte er das Aleph.

»In die Berge«, antwortete Slavoj.

Sie fuhren in Richtung Osten aus der Stadt hinaus und folgten den Bahngleisen durch verödete Industriegebiete. Es war dieselbe Fernstraße, auf der er mit dem Bus gefahren war, als er das Aleph in ihrem Studio besucht hatte. Als sie an dem mit Brettern vernagelten Fabrikgebäude vorbeikamen, deutete er darauf.

»Ist das nicht dein Studio?«

»Jetzt nicht mehr«, sagte das Aleph, den Blick auf die Straße gerichtet. »Wir mussten umziehen.«

Ihre Stimme klang angespannt, sie sah traurig aus. Er wandte den Blick ab. Die Straße führte über eine lange Brücke, die den Meeresarm überspannte. Unter ihnen säumten die Docks das Hafenbecken, ragten wie gefletschte Zähne in den wässrigen Schlund. Hohe rote Kräne streckten ihre stählernen Arme aus, um die Lastkähne und Containerschiffe zu begrüßen, die wie geduldige Kühe in einer Reihe standen und darauf warteten, gemolken zu werden. Auf dem Rangierbahnhof ächzten die Güterzüge. Hinter der Brücke bog der Highway nach Norden ab und folgte der Küstenlinie. Bald ging es bergauf. Das Aleph schaltete das Radio ein. Eine Flut von Wörtern strömte heraus und füllte den Wagen mit kehligen Lauten, die Benny nicht einordnen konnte. Aber er erkannte, dass sie zur selben kraftvollen Sprache gehörten, in der der Flaschenmann mit den beiden Hausmeistern so leidenschaftlich über Lyrik diskutiert hatte. Als das Aleph einen anderen Radiokanal suchte, beschwerte sich der alte Mann, aber dann stellte sie einen Jazz-Sender ein, und er war zufrieden. Es lief gerade »Blue Monk«, eins von

Kenjis Lieblingsstücken. Hinter ihm fing der Flaschenmann an zu schnarchen. Benny schloss die Augen und lauschte dem Klarinetten-Riff, und als das Klavier wieder einsetzte, war auch er eingedöst.

Er erwachte, als der Transporter anhielt.

»Wir sind da«, sagte das Aleph und stellte den Motor ab.

Sie befanden sich auf einer Lichtung am Ende einer Schotterstraße, umgeben von mächtigen dunklen Bäumen, die so hoch waren, dass Benny ihre Kronen nicht sehen konnte. Das herbstliche Sonnenlicht fiel durch die Zweige, fing den Staub auf der Windschutzscheibe ein und zauberte winzige Regenbögen aufs Glas. Er rieb sich die Augen. Wie lange waren sie gefahren?

Das Aleph stieg aus. Er folgte ihrem Beispiel und tauchte in die tiefe, kühle Stille ein. So etwas hatte er noch nie erlebt. Die lärmende Welt war vollkommen verstummt. Und in dieser Stille nahm er das zarte Säuseln des Windes ganz oben in den Baumwipfeln wahr, das Knarzen und Knacken von Holz, und kleine, runde Töne, die von Waldvögeln stammten. Sie erinnerten an bunte Kieselsteine, die das Licht einfingen und in der dunklen Stille glitzerten.

Und jetzt hörte er Schritte auf dem Schotter und das Quietschen rostiger Scharniere. Und dann die Stimme des Aleph, die hinter dem Wagen stand und rief: »Hey, Benny, ich brauch dich mal.«

Sie braucht mich, dachte er, machte auf dem Absatz kehrt und lief zu ihr.

Sie versuchte eine Metallrampe von der Ladefläche zu ziehen. Er griff sich die andere Seite und zog kräftig daran. Das Metall gab ein lautes, schleifendes Geräusch von sich, aber es störte ihn nicht. Er beobachtete sie genau, um seine Bewegungen mit ihren abzustimmen. Er konnte ihre sehnigen Armmuskeln sehen, ihre Achselhöhle und die leichte Wölbung ihrer Brust unter dem Tanktop. Er konnte die winzigen Tätowierungen sehen, die sich wie Flohbisse auf der Innenseite ihres Unterarms entlangzogen. Das Ende der Rampe schlug scheppernd auf dem Boden auf.

Im dunklen Innenraum des Transporters richtete der Flaschenmann die Räder seines Rollstuhls an der Rampe aus, wie ein Skirennläufer kurz vor dem Start. Es war nicht sein üblicher elektrischer Rollstuhl, sondern ein Klapprollstuhl, kompakt und wendig. Er rückte sich in seinem Stuhl zurecht und stellte die Aktentasche auf seinen Schoß. Dann breitete sich ein freches Grinsen auf seinem Gesicht aus.

»Auf die Plätze … fertig … los!« Mit einem Johlen, das bis in die Baumkronen hinaufdrang, stieß er sich ab. Der Rollstuhl sauste die Rampe hinunter, raste schlingernd ein Stück die Straße entlang, ging in Schräglage, kippte um, und der alte Mann landete kopfüber im Dreck.

»Oh, verdammt …«, stöhnte das Aleph.

Sie lief zu ihm, Benny hinterher. Der Rollstuhl lag auf der Seite, die Räder drehten sich. Der F-Mann lag regungslos daneben, seine Aktentasche offen, ihr Inhalt auf dem Boden verstreut.

»He«, sagte das Aleph und hockte sich neben ihn. »Alles okay?«

Er öffnete die Augen und nickte verlegen.

Dann stand sie auf und verschränkte die Arme vor der Brust. »Also das war so was von dämlich«, sagte sie, drehte sich um und ging zum Transporter.

Benny half dem alten Mann wieder in den Rollstuhl, sammelte die verstreuten Blätter ein und schob ihn zum Transporter. Das Aleph war im Laderaum und mühte sich mit einem großen Seesack ab.

»Ist sein Rollstuhl in Ordnung?«

»Geht so. Das eine Rad ist verbogen.«

»Na, super.« Sie reichte Benny den Seesack und eine Handvoll Spanngurte. »Binde den hinten fest, ja?«

»Was ist da drin?«

»Campingzeug.« Sie sprang aus dem Transporter, hängte sich einen Rucksack über die Schulter und zeigte auf einen anderen. »Schlafsäcke. Der da ist für dich.« Sie warf einen Blick auf den F-Mann, der die Papiere in seiner Aktentasche in Ordnung brachte. »Willst du die etwa mitnehmen?«

»Natürlich«, sagte er. »Ich brauche meine Gedichte.«

»Meinetwegen.« Sie warf die Türen des Wagens zu. »Gehn wir.«

Sie führte sie zu einer alten Asphaltstraße, die sich den Berg hinaufwand. Sie ging zügig voran und hatte sie bald abgehängt. Ein ganzes Stück hinter ihr folgte der Flaschenmann, und Benny bildete das Schlusslicht. Es dauerte nicht lange, bis dem F-Mann die Puste ausging, sodass Benny ihn schieben musste. Der alte Mann saß zurückgelehnt in seinem Rollstuhl, die Hände auf die Aktentasche gelegt.

»Eine gute Straße, ja?«, sagte er über die Schulter. »Viel besser als die Passstraße in den Pyrenäen, über die Walter Benjamin vor den Nazis fliehen musste. Weißt du von diesem tragischen Ereignis in seinem Leben, mein Kleiner?«

»Nein«, sagte Benny. »Das war doch der Philosoph, der sich umgebracht hat, oder?«

»In der Tat. Eine sehr traurige Geschichte. Benjamin war ein deutscher Jude, der in Paris im Exil lebte. Als Hitler in Frankreich einmarschierte, wollte er nach Amerika fliehen, aber weil er ein staatenloser Flüchtling war, kam er nicht an die nötigen Ausreisepapiere heran. Seine einzige Hoffnung war, über die Pyrenäen nach Spanien zu flüchten und es von dort zu versuchen.«

Die Straße wurde immer schmaler. Die mächtigen Äste der Zedern hingen tief herab und verdunkelten den Himmel. Ihre starken Wurzeln hatten die Straße unterwandert und tiefe, gezackte Furchen und Risse im Asphalt hinterlassen.

»Es war eine beschwerliche Reise. Benjamin war kein besonders kräftiger Mann. Er war zwar erst achtundvierzig Jahre alt, aber er hatte ein schwaches Herz. Außerdem trug er seine schwere Aktentasche bei sich. Sie enthielt das Manuskript seines Buchs. Sein letztes Buch.«

Das verbogene Rad des Rollstuhls eierte über den unebenen Boden.

»Er war mit ein paar Freunden unterwegs. Die Wanderung dauerte ganze zwei Tage, weil er oft eine Pause einlegen musste. Alle zehn Minuten stellte er seine Aktentasche ab und ruhte sich genau eine Minute lang aus. Er stoppte das mit seiner Taschenuhr. Dann erreichten sie endlich den Gipfel. Von dort aus konnten sie die spanische Küste und das tiefblaue Mittelmeer sehen. Stell dir mal vor, was das für ein Glücksgefühl gewesen sein muss! Aber als sie zur Hafenstadt hinabstiegen und eine Bahnfahrkarte kaufen wollten, wurden sie von der spanischen Polizei festgenommen. Die Polizei erklärte Benjamin, dass er illegal nach Spanien eingereist sei und sie ihn deshalb am nächsten Tag nach Frankreich zurückschicken würden.«

Sie bogen um eine Kurve, hinter der die asphaltierte Straße endete.

»Die Polizei brachte sie dann alle zu einem kleinen Hotel. Und in derselben Nacht schluckte Walter Benjamin in seinem schmuddeligen Hotelzimmer eine Überdosis Morphium und starb.«

Benny lehnte sich vor, schob fester, und der Rollstuhl bewegte sich stockend weiter. »Und sind die andern dann zurückgeschickt worden?«

»Nein, und das ist ja das Tragische. Gleich am nächsten Tag öffneten die spanischen Behörden wieder ihre Grenzen und erlaubten seinen Freunden die Ausreise. Eine Woche später bestiegen sie ein Schiff nach Amerika. Benjamin hat seine Tabletten zu früh genommen. Wenn er nur ein bisschen länger gewartet hätte ...«

Der Schotterweg war voller Furchen. Der F-Mann drückte seine Aktentasche an sich, damit sie nicht herunterfiel.

»Scheiße«, fluchte Benny. »So ein Mist!« Das verbogene Rad steckte in einer Spurrille fest. Er stemmte sich mit seinem ganzen Gewicht gegen den Rollstuhl. »Und was ist mit seiner Aktentasche passiert?«

Der F-Mann blickte zu dem Alpeh hinüber. Sie beobachtete sie mit verschränkten Armen und machte keinerlei Anstalten, ihnen zu helfen.

»Sie ist sehr wütend auf mich«, sagte Slavoj leise. Er lehnte sich vor und versuchte die Räder mit den Händen anzuschieben. »Sie sagt, ich wäre verantwortungslos. Ach. Und natürlich hat sie recht! Sie sagt, ich wäre ein Narr, der törichte Risiken eingeht. Aber habe ich eine Wahl? Ich bin ein Dichter. Dichter müssen Risiken eingehen. Und ich bin ein Narr, also müssen meine Risiken töricht sein. So ist es nun mal. Stimmst du mir zu?«

Benny antwortete nicht. Er schob noch fester, und der Rollstuhl ruckte ein Stück nach vorn. Das Aleph wandte sich ab und ging weiter. »Ist sie auf mich auch sauer?«, fragte er. »Sie hat mir keine SMS geschrieben. Und ich konnte ihr auch keine schicken. Ich hab's versucht.«

Der Flaschenmann schüttelte den Kopf. »Nein, das hatte nichts mit dir zu tun. Sie hatte ein Kommunikationsproblem. Sie musste der Schwester ihr Telefon aushändigen.«

Sie setzten sich langsam wieder in die Bewegung. »War sie wieder in der Klinik?«

Der alte Mann zuckte mit den Schultern. Er schwitzte, und sein Gesicht war rot. Graue Haarsträhnen klebten an seiner Stirn. »Das musst du sie schon selbst fragen.«

Schweigend kämpften sie sich weiter, bis sie zu mehreren umgestürzten Bäume kamen, die den Weg versperrten. Das Aleph stand davor und begutachtete den Schaden. Die hohen Bäume lagen kreuz und quer übereinander, einige entwurzelt, andere in der Mitte abgeknickt. Sie stieg auf einen hinauf, lief geschmeidig wie eine Katze auf dem Stamm entlang. Benny folgte ihr. Sie sahen sich die frische, zersplitterte Bruchstelle an.

»Windbruch«, sagte sie.

»Das waren wahrscheinlich die Stürme letzten Winter«, sagte Benny. Von Annabelle wusste er alles über extreme Wetterereignisse. Sie hatte ihm von Winterstürmen und Sommerbränden, von Dürren, Ozonabbau und Waldrodungen erzählt. Der Boden war ausgetrocknet, und die Bäume waren geschwächt. Der Wind warf sie um, oder die Feuer brannten sie nieder. Die schweren Regenfälle im Winter verursachten Erdrutsche, und der Boden wurde weggeschwemmt. Und dann waren da noch die Käfer. Die wärmeren Temperaturen führten zu einer massenhaften Vermehrung von Borkenkäfern, die wiederum die Bäume schädigten.

Das alles erzählte er dem Aleph. Er hatte noch nie so lange

an einem Stück geredet. »Meine Mom meint, dass die Wälder sterben.«

»Wow«, sagte das Aleph. »Du weißt ja 'ne Menge.«

»Nicht so viel wie sie. Wusstest du, dass es in Nordamerika ungefähr fünfhundertfünfzig verschiedene Arten von Borkenkäfern gibt? Wahrscheinlich sogar noch mehr.«

»Was du nicht sagst.«

Er wurde rot. Er hörte sich wie ein verdammter Klugscheißer an. »Meine Mutter liest diese ganzen Sachen für die Forstwirtschaft. Das ist ihr Job.«

»Wow«, sagte das Aleph wieder.

Sie gingen zum Schotterweg zurück, wo der Flaschenmann auf einem Baumstumpf saß und wartete. Er war aus seinem Rollstuhl geklettert und hatte offenbar versucht, unter den Baumstämmen hindurchzukriechen, hatte aber seine Kräfte überschätzt. Sein Gesicht war dreckverschmiert, in seinen Haaren steckten Zweige und Kiefernnadeln. Er sah blass aus. Das Aleph reichte ihm ihre Wasserflasche, und er nahm einen großen Schluck. Dann nickte er, kniff sich in die Nase und wischte sich den Schweiß vom Gesicht.

»Es hat keinen Zweck. Es geht nicht. Ich schaff es nicht bis zum Gipfel. Wenn ich Walter Benjamin wäre, hätten mich jetzt die Nazis geschnappt.«

»Gut, dass du's nicht bist«, bemerkte das Aleph trocken. Sie zeigte auf eine Lichtung ganz in der Nähe. »Wir schlagen da drüben unser Lager auf.«

Sie halfen dem F-Mann in den Rollstuhl, schoben ihn über eine glatte Steinplatte und blieben ein paar Meter vor einem Felsvorsprung stehen. Das Aleph stellte die Bremse fest und ging vor bis an die Abbruchkante. Benny folgte ihr und spähte hinunter. Unter ihm tat sich ein gähnender Abgrund auf. Tief unten dehnte sich das dichte Blätterdach der winzigen Bäume aus, dahinter sah man das Meer. Das Aleph drehte sich um, ging zum F-Mann zurück und schob ihn ein Stück weiter von der Felskante weg.

»Finger weg von der Bremse«, sagte sie, und der alte Mann nickte zerknirscht. Sie holte einen Plastikbeutel aus dem Seesack, hielt kurz inne und strich ihm über die schmutzige, stoppelige Wange. Als Benny das sah, wünschte er sich, er wäre die Wange.

»Danke, meine Liebe«, sagte der Flaschenmann. Er griff nach ihrer Hand und küsste das Sternen-Tattoo auf der Innenseite ihres Handgelenks. Leise fügte er hinzu: »Es tut mir so leid.«

»Schon gut.« Sie kauerte sich auf den Felsen zu seinen Füßen und holte den Proviant aus dem Beutel. Sie hatte Wraps gemacht und in Alufolie eingewickelt. Sie reichte eines dem Flaschenmann und ein anderes Benny, der sich neben sie setzte.

»Es war meine Schuld«, sagte der alte Mann und betrachtete traurig den Wrap. »Ich war unvorsichtig.« Sein großer Kopf wackelte hin und her. »Ich hätte nicht so unvorsichtig sein dürfen.«

»Stimmt«, sagte das Aleph. »Aber du kannst eben nicht anders.«

»Ich hätte sien nie rauslassen dürfen.«

»Und ich hätte mir eine andere Lösung für sien ausdenken müssen«, sagte das Aleph.

Der alte Mann blickte sie flehentlich an. »Ich hätte nicht gedacht, dass sier mich beißt. Ich dachte, sier mag mich.«

Ein Anflug von Trauer huschte über das Gesicht des Aleph. »Sier mochte eigentlich niemanden außer mir«, sagte sie und blickte über die Berge hinweg. »Sier war ein Einfrau-Frettchen.«

»Worüber redetet ihr eigentlich?« fragte Benny. »Ist was mit TAZ passiert?«

Das Aleph wickelte ihren Wrap aus und nahm einen Bissen. Benny beobachtete die mahlende Bewegung ihres zarten Kiefers und wie sich ihre Kehle zusammenzog, als sie schluckte. Ein Tortilla-Krümel klebte an der Unterseite ihrer Lippe. Wie gern hätte er ihn abgezupft. Wie gern hätte er ihn gegessen. Er hätte sicher köstlich geschmeckt.

Sie musste seinen Blick gespürt haben.

»Jetzt iss schon«, sagte sie. Sein Wrap war mit Avocado, Salatblättern und Käse gefüllt. Erst als er hineinbiss, begann sie zu sprechen.

»Ich war in der Klinik«, sagte sie. »Mir ist was Blödes passiert, und deshalb musste ich wieder hin.«

Mehr sagte sie nicht dazu. Sie hatte ihm nie von ihrer Diagnose erzählt und er ihr nicht von seiner. Sie sprachen nicht über diesen Psychokram.

»Echt ätzend«, sagte er.

»Ätzend«, echote der Flaschenmann. »Sie hat mich gebeten, auf TAZ aufzupassen. Sier war in sies Käfig in der alten Fabrik. Aber ich kann nun mal keine eingesperrten Tiere sehen, verstehst du? Also hab ich sien eines Abends rausgelassen. Ich wollte sien nur in den Arm nehmen. Und da hat sier mich gebissen, und dann ...« Er schlug die Hände zusammen, ein scharfer Knall, dann schlang er die Arme um sich. »Ich wollte sien doch nur im Arm halten.«

»Sier ist weggelaufen?«

»Ja«, sagte er. Er schlug mit der Faust auf die Stelle, wo sein Bein hätte sein sollen. »Und ich konnte ja schlecht hinterherlaufen.«

»Ist sier noch in der Fabrik?«

»Nein«, sagte das Aleph. »In der Fabrik gab's 'ne Rattenplage, und die Gebäudeverwaltung hatte den Kammerjäger bestellt. Und der hat Gift ausgelegt. Ich hab das gewusst. Deshalb sollte sier ja auch im Käfig bleiben.«

»Hat TAZ das Gift gefressen?«

Das Aleph nickte. »Sier hat Ratten gehasst. Und sier hätte es gehasst, wie eine zu sterben.«

»Der Kammerjäger ist auch ein Landsmann von mir«, sagte der Flaschenmann. »Er hat TAZ gefunden und mir gebracht. TAZ war tot. Mein Freund war fix und fertig. Er hat geweint.«

»Ein netter Typ«, sagte das Aleph und aß ihren Wrap auf. »Er hat uns seinen Transporter geliehen, damit wir sien hierherbringen und beerdigen können. Sie zerknüllte die Alufolie und steckte sie wieder in die Plastiktüte. Dann kramte sie in ihrem Rucksack herum. »Ich weiß nicht, warum mir das so wichtig ist. TAZ war ein zahmes Frettchen, aber sier hatte auch was Wildes an sich. Und das wollte ich irgendwie würdigen.«

Benny nickte. Er hatte das Frettchen nie gemocht. Er hatte immer das Gefühl, dass der Liebling des Aleph es auf ihn abgesehen hatte, aber ihr zuliebe wäre er gern traurig gewesen. Er sah ihr zu, wie sie noch einen Wrap herausholte und auswickelte. Prima, er hatte nämlich noch Hunger.

»Deshalb hab ich sien auch TAZ genannt«, sagte sie. »Ich hab mal was über Anarchie und Temporäre Autonome Zonen gelesen, und der Begriff ist irgendwie hängengeblieben. Und jetzt, wo sier tot ist, wollte ich sien in die Wildnis zurückbringen. Ich fand irgendwie, dass sier eine dauerhaftere autonome Zone verdient hat, zum Beispiel auf einem Berggipfel.«

Benny dachte darüber nach. »Man könnte sien umbenennen«, sagte er. »Wie wär's mit DAZ? Wie in dauerhafte autonome Zone.«

Sie lächelte traurig. »Nette Idee, aber das Leben eines Frettchens ist nun mal nicht dauerhaft. Genauso wenig wie unseres.« Ihre Augen glänzten feucht. »Ich weiß, dass du sien auch gemocht hast.«

Benny nickte, obwohl es nicht stimmte.

»Deshalb hab ich dir auch gesimst«, sagte sie und hielt ihm den Wrap hin.

Er nahm ihn und wollte gerade hineinbeißen, als er das Frettchen sah. Der lange steife Körper lag in einem Sarg aus Alufolie. Das Fell war verfilzt und schmutzig. Ein Auge stand offen und starrte Benny an, trüb und grimmig.

»Sier hätte gewollt, dass du hier bist«, sagte das Aleph. »Und ich wollte es auch.«

Sie wollte, dass er hier war! Als er das hörte, wollte er ihr etwas Kluges, Tiefsinniges antworten. Er schaute auf das Frettchen in seiner Hand. Die kleinen Pfoten waren gekrümmt, die spitze Nase sah vertrocknet und geschrumpft aus, und wirkte noch spitzer. Der kleine Körper war erstaunlich leicht, sogar leichter als der Wrap, den er gerade gegessen hatte.

»Ich dachte, sier wäre eine Tortilla«, sagte er.

Ernsthaft? Was für'n Vollidiot bist du denn?

Sie lächelte traurig. »Der Kammerjäger hat sien für mich eingefroren, bis ich wieder rauskam.«

»Und was hast du mit siem vor?«

Wie viel dumme Fragen kann man denn noch stellen, du Blödmann!

»Eigentlich wollte ich ein Feuer machen und sien einäschern, aber wir haben ja noch Feuerverbot, also müssen wir sien stattdessen begraben.«

»Ist bestimmt besser so«, sagte Benny.

Hört, hört, der Fachmann spricht!

»Ja, wahrscheinlich«, sagte das Aleph. »So kehrt sier wenigstens in die Erde zurück, außerdem ist es organischer. Aber ich hätte es schön gefunden, wenn sier sich mit dem Wind und der Luft vereint hätte.«

Benny blickte hinauf zu den Baumkronen, durch die der Wind strich. »So hab ich das noch nie gesehen.«

Weil dir der Durchblick fehlt, du Nullchecker.

»Es ist sowieso zu viel Rauch in der Luft«, sagte sie. »Ich will nicht, dass es noch mehr wird.« Sie stand auf und streckte sich. »Komm, gehn wir.«

»Was soll ich mit siem machen?«

Wie wär's, wenn du dir diese Frettchen-Tortilla in den Arsch schiebst, du Hirni!

»Wickel sien einfach wieder ein.«

Sie sah zum Flaschenmann hinüber, der in seinem Rollstuhl schlief. Der Kopf war ihm auf die Brust gesunken wie ein schwerer Sandsack.

50

Annabelle schleppte zwei weitere Säcke auf den Bürgersteig und hievte sie auf den Haufen am Bordstein. Das waren jetzt die nicht recycelbaren Abfälle von der vorderen Veranda. Blieben noch die Sachen auf der hinteren Veranda und im Garten sowie das gesamte Altpapier im Haus. Sie holte den Inhalator aus ihrer Tasche und nahm einen kräftigen Zug. Ihre Hüfte tat weh. Sie sollte sich wirklich einen Ruck geben und öfter mal rausgehen und sich bewegen. Vielleicht wenn die Luft wieder besser war. Bald würde der Regen kommen und den letzten Rauch vertreiben. Sie freute sich auf den Winter, auf die langen grauen Tage und die milde, feuchte Kälte, wenn man es sich ohne schlechtes Gewissen zu Hause gemütlich machen konnte. Sie sah auf ihre Uhr. No-Good wollte heute Abend das Haus besichtigen, und es gab noch jede Menge zu tun. Benny hatte versprochen, ihr zu helfen, wenn er von der Schule heimkam. Aber sie musste jetzt dranbleiben.

Auf der Stromleitung saß eine Krähe und krächzte. Annabelle blickte auf. Der Vogel beobachtete sie mit seinen glänzenden schwarzen Augen.

»Schon gut, schon gut«, sagte sie. »Nicht so ungeduldig!«

Sie humpelte zum Futterhaus auf der hinteren Veranda. Die Krähe folgte ihr und rief ihre Freunde. Eine nach der anderen kamen sie herbei, flogen von Dach zu Dach, von Ast zu Ast – flatternde seidig-schwarze Flügel – und ließen sich auf dem Zaun des kleinen Gartens nieder. Von dort aus beobachteten sie, wie Annabelle die ausgetretenen Verandastufen hinaufging und im Haus verschwand. Sie legten die Köpfe schief und warteten. Als sie mit einem Mondkuchen in der Hand wieder auftauchte, flog einer der größeren und wagemutigeren Jungvögel auf die Verandabrüstung und trippelte auf das Futterhaus zu.

»Na, du bist ja ganz schön dreist«, sagte Annabelle zu ihr. »Glaubst du, du kommst damit durch? Hat dir deine Mom keine Manieren beigebracht?«

Die junge Krähe hüpfte auf und ab und plusterte sich auf. »Krah«, machte sie, und Annabelle lachte. Sie hatte diese Krähe schon einmal mit einem ganzen Mondkuchen im Schnabel wegfliegen sehen. Deshalb zerbrach sie das Gebäck und hielt ihr ein Stück hin.

»Schau mal, hier. Willst du?« Sie wartete. Die junge Krähe neigte den Kopf, beäugte erst das Gebäck, dann sie, dann wieder das Gebäck. Annabelle versuchte, sie daran zu gewöhnen, ihr das Futter aus der Hand zu picken, obwohl man das eigentlich nicht tun sollte. Da sie für die Parkverwaltung Nachrichten auswertete, wusste sie, dass es nicht gut ist, wenn sich Wildtiere an den Menschen gewöhnen, aber diese Krähe war so süß, und klug war sie auch.

»Na, komm schon«, sagte sie. »Ich tu dir nichts.« Die Krähe kam ein wenig näher und reckte den Hals, flatterte mit den Flügeln, um auf dem Geländer das Gleichgewicht zu halten. Dann streckte sie ihren langen, scharfen Schnabel vor, immer weiter, bis er nur noch wenige Zentimeter von ihren Fingern entfernt war. Doch im letzten Moment machte sie einen Rückzieher und hüpfte davon.

»Doch nicht so mutig, was?«, sagte Annabelle, warf das Stück Mondkuchen auf die Veranda und verteilte den Rest. »Das musst du dir aber mit deinen Geschwistern teilen.« Kaum hatte sie sich ein Stück entfernt, war die junge Krähe wieder da, schnappte sich den größten Brocken und flog davon, dann folgten die anderen zu zweit oder zu dritt. In den ersten Monaten nach Kenjis Tod vergaß sie manchmal, sie zu füttern. Dann beschwerten sich die Krähen vor ihrem Fenster. Manchen Leuten wäre der Lärm sicher lästig gewesen, aber ihr nicht. Krächzend und flügelschlagend begrüßten die Krähen sie. Sie beobachteten sie. Sie kannten ihre Gewohnheiten. Man könnte sogar sagen, dass sie sie auf ihre krähenhafte Art liebten, zumindest kam es Annabelle so vor. Und sie war ihnen dankbar dafür.

Als die letzte Krähe davongeflogen war, schaute sich Annabelle im Garten um. Sie hatte Fortschritte gemacht, trotzdem lag immer noch zu viel Müll herum. Aber sie konnte unmöglich noch mehr Sachen auf den Bürgersteig stellen, ohne eine Geldstrafe zu riskieren. Sie hätte schon vor Wochen mit dem Ausmisten anfangen sollen. Na ja, es war nun mal nicht zu ändern. Sie würde auf den Müllcontainer am Secondhandladen ausweichen müssen und hoffen, dass es niemand mitkriegte. Sie zerrte ein paar große Säcke durchs Gartentor, und als sie sah, dass niemand in der Gasse war, schleppte sie sie zum Müllcontainer, stemmte sie hoch und warf sie über den Rand. Auf dem Bürgersteig hatte jemand einen Autokindersitz und einen Babykorb abgestellt. Sie blieb stehen, um sich die Sachen genauer anzusehen. Irgendwo musste doch noch Bennys Kinderwagen sein, dachte sie, aber sie konnte sich nicht erinnern, wo. Vielleicht in der Abstellkammer im Flur? Jetzt war die ideale Gelegenheit, ihn loszuwerden. Sie konnte sich keine Sentimentalitäten leisten, sagte sie sich, und ging zurück ins Haus. Sie musste endlich nach vorn schauen.

51

Sie ließen den schlafenden Flaschenmann mit seiner Aktentasche, einer Packung Nüsse und einer Flasche Wasser zurück. Sie hefteten ihm einen Zettel an die Brust, wo er ihn beim Aufwachen gleich sehen würde. *Wir sind auf dem Gipfel*, stand darauf. *Schick eine SMS, wenn du uns brauchst. Und rühr die Bremse nicht an!*

Sie stiegen über die umgestürzten Bäume hinweg, und während sie den Geröllhang hinaufkletterten, lichtete sich der Wald und der blaue Himmel weitete sich. Er wölbte sich über ihnen, dehnte sich nach allen Seiten aus – wie eine große Schale. Und als sie schließlich den felsigen Gipfel erreichten, war der Himmel so hoch und weit, dass er sich teilweise sogar unter ihnen befand. Benny war noch nie über dem Himmel gewesen, und die Aussicht machte ihn ganz schwindelig. Er blickte über die

Bergkämme, die sich wellenartig zum Meer hin erstreckten. Er konnte kahle, abgeholzte Flächen erkennen und verkohlte, brandgerodete Areale, aber größtenteils waren die Berge noch mit einem grünen Teppich aus Bäumen bedeckt, dessen satte Farbe, durch Rauch und Dunst gedämpft, zum Horizont hin immer mehr verblasste. Hinter der letzten Baumreihe war das Meer zu sehen. Die Containerschiffe, die Elektronikschrott nach China brachten, waren nur kleine Punkte auf dem mattgrauen Wasser. Eine steife Brise wehte vom Meer heran und trug einen schwachen Geruch von Salz, Rauch und verkohltem Holz mit sich.

Er fühlte sich wie auf dem Dach der Welt. Sie standen da, Seite an Seite, und ließen sich den Wind ins Gesicht blasen. Das Aleph stellte sich auf die Zehenspitzen und beugte sich nach vorn. Es sah aus, als würde sie gleich fallen, aber der Wind gab ihr Halt. Ihre weißen Haare wurden hin und her gewirbelt, zappelten auf ihrem Kopf herum, als wären sie lebendig. Sie schloss die Augen. Wenn sie einatmete, blähten sich ihre Nasenflügel, und wenn sie ausatmete, trug ihr Seufzen die Worte fort.

»Schön, nicht?«

»Ja«, sagte er. Und obwohl er wusste, dass er die Aussicht bewundern sollte, konnte er den Blick nicht von ihr abwenden. Sie war so wunderschön, wie sie da am Abgrund stand.

Sie lächelte, als spürte sie, dass er nicht die Landschaft betrachtete. »Mach auch die Augen zu«, sagte sie. »Und dann hör genau hin.« Und das tat er.

Es war ein seltsames Gefühl. Seit die Stimmen aufgetaucht waren, hatte er es sich abgewöhnt, genau hinzuhören. Er konnte die Stimmen zwar nicht völlig ausblenden, denn sie waren nun mal da, aber er hatte begriffen, dass er ihnen nicht zuhören musste, und meist gelang ihm das auch. Aber das hier war etwas anderes. Er hörte den Wind und sonst nichts – *sonst nichts* –, ein Brausen, das an- und abschwoll, leiser und lauter, schwächer und stärker wurde. Es war real. Es war das Realste, was er je gehört hatte. Als er die Augen wieder öffnete, sah er, dass das Alpeh ihn beobachtete.

»Hast du's gehört?«

»Den Wind?«

»Den Atem der Welt.«

Sie führte ihn zu einem Wäldchen aus verkrüppelten Tannen. Dort setzten sie sich in den Schatten und blickten aufs Meer. Sie sagten nichts, aber das war in Ordnung. Ihm war heiß von der ganzen Kletterei, und es tat gut, im Schatten zu sitzen. Er schloss die Augen und lauschte wieder. Und jetzt hörte er ein leises Geräusch, das vom Moos hinter ihm kam.

»Oh«, sagte er. Er öffnete die Augen und drehte sich um.

Sie folgte seinem Blick. »Was?«

Er zögerte. Er wollte nicht wie ein Idiot klingen. »Mein Schatten.«

»Du hast keinen Schatten. Wir sitzen doch im Schatten.«

Er nickte. »Ich weiß. Deshalb war er ja kaum zu hören.«

Er schaute zu ihr hinüber, um einzuschätzen, ob sie ihn für verrückt hielt, aber sie betrachtete das Moospolster hinter ihm. »Was hat er gesagt?«

»Nichts. Nur, dass er müde ist. Vom Bergaufgehen in der Sonne. Er mag den Schatten, weil er sich dort ausruhen kann. Schräg, was?«

»Nein«, sagte sie ernst. »Dein Schatten hat recht. Das ist der ideale Platz zum Ausruhen.«

Sie öffnete ihren Rucksack und holte eine Wasserflasche und das in Alufolie eingewickelte tote Frettchen heraus. Sie legte es auf den Boden, schraubte die Wasserflasche auf und trank.

Er beobachtete, wie sich ihr Kehlkopf beim Schlucken auf und ab bewegte. Sie wischte sich den Mund mit dem Handrücken ab und reichte ihm die Flasche. Er nahm einen Schluck und genoss die Vorstellung, dass seine Lippen dieselbe Stelle berührten, die ihre Lippen gerade berührt hatten. Er fuhr mit der Zunge am Flaschenrand entlang, hoffte, etwas von ihr zu schmecken. Er wollte noch mehr trinken, hielt sich aber zurück und schraubte den Deckel wieder zu.

Sie kniete sich neben ihn und fegte ein paar Zweige von dem Mooskissen. Dann wickelte sie das tote Frettchen aus.

»Meinst du, dein Schatten hat was dagegen, siem etwas Platz zu machen?«

Er schüttelte den Kopf. Er war sich ziemlich sicher, dass sein Schatten nicht mehr da war, aber ganz sicher war er sich nicht. Sie wischte etwas Erde von dem Moos und bettete das Frettchen darauf.

»So«, sagte sie und setzte sich auf ihre Fersen. »So ist's gut.«

Dann stand sie auf und reckte sich. Dabei erhaschte er einen Blick auf einen Streifen blasser Haut und das Tattoo auf ihrer Hüfte. Dann setzte sie sich wieder neben ihn, das Frettchen zwischen ihnen. Er blickte auf das tote Tier hinunter. Selbst jetzt, wo es tot war, konnte er es nicht leiden.

»Willst du sien einfach so liegen lassen?«

Sie sah wieder aufs Meer hinaus. Erst dachte er, sie hätte ihn nicht gehört, aber dann sagte sie: »Das ist eine Himmelsbestattung. So macht man es in Tibet, wenn jemand stirbt. Aber bei einem Tier ist es doch noch viel sinnvoller. Ich meine, warum soll man es verbuddeln? Wir sind hier oben, auf dem Dach der Welt. Ist doch besser für sien, wenn sier hier in der freien Natur liegt. Bis sier nicht mehr da ist.«

»Aber sier ist doch ein Frettchen?«

»Na und?«

»Leben die nicht unter der Erde?«

Sie runzelte die Stirn. »Hm, da ist was dran. Aber TAZ hat gern über der Erde gelebt. Sier war ziemlich gesellig. Außerdem können wir sien ja mit Moos zudecken.« Sie hob ein paar Bartflechten-Stränge auf und deckte das Frettchen damit zu. »Ich wünschte, der F-Mann wäre hier. Er hat für TAZ ein Gedicht geschrieben. Er wollte es vorlesen.« Sie strich die Flechten glatt. »Glaubst du, er wird enttäuscht sein?«

Er konnte ihr Gesicht nicht sehen, aber er hörte den Schmerz in ihrer Stimme, und das überraschte ihn. Er war es gewohnt, den Schmerz in den Stimmen von Dingen zu hören, und meist wusste er sofort, was sie fühlten. Aber bei Menschen war das nicht so einfach. Und bei ihrer Frage war's genauso. Woher sollte er wissen, was der F-Mann fühlte? Sie kannte ihn doch so viel besser als er.

»Nein«, sagte er, obwohl er keine Ahnung hatte, ob das stimmte.

Sie blickte wieder aufs Meer. »Er hat mir die Geschichte gezeigt, die du geschrieben hast. Die mit dem Tischbein.«

»Ach, die«, sagte Benny. Er hatte sie ganz vergessen. »Die war ziemlich bescheuert.«

»Ich fand sie traurig.«

»Tut mir leid«, sagte er, weil er nicht wollte, dass seine Geschichte sie traurig machte.

»Nein, ich meine, auf schöne Art traurig.«

»Ach so«, sagte er und war erleichtert. Aber dann wurde ihm klar, dass er nicht verstand, was sie meinte. »Moment mal, gibt's denn eine schöne Art, traurig zu sein?«

»Klar. Kunst kann dich traurig machen. Oder Musik. Oder ein Buch.«

»Ein Buch?«

»Klar. Hat dich noch nie ein Buch zum Weinen gebracht?«

Er dachte an das Buch über mittelalterliche Schilde und Ritterrüstungen und byzantinische Gartenkunst. »Nein.«

»Okay, wow. Dann solltest du vielleicht mal andere Bücher lesen.«

Er schwieg. Er las Bücher doch nur, um *nicht* traurig zu sein. Er dachte an das Buch, das seine Mutter gerade las. *Tidy Magic.* Er hatte es aufgeschlagen auf ihrem Bett liegen sehen. Das kleine Buch sah traurig aus, oder vielleicht war es auch nur frustriert. »Meine Mom liest Bücher«, sagte er. »Aber sie scheint immer traurig zu sein, und nicht auf die schöne Art.«

»Das muss schlimm sein.«

Er zuckte mit den Schultern. »Sie kommt schon klar.«

»Nein, ich meine, für dich.«

Er hatte nie darüber nachgedacht, ob Annabelles Traurigkeit schlimm für ihn war. »Aber sie versucht, glücklich zu sein. Und ich hab mich inzwischen dran gewöhnt.«

»Der F-Mann ist genauso«, sagte sie. »Er versucht, glücklich zu sein. Und deshalb trinkt er.«

Er dachte eine Weile darüber nach. »Du weißt doch, dass der F-Mann Stimmen hört?«

»Ja.«

»Und dass ich auch Stimmen höre?«

»Ja.«

»Und glaubst du, dass ich …« Er zögerte. »Du weißt schon …«

»Was?« Ihre Stimme klang scharf.

»Nichts.«

»Spuck's aus«, sagte sie. »Was willst du wissen? Ob ich glaube, dass du, weil du Stimmen hörst, mal so endest wie der F-Mann? Als irgendsoein alter Obdachloser im Rollstuhl, mit einem fehlenden Bein und fauligen Zähnen, der dringend eine Dusche braucht und zu viel trinkt, der leere Dosen und Flaschen sammelt und um ein bisschen Kleingeld bettelt?«

Ihr Stimme war jetzt scharf wie eine Klinge.

Gefahr!

»Das wolltest du doch fragen, oder?« Ihre Augen waren zu Schlitzen verengt.

Er nickte betroffen.

Sie musterte ihn. Er hielt den Atem an. Sein Leben lag in ihrer Hand. Er wartete auf ihr Urteil.

»Nein, Benny«, sagte sie schließlich. »Ganz bestimmt nicht.«

Ein Gefühl der Erleichterung durchströmte ihn. Aber sie war noch nicht fertig.

»Und ich sag dir auch, warum. Weil der F-Mann das alles auch nicht ist. Du denkst, er wär ein verrückter alter Penner, aber das stimmt nicht. Er ist ein Dichter. Und ein Philosoph. Und ein Lehrer. Nicht er ist es, der verrückt ist, Benny Oh. Es ist die beschissene Welt, in der wir leben. Es ist der Kapitalismus, der verrückt ist. Es ist der Neoliberalismus, der Materialismus und unsere scheiß Konsumkultur, die verrückt ist. Es ist die verdammte Leistungsgesellschaft, die dir eintrichtert, dass es falsch ist, traurig zu sein, und dass es deine Schuld ist, wenn du am Arsch bist. Aber, hey, sagen sie dir, der Kapitalismus kann dich retten! Nimm einfach diese Wunderpillen oder geh shoppen und kauf dir irgendeinen neuen Scheiß! Die Ärzte und die Seelenklempner, die Konzernmedizin und die Pharmariesen, die verdienen Milliarden damit, dass sie uns einreden, wir wären verrückt, und uns dann ihre sogenannten Heilmittel andrehen. *Das* ist verrückt, verflucht noch mal …«

Sie atmete schwer. Die Sonne war hinter einer dicken Wolkenbank am Horizont verschwunden, und der Himmel verdunkelte sich.

»Sorry«, sagte sie.

Er verstand sie nicht, aber er spürte, dass sie recht hatte. Oder besser gesagt, er spürte, dass etwas, woran sie so fest glaubte, einfach stimmen musste. Er wollte so gern an dasselbe glauben wie sie. Sie blickte über die Berge in Richtung Meer.

»Der F-Mann ist ein echter Revolutionär, Benny. Und außerdem ist er der netteste Mensch, den ich kenne. Er hat mich auf der Straße aufgelesen, als ich vierzehn war, und hat sich um mich gekümmert. Jedes Mal, wenn ich von irgendeiner Pflegefamilie weggelaufen bin oder wenn ich wieder Drogen genommen hab, war er für mich da und hat mich aufgefangen. Er hat mir alles Mögliche beigebracht, über Kunst und Bücher. Und er hat mich vor dem ganzen Abschaum beschützt – oder hat's wenigstens versucht.«

Sie drehte sich zu ihm um. Sie griff über das tote Frettchen hinweg, nahm Bennys Hand und klemmte sie sich zwischen die Knie. »Dann hörst du eben Stimmen, na und? Das geht vielen so. Deshalb bist du noch lange nicht wie er. Und, wer weiß, vielleicht wird aus dir ja mal ein Dichter, ein Philosoph oder ein Revolutionär.« Sie drückte seine Hand und ließ sie dann los. »Du bist, wer du bist, Benny Oh. Lass dir von niemandem einreden, dass das ein Problem ist.«

Seine Hand schwebte über ihrem Knie, wollte nicht recht zu ihm zurückkehren. Es war ihm peinlich.

»Es wird bald dunkel«, sagte sie. »Gehn wir lieber zurück.« Sie kniete sich neben ihr totes Frettchen, beugte sich hinunter, bis ihre Lippen das kleine Ohr berührten. »Mach's gut, mein Schatz«, flüsterte sie. »Ich hab dich lieb. Du wirst immer in meinem Herzen sein.«

Benny beobachtete sie, und wünschte sich wieder einmal, er wäre das tote Frettchen.

Sie richtete sich auf, streckte sich und zog ihr Handy aus der Tasche. »Ich schreib dem F-Mann, dass wir kommen. Hast du deiner Mutter eigentlich 'ne SMS geschickt?«

52

Ich bin mit meinen Freunden zusammen. Mach dir keine Sorgen! ☺

Ihr Handy pingte, und die SMS erschien auf dem Display. Etwa eine Minute später pingte es noch einmal – ein weiterer, schwacher Versuch, sie herbeizurufen, doch ohne Erfolg. Es waren auch Mitteilungen über verpasste Anrufe von der Schule eingegangen, aber das Telefon lag stumm und hilflos unter einem Stapel Werbepost auf dem Küchentisch.

In diesem Moment bugsierte Annabelle gerade Bennys alten Kinderwagen durch die Hintertür auf die Veranda. Er war mit einem schweren Karton beladen, der alte Bücher, Stiefel und kaputte Küchengeräte enthielt. Oben drauf lagen ein großer, mit Fliegendreck besprenkelter Plastikventilator und ein schimmliger Sack mit gebrauchten Golfschlägern, die Kenji gekauft und nie benutzt hatte. Beides hatte sie in der Abstellkammer gefunden, zusammen mit dem Kinderwagen, der sich als ideales Transportmittel erwies. Sie war sehr zufrieden mit sich. Die Bücher wollte sie zum Secondhandladen bringen. Sicher würden sie auch den Kinderwagen, den Ventilator und die Golfschläger nehmen. Die Stiefel eher nicht, denn die waren schon ziemlich ausgetreten und voller Spinnweben, obwohl sie sich alle Mühe gegeben hatte, sie zu entfernen. Die kaputten Geräte könnte vielleicht noch jemand reparieren. Wenn der Secondhandladen sie wirklich nicht wollte, konnte sie sie ja auf dem Rückweg in den Müllcontainer werfen.

Sie stand auf der Veranda und überlegte, wie sie den vollgeladenen Kinderwagen die wackelige Treppe hinunterschaffen sollte. Anstatt zu schieben, wäre es einfacher, rückwärts die Stufen hinunterzugehen und den Wagen mitzuziehen. Sie ging eine Stufe nach unten und zog an der Fußstütze. Als die morsche Holzstufe unter ihr nachgab, geriet der schwere Karton ins Wanken. Das würde schwieriger werden, als sie gedacht hatte. Sie überlegte kurz, ob sie den Wagen nicht besser abladen und die Sachen einzeln hinuntertragen sollte, aber es war schon spät und der Secondhandladen würde bald schließen. Außerdem musste sie Benny von der Schule abholen. Sie machte noch einen Schritt und zog den Kinderwagen zu sich heran.

Jetzt drehten sich die Vorderräder in der Luft. Sie griff mit einer Hand nach der Achse, um den Wagen zu stabilisieren, und mit der anderen versuchte sie, die Last abzufangen. Aber plötzlich rollten die Hinterräder über die oberste Stufe, und die ganze wacklige Konstruktion schwankte und kippte vornüber. Mit einem Schrei stürzte sie die Treppe hinunter. Als der Kinderwagen auf sie fiel, schlug sie mit dem Kopf auf den Betonboden auf.

Sie lag auf dem Rücken und verlor immer wieder das Bewusstsein. Dumpf nahm sie wahr, wie der Schmerz durch ihren Körper wanderte: vom Hinterkopf die Wirbelsäule entlang bis zur Hüfte hinunter, sprang dann auf ihr Handgelenk über und kroch den Arm hinauf. Jetzt spürte sie etwas Scharfes, Spitzes und etwas Schweres, das auf ihr lag. Als sie blinzelnd die Augen öffnete, sah sie die Sohle eines Stiefels vor sich, dahinter den dämmrigen Abendhimmel. Sie versuchte, den Ventilator, der auf ihrer Brust lag, wegzuschieben, aber der Schmerz war zu groß, also ließ sie es bleiben. Es war schon spät. Benny würde bald von der Schule heimkommen. Gott sei Dank. Er würde ihr helfen. Aber da war noch etwas anderes. Sie fröstelte, ihr war plötzlich kalt. War es schon Winter? Benny war in der Schule. Er würde bald nach Hause kommen – aber nein, er durfte doch nicht mehr allein mit dem Bus fahren! Sie musste ihn abholen. Bestimmt wartete er schon auf sie! Sie bewegte den Arm, ignorierte den Schmerz, drückte gegen das schwere Ding auf ihrer Brust, bis es endlich wegrutschte. Neben ihr fiel etwas krachend zu Boden. Ein Tischbackofen. Wo war ihr Handy? Als der Schmerz schlimmer wurde, entfuhr ihr ein lautes Stöhnen. Und dann nahm sie aus dem Augenwinkel eine Bewegung wahr. Etwas Schwarzes huschte vorbei, ein Schatten, dann noch einer. Sie schloss die Augen, und um sie herum wurde es dunkel.

Wie lange hatte sie dort gelegen? Ein paar Minuten? Ein paar Stunden? Es war Ende Oktober, die Tage wurden kürzer, es wurde kälter. Und ausgerechnet jetzt setzten die Herbstregen ein. Schlechtes Timing. Sie lag immer noch da, als die ersten Tropfen fielen.

Und im Haus, unter einem Stapel Werbepost, pingte und blinkte ihr Handy.

Bin morgen früh zurück! Sei nicht sauer, ok? ☺

Eine Krähe saß auf dem Dach. Sie legte den Kopf schief und fixierte Annabelle mit wachsamem Blick. Dann kam eine zweite Krähe, dann eine dritte, und schließlich folgte der ganze Schwarm. Eine nach der anderen flogen sie hinunter und landeten neben ihr auf dem Boden. Erst vorsichtig, dann mutiger, näherten sie sich ihr, ließen sich auf ihr nieder und breiteten die Flügel über ihr aus, um sie warm und trocken zu halten.

BENNY

Ich hab es nicht gewusst. Ich hab nicht gewusst, dass sie hingefallen war. Ich wollte ihr nur sagen, dass es mir gut geht, damit sie sich keine Sorgen macht. Sie hat mir nicht zurückgesimst, deshalb hab ich gedacht, sie wär sauer, aber damit konnte ich leben. Wenn sie so richtig sauer gewesen wäre, hätte sie direkt zurückgeschrieben. Zumindest hab ich das geglaubt. Ich hatte ja keine Ahnung, dass sie gestürzt war. Ich wusste nichts von den Krähen.

DAS BUCH

53

Sie kletterten wieder zu der Stelle hinunter, wo der Flaschenmann auf sie wartete. Er las in einem Buch und kritzelte Gedichte an den Rand. Und irgendwie war die Wasserflasche, die sie ihm dagelassen hatten, jetzt mit Wodka gefüllt. Das Aleph sagte nichts dazu, presste nur die Lippen zusammen und fing an, das Campingzeug auszupacken, schleppte es dann auf eine freie, bemooste Fläche in der Nähe der Bäume, in sicherer Entfernung des Felsvorsprungs. Die Schlafsäcke waren alt und rochen nach muffigem Keller und ungewaschenen Haaren, aber Benny störte das nicht. Er war nur froh, dass sie auch einen für ihn mitgebracht hatte und dass sie noch mehr zu essen dabeihatte: Wraps und Chips und einen Plastikbehälter mit Salsa. Sie erzählte, dass sie die Wraps Mackson zu verdanken hätten, der eine ganze Packung Tortillas mit Gefrierbrand aus dem Müllcontainer eines mexikanischen Restaurants gefischt hatte. Mackson sei ein toller Mülltaucher, sagte sie. Die Chips und die Salsa stammten auch von dort. Benny wusste nicht, was ein Mülltaucher war, wollte aber unbedingt auch einer sein.

»Kommt Mackson auch?« Vielleicht war der Extra-Schlafsack ja für ihn, oder vielleicht teilten sich das Aleph und Mackson einen, was noch schlimmer wäre.

»Wohin denn?«

»Na, hierher.«

Sie entrollten gerade die Plane. Sie hielt inne und schüttelte sich die Haare aus dem Gesicht. »Nein, er ist wieder auf der Uni.«

Das ergab keinen Sinn. Mackson war gerade mal sechzehn. Auf der Station gehörte er zwar zum blauen Team, dem für die älteren Kids, aber trotzdem war er noch nicht alt genug für die Uni.

»Er ist mit fünfzehn von der Highschool abgegangen und hat dann gleich mit der Uni angefangen«, erklärte das Aleph. »Er ist super schlau, ein Genie oder so was, aber der Druck war einfach zu groß.«

Es stank ihm gewaltig, dass Mackson ein Genie war, aber er sagte nichts dazu.

»Nach einem halben Jahr ist er durchgedreht, und seine Eltern haben ihn nach Hause geholt.«

Das war merkwürdig. Er hatte Mackson nie als jemanden gesehen, der Eltern hatte. Als er ihr das sagte, lachte sie, aber nicht unfreundlich.

»Jeder hat Eltern, Benny.«

Zwei Dinge gingen ihm durch den Kopf. Erstens konnte er sich auch das Aleph nicht mit Eltern vorstellen. Sie hatte erzählt, dass sie von zu Hause weggelaufen war, aber er konnte sich nicht vorstellen, dass sie vorher zusammen mit Mutter, Vater und vielleicht einem Hund gelebt hatte – das passte irgendwie nicht zu ihr. Es kam ihm wahrscheinlicher vor, dass sie ein außerirdisches Wesen war, das aus einem wunderschönen außerirdischen Ei geschlüpft war, und das meinte er durchaus positiv. Sie wirkte einfach so, als wäre sie aus einem Traum aufgetaucht.

Und zweitens konnte er sich auch sich selbst nicht mit Eltern vorstellen. Nicht mit zwei Elternteilen. Nicht mehr.

»Wo sind denn deine Eltern?«, fragte er.

Sie schnüffelte am Flanellfutter ihres Schlafsacks und rümpfte die Nase. »Ich hab keine.«

»Aber du hast doch gesagt ...«

»Jeder außer mir.«

Also lag er gar nicht so falsch mit dem wunderschönen außerirdischen Ei. Es war klar, dass sie nicht darüber reden wollte; außerdem gab es etwas Wichtigeres, was er wissen wollte.

»Du und Mackson, seid ihr ...« Er brach mitten im Satz ab.

Bitte nicht. Das willst du sie doch nicht fragen, oder?

»Sind wir was?«

»Nichts.«

Frag sie, Arschgesicht. Oder lass es. Weil es dich echt einen Scheiß angeht.

Sie kniete auf dem Moos und breitete gerade die Decken aus. Sie sah ihn mit zusammengekniffenen Augen an. Ein letzter Sonnenstrahl fiel auf ihre Wange, die golden schimmerte. Er fasste sich ein Herz.

»Ich meine, ihr zwei, seid ihr, ähm ... zusammen?«

»Du meinst, ob wir ein Paar sind?« Sie runzelte die Stirn, aber er spürte, dass der Gedanke sie amüsierte. »Nein. Mackson ist ein super Typ, aber wir sind nur Freunde. Und wir sind beide noch nicht wieder ganz fit und haben es nicht so mit Romantik.«

»Okay«, sagte er. Er begriff zwar nicht, wovon sie redete, aber er empfand ein irres Glücksgefühl.

Du bist echt jämmerlich.

»Wir haben uns auf der Station kennengelernt, und als wir rauskamen, hat Mackson eine Gruppe gegründet. Das SPK.«

»Klar«, sagte er.

Lügner. Blödmann.

»Ist das nicht was mit Tierschutz?«

Sie lachte. »Nein, es ist eine Selbsthilfegruppe.«

Zicke, murmelte die Stimme, aber das Aleph sah so wenig zickig aus, wie sie da auf dem Moos kauerte, den Kopf schief gelegt, und ihm etwas erklärte, dass die Stimme aufgab und verhallte.

»Für Jugendliche, die als verrückt gelten oder als psychisch krank diagnostiziert wurden. Die Gruppe gibt's noch, aber Mackson ist ja jetzt auf der Uni.«

»Was bedeutet SPK?«

»Sozialistisches Patientenkollektiv.«

Er verstand es immer noch nicht, aber diesmal würde er es zugeben. »Was ist denn ein Patientenkollektiv?«

»Das ist ein Konzept aus Deutschland. Der F-Mann hat uns davon erzählt. In den 70ern, als er in Heidelberg studierte, hat er einer Gruppe von Studenten und psychisch Kranken angehört. Super Idee eigentlich. Sie wussten, dass nicht *sie* verrückt waren. Sie waren geistig völlig gesund. Aber alle andern hat der Kapitalismus verrückt gemacht.«

Er schaute zum Gipfel hinauf. »Worüber du da oben geredet hast.«

»Genau.«

Sie brachten die Tortilla-Wraps und das übrige Essen zu der Felsplatte, wo der F-Mann in seinem Rollstuhl saß, mit seinem Heft auf dem Schoß, und den Sonnenuntergang betrachtete. Sie setzten sich zu ihm. Er wirkte bedrückt, aber nicht besonders betrunken. Das Aleph war trotzdem noch sauer auf ihn. Sie fragte ihn etwas barsch, ob alles in Ordnung wäre, und er nickte nur und deutete mit seinem Stift auf den Horizont.

»Wie schön«, sagt er. »Bald kommen die Herbstregen.« Es stimmte. Über der Stadt hatten sich bereits dunkle Wolken gebildet, aber über dem Meer war der Himmel noch tiefblau. Am Horizont war ein schmaler oranger Streifen zu sehen, der sich im Wasser spiegelte. Die Inseln im Vordergrund, die sich nur schemenhaft abzeichneten, sahen aus wie riesige Tiere, die sich zur Ruhe begaben. Sogar der Wind hatte nachgelassen. Der F-Mann sprach mit sanfter Stimme.

»Als ich noch ein junger Mann war und zwei Beine hatte, bin ich gern Ski gelaufen und in den Bergen gewandert. Jetzt kann ich nicht mal mehr allein die Stadt verlassen, und Bergsteigen ist unmöglich.« Er sah das Aleph an, die neben ihm auf dem Boden saß und ihre Knie umschlang. »Danke, meine Liebe.«

Sein Tonfall ließ Benny aufschauen. Er sah die Trauer im Gesicht des alten Mannes und wünschte sich, dass zwischen den beiden wieder alles okay wäre. Da das Aleph nicht reagierte, vermutete Benny, dass sie sich immer noch über den Wodka aufregte, aber dann sagte sie kleinlaut wie ein schuldbewusstes Kind: »Ich hab TAZ auf dem Gipfel gelassen.«

Der alte Mann schloss die Augen, und einen Moment lang schien sein großer Kopf zu schwer für seinen Hals zu sein, aber dann richtete er sich auf.

»Ich verstehe«, sagte er und nickte langsam. »Eine Himmelsbestattung.«

»Ich hätte auf dich warten sollen.«

»Ich wäre da nie hochgekommen.«

»Dann hätten wir sien eben hier unten beerdigt.«

»Nein, nein, das war genau richtig. Auf dem Dach der Welt.«

»Aber du hattest ein Gedicht ...«

Er legte seine große Hand zärtlich auf ihren Kopf, als wollte er sie mit ihrem Gewicht auf der Erde festhalten. »Frettchen machen sich nicht viel aus Gedichten. Du hast alles richtig gemacht, meine Liebe. Es hat nichts gefehlt.«

In dieser Nacht schliefen sie auf dem Berg wie Raupen in ihren Schlafsäcken, alle nebeneinander. Über ihnen seufzte der Nachthimmel, und unter ihnen atmete die Erde, und sobald Benny sich bewegte, konnte er das Moos knirschen hören. Er bemühte sich, still zu liegen, aber das Aleph lag direkt neben ihm, so nah, dass sie sich fast berührten, und er zitterte, vibrierte richtig, aber nicht wegen der Kälte, sondern wegen der Nähe zu ihr. Er war sich sicher, dass sie es mitkriegen und etwas sagen würde, aber das tat sie nicht. Sie und der F-Mann unterhielten sich, während Benny auf dem Rücken lag, die Arme an den Körper gepresst, und in die Leere hinaufstarrte, die größer und schwärzer war als alles, was er je gesehen hatte. Es gab da oben zwar Sterne, aber die waren Millionen von Lichtjahren entfernt, und der Mond war nur ein kleines blasses Loch in der Dunkelheit. Manchmal flogen Flugzeuge vorbei, deren Scheinwerfer nach Asien zeigten, und es gab auch Satelliten – Wettersatelliten, die die Erde in einer erdnahen Umlaufbahn umkreisten, Telekommunikationssatelliten, GPS und militärische Überwachungssatelliten, die den Globus in Mega-Konstellationen umrundeten, wie Planeten auf einer Mission. Benny fand sie cool, aber der Flaschenmann wetterte leise gegen diese moderne Technik. Das ist das Ende eines dunklen Himmels, sagte er gerade. Das Ende der Astronomie. Ptolemäus, Kopernikus, Galilei würden die Tränen kommen, wenn sie das sehen könnten. Und der ganze Weltraumschrott, der wie eine dicke Stechmückenwolke um die Erde kreist – alte Starttriebwerke, kaputte Raumschiffe, demolierte Satelliten und Waffen, und die Müllsäcke der Russen von der Mir-Raumstation. Und dann noch das ganze Zeug, dass die Menschen ständig auf der Erde verloren, wie Handschuhe oder Schraubenschlüssel oder Zahnbürsten. Das All sei ein einziger Schrottplatz, erklärte der

F-Mann. Als er noch ein Kind in Slowenien war, gab es keinen Müll im Weltall, sagte er. Das All war picobello.

Benny merkte, dass Panik in ihm aufstieg. Wenn er bisher den Nachthimmel betrachtet hatte, war ihm nie Weltraummüll in den Sinn gekommen, weil das All immer so riesig und leer gewirkt hatte. Aber als er jetzt so dalag und nach oben schaute, spürte er, dass der dunkle Komet drohend am Rand seines Bewusstseins lauerte. Am Anfang war er nur ein winziger Materieklumpen in seinem Kopf, der Energiewellen durch seinen Körper schickte, aber dann wurde er immer größer und bedrohlicher, bis ...

Nein! dachte er und griff nach seinen Bewältigungskarten, aber es gab keine Strategie für jemanden in seiner Situation, der auf einem Berg lag, neben einem Mädchen, das er liebte, während der dunkle Komet auf ihn heruntersauste.

Da hörte er ihre Stimme, die wie eine leichte Brise sein Ohr berührte: »Alles okay?«

Er konnte nicht sprechen, deshalb nickte er nur, auch wenn sie es nicht sehen konnte.

»Hast du dein Asthmaspray dabei?«

Ihm fiel ein, dass es in seiner Tasche steckte. Er fischte es heraus und inhalierte. Sofort fühlte er sich besser.

Die Stimme des F-Manns waberte durch die Dunkelheit. »Findest du das beängstigend, mein Junge?«

Er redete vom All, von seiner Leere und Stille.

»Nein«, sagte Benny.

Lügner!

»Vielleicht. Ein bisschen. Ich hab noch nie im Freien übernachtet.«

Die Hand des Aleph kroch über das Moos wie ein kleines Wühltier auf der Suche nach Wärme. Benny hörte sie kommen, spürte, wie sie seinen Arm berührte und sich dann weiter in seinen Schlafsack vortastete, an seinem Handgelenk vorbei in seine Hand. Er spürte, wie ihre Finger sich mit seinen verschränkten, während sie seine Hand über das Moos zu sich zog. Sie führte seine Knöchel an ihre Lippen, nahm dann seine Hand zwischen ihre und legte sie wie zum Gebet unter ihr Kinn. Sein Zittern ließ nach.

Es war ihm egal, dass sie mitgekriegt hatte, dass er beinah durchgedreht war. Das konnte sie ruhig wissen und der F-Mann auch. Sie sollten alles erfahren, aber er fand nicht die richtigen Worte. Und in der Stille, die folgte, schliefen sie einer nach dem anderen ein.

54

Das Erste, was No-Good sah, als er mit seinem Nissan um die Ecke bog, war die dunkel schimmernde Silhouette eines riesigen Bergs aus Müllsäcken, die sich auf dem nassen, rutschigen Bürgersteig vor dem Haus seiner Mutter türmten. Er parkte an der Bordsteinkante und beugte sich bei laufendem Motor übers Lenkrad. Im kalten, hellen Scheinwerferlicht sah er, wie der Regen auf das Plastik platschte. Er stellte den Motor ab, knallte beim Aussteigen die Tür zu und kickte gegen die Tüte, die den Bürgersteig blockierte. Dämliche Ziege. Dafür bekommen sie bestimmt eine Anzeige. Aber die kann sie dann selbst bezahlen. Er zündete sich eine Zigarette an, stieß den Rauch aus und stellte seinen Jackenkragen auf.

Ihre vordere Veranda sah schon besser aus. Damit hatte er nicht gerechnet. Er warf einen Blick auf die Haushälfte seiner Mutter. Sie machte ebenfalls einen schäbigen Eindruck, aber mit ein bisschen Farbe würde sie aussehen wie neu. Es würde nicht mehr lange dauern. Der Immobilienmakler war entschlossen, das Haus auf den Markt zu bringen. Aber erst musste die doofe Ziege raus, hatte er gesagt. Also, worauf wartete er noch? Er trat die Zigarette mit dem Absatz aus, lief die Verandatreppe hinauf und klopfte laut an die Tür. Als sich nichts rührte, spähte er durchs Fenster. Durch einen Spalt im Vorhang sah er die leuchtenden Bildschirme der Lady. Seine Ma hatte erzählt, dass ihr Job darin bestand, Zeitungen zu lesen, aber das war ja wohl totaler Quatsch. Seit wann wurde man fürs Zeitunglesen bezahlt? Bei dem ganzen Equipment war sie bestimmt gut im Geschäft. Wenn er sie rausschmiss, könnte er die Computer vielleicht behalten. Damit ließ sich bestimmt was anfangen. Fung würde schon was einfallen.

Er klopfte gegen die Scheibe, erst mit den Knöcheln, dann mit der Faust. Als sich immer noch nichts regte, beschloss er, es beim Hintereingang zu versuchen. Sie wusste, dass er kam, und er würde sie schon finden. Sie brauchte erst gar nicht zu versuchen, sich vor ihm zu verstecken. Sie hatte den ganzen Müll neben dem Haus nicht mal angerührt. Okay, dachte er, als er daran vorbeiging. Der kleinste Anlass, Schätzchen, und du bist geliefert. Dann bog er um die Ecke und blieb abrupt stehen.

Am Fuß der Verandatreppe lag unter einem umgekippten Kinderwagen die tote, dicke Nachbarslady. Sie war umgeben von lauter Gerümpel. Stiefel. Bücher. Ein Toaster. Ein Ventilator. Schrott. Er starrte reglos darauf. Seine Ma hatte er auch auf dem Boden gefunden, aber sie war zierlich und lebendig und hatte ihn trotz ihrer gebrochenen Hüfte angeschrien. Diese Ziege war riesig und fett, still und tot. Und da war noch etwas, etwas Glänzendes, Schwarzes, das ihren Körper bedeckte. Er ging näher und traute seinen Augen nicht. Auf ihr wimmelte es von Krähen! Sie saßen auf ihr und pickten an ihr! Nie mehr würde er diesen Anblick vergessen, selbst in seinen Träumen würde er ihn noch verfolgen.

So etwas hatte niemand verdient.

In der Nähe lagen ein paar Golfschläger. Er packte ein Eisen 9 und schlug wie wild auf die Krähen ein: »*Haut ab, ihr Wichser*!«

Mit hektisch schlagenden Flügeln und stiebenden schwarzen Federn erhob sich die Schar wie ein dunkler Umhang und flog in Richtung Gasse davon. Schimpfend sah No-Good ihnen nach, das Eisen 9 in der erhobenen Hand, als Annabelles Wimpern zu flattern begannen und sie blinzelnd die Augen öffnete.

»Oh«, sagte sie und sah ihn verdutzt an.

Er schaute auf sie hinunter und japste nach Luft. »Was zum Teufel ... Sie sind ja gar nicht tot, Lady!«

Sie hob den Kopf etwas an, zuckte vor Schmerz zusammen und sah an ihrem Körper hinunter. »Nein«, sagte sie kraftlos. Als sie zu ihm hochsah, entdeckte sie das Eisen 9 in seiner Hand. »Oh! Wollten Sie mich umbringen?«

Das erschien ihr so sonnenklar, so offensichtlich. Sie hatte keinerlei Erinnerung an den Sturz, und als sie nun das Bewusstsein wiedererlangte, ihren schmerzenden Körper wahrnahm und No-Good mit erhobenem Golfschläger über sich gebeugt sah, was sollte sie da sonst denken? Sie erinnerte sich dunkel daran, dass er sie nicht mochte – oder vielleicht mochte sie ihn nicht? Ja, genau, so war es. Sie mochte ihn nicht, weil sie Angst vor ihm hatte, weil er versucht hatte, sie umzubringen. Das klang logisch. Sie versuchte, sich aufzurichten, aber die Schmerzen waren zu stark. Sie war ihm hilflos ausgeliefert. Das war's. Selbst als er den Golfschläger fallen gelassen und den Notdienst angerufen hatte und den Kinderwagen von ihr wegzog, lag sie mit geschlossenen Augen da und wartete schicksalsergeben auf ihr Ende. Warum brachte er es nicht endlich hinter sich? Bitte, flehte sie, und dann, wie durch ein Wunder, als wären ihre nicht gebeteten Gebete erhört worden, näherten sich Sirenen, Bremsen quietschten und Türen knallten. Hände berührten sie, und Männer in Uniformen stellten Fragen. Was ist passiert? Sind Sie auf der Treppe gestürzt? Sie öffnete die Augen. Oh, nein, Officer, erklärte sie. Dieser Mann hat versucht, mich umzubringen.

Die Sanitäter untersuchten sie. Sie hörte das Knistern von Polizei-Walkie-Talkies und dass No-Good beteuerte, dass er sie nicht angegriffen hätte, ganz im Gegenteil, er hätte den Notruf gewählt und der Lady das Leben gerettet! Sie davor bewahrt, von verdreckten Krähen aufgefressen zu werden, die schon über ihren ganzen Körper gekrabbelt waren, um sich über ihr Fleisch herzumachen und ihre Knochen anzunagen! Annabelle wusste, dass das nicht stimmte. Kenjis Krähen würden sie nie auffressen. Außerdem hatte sie mit eigenen Augen gesehen, wie der Nichtsnutz über ihr stand und einen Golfschläger in der Hand hielt.

Aber ihre Verletzungen sprachen eine andere Sprache. Sie konnten unmöglich von einem Eisen 9 stammen, erklärten ihr die Sanitäter. Sie musste vielmehr ausgerutscht und die Treppe hinuntergefallen sein. Sie deuteten auf die Stiefel und die Bücher und die Golfschläger, die überall herumlagen. Annabelle, die inzwischen auf einer Trage lag, musste zugeben, dass sie recht hatten. Sie versuchte, das Ganze zu erklären. Die Sachen gehörten meinem Mann. Er ist tot. Ich habe die Abstellkammer ausgeräumt. Es war ein Unfall. Es tut mir leid. Ich habe mich geirrt. Zufrieden gingen die Polizisten wieder zu ihrem

Streifenwagen. Die Sanitäter hievten sie in den Krankenwagen. No-Good drückte sich davor herum.

»Es tut mir leid«, sagte sie. »Danke, dass Sie mich gefunden haben.«

No-Good zuckte mit den Schultern. »Schon gut.«

Da war noch etwas anderes gewesen, aber ihr Gedächtnis ließ sie im Stich. Sie musterte den Sohn ihrer Vermieterin, der an der Hauswand lehnte und mit der einen Hand sein Muttermal verdeckte, eine Geste, die sie schon seit seiner Jugend an ihm beobachtet hatte. Er war schon immer ein nervöses, zappeliges Kind gewesen, und jetzt war er ein nervöser, zappeliger Mann. Die Polizei war fort, aber er schien noch auf etwas zu warten. Auf was? Und dann fiel es ihr wieder ein. Er wollte sich ihr Haus ansehen. Sie war mit dem Aufräumen nicht fertig geworden, aber jetzt war es zu spät. Die Sanitäter wollten gerade die Tür schließen, als No-Good den Kopf hereinstreckte.

»Hey, Missoh, kann ich noch was für Sie tun?«

»Nein, danke«, sagte sie. Henry. Er hieß Henry. Vielleicht war er ja gar kein so schlechter Sohn. Dann fiel es ihr wieder ein.

»Warten Sie!«, rief sie. »Haben Sie Benny gesehen? Wissen Sie vielleicht, wo er ist?« Sie wollte sich aufrichten, aber sie war auf der Trage festgeschnallt.

»Bitte«, wandte sie sich an den Sanitäter und packte ihn am Arm. »Ich muss meinen Sohn von der Schule abholen. Er wartet auf mich. Es geht ihm nicht gut. Wo ist mein Handy? Henry, können Sie mal nachsehen? Ich glaub, ich hab's auf dem Küchentisch liegen gelassen. Bitte, wir können noch nicht fahren. Ich brauch mein Telefon. Ich muss meinen Sohn anrufen!«

Als sie No-Good zusah, wie er die Stufen hochging, sich an dem Gerümpel auf der Veranda vorbeiquetschte und die Tür aufstieß, tauchte vor ihrem inneren Auge ihre Küche auf, der

Zustand, in dem sie sie hinterlassen hatte. Sie hatte vorgehabt, alles zu putzen, bevor No-Good zur Besichtigung kam. Sie hatte ihn noch nie ins Haus gelassen, und jetzt würde er alles sehen. Sie ließ den Kopf zurück auf die Trage sinken.

»Oh, Gott«, flüsterte sie. »Was hab ich nur getan?«

55

Der Wind hatte sich gelegt, und vom Meer war dichter Nebel aufgestiegen, der den Mond und die Sterne verdeckte. Als Benny erwachte, war die Hand des Aleph verschwunden. Hatte er sie wirklich gehalten, oder hatte er das nur geträumt? Er hörte den Flaschenmann schnarchen und ihren ruhigen Atem. Beide schienen sie so nah, als würden sie zu dritt unter einer Decke liegen, nur dass Decken eigentlich warm waren und der Nebel feucht und kalt. Seine Nase war wie ein Eiszapfen. Er musste pinkeln, aber er wollte nicht in die Kälte hinaus. Als er es nicht mehr aushielt, schälte er sich aus seinem warmen Schlafsack und entfernte sich ein paar Schritte von ihrem Lager. Die Felsen waren spitz und das Moos knirschte unter seinen Strümpfen. Er wollte nicht, dass sie ihn pinkeln hörten, also ging er noch ein Stück weiter. Ohne das Licht des Monds war die Nacht so schwarz, dass er kaum die Bäume erkennen konnte und fast gegen sie gestoßen wäre. Er stolperte, trat in dorniges Gestrüpp und wich zurück. Es half nichts. Er musste dringend pinkeln. Der Strahl seines Urins spritzte laut ins Gebüsch. Als er fertig war, zog er den Reißverschluss hoch und drehte sich um. Er machte einen Schritt und blieb abrupt stehen. *Achtung, Gefahr!* Die Dunkelheit war undurchdringlich. Eine dichte, kalte, schwarze Leere und absolute Stille hüllten ihn ein. Er horchte auf das Schnarchen des F-Manns, aber der war zu weit weg.

Er machte noch einen Schritt, und der Fels unter seinen Füßen fühlte sich jetzt ganz glatt an. Der Felsvorsprung, auf dem sie gegessen hatten, musste hier ganz in der Nähe sein. Er hätte sein Handy mitnehmen sollen, um sich zu leuchten, aber der Akku war leer. *Blöd.* Mit ausgestreckten Armen tastete er sich vorwärts, versuchte, mit den Augen die Dunkelheit zu durchdringen, und lauschte so angestrengt wie noch nie in seinem Leben. Wo war die Abbruchkante? Er sah den Steilabhang vor sich und die winzigen Bäume unten in der Ebene. Er machte noch einen zögerlichen Schritt, und da rutschte sein Fuß auf einem bröckligen Stück Schiefer aus. Ein warmer Luftstrom stieg auf und streifte ihn wie ein Flüstern.

Stopp.

Er blieb stehen. Die Stimme klang ruhig und fest und schien aus dem sanften Aufwind zu kommen.

Geh zwei Schritte zurück.

Er gehorchte.

Gut. Jetzt geh langsam in die Hocke.

Er kauerte sich hin und berührte mit beiden Händen den warmen Fels, als könnte der ihn auf der Erde festhalten. Er hörte das Blut in seinen Ohren rauschen.

Rühr dich nicht. Bleib ganz ruhig. Warte …

Er wartete, lauschte angestrengt auf eine weitere Anweisung. Der Aufwind waberte um ihn herum, kitzelte ihn im Gesicht. Wie lange kauerte er schon da? Er hatte keine Ahnung. Er dämmerte ein, wachte kurz auf, dämmerte wieder ein.

Dann hörte er in einiger Entfernung eine Stimme. Sie kam aus dem dichten, stummen Nebelmeer.

»Benny?«

Ein dünner Lichtstrahl flackerte über den glitschigen Felsen neben ihm.

»Ich bin hier«, wimmerte er und drehte sich zum Licht.

Der Strahl kam näher. Er stand auf, aber seine Beine waren wacklig und wollten ihm nicht gehorchen. Seine Knie knickten ein, und er schwankte, aber sie war zur Stelle und hielt ihn am Handgelenk fest.

»Komm«, sagte sie mit dunkler, drängender Stimme. »Ich helf dir. Alles gut.«

Im Strahl der Taschenlampe sah ihr Atem aus wie weiße Wölkchen. Er stolperte und fiel in ihre Arme.

»So 'ne Scheiße«, sagte sie und drückte ihn ganz fest, ließ ihn aber gleich darauf wieder los und leuchtete ihm ins Gesicht. »Bist du verrückt geworden?«

Er blinzelte und hielt sich die Hand vor die Augen. »Wieso denn?«

Sie richtete die Taschenlampe auf die Stelle, wo er gekauert hatte. Der Strahl wanderte den schroffen Abhang entlang, bevor er sich in der Dunkelheit verlor. Ein Schritt weiter, und er wäre in den Abgrund gestürzt.

Sie richtete den Strahl wieder auf ihn: »Was hast du hier gemacht?«

»Ich musste pinkeln«, antwortete er. »Es war dunkel. Ich hab mich verlaufen.«

Sie leuchtete in sein Gesicht, um herauszufinden, ob er die Wahrheit sagte. »Ich bin aufgewacht, und du warst nicht da. Dann hab ich dich gesucht. Als ich dich sah, dachte ich, du würdest springen.«

»Oh, nein«, sagte er. »Das wollte ich nicht.«

Sie atmete tief ein und dann wieder aus. »Komm, lass uns zurückgehen. Es ist kalt.«

Er folgte ihr zu ihrem Lager zurück, wo der F-Mann noch immer schnarchte. Benny kroch in seinen Schlafsack und blieb still auf dem Rücken liegen. Er hörte das Aleph neben sich atmen, und es klang, als würde sie darauf warten, dass er noch etwas sagte.

»Ich wollte wirklich nicht springen«, flüsterte er.

Es folgte eine lange Pause. »Okay.«

»Ich hab den Abhang nicht gesehen. Ich wusste nicht, dass er da war. Beinah wär ich abgestürzt …« Er schauerte bei dem Gedanken an den warmen Luftstrom. Es raschelte, als sie sich auf die Seite drehte, und er spürte, wie sie ihn im Dunkeln ansah. »Aber dann hab ich was gehört.«

»Was denn?«

»Eine Stimme.« Er zögerte. »Aber keine der üblichen.«

»Was sind denn die üblichen?«

»Na, die, die mich immer so nerven. Manche sind eher persönlich, wie mein innerer Kritiker oder mein Roboter.«

»Du hast einen inneren Roboter?«

Er nickte.

»Wow. Ich hab nur innere Dämonen. Dämonen und Monster.«

Ihr Gesicht war jetzt so nah, dass er ihren warmen Atem auf der Wange spürte. Er drehte sich auf die Seite, und jetzt lagen sie sich gegenüber, Nase an Nase.

»Das ist Scheiße«, sagte er.

»Ja. Also was war das dann für eine Stimme am Abhang?«

»Die ist neu. Ich hab sie zum ersten Mal in der Buchbinderei gehört.«

»Ist sie ein Ding?«

»Nicht wirklich. Aber auch kein Mensch. Irgendwas dazwischen.«

»Und was hat sie gesagt?«

»Nicht viel. Damals nachts in der Buchbinderei ging's um Bücher. Ich glaub, sie wollte noch mehr sagen. Das hab ich gespürt.«

»Das macht Sinn, weil's in der Buchbinderei war. Hattest du Angst?«

»Nein«, log er, korrigierte sich dann aber sofort. »Okay, ein bisschen. Aber heute Nacht hat sie mich gerettet, glaub ich. Es war total dunkel, und ich hab nichts gesehen. Ich wäre einfach weitergegangen und in den Abgrund gestürzt, aber sie hat mir gesagt, ich soll keinen Schritt mehr gehen, sondern mich hinhocken und auf dich warten.«

»Sie wusste, dass ich kommen würde?«

»Ja. Sie weiß so was.«

»Was denn?«

»Was in meinem Leben so passiert.«

»Sie kann die Zukunft vorhersagen?«

»So ungefähr. Sie erzählt mir aber auch was über meine Vergangenheit. Und ich glaub, sie kann Dinge bewirken.«

»Was für Dinge?«

»Ich weiß nicht. Dinge in meinem Leben. Ich kann's nicht erklären, aber sie ist irgendwie mächtig …«

»Wie Gott oder so?«

»Vielleicht. Als hätte sie einen Plan für mich. So was sagen die Leute doch über Gott, oder?«

»Eigentlich war das mit Gott nur ein Scherz.«

»Ach so.«

»Glaubst du wirklich, dass sie was bewirken kann?«

Es hörte sich verrückt an. »Ich weiß nicht. Ist nur so ein Gefühl.«

»Macht dir das Angst?«

»Ein bisschen.«

»Wenn sie dir das Leben gerettet hat, ist sie vielleicht eine gute Stimme. Ein Freund. Vielleicht passt sie ja auf dich auf.«

»Vielleicht.«

»Freunde sind wichtig«, sagte sie. »Es ist gut, Freunde zu haben.« Ihre Hand kroch wieder über das Moos und legte sich auf seine Brust. »Schlaf jetzt, okay?«

Sein Herz schlug wie wild. Er legte seine Hand auf ihre und drückte sie.

Tu's, flüsterte eine Stimme. *Du willst es doch …*

Er stützte sich auf seinen Ellbogen. Sie drehte sich auf den Rücken.

Tu es! Jetzt!

Und so tat er es.

Es war kein besonders langer Kuss, auch kein besonders gelungener. Er verfehlte sein Ziel und küsste sie auf den Mundwinkel oder vielmehr auf die Wange. Und in diesem Moment hätte der Kuss noch etwas Sicheres und Unsexyhaftes bleiben können, wie ein Kuss, den man seiner Tante gibt. Aber stattdessen verlagerte er sein Gewicht, damit sich ihre Lippen trafen. Ihre fühlten sich weich an, saftig wie Himbeeren und salzig wie eine Tortilla. Ein süßlicher Geschmack, der ihm irgendwie vertraut vorkam wie aus einem Traum. Er hatte noch nie jemanden geküsst, außer natürlich seine Mutter und seinen Vater, und er wusste nicht, was er als Nächstes tun sollte, aber er begriff, dass da noch mehr kommen musste. Sie half nicht gerade mit, aber sie stieß ihn auch nicht zurück. Und so presste er seinen Mund auf ihren. Jetzt öffneten sich ihre Lippen …

»Benny …?«

Er schmeckte seinen Namen in ihrem Atem und atmete tief ein. Ja! Er war Benny! Vielleicht zum ersten Mal in seinem

Leben war er völlig er selbst. Er spürte ihre Hände auf seiner Brust, genau über seinem Herzen; sie berührten ihn, und er erwiderte ihre Berührung. Sein Körper war lebendig und ihrer ebenfalls. Sterne blinkten hinter seinen Lidern. Er stützte sich ab, bog den Rücken durch, um …

»Benny, nein …«

Nein?

Er zögerte. Irgendwas stimmte nicht. Was meinte sie mit *nein*, wenn alles, sogar die Sterne *ja, ja, ja* sagten? Warum begriff sie das nicht? Dass er sie küsste, weil er sie liebte, und Liebe war etwas Gutes, und außerdem hatte ihn die Stimme angespornt. Wörter waren so was von unzuverlässig! Ihr *Nein* täuschte sich bestimmt, es war verwirrt und wusste nicht, was es sagte. Es sollte bestimmt *Ja* heißen, und er würde es beweisen. Er drückte seine Lippen auf ihre, und sie entspannte sich und schien sogar seinen Kuss ein bisschen zu erwidern. Aber dann seufzte sie und drehte den Kopf weg.

»Nein, Benny. Wir können nicht –«

Er sank auf den Rücken. Diesmal gab es nichts misszuverstehen. Ihre Botschaft war eindeutig. Ihr *Nein* bedeutete *Nein*. Er war derjenige, der verwirrt war, der nichts verstand. Weil er nämlich *so doof* war. Weil er ein *Trottel* war. Weil er *zu jung* war. Er wusste, dass er sich entschuldigen sollte, aber seine Stimme wollte ihm nicht gehorchen. Am liebsten hätte er sich in Luft aufgelöst. Sie legte ihre Hand auf seine brennend heiße Wange.

»Es tut mir leid«, sagte sie, was eigentlich er hätte sagen sollen. Dann drehte sie sich auf die andere Seite und kehrte ihm den Rücken zu. Er hörte, wie sie lange und tief ausatmete.

BENNY

Das warst du, stimmt's? Du wusstest, dass ich sie küssen wollte, und hast mich auch noch darin bestärkt. Das Ganze ging so schnell, dass ich nichts begriffen hab, aber das tue ich jetzt. Das war deine Stimme. *Tu es*! hast du gesagt. Und ich hab's getan.

Wolltest du mir eins reinwürgen? Du wusstest, dass es eine idiotische Idee war. Du bist schließlich ein Buch! Du hast gewusst, wie das Ganze ausgehen würde, aber du hast mich trotzdem darin bestärkt – warum? Weil es interessanter, romantischer oder dramatischer oder so was war? Vielleicht warst du ja auch nur neugierig und wolltest uns zusehen? Verdammt! Du hast mich nur benutzt, mich noch angefeuert, damit du eine bessere Geschichte erzählen kannst.

Scheiß Bücher.

Du hättest mich einfach weitergehen und in den Tod stürzen lassen sollen.

DAS BUCH

Nein, Benny. Das stimmt so nicht. Wir haben dich nicht dazu gebracht, sie zu küssen. Es war nicht unsere Stimme, der du gehorcht hast. Es war die Stimme eines Impulses, der viel ursprünglicher und drängender ist als alles, was ein Buch je vermocht hätte.

Aber du liegst nicht vollkommen falsch. Wir haben dich zwar nicht gerade angespornt, aber wir hätten auch nicht interveniert, selbst wenn wir es gekonnt hätten. Bücher mögen Romantik, auch ein bisschen Drama, und das ist die Wahrheit. Du kannst uns gern Lüsternheit vorwerfen (und du wärst nicht der Erste), aber wir mussten dich ihre Lippen kosten lassen, damit wir sie auch kosten konnten. Wir brauchten diese Wörter, um deinen Kuss zu beschreiben. Ihr Menschen lasst euch von eurer Leidenschaft mitreißen, für uns Bücher ist es die Lust am Formulieren, die diese Wirkung hat. Es stimmt also nicht, dass wir dich dazu gebracht haben, sie zu küssen – Bücher sind nicht allmächtig, wir sind auch keine Zuhälter oder Voyeure –, aber wir haben uns dennoch schuldig gemacht, weil wir es gern wären. Und wenn du dich ausgenutzt fühlst, dann tut uns das leid. Selbst als es passierte, tat es uns schon leid.

Du glaubst uns nicht. Das sehen wir. Und jetzt versuchst du, uns auszublenden, genauso wie du die Erinnerungen an all die Dinge, die dir unangenehm sind, ausblendest.

Okay, du lässt uns keine andere Wahl. Wir sind keine deiner üblichen Stimmen, Benny. Wir sind *dein* Buch, und es ist unsere Aufgabe, dich auf den neusten Stand zu bringen.

56

Danach hast du kaum noch geschlafen. Du lagst da, dein Gesicht brannte trotz der kalten Nachtluft, und hast dem Rauschen deines Bluts in deinen Ohren gelauscht. Das Geräusch des Bluts kam aus deinem Innern, aber es gab auch Geräusche von außen. Das Atmen des Aleph und das Schnarchen des alten Mannes und irgendwo in den Bergen der Ruf eines Nachtvogels. Und dann gab es noch Geräusche, die du nie zuvor gehört hattest. Sie waren disharmonisch und schienen von weither zu kommen, wie von dem ganzen Müll, der verloren durchs Weltall irrte.

Irgendwo da draußen wartete der dunkle Komet.

Je mehr du darüber nachdachtest, was du getan hast, desto mehr Vorwürfe hast du dir gemacht. Dir war klar, dass du wirklich Mist gebaut hast. Natürlich wollte sie dich nicht küssen. Warum sollte sie? Warum würde überhaupt irgendjemand dich küssen wollen? Weil *sie eine Schlampe ist und du nur ein dummer Junge, ein Idiot, ein Volldepp, ein infantiler Loser, der es verdient zu sterben. Bring's hinter dich. Stürz dich von dem scheiß Felsen, damit es ihr leidtut. Worauf wartest du noch?*

Du hast es nicht getan. Du hast dich stattdessen an deine Bewältigungskarten erinnert. Du hast dagelegen, geatmet und gezählt und wieder geatmet und gezählt, bis du irgendwann in der Morgendämmerung eingeschlafen bist.

Als du wach wurdest, war die Sonne bereits aufgegangen und die beiden anderen waren schon auf. Das Aleph kochte Kaffee auf einem kleinen Herd, den sie aus ein paar alten Blechbüchsen gebastelt hatte. Sie fragte dich, ob du welchen wolltest. Sie wirkte fröhlich. Als wäre nichts geschehen. Du hast den Kopf geschüttelt. Und gleich darauf hast du es bereut. Eigentlich tranken nur Babys keinen Kaffee. Der improvisierte Herd war total cool. Normalerweise hättest du sie gebeten, dir zu zeigen, wie er funktionierte, aber stattdessen bist du pinkeln gegangen. Als du zurückkamst, saßen die beiden anderen am Rand des Abhangs, wo du in der vergangenen Nacht beinah abgestürzt wärst, tranken Kaffee und unterhielten sich, während sie aufs Meer schauten. Als sie dich sah, hielt sie dir eine Tasse hin. Es war heiße Schokolade. Ein Getränk für Babys. Du trankst einen Schluck, der total lecker schmeckte, aber in diesem Moment hast du sie gehasst.

Der Abstieg war viel schwieriger als der Aufstieg, und dir und dem Aleph gelang es kaum, den Rollstuhl des F-Manns auf dem schmalen Pfad zu halten. Oftmals berührten sich eure Ellbogen oder eure Schultern, eure Hüften oder Hände, und wenn das passierte, bist du zurückgewichen. Einmal, an einer steilen, kiesigen Stelle, bröckelte ein Stein unter deinen Füßen weg, und du hast die Griffe losgelassen, um nicht mit ihrem Unterarm in Berührung zu kommen. Das Aleph hatte Mühe, den Rollstuhl festzuhalten, und war ganz rot im Gesicht.

»Hör auf mit dem Scheiß! Das ist absolut nicht witzig!«, fuhr sie dich an.

Daraufhin hast du wieder die Griffe genommen, aber sie hat den ganzen Weg kein Wort mehr mit dir geredet, und du hast auch geschwiegen.

Der Flaschenmann schien zu spüren, dass etwas nicht stimmte. Er saß in seinem Rollstuhl, hielt seine Aktentasche umklammert und erzählte wieder von Walter Benjamin, über seinen tragischen Tod und den Gerüchten, die sich darum rankten. Manche bezweifelten, dass der Philosoph Selbstmord begangen hatte, bestanden darauf, dass er an einem Herzinfarkt gestorben sei. Andere behaupteten, er wäre von stalinistischen Agenten ermordet worden. Laut der spanischen Sterbeurkunde war eine Hirnblutung die Todesursache. Die Aktentasche mit dem mysteriösen Manuskript war verschwunden und wurde trotz der Bemühungen seiner Freunde nie gefunden.

»Niemand wird es jetzt mehr lesen«, sagte der F-Mann niedergeschlagen. »Das war sein letztes Buch. Er sagte seinen Freunden, dass es unbedingt gerettet werden müsse und dass es auf keinen Fall der Gestapo in die Hände fallen dürfe. Er hat ihnen gesagt, dass es wichtiger wäre als sein eigenes Leben.«

Diese Behauptung hat dich aufgebracht. »Ich finde nicht, dass Bücher wichtiger sind als das Leben eines Menschen«, hast du gesagt. Das Rad des Rollstuhls blieb an einer Wurzel hängen, und du hast ihm einen ordentlichen Schubs gegeben.

»Ah«, sagte der F-Mann. »Das denkst du nur, weil du noch keins geschrieben hast. Sobald du ein Buch geschrieben hast, siehst du das anders.«

»Bullshit«, hast du erwidert, als der Rollstuhl einen Satz nach vorn machte. »Ich werde nie ein Buch schreiben.«

»Wart's ab«, sagte der alte Mann. »Du wirst schon sehen. Jeder Junge trägt ein Buch in sich, Benny.«

Der Gedanke, dass er ein Buch in sich tragen sollte, kam ihm ungeheuerlich vor. »Ich nicht«, sagtest du, aber entweder hörte der alte Mann dich nicht oder er ignorierte dich. Er redete wieder über Walter Benjamin.

»So eine Tragödie«, sagte er und schüttelte den Kopf. »Es

gibt nichts Traurigeres als ein verlorenes Buch.« Und damit versank er in verzagtem Schweigen.

Keiner sagte während der Rückfahrt in die Stadt ein Wort. Sie setzten dich vor deinem Haus ab. Das Aleph parkte den Transporter neben einem Berg aus Müllsäcken. Bei laufendem Motor ergriff sie deine Hand und drückte sie. Dein Körper versteifte sich. *Achtung, Gefahr*!

»Es tut mir leid«, sagte sie leise. »Ich liebe dich, Benny. Nur nicht auf diese Weise, okay?«

Schlampe, sagte eine Stimme. Egal.

Du hast am Bordstein gewartet, bis der Transporter außer Sicht war. Dann hast du dich umgedreht und bist über einen Müllsack gestolpert. Du hast ihm einen Tritt versetzt und dann noch einen und noch einen, bis er zerriss und DVDs herausfielen, und dann fiel es dir wieder ein. Du hattest deiner Mutter versprochen, ihr nach der Schule beim Aufräumen zu helfen. Das war gestern. Sie hatte dir immer noch keine Antwort gesimst, aber dein Akku hatte ja auch schon auf dem Berg seinen Geist aufgegeben. Sie hatte es wahrscheinlich die ganze Nacht versucht, und jetzt stecktest du wirklich in der Klemme.

Du hast die DVDs wieder in den Sack gekickt, während dich die Krähen deines Vaters dabei beobachteten. Sie saßen auf den Stromleitungen und krächzten, als wollten sie gefüttert werden. Du bist in Richtung Hintereingang gegangen, und eine nach der anderen ist dir gefolgt. Als du um die Ecke bogst, schossen sie herab und landeten auf dem Geländer in der Nähe der leeren Futterstation. Warum hatte deine Mom sie nicht gefüttert? Am Fuß der Treppe stand alles voller Gerümpel. Ein alter Kinderwagen lag umgekippt auf dem Boden. Was hatte er da zu suchen? Du bist darübergestiegen und ins Haus gegangen. Hier war alles still. Und chaotisch. Du hast einen Blick ins Wohnzimmer geworfen. In der Kommandozentrale war niemand. Aber es war auch Samstag, fiel dir ein, da hatte deine Mom frei.

Dann bist du in die Küche zurückgegangen, hast Cornflakes in eine Schale geschüttet und dein Handy zum Laden angesteckt. Auf der Küchentheke stand der Melittafilter deiner Mom, und du hast beschlossen, dir eine Tasse Kaffee zu machen. Du hast den Filter auf die Tasse gesetzt und erst einen und dann noch einen gehäuften Kaffeelöffel hineingegeben. Du hast Wasser heiß gemacht und es darüber gegossen und zugesehen, wie der Kaffee tröpfchenweise durchlief. Du hast einen Schluck probiert und ihn sofort in die Spüle gespuckt.

Oben bist du vor Annabelles Zimmertür stehen geblieben und hast gehorcht. Offenbar schlief sie noch, was bedeutete, dass sie doch nicht so wütend war wie befürchtet. Erleichtert bist du in dein Zimmer gegangen, hast dich ausgezogen und bist ins Bett gekrochen. Auf der Ablage neben deinem Kissen lagen die *Grimms Märchen,* die du aus der Bibliothek ausgeliehen hattest. Das Adern ähnliche Gewirr aus Wurzeln und Zweigen auf dem blutroten Einband erinnerte dich an den Berg, und du hast darüber nachgedacht, was der F-Mann auf dem Weg nach unten gesagt hatte, nämlich dass jeder ein Buch in sich trug. Du bist wieder aufgestanden und hast die *Grimms Märchen* in die andere Ecke des Zimmers verbannt, weit weg von deinem Kopf. Dann hast du dich wieder hingelegt, den Grundig-Kopfhörer aufgesetzt und bist eingeschlafen.

Das Klingeln der Türglocke hat dich geweckt. Als du die Tür geöffnet hast, stand eine Frau davor, die schnell den Finger vom Knopf nahm und überrascht zurückwich, als wärst du ein Außerirdischer. Du hattest den Kopfhörer auf, also war ihre Reaktion verständlich.

»Bist du Benny?« Dann stellte sie sich vor. Sie hieß Ashley soundso und war Sozialarbeiterin im Krankenhaus. »Deine Mutter hatte gestern Abend einen Unfall.«

Sie hielt inne und beobachtete dich. Mit dem Kopfhörer auf den Ohren kam sie dir weit weg vor.

»Sie ist die Treppe runtergefallen und wurde ins Krankenhaus gebracht.« Wieder machte sie eine Pause. Wartete. Musterte dein Gesicht. Vielleicht hast du verwirrt geguckt, weil sie sagte: »Willst du nicht wissen, wie es ihr geht?«

Du hast genickt.

Sie ist tot, hat eine Stimme gesagt. *Und das ist deine Schuld.*

»Sie hat ein paar schwere Verletzungen erlitten, aber sie wird wieder ganz gesund werden. Sie macht sich große Sorgen um dich. Komm, gehen wir.«

Auf der Fahrt zum Krankenhaus hast du zusammengesunken auf dem Beifahrersitz gesessen, den Kopfhörer auf den Ohren, und hast versucht, ihre Fragen zu ignorieren – wo bist du gewesen, warum hast du deiner Mutter nicht Bescheid gesagt? Du nahmst an, dass sie dich nicht besonders mochte, aber das war okay, weil du sie auch nicht besonders mochtest. Und die ganze Zeit murmelte die Stimme: *deine Schuld, deine Schuld, deine Schuld …*

An was davon erinnerst du dich noch, Benny?

Benny?

Bist du da?

Kannst du uns hören?

Hörst du zu?

57

Annabelle konnte sich kaum an ihren Sturz erinnern, aber die lange Nacht, die sie danach in der Notaufnahme verbracht hatte, würde sie nie vergessen. No-Good hatte ihr Handy unter den ganzen Sachen auf dem Küchentisch nicht gefunden, sie bezweifelte allerdings, dass er es wirklich versucht hatte. Sie hatte vom Münztelefon im Warteraum der Notaufnahme die Polizei angerufen, um eine Vermisstenanzeige aufzugeben, war aber auf die gleichen bürokratischen Hürden gestoßen wie beim ersten Mal. Sie bat darum, mit Officer Hooley verbunden zu werden, aber der hatte keinen Dienst. Schließlich war sie so aufgelöst, dass die Krankenschwestern ihr ein Beruhigungsmittel geben mussten. Und dann schaltete sich die Sozialarbeiterin ein.

Ashley war eine sympathische junge Frau mit schulterlangem blondem Haar, fröhlich und zupackend, und mit großem Einfühlungsvermögen. Sie erkundigte sich nach Annabelles Unfall, ihrer Arbeit und ihrer häuslichen Situation. Sie fragte auch nach Benny und Kenji. Sie schien bestürzt darüber zu sein, dass Annabelle außer ihrem 14-jährigen Sohn niemanden hatte, den sie um Hilfe bitten konnte. Sie saß auf dem Stuhl neben ihrem Bett und tätschelte Annabelles Hand, reichte ihr hin und wieder ein Taschentuch und versuchte sie mit besänftigenden Worten aufzumuntern. Ihre blauen Augen schienen ihr mitten ins Herz zu blicken und ihr Leid zu lindern. Annabelle mochte sie auf Anhieb. Das viele Reden ermüdete sie, und so sagte Ashley nach einer Weile, sie solle sich etwas ausruhen, und ließ sie allein. Als Annabelle einige Stunden später aufwachte, saß Benny auf dem Stuhl neben ihrem Bett. Er hatte den lustigen Kopfhörer seines Vaters auf und starrte auf den stumm geschalteten Fernseher, in dem ein Morgenmagazin über die bevorstehenden Wahlen berichtete.

Er sei mit Freunden zelten gewesen, sagte er. Es sei alles in Ordnung. Es tue ihm leid, dass er einfach aus der Schule abgehauen war, ohne jemandem Bescheid zu geben. Es tue ihm leid, dass er nicht angerufen hatte. Seinem Handy sei der Saft ausgegangen. Allein, dass er sich bei ihr entschuldigte, fand Annabelle erstaunlich. Er war distanziert, aber kooperativ. Und so machten sie mit Ashleys Hilfe einen Plan für die Zeit nach Annabelles Entlassung. Bis sie die Treppe zu ihrem Zimmer hinaufgehen konnte, würde sie auf dem Schlafsofa im Erdgeschoss schlafen. Und noch am selben Nachmittag räumte Benny im Wohnzimmer, im Flur und der Toilette die Wege frei, damit sie mit ihren Krücken überall hinkam. Sie konnte nicht einkaufen gehen oder kochen. Aber zum Abendessen könnten sie sich ja etwas bestellen. Morgens würde Benny ihr Kaffee und Frühstück machen, und auf dem Heimweg von der Schule könnte er im Laden an der Ecke Lebensmittel besorgen. Dann würde ihnen auch nie die Milch ausgehen. Und er würde allein mit dem Bus zur Schule fahren müssen, aber das schien ihm nichts auszumachen. Er wirkte sogar erleichtert.

Das verstauchte Handgelenk war lästig, und der gebrochene Knöchel tat weh. Sie litt unter den Symptomen einer Gehirnerschütterung: Kopfschmerzen, Übelkeit, Gedächtnisverlust, und sobald sie versuchte aufzustehen, wurde ihr schwindelig. Alles, was sie von ihrem Unfall noch wusste, war, dass sie auf dem Boden lag und zu No-Good aufsah, der mit einem Golfschläger in der Hand über ihr stand. Sie war sich sicher gewesen, dass er sie umbringen wollte. Aber sie hatte sich geirrt. Und später dann war er unerwartet verständnisvoll gewesen und hatte bereitwillig die Hausbesichtigung verschoben. Wollte er sie vielleicht nur in Sicherheit wiegen, während er insgeheim plante, sie rauszuschmeißen?

Immer, wenn sie darüber nachdachte, verschlimmerten sich ihre Kopfschmerzen. Nicht grübeln, hatte der Arzt gesagt. Kein Grübeln, kein Alkohol, gesunde Ernährung, Ausruhen, Stress vermeiden und vor allem nicht an den Computer gehen. Aber das Erste, was sie tat, als sie wieder heimkam, war natürlich, zur Kommandozentrale zu humpeln und ihre E-Mails zu checken. Doch schon nach wenigen Minuten begannen die pixeligen Buchstaben auf dem Bildschirm zu verschwimmen, und ihr brummte der Schädel, sodass sie den Computer wohl oder übel ausschalten musste. Auf Anraten des Arztes hatte sie ihren Chef angerufen und ihm mitgeteilt, dass sie einen Unfall gehabt hatte und eine Auszeit nehmen müsse. Auch Charlie war erstaunlich entgegenkommend gewesen, hatte gesagt, sie solle auf sich achtgeben und sich keine Sorgen machen. War er deshalb so nett, weil er vorhatte, sie zu feuern?

Ohne das Brummen der Festplatten war es ganz ruhig im Wohnzimmer. Und ohne das ständige Nachrichtengeplapper war es auch in ihrem Kopf ganz ruhig. Endlich hatte sie Zeit für ihre anderen Projekte. Sie schlug *Tidy Magic* auf. Sie wollte einige der Aufräumtipps ausprobieren. Benny hatte die Sockenschublade aus ihrem Zimmer heruntergeholt und hatte dann die auf dem Boden verstreuten und im Wäschekorb vergessenen Socken zusammengesucht, damit sie sie sortieren konnte. Es war eine wohltuende Arbeit, die ideale Beschäftigung, um wieder auf die Beine zu kommen. Sie ging den Berg von Socken durch, hielt jede einzelne hoch und betrachtete sie, um festzustellen, welche sie aufmunterte und welche sie traurig machte. Die traurigen waren entweder löchrig, oder es fehlte ihnen ein Partner. Annabelle drückte sie an ihr Herz und dankte ihnen für alles, was sie für ihre Füße getan hatten, bevor sie sie respektvoll entsorgte. Die intakten Paare legte sie zusammen und bettete sie, nach Farben sortiert, in die Schublade, sodass ein perfekter Strumpf-Regenbogen entstand. Aikon hatte recht. Kleine, einfache Dinge, die man mit Liebe tat, bereiteten einem Freude, und wenn man einmal angefangen hatte, folgte ein Schritt auf den anderen. Bald könnte sie die T-Shirts in Angriff nehmen, und auch für sie gab es eine angemessene Methode, sie zu falten.

Sie legte das Buch zur Seite und schloss die Augen. Es war Jahre her, dass sie mitten am Tag einfach so herumgelegen hatte. Das letzte Mal war kurz nach Bennys Geburt gewesen. Sie erinnerte sich noch genau daran, wie sie mit dem neugeborenen Baby neben sich auf dem Sofa lag und döste und von Zeit zu Zeit aufwachte, um es zu stillen, während Kenji kochte und ihr heißen Tee brachte. Und ihr die Füße und die Schultern und den Bauch massierte.

»Ganz leer«, sagte er dann und strich über ihren eingefallenen Bauch. »Wir müssen dich wieder auffüllen.« Das war natürlich ein Scherz. Er kümmerte sich rührend um sie, kochte alle möglichen nahrhaften japanischen Gerichte – Miso-Suppen und pikante Eiercreme, Nudeln und Donburi-Reis mit ihren Lieblingsbeilagen. Und dann setzte er sich ans Ende des Sofas, legte ihre Beine auf seinen Schoß und zupfte auf der Ukulele oder blies leise in seine Okarina. Und sah seinem kleinen Sohn beim Trinken oder beim Schlafen zu. Abends trat er im Club auf, kam aber nach dem letzten Set direkt nach Hause, anstatt mit der Band herumzuhängen und sich zuzudröhnen. Das waren gute Zeiten gewesen. Hoffnungsvolle Zeiten.

Aber sie war immer noch voller Hoffnung, dachte sie. Es nützte doch nichts, zu verzweifeln. Es könnte noch viel schlimmer sein. Sie hätte sich bei ihrem Treppensturz das Genick brechen können. Oder Benny hätte etwas Schreckliches zustoßen können. Aber stattdessen war er gesund und munter und lebte sich wieder in der Schule ein. Sie griff nach ihrem Handy und schaute nach der Uhrzeit. Er hatte noch Unterricht. Er würde hungrig sein, wenn er nach Hause kam.

Draußen verlangten die Krähen krächzend nach ihrem Abendessen. Sie simste Benny, dass er eine Pizza mitbringen solle. Er antwortete nicht, was sie nicht weiter überraschte, denn im Unterricht durften die Schüler ja ihre Handys nicht benutzen. Sie stand auf und wartete, bis der Schwindel nachließ. In der Küche gab es keine Mondkuchen mehr, aber in der Abstellkammer fand sie eine Tüte uralter Doritos und humpelte damit hinaus auf die Veranda.

Im Futterhaus lagen ein paar kleine Gegenstände, ein schimmernder Perlenohrring, eine blassgrüne Strandscherbe und eine Sechskantschraube. Die Krähen hatten ihr wieder Geschenke gebracht! Sie nahm den Ohrring und betrachtete ihn. Die Perle war natürlich nicht echt, aber trotzdem hübsch. Die Schraube war schwer, viel zu schwer für eine Krähe. Die Strandscherbe erinnerte sie an Kenji.

Als sie den Kopf hob, sah sie, dass die Krähen sie aufmerksam beobachteten. »Danke«, sagte sie und zerstreute die Doritos auf der Veranda. »Vielen Dank!«

Eine nach der anderen flogen sie herbei, die schwarzen Flügel wie Finger ausgestreckt. Sie kamen ihr so nah, dass sie die aufgewirbelte, staubige Luft im Gesicht spürte. Und da kehrte plötzlich die Erinnerung an ihren Sturz zurück. Ihr fiel wieder ein, wie sie versucht hatte, den vollgeladenen Kinderwagen abzufangen. Sie erinnerte sich an ihr Entsetzen, als sie rückwärts ins Leere fiel, und an die Kälte und die schrecklichen Schmerzen. Es hatte zu regnen begonnen. Und dann waren, wie aus dem Nichts, die Krähen aufgetaucht. Sie erinnerte sich an das Kribbeln ihrer Krallen und an das seltsame Gefühl, als sich ihre kleinen Körper auf ihr niederließen und ihr Gefieder aufplusterten, als wollten sie ein großes Ei ausbrüten.

Während sie zusah, wie sie die Doritos aufpickten, stiegen ihr vor Dankbarkeit Tränen in die Augen. Die Krähen hatten sie warm und trocken gehalten. Sie hatten sie gerettet.

58

Liebe Ms. Ai Konishi,

ich habe tatsächlich noch nie einen Fanbrief geschrieben, aber ich wollte Ihnen für Ihr Buch danken, denn es hat mein Leben wirklich von Grund auf verändert, von meiner Sockenschublade ganz zu schweigen! Als ich anfing, *Tidy Magic* zu lesen, fühlte ich mich aus mehreren Gründen besonders mit Ihnen verbunden. Erstens hat mich das, was Sie über Ihren Stiefvater geschrieben haben, sehr berührt, denn ich hatte auch einen Stiefvater. Er war zwar kein leitender Angestellter, sondern nur ein Trockenbauer, aber er hat mich und meine Mutter auch schlecht behandelt. Ich will hier gar nicht weiter ins Detail gehen. Sie verstehen sicher, was ich meine.

Der zweite Grund ist, dass Sie ein japanischer Zen-Mönch sind und mein Mann Kenji Japaner war und eine Zeit lang in einem Zen-Tempel gelebt hat. Er war Jazzmusiker und ein sehr Zen-orientierter Typ, aber ich habe ihn durch einen tragischen Unfall verloren. Er wurde von einem Lastwagen überfahren. Das hat unseren Sohn Benny traumatisiert. Er war damals gerade zwölf geworden und liebte seinen Vater sehr. Und seitdem hat er emotionale Probleme. Er ist jetzt vierzehn und hat sich unglaublich verändert. Manchmal habe ich das Gefühl, ihn überhaupt nicht zu kennen. Ich weiß, dass es Eltern von Teenagern öfter so geht, aber wir beide waren uns früher so nah. Und jetzt habe ich das Gefühl, dass das alles meine Schuld ist, dass ich einfach alles falsch mache.

Früher, als Kenji noch lebte, war das nicht so. Damals waren wir eine richtige Familie. Wenn wir drei unterwegs waren, dann brauchten die Leute nur Kenji und mich anzusehen, um zu wissen, dass Benny unser Sohn ist und wir eine Familie sind. Aber jetzt ist das anders. Heute sehen die Leute mich und Benny an und erkennen nicht, dass wir zusammengehören, verstehen Sie? Sie denken, er wäre adoptiert. Manchmal passierte das auch, als Benny noch ein Baby war und ich mit ihm allein unterwegs war. Die Leute kamen auf mich zu und sagten: Oh, was für ein süßes kleines Mädchen! Wo haben Sie das denn her? Solange Kenji noch bei uns war, ist so etwas nie passiert. Und jetzt, wo er tot ist, kommt es mir so vor, als wäre ich nicht einmal mehr Bennys Mutter …

Bitte entschuldigen Sie. Ich wollte Ihnen nicht die Ohren volljammern. Der eigentliche Grund, weshalb ich Ihnen heute schreibe, ist, dass es noch etwas gibt, was uns verbindet, nämlich die Krähen. Krähen sind einfach unglaublich! Was Sie über die weise Lehrer-Krähe geschrieben haben, die Sie gerettet hat, hat mich sehr beeindruckt. Und ich möchte Ihnen gern von ein paar ganz besonderen Krähen erzählen, die mich gerettet haben ...

59

Die Fliege an der Wand beobachtete dich und sorgte dafür, dass nichts aus dem Ruder lief. Du saßt an deinem Tisch im Förderunterricht. Vor dir lag das Buch aus der Bibliothek, das du eigentlich lesen solltest. In deiner Hosentasche war eine Reißzwecke, die du vom Schwarzen Brett geklaut hattest. Du hast sie in einen ausgetrockneten Kaugummi gesteckt, damit sie dich nicht stechen konnte. Reißzwecken waren gefährlich, aber nicht so gefährlich wie Bücher.

Die Fliege an der Wand wusste von der Reißzwecke. Sie behielt dich im Auge und half dir, den Unterricht durchzustehen. Und wenn du drohtest auszurasten, begann die Fliege zu sprechen:

Benny beugt sich über das Buch, aber er liest nicht. Er schaltet innerlich ab, damit die Worte nicht eindringen können. Benny traut Büchern nicht mehr, denn Bücher sind nicht vertrauenswürdig. Bücher beobachten dich ständig und versuchen, deine Gedanken zu lesen. Sie bringen dich dazu, irgendwelche Dinge zu tun, sogar Dinge, die du lieber sein lassen solltest. Sie denken sich schlimme Sachen über dich aus und posaunen sie in alle Welt hinaus.

Dass die Fliege an der Wand so viel über Bücher wusste, tröstete dich. Es war offensichtlich eine kluge Fliege. Du hattest Glück, dass sie da war. Die Fliege konnte deine Gedanken lesen, aber sie hat dich nicht gezwungen, irgendetwas zu tun. Sie beobachtete dich nur und beschrieb, was passierte.

Während du auf die aufgeschlagene Seite starrtest, verloren die Wörter plötzlich ihren Halt und lösten sich in Buchstaben auf, die hilflos auf dem weißen Papier trieben, wie Ameisen in einem Waschbecken voller Seifenlauge. Sie versuchten sich zu retten, und du wolltest ihnen unbedingt helfen. Als die Lehrerin nicht hinsah, holtest du die Reißzwecke aus deiner Hosentasche. Mit ihrer scharfen Spitze stachst du in den Punkt am Ende eines Satzes, und aus dem Punkt wurde ein Loch. Dann stachst du in einen weiteren Punkt, und es entstand ein weiteres Loch.

Benny fühlt sich jetzt besser. Er hört, wie die Buchstaben erleichtert aufseufzen. Als die Seite voller Löcher ist, blättert er sie um und beginnt mit der nächsten. Sobald er das Buch zuklappt, können die Buchstaben durch die Löcher schwimmen und entkommen. Er befreit die Buchstaben von ihren Sätzen. Eine kleine Revolution. Sie werden ihm dankbar sein.

Er hört, wie die Wörter Dankeshymnen auf ihn anstimmen.

Er malt sich aus, wie überrascht seine Lehrerin sein wird, wenn sie das Buch aufschlägt und die leeren, durchlöcherten Seiten sieht. Bei dem Gedanken muss er lächeln, aber da wird ihm bewusst, dass das Buch wahrscheinlich seine Gedanken liest. Am besten denkt er gar nichts mehr.

Er öffnet seinen Geist und lässt die Gedanken davonziehen, bis sein Geist so klar und leer ist wie eine weiße Buchseite.
Es ist besser, der Fliege an der Wand das Denken zu überlassen, überlegt er. Das ist sicherer.

Nach der Schule hast du eine Pizza Hawaii geholt, die deine Mutter so mag, und sie gleich nach Hause gebracht. Du hast nach ihr geschaut, um zu fragen, ob sie etwas braucht, dann hast du die Küche aufgeräumt und bist hoch in dein Zimmer gegangen. Statt deine Hausaufgaben zu machen, hast du den Grundig-Kopfhörer aufgesetzt, dich aufs Bett gehockt und deinen linken Ärmel hochgeschoben. Und während du die blasse Haut auf der Innenseite deines Unterarms betrachtet hast, versuchtest du, dich an das Tattoo auf dem Arm des Aleph zu erinnern. Du wusstest, dass es ein Sternbild war, weil sie es dir erzählt hat, und glaubtest dich zu erinnern, dass es Andromeda war. Die Löcher in ihrem Arm waren aber nicht einfach nur Löcher. Es waren Einstiche, die sie übertätowiert hatte. Das brauchte sie dir nicht zu sagen. Das hast du selbst herausgefunden.

Du bist ins Bad gegangen und hast aus dem Medizinschränkchen ein paar Wattebällchen und eine Flasche Wasserstoffperoxid geholt. Du hast Andromeda gegoogelt und dir eine Aufnahme des Sternbilds angesehen. Es gab auch eine Zeichnung davon, die wie eine Frau aussah, die durchs All schwebt. Jetzt warst du dir sicher und wolltest mehr über Andromeda erfahren. Sie war eine schöne Prinzessin, deren Königreich von einem schrecklichen Seeungeheuer namens Ketos verwüstet wurde, sodass ihr Vater, der König, befahl, sie zu opfern. Er ließ sie an einen Felsen am Meer ketten, damit das Seeungeheuer sie fressen konnte, aber dann kam ein mutiger Krieger namens Perseus und tötete das Ungeheuer mit seinem Zauberschwert. Daraufhin heiratete Andromeda ihn und bekam viele Kinder. Als sie starb, verwandelte die Göttin Athene sie in ein Sternbild.

Du hast es dir genau eingeprägt. Deine Mutter rief dich aus dem Wohnzimmer. Sie wollte, dass du nach unten kommst und die Pizza aufwärmst, aber du hast sie ignoriert. Du hast die Sterne mit einem Filzstift auf die Innenseite deines Unterarms gezeichnet. Und dann hast du die scharfe Spitze einer Reißzwecke auf den Stern, der deinem Handgelenk am nächsten lag, gesetzt und zugedrückt. Der Schmerz fühlte sich real an, er gehörte dazu. Wenn du ein Held wärst, könntest du das Aleph von den Dämonen und Monstern in ihrem Kopf befreien. Wenn du ein Zauberschwert hättest, würde sie dich vielleicht sogar heiraten. Deine Mutter rief wieder nach dir, und jetzt stachst du richtig zu. Ein kleiner roter Tropfen Blut quoll aus dem winzigen Loch, und während du zusahst, wie er größer wurde, gabst du ihm einen Namen: Alpha Andromeda, der erste und hellste Stern im Sternbild, der Kopf der angeketteten Frau.

Während du das Blut mit dem Wattebausch abtupftest, musstest du an die farbverschmierten Finger des Aleph denken, wie sie deine verletzte Hand festhielten, während sie versuchte, die Blutung zu stillen. Die Erinnerung beruhigte dich. Der Geruch des Wasserstoffperoxids beruhigte dich. Wenn du genügend Löcher in deine Haut stechen würdest, würden die Stimmen in dir sie vielleicht finden und einfach verschwinden. Vielleicht war das das Problem. Die Wörter waren in dir gefangen und suchten nach einem Fluchtweg. So ist das nun mal mit Wörtern. Sie wollen hinaus in die Welt.

60

Benny war verdächtig still da oben. Sie hatte ihn schon zweimal gerufen, aber er hatte nicht reagiert. Wahrscheinlich machte er seine Hausaufgaben und konnte sie mit dem Kopfhörer auf den Ohren nicht hören. Sie lehnte sich auf ihrem Stuhl zurück. Der Monitor vor ihr leuchtete im Dunkeln. Eigentlich sollte sie nicht am Computer sitzen, aber es tat gut, den Fanbrief zu schreiben und dann auch abzuschicken, auch wenn er an eine völlig Fremde gerichtet war, die ihn wahrscheinlich nicht einmal lesen würde. Und es tat auch gut, wieder in der Kommandozentrale zu sitzen. Seit dem Unfall war sie offline gewesen und wusste nicht einmal mehr, welcher Tag es war. Ohne die täglichen Newsfeeds verging die Zeit irgendwie anders, und obwohl sie ihre Auszeit genossen hatte, fehlte ihr der Kontakt zur Außenwelt. Sie hatte gern die aktuellen Ereignisse im Auge behalten, so, als könnte sie sie allein durch ihr Interesse beeinflussen. Was natürlich eine alberne Vorstellung war. Die Welt würde nicht untergehen, nur weil sie ihr eine Zeit lang keine Beachtung schenkte. Trotzdem konnte es nicht schaden, die Feeds zu checken. Die Wahlen standen vor der Tür, und die Wälder brannten immer noch. Sie würde sich wieder an die Arbeit machen müssen, denn sie wollte nicht noch mehr in Rückstand geraten.

Sie hörte ein Geräusch im Flur, und als sie aufblickte, ging die Deckenlampe an. Sie war seit dem Unfall lichtempfindlicher und kniff geblendet die Augen zusammen. Als sie sie wieder öffnete, stand Benny in der Tür.

»Du sollst doch nicht am Computer sitzen. Du weißt doch, dass dir das nicht guttut.« Seine Stimme klang seltsam, flach und emotionslos, als wäre er ein Roboter, der die Sätze nachplappert, die sie früher immer zu ihm gesagt hatte, wenn er stundenlang am Computer Videospiele spielte.

»Du hast recht«, sagte sie. »Ich hör auf.« Sie versetzte den Computer in den Ruhezustand. »He, hast du Hunger? Ich schon. Sei so lieb und bring die Sockenschublade nach oben, und dann können wir die Pizza aufwärmen.«

Er ging zum Sofa und deutete auf die Schublade auf dem Boden. »Die hier?«

»Ja«, sagte sie und fügte stolz hinzu: »Na, was sagst du dazu?«

Er zuckte die Achseln. »Okay.«

»Ist doch hübsch, oder? Mit den ganzen Farben.« Sie hielt *Tidy Magic* hoch. »Ich lerne gerade diese ganzen raffinierten japanischen Techniken, wie man Sachen zusammenlegt und so. Guck mal.«

Sie stand auf, wartete, bis der Schwindel verflogen war, und humpelte dann zum Sofa. »Die Frau, die das Buch geschrieben hat, ist ein Zen-Mönch, genau wie dein Vater. Sie schreibt, dass man in Japan glaubt, dass alles eine Seele hat, sogar solche gewöhnlichen Dinge wie Socken und Unterhosen, und dass man sie gut behandeln muss, damit sie glücklich sind. Deine Socken geben ihr Bestes, damit sich deine Füße wohlfühlen. Und wenn sie gerade nicht gebraucht werden, möchten sie ordentlich gefaltet und in die Schublade gelegt werden, damit sie sich ausruhen können.«

»Irgendwie schräg.« Er deutete auf den Haufen ausrangierter Socken auf dem Boden »Und was ist mit denen?«

»Die sind alt und abgetragen. Die kommen weg.«

»Das wird ihnen aber nicht gefallen.«

»Ach, das macht ihnen nichts aus. Ich hab mich bei ihnen bedankt. Man muss sich zuerst bei ihnen bedanken. Hol doch bitte einen Müllsack aus der Küche, Schatz, unter der Spüle sind noch welche, und dann zeig ich dir, wie man T-Shirts faltet. Das machst du mit links. Du bist ja von Natur aus ordentlich wie dein Vater. Er hat immer gut auf seine Sachen achtgegeben ...«

Sie hörte, wie Benny in der Küche herumkramte. »... nur nicht auf sich selbst.« Sie betrachtete die Schublade. »Na ja, wenigstens waren seine Sachen glücklich.«

»Und deine Schubladen sind immer aufgeräumt«, sagte sie strahlend, als Benny ins Wohnzimmer zurückkam. »Also müssen deine Sachen auch glücklich sein!«

Er hockte sich vor den tristen Haufen verknüllter Socken und stopfte sie in den Müllsack. »Ich mach das nicht, damit sie glücklich sind«, sagte er. »Sondern, damit sie die Klappe halten.«

DAS BUCH

Benny? Hörst du uns zu? Bist du noch böse?

Wir wissen, was du tust. Wir spüren, dass du uns aussperrst. Wir spüren, dass du nicht mehr denkst, aber dafür ist es zu spät. Du kannst dein Buch vielleicht ignorieren, wenn es zum ersten Mal Kontakt zu dir aufnimmt, aber nachdem wir inzwischen so viele Seiten gefüllt haben und du so weit gekommen bist, kannst du nicht einfach damit aufhören. Auch Bücher haben ein Leben, Benny. Du kannst dich nicht vor uns verstecken, und du kannst uns auch nicht ausschließen.

Aber keine Sorge. Wir haben schon verstanden. Es ist schwer, das alles zu verarbeiten. Du hast viel durchgemacht und verdienst eine Verschnaufpause. Wir schlagen deshalb einen Ortswechsel vor, einverstanden? Dreh den Globus und reise um den halben Erdball bis ins pulsierende Herz Tokios. Folge dort der schmalen Seitenstraße bis zu einem kleinen hölzernen Tempel. Lass uns der Nonne einen kurzen Besuch abstatten.

Vielleicht fragst du dich, warum wir das tun. Die Antwort ist einfach. Weil wir es können. Als Annabelle sich ratsuchend an Aikon wandte, ihr eine Mail schrieb und abschickte, vollendete sie einen Kreislauf aus Worten, der es uns ermöglicht, ans andere Ende der Welt zu reisen.

61

Die E-Mail war lang und auf Englisch. Sie hatte fast eine Stunde gebraucht, um sie zu lesen. Bei japanischen Mails ging es natürlich schneller, aber seit *Tidy Magic* die Bestsellerlisten erobert hatte, bekam sie Fanpost aus der ganzen Welt, meist auf Englisch, was schon in der Schule nicht gerade ihre Stärke gewesen war. Und so musste sie häufig in ihrem abgegriffenen Englisch-Japanisch-Wörterbuch nachschlagen, um zu verstehen, was man ihr schrieb. Es waren viele kurze Dankesmails darunter von Frauen, denen ihr Buch gefallen hatte, aber es kamen auch ellenlange Mails, die sich wie Lebensbeichten lasen und hinter deren aufgesetzter Fröhlichkeit sich eine tiefe Verzweiflung verbarg. Wenn Aikon überhaupt Zeit fand, sie zu lesen, war sie jedes Mal erschüttert.

Wie bei dieser E-Mail hier, die von der Frau stammte, deren Mann von einem Lastwagen überfahren worden war. Der Tod seines Vaters hatte ihren kleinen Sohn traumatisiert. Sie berichtete weitschweifig von den Krähen in ihrer Nachbarschaft, die ihr Geschenke brachten und die sich auf sie gesetzt hatten, nachdem sie eine Treppe hinuntergestürzt war. Sie hatte ein Foto angehängt, das an einem Strand aufgenommen worden war. Es zeigte eine hübsche blonde Frau im Badeanzug, Arm in Arm mit einem kleinen Japaner im Surfanzug. Vor ihnen stand ein vier- oder fünfjähriger Junge, der mit klarem Blick in die Kamera sah. Aikon hielt inne. Das musste ihr Sohn sein, der jetzt ein Teenager war und emotionale Probleme hatte. Traurig.

Aikon archivierte die E-Mail und checkte dann den Posteingang. Da warteten immer noch Hunderte ungelesener Fanbriefe, und es wurden ständig mehr, selbst jetzt, während sie auf den Bildschirm starrte. Sie schloss die Augen und atmete tief durch, dann klickte sie auf die nächste Mail, die von derselben Frau stammte.

> Hallo, ich schon wieder! Entschuldigen Sie, dass ich Sie noch mal störe, aber ich habe das Foto meines Manns Kenji von seiner Zeit im Zen-Tempel gefunden. Ich habe es eingescannt, damit ich es nicht noch mal verlege. Ich hänge es Ihnen an. Außerdem habe ich ganz vergessen, noch eine andere Verbindung zwischen uns zu erwähnen, nämlich, dass die Mutter meines Manns Konishi hieß. Und ich habe mich gefragt, ob Sie beide nicht verwandt sind. Sie haben nicht zufällig einen seit Langem verschollenen Bruder namens Kenji, oder?

Aikon seufzte, nahm ihre Lesebrille ab und schaltete die Schreibtischlampe ein. Konishi war ein ziemlich häufiger Name. Und sie hatte auch keinen verschollenen Bruder namens Kenji. Sie hatte überhaupt keine Brüder. Sie würde der Frau gern antworten – sie würde gern allen Frauen antworten, die ihr geschrieben hatten, aber es waren einfach zu viele. Außerdem hatte sie Angst, in ihrem unbeholfenen Englisch versehentlich etwas zu schreiben, was eher schadete als nützte. Also trug sie ihre Namen in die Liste für die Zeremonie des Mitgefühls ein und legte die Nachrichten in einem Mail-Ordner ab.

Ein trockenes Klacken schallte durch den Garten, und sie schaute auf. Die Zeitwächterin, eine Novizin, die gerade ihr Gelübde abgelegt hatte, hielt einen Holzschlägel in der Hand und schlug erneut auf das Holzbrett, um den Beginn der Zen-Meditation und der Abendandacht anzukündigen. Aikon hörte, wie die Teilnehmer eintrafen, ihre Schuhe auszogen und sich auf den Weg zum Meditationssaal machten. Seit ihr Buch in

Japan auf den Bestsellerlisten stand, besuchten immer wieder Interessierte den kleinen Tempel. Einige schauten ein- oder zweimal aus Neugier herein, andere aber, meist Büroangestellte aus nahe gelegenen Firmen, kamen regelmäßig zur Meditation, zu Aikons Dharma-Vorträgen und den eintägigen Exerzitien im Tempel. Drei Frauen, die wie Aikon der Businesswelt den Rücken gekehrt hatten, hatten sich sogar dazu entschlossen, ihre Schülerinnen zu werden und sich weihen zu lassen, sodass nun auch drei Nonnen im Tempel lebten. Dem Tempel ging es mittlerweile gut, aber leider hatte ihr Lehrer das nicht mehr miterleben dürfen.

Sie fuhr ihren Computer herunter. Die übrigen E-Mails würden warten müssen. Sie stand langsam auf, streckte die Beine und streifte sich dann ein formelleres Gewand über. Am Altar entzündete sie die Kerzen und ein Räucherstäbchen. Neben Senju Kannon stand ein gerahmtes Porträt ihres Lehrers. Er trug sein feinstes Zeremonialgewand, das sie sooft ausgebessert hatte, weil er sich kein neues leisten konnte. Trotz der strengen Miene, mit der er sie ansah, schienen seine Augen zu lächeln, als hätte er einen kleinen Scherz gemacht. Sie hielt sich das Räucherstäbchen an die Stirn, doch bevor sie es den Göttern darbot, hob sie den Kopf und begegnete seinem Blick, ohne die Augen niederzuschlagen – etwas, das sie zu seinen Lebzeiten nie getan hatte.

Bist du nun zufrieden?, fragte sie ihn stumm.

Sie wusste nicht, ob ihr Lehrer je an sie geglaubt hatte. Als sie ihm ganz aufgeregt von ihrer Buchidee erzählt hatte, hatte er mit geschlossenen Augen dagesessen und ihr geduldig zugehört. Sie sagte, dass das Thema Aufräumen im Trend liege, dass die Zeitschrift, für die sie früher gearbeitet hatte, viele Artikel darüber veröffentlicht habe, und dass Bücher zu diesem

Thema sogar internationale Bestseller geworden seien. Und als sie schließlich fertig war, seufzte er nur. Wenn du glaubst, dass dein Buch ein paar Leuten hilft, solltest du es schreiben, sagte er. Sie erinnerte sich daran, wie stumpf sein Blick damals war, wie jeder Glanz aus seinen Augen gewichen war und wie sein Kopf herabhing – wie eine welke Kamelienblüte. Ich muss mich jetzt hinlegen, sagte er. Ich bin sehr müde.

Das war das letzte Mal, dass er aufrecht auf seinem Lager gesessen hatte. In den folgenden Monaten wachte sie über ihn, arbeitete fieberhaft an ihrem Buch und lauschte seinem rasselnden Atem. Sie wusste, dass ihm nicht mehr viel Zeit blieb, und sie wollte unbedingt mit dem Buch fertig werden, damit er erfuhr, dass der Tempel gerettet war, und in Frieden einschlafen konnte. Jeden Morgen, Mittag und Abend hielt sie in den Räumen des Abts die Andacht ab, entzündete Räucherstäbchen am Altar, rezitierte die Sutren und verrichtete die Niederwerfungen. Manchmal bewegten sich seine Lippen, während sie rezitierte. Manchmal faltete er die Hände vor seinem Herzen. Und die ganze Zeit über wachte Senju Kannon über sie, die schöne Göttin auf ihrer Lotusblüte, die Manifestation des Bodhisattwa des Mitgefühls, dessen Aufgabe es war, über das Reich der hungrigen Geister zu wachen. Aikon, die jeden ihrer Arme und Köpfe abgestaubt hatte, fühlte sich ihr sehr nahe. Und wenn sie am Krankenlager ihres Lehrers saß und bis spät in die Nacht hinein schrieb, blickte sie zu Senju Kannon hinauf und dachte an die hungrigen Geister mit ihren dicken Bäuchen, die immer leer waren, und ihrem unstillbaren Verlangen und ihrem ewigen Hunger. Ihre Münder waren so winzig wie ein Nadelöhr und ihre Kehlen so dünn wie ein Faden, sodass sie nie genug verzehren konnten, um satt zu werden. Aikon verstand ihre Qualen.

Liebe Senju Kannon, betete sie. *Bitte hilf mir, dieses Buch zu schreiben, damit ich anderen Menschen, die genauso leiden, wie ich gelitten habe, helfen kann. Bitte lass mein Buch ein Bestseller werden, damit ich das neue Dach bezahlen kann.*

An dem Tag, als ihr Lehrer starb, hatte sie die Dachdecker noch immer nicht bezahlt. Niedergeschlagen saß sie an seinem Lager und sah hilflos zu, wie er nach Luft rang. Sie hatte auf ganzer Linie versagt. Sie hatte weder ihr Buch rechtzeitig fertig bekommen, noch hatte sie ihr Versprechen gehalten, dem Tempel neue Einnahmequellen zu erschließen. Er muss furchtbar enttäuscht von mir sein, dachte sie. Wenn er so aus dem Leben ging, würde er dann auch ein hungriger Geist werden? Ein schrecklicher Gedanke. Und was würde mit dem alten Tempel passieren? Würde das Grundstück verkauft werden müssen? Würde man den Tempel abreißen, um ein Bürogebäude oder Eigentumswohnungen zu bauen? Wenige Wochen vor seinem Tod hatte ihr Lehrer sie zu seiner Dharma-Erbin ernannt, aber ohne den Tempel gab es wenig zu erben oder weiterzugeben. Würde seine Ordinationslinie nun ebenfalls aussterben?

Und was würde aus ihr werden? Wohin sollte sie gehen?

Es war, als könne ihr Lehrer ihre Gedanken lesen. Seit Tagen war er nicht mehr ansprechbar, sein Atem wurde immer schwächer, und die Pausen zwischen seinen Atemzügen wurden immer länger. Doch dann öffnete er plötzlich die Augen und sah sie direkt an. Sein Blick war klar und wach. Er sagte nichts, aber das brauchte er auch nicht. Sie wusste, was er dachte.

»Gut«, flüsterte sie. »Ich gebe nicht auf. Irgendwie werde ich unseren Tempel am Leben erhalten. Ich verspreche es.«

Es schien, als hätte er sie gehört. Denn wie zur Bestätigung leuchteten seine Augen kurz auf, dann blinzelte er und schloss sie für immer.

Sie hatte immer noch das Gefühl, dass der alte Priester auf dem Foto sie mit seiner leicht belustigten Miene beobachtete. Sie nahm das Räucherstäbchen und steckte es in die mit Asche gefüllte Opferschale. Ein dünner Rauchfaden stieg auf.

»Du dachtest, ich würde es nicht schaffen«, sagte sie. »Hab ich aber.«

Ihre Assistentin, eine Novizin namens Kimi, schob die Tür auf, verbeugte sich und trat einen Schritt zur Seite, um sie vorbeizulassen. Aikon ging zügig zum Meditationssaal, wo sie die Zeitwächterin erwartete. Aikon verbeugte sich vor ihr und betrachtete die anmutige Kalligrafie auf dem Holzbrett. Es war ein altes Zen-Gedicht, das ihr Lehrer aufgeschrieben hatte, und das übersetzt so viel bedeutete wie:

Groß ist der Moment der Geburt und des Todes.
Flüchtig ist das Leben. Die Zeit steht nicht still.
Wacht auf! Wacht auf!
Vergeudet keinen Augenblick!

Trotz der mahnenden Worte hatte der Vers auf Aikon immer eine aufmunternde und inspirierende Wirkung. Im Meditationssaal ließ sie sich auf dem Platz ihres Lehrers nieder und ließ den Blick durch den Raum schweifen, betrachtete die Meditierenden, die sich mit dem Gesicht zur Wand auf ihren Kissen niederließen. Auf der einen Seite saßen die Gäste und Gemeindemitglieder, ihnen gegenüber die Nonnen. Sie überprüfte die Haltung ihrer Schülerinnen und stellte zufrieden fest, dass sie sich kerzengerade hielten. Ihre glatt rasierten Köpfe glänzten im Licht der Abenddämmerung. Dies war die neue weibliche Ordinationslinie, dachte Aikon. Sie würden es ihrem Lehrer schon zeigen. Sie alle hielten den Blick gesenkt, waren tief in

Meditation versunken. Und so sahen sie nicht das leise Lächeln, das wie ein Schatten über ihr Gesicht huschte. Starke, kompetente Frauen, dachte die Äbtissin. Der alte Mann hat bekommen, was er verdient.

62

Liebe Ms. Konishi,

ich hoffe, Sie haben nichts dagegen, dass ich Ihnen weiter schreibe. Aber wahrscheinlich lesen Sie Ihre E-Mails sowieso nicht, also spielt das wohl keine Rolle. Ich habe kaum noch soziale Kontakte, und wenn ich Ihnen schreibe, hilft mir das, mit meinen Gefühlen klarzukommen. Sie helfen mir also, auch wenn Sie mir nicht antworten.

Aber falls Sie diese Mail zufällig doch lesen und mir antworten möchten, hätte ich eine konkrete Frage zu meinem Aufräumprojekt, mit dem es übrigens besser vorangeht, seit mich mein Sohn unterstützt. In meiner ersten E-Mail habe ich Ihnen geschrieben, dass Benny emotionale Probleme hat, aber eigentlich ist es noch viel schlimmer. Er hat akustische Halluzinationen. Er hört Dinge, die zu ihm sprechen, wie seine Turnschuhe zum Beispiel, die nicht real sind. (Die Turnschuhe sind schon real, aber sie sprechen nicht wirklich mit ihm, meine ich.) Er bekommt Antipsychotika und war ein paar Wochen in der Kinderpsychiatrie. Aber nach seiner Entlassung wurden seine Verhaltensprobleme nur noch schlimmer. Er hat mich angelogen, er hat die Schule geschwänzt und sich mit ein paar älteren Jugendlichen herumgetrieben, die er aus der Klinik kennt. Und ich hatte Angst, dass die womöglich Drogen nehmen. Seine Ärztin meint, dass er vielleicht unter Schizophrenie leidet. Aber ich weiß nicht, ob ich das glauben soll, weil sie ständig ihre Diagnose ändert. Natürlich ist er jetzt ein Teenager, und sein Verhalten könnte auch mit den Hormonen zusammenhängen, aber ich mache mir trotzdem große Sorgen.

In letzter Zeit bin ich allerdings etwas zuversichtlicher, denn seit meinem kleinen Unfall, als ich die Treppe runtergefallen bin und die Krähen mich gerettet haben, hilft Benny mir im Haus und beim Aufräumen und erledigt die Einkäufe. Ich weiß nicht, was ich ohne ihn machen würde! Er ist zwar immer noch ziemlich verschlossen, aber seine Ärztin findet auch, dass es ihm besser geht, und das ist doch schon mal ein Fortschritt. Sein Vater hatte ein Drogen- und ein Alkoholproblem, und manchmal habe ich Angst, dass Benny ihm nachschlägt. Kenji hat so gut wie nie harte Drogen genommen, aber er hat gern mit seinen Freunden getrunken und Gras geraucht. Anfangs störte mich das nicht, weil er Musiker war und das einfach zu seinem Lebensstil gehörte, aber später, als ich schwanger war, habe ich ihn gebeten, damit aufzuhören, und das hat er auch getan. Er wollte wirklich ein guter Vater sein. Und wir waren uns einig, dass wir ein gutes Vorbild für unseren Sohn sein wollten. Wir wussten, dass wir nie viel Geld haben würden und Benny keine teuren Sachen kaufen können, aber das war uns egal. Wir waren sicher, dass wir ihm ein liebevolles, stabiles und kreatives Zuhause bieten konnten, und ich glaube, eine Zeit lang ist uns das auch gelungen.

Aber als Benny sechs oder sieben war, fing Kenji wieder damit an. Ich glaube, er war frustriert, weil es mit seiner Band nicht wirklich voranging. Er wurde ja auch nicht jünger. Er hatte wohl das Gefühl, irgendwie festzustecken. Aber er hat eigentlich nie darüber gesprochen. Es fing damit an, dass er nach seinen Auftritten immer später heimkam, und da ich wegen meinem Job früh schlafen ging, fiel mir das erst nicht auf. Aber dann fand ich eine Tüte mit Gras in seiner Tasche, und da hatten wir unseren ersten richtig schlimmen Streit. Ich war so wütend auf ihn, weil er sein Versprechen gebrochen und mich angelogen hatte. Aber dann hat er sich entschuldigt und mir geschworen, er würde wieder damit aufhören. Und er hat's wirklich versucht.

Eigentlich wollte ich Ihnen das gar nicht alles erzählen. Ich wollte Ihnen nur sagen, dass es Benny besser geht. Und mit dem Aufräumen läuft es auch ganz gut, jedenfalls ist es bis jetzt gut gelaufen. Dass ich das mit den Socken so gut hingekriegt habe, hat mir Selbstvertrauen gegeben und mir gezeigt, dass ich mich ändern kann. Aber es wartet noch jede Menge Arbeit auf mich. In Ihrem Buch sagen Sie, dass es nicht darauf ankommt, eine Arbeit *abzuschließen*, sondern, sie einfach zu *tun*, und zwar mit ganzem Herzen. Aber leider muss ich sie *abschließen*, weil der Sohn meiner Vermieterin einen Müllcontainer gemietet hat, den er von meiner Kaution bezahlt. Und er verlangt von mir, dass ich das Haus entrümple oder er reicht eine Räumungsklage ein. Aber ich kann diese Arbeit nicht mit ganzem Herzen *tun*, weil ich einen gebrochenen Knöchel, eine Gehirnerschütterung und auch noch einen Job habe.

Aber ich will mich nicht beklagen. Immerhin gibt es auch ein paar gute Nachrichten: Mein Knöchel heilt, meine Gehirnerschütterung macht kaum noch Probleme, und der Arzt hat gesagt, dass ich wieder am Computer arbeiten kann, solange ich es nicht übertreibe. Aber da in einer Woche Wahlen sind, habe ich so viele Nachrichten auszuwerten, dass ich Überstunden machen muss. Und der Tag hat einfach nicht genug Stunden! Deshalb also meine Frage: Wie soll ich das Haus in Ordnung bringen, und zwar mit ganzem Herzen, wenn ich einen gebrochenen Knöchel und ein krankes Kind habe? Und wenn unser Land am Rand des Abgrunds steht? Und was mache ich, wenn ich es nicht rechtzeitig schaffe, das Haus aufzuräumen, und wir rausgeworfen werden? Wo sollen wir dann hin? Unsere Vermieterin, die alte Mrs. Wong, hat meinen Mann gemocht und deshalb nie die Miete erhöht. Aber selbst die kann ich mit meinem Gehalt kaum bezahlen. Die Mieten in der Stadt sind dermaßen gestiegen, dass wir es uns nicht mehr leisten können, hier zu wohnen.

Wir könnten natürlich in eine andere Stadt ziehen, aber wegen Benny ist das nicht so einfach. Seit er in den Förderunterricht geht, scheint er sich in der Highschool ganz wohlzufühlen, obwohl er in letzter Zeit ...

DAS BUCH

Benny? Bist du da? Redest du immer noch nicht mit uns?

Du kannst versuchen, uns auszublenden, aber die Erinnerungen sind noch da. Und wir wissen, wo wir sie finden.

Also schön. Du lässt uns keine andere Wahl. Dann müssen wir leider ohne dich weitermachen.

63

Deine Lehrerin fand das Buch aus der Bibliothek, das du verunstaltet hattest. Sie sah die durchstochenen Punkte, die durchlöcherten Seiten und stellte dich zur Rede. Zuerst hast du alles abgestritten, aber dann hielt sie ein Blatt ans Fenster.

»Sieh's dir an!«, sagte sie.

Das Licht der tief stehenden Herbstsonne fiel durch die Löcher; dünne, helle Strahlen schossen durch die winzigen Nadelstiche. Es sah wunderschön aus. Warum waren nicht alle Seiten so schön? Aber als du genauer hinsahst, warst du irritiert. Du hattest erwartet, dass das Blatt weiß und leer sein würde, aber die Wörter waren alle noch da. Du dachtest, du hättest sie befreit, ihnen die Flucht ermöglicht, aber stattdessen standen sämtliche Wörter und Buchstaben ordentlich in Reih und Glied und dienten ihren Sätzen, während die Seite vor Schmerz aufschrie. Das war zu viel. Wie konnten Wörter nur so unterwürfig sein? So blind gegenüber den Konventionen, die sie einschränkten? Kritiklos den Status quo akzeptieren?

Du schlugst mit der Stirn auf den Tisch, immer wieder. Daraufhin rief die Lehrerin den ärztlichen Notdienst.

In Dr. Melanies Praxis hast du beschlossen, die Wahrheit zu sagen.

»Es ist ein *Buch*«, hast du geflüstert.

Dr. Melanie beugte sich vor. An diesem Tag waren ihre Nägel hellblau lackiert. »Ich versteh dich nicht, Benny. Warum flüsterst du? Kannst du nicht etwas lauter sprechen?«

»Nein. Dann hört es mich.«

»Was hört dich?«

»Das Buch. Es kommt in meinen Kopf. Es liest meine Gedanken. Es macht lauter beschissenes Zeug.«

»Was für Zeug, Benny?«

Du warst nicht bereit, ihr zu erzählen, dass du das Aleph auf dem Berg geküsst hattest. Das ging niemanden was an. Du hast die Arme um dich geschlungen und zu schaukeln angefangen.

»Benny? Erzählst du mir davon?«

»Irgendwelches Zeug. Es baut Scheiße und erzählt dann jedem von meinem Leben, und ich kann nichts dagegen machen. Ich komm nicht von ihm los!«

»Ist dieses Buch eine deiner Stimmen?«

»Ja, natürlich!«, hast du gerufen. »Es ist die Stimme aller Stimmen, führt sich auf wie Gott der Allmächtige. Es weiß alles über mich, meine Mom und über irgendwelche anderen Leute. Auch über Sie.«

»Über mich?«

Du hast sie lauernd angesehen. »Es gelangt auch in Ihren Kopf. Es weiß, was Sie denken, und erzählt es dann weiter. Spüren Sie es nicht?«

Sie wich zurück und machte ein verdutztes Gesicht. »Ich spüre nichts, Benny!«

Es hatte keinen Sinn, mit ihr zu diskutieren. Resigniert hast du den Kopf auf den Tisch sinken lassen.

»Benny? Sprich mit mir.«

»Was soll das bringen?« Du hast gespürt, dass sie dich mit einem verständnisvoll-besorgten Blick beobachtete. »Warum versuchen Sie nicht mal, mir zu glauben? Was ist, wenn ich die Wahrheit sage?«

»Dass in meinem Kopf ein Buch ist, das weiß, was ich denke?«

»Ja.«

»Weil ich nicht glaube, dass das stimmt, Benny. Warum sollte ich?«

»Weil es wirklich da ist! Es sieht alles, und wenn Sie nicht aufpassen, dann bringt es Sie auch dazu, Scheiße zu bauen.«

»Bringt es dich dazu, bestimmte Dinge zu tun?«

»Ja! Das hab ich Ihnen doch gesagt! Warum hören Sie mir denn nicht zu?«

»Benny, beruhig dich. Atme tief ein. Jetzt erzähl mir mal genau, was du glaubst, wozu das Buch dich bringt.«

Du hast deine Atemzüge gezählt.

»Sagt dir das Buch, dass du dich verletzen sollst?«

Deine langen Ärmel verdeckten die Sterne auf deinem Unterarm. Die Wunden waren gut verheilt, und man sah nur noch kleine Narben. Du hast an deinem Ärmel gezupft und den Kopf geschüttelt. »Nein.«

»Sagt dir das Buch, dass du andere Menschen verletzen sollst?«

»Nein, natürlich nicht«, hast du entnervt geantwortet. »Es ist ein Buch! Und keine Schere!«

Du warst dir so sicher. Es leuchtete dir ein, dass ein Buch Gedanken lesen konnte, aber dass es dich dazu bringen könnte, jemanden zu verletzten, war dir nie in den Sinn gekommen. Aber als Dr. Melanies Frage zwischen euch im Raum stand, kamen dir Zweifel.

»Ich glaub nicht, dass Bücher so was können …«, sagtest du. »Oder?«

Ein Schatten ging über dein Gesicht, und in diesem Moment änderte sich etwas. Wir merkten es sofort. Zum ersten Mal hast du begriffen, welche Macht Bücher haben und wozu wir fähig sind. Und du hast es mit der Angst zu tun bekommen. Sobald ein Gedanke gedacht wird, lässt er sich nicht mehr rückgängig machen. Wenn Vertrauen missbraucht wurde, wie kann es je wieder hergestellt werden? Es gibt keine einfachen Antworten.

64

Warum versuchen Sie nicht mal, mir zu glauben?

Sie saß mit geschlossenen Augen und Ohrenstöpseln an ihrem Schreibtisch und versuchte, den Kopf freizubekommen, bevor ihr nächster Patient eintraf. Aber die Frage des Jungen ließ ihr keine Ruhe, und die neue Meditations-App war ihr da auch keine große Hilfe. Als Hintergrundmusik hatte sie »Regentropfen auf Blättern«, gewählt, aber der Regen hörte sich an wie Radiorauschen, und das irritierte sie. Sie öffnete die Augen und suchte nach einer entspannenderen Untermalung. Es gab verschiedene Arten von Niederschlägen. Wäre »Strömender Regen« vielleicht besser? Oder »Nieselregen«? Wie wär's mit »Gewitter«? Nein, zu viel Donner. Vielleicht sollte sie es mit Schnee versuchen. »Schneeflocken im Mondlicht« klang gut.

Früher brauchte sie keine Hintergrundmusik zum Meditieren, aber in letzter Zeit war ihr Geist zu sprunghaft, und ihre Gedanken gönnten ihr keine Ruhe. Sobald ein Gedanke auftauchte, ließ er sie nicht mehr los. Fühlte sich so Perseveration an? War das ein Hinweis darauf, dass ihre geistige Flexibilität nachließ? Wurde sie langsam alt?

Warum versuchen Sie nicht mal, mir zu glauben? Was ist, wenn ich die Wahrheit sage?

Natürlich gab es in ihrem Kopf kein Buch, das ihre Gedanken wiedergab und sie zwang, bestimmte Dinge zu tun. Das wäre wahnhaft, aber Bennys Frage ließ sie nicht los. Warum versuchte sie nicht, ihm zu glauben? Was hielt sie davon ab, sich vorzustellen, wie es wäre, die Stimme eines Buchs zu hören, das sich in ihrem Kopf befände, und daran zu glauben, dass sie real war?

Das waren Fragen, mit denen sie sich unbedingt eingehender beschäftigen sollte. Sie wünschte, sie könnte sich ihre Notizen zu Benny Ohs Fall daraufhin noch einmal genauer ansehen. Sie glaubte zwar nicht, dass in ihrem Kopf ein Buch war, aber ihr Kopf fühlte sich oft genug wie ein Buch an, vollgestopft mit den Geschichten ihrer jungen Patienten, die sie wirklich gern loswerden würde. Schreiben würde zweifellos helfen – Freud schrieb schließlich die Geschichten seiner Patienten auf, und seine Bücher hatten dazu beigetragen, dass sie sich diesen Beruf ausgesucht hatte. Aber die Zeiten detaillierter psychoanalytischer Fallberichte waren leider vorbei; jetzt kam sie kaum noch dazu, eine kurze Einschätzung und Behandlungsvorschläge zu notieren. Die Klinik war aus Angst vor Klagen auch nicht an ausführlicheren Berichten interessiert. Aber wenngleich es nicht ratsam war, ihre Bedenken aufzuschreiben, hieß das noch lange nicht, dass sie keine hatte. Benny Ohs Fall gab ihr Rätsel auf. Obwohl der Junge Symptome von Schizophrenie zeigte, hatte sie Zweifel an ihrer Diagnose. Und jetzt, da er offenbar in eine akute psychotische Phase eintrat, musste sie unbedingt eine wirkungsvolle Behandlungsmethode finden. Sie war noch eine junge Ärztin und verfügte über relativ wenig klinische Erfahrung. Sie nahm ihren Beruf ernst, war gewissenhaft und hatte den Jungen und seine Mutter ins Herz geschlossen. Sie litten, und sie wollte ihnen helfen. Als wir das begriffen, empfanden wir so etwas wie eine Seelenverwandtschaft zwischen uns. Ihr Wunsch war unserem nicht unähnlich.

Sie holte tief Luft, als ihr Bennys Frage wieder in den Sinn kam. Sie sollte wirklich versuchen, ihm zu glauben, und wenn ihr das nicht gelang, könnte sie zumindest versuchen, sich in ihn hineinzuversetzen. Was wäre, wenn es tatsächlich ein Buch in ihrem Kopf gäbe, das ihre Gedanken lesen konnte? Was, wenn ein Bleistift sprechen konnte? Was, wenn sprechende Objekte real waren? Und was war überhaupt »real«?

In diesem Moment unterbrach ein Donnerkrachen ihre Gedankenschleife. Donner? Gab es in »Schneeflocken im Mondlicht« Donner? Ungehalten zog sie ihre Ohrenstöpsel heraus und öffnete die Augen. Regen trommelte gegen das Fenster. Das Glöckchen im Wartezimmer bimmelte. Ein Blitz erhellte den dunklen Himmel.

65

Liebe Ms. Konishi,

ich wünschte, ich hätte bessere Nachrichten. Sie müssen mich für eine richtige Heulsuse halten, aber eigentlich bin ich ein ziemlich optimistischer Mensch. Ich mache nur gerade eine schwierige Phase durch. Aber ich bin sicher, dass auch wieder bessere Zeiten kommen, und ich bin Ihnen dankbar, dass Sie für mich da sind und dass ich Ihnen schreiben darf. Zuerst hatte ich gehofft, dass Sie mir antworten würden, aber inzwischen glaube ich, dass es so besser ist. Das heißt nicht, dass ich mich nicht riesig freuen würde, wenn ich eine E-Mail von Ihnen bekäme. Aber wenn Sie mir schreiben würden, dann wären Sie »real« und ich fände es schwieriger, Ihnen etwas anzuvertrauen. Aber so sind Sie für mich nicht real, und ich kann Ihnen alles erzählen, was mir in den Sinn kommt. Also schreiben Sie mir bitte auch in Zukunft nicht zurück. Und lesen Sie meine Mails am besten auch gar nicht.

Mein größtes Problem ist zurzeit, dass es Benny, meinem Jungen, nicht so gut geht und dass ihn seine Ärztin wieder in die Klinik einweisen will. Sie hat ihm schon wieder andere Medikamente verschrieben, was immer ein großes Problem ist, weil wir nie wissen, wie Benny darauf reagiert. Benny ist nicht sonderlich glücklich darüber, und ich bin ganz krank vor Sorge. Um ehrlich zu sein, bricht es mir das Herz.

Und dann ist vor Kurzem noch etwas ganz Merkwürdiges passiert, etwas, was mich sehr erschüttert hat. Sie erinnern sich bestimmt noch, dass ich Ihnen von den Krähen meines Mannes erzählt habe und dass sie mir immer kleine Geschenke gebracht haben. Nichts Wertvolles, aber es war für mich immer so, als kämen die Geschenke von Kenji. Benny lacht über mich, aber ich weiß, dass er die Krähen seines Dads auch mag. Wenn wir nach draußen gehen, fliegen sie immer zum Futterhaus, und letzte Woche habe ich Mister, meine Lieblingskrähe, dazu gebracht, einen Mondkuchen aus meiner Hand zu fressen. Ich war so glücklich! Aber gestern, als ich rausgegangen bin, wollten sie nicht näherkommen. Sie saßen ganz still auf dem Zaun und haben mich beobachtet. Das war richtig unheimlich. Ich hab die Mondkuchen ins Futterhaus gelegt, und gerade als ich wieder ins Haus gehen wollte, sah ich die beiden toten Vögel. Sie lagen am Fuß der Treppe, und ich wusste sofort, dass einer der beiden Mister war. Ich war ganz verzweifelt! Ich weiß ja, dass man Krähen nicht füttern soll, damit sie sich nicht an uns Menschen gewöhnen. Bei Wölfen und Bären, die im Wald leben, seh ich das auch ein, aber Krähen leben mitten in der Stadt, also sind sie sowieso schon an den Menschen gewöhnt. Mein erster Gedanke war, dass es alles meine Schuld war. Durch meine Fürsorge habe ich meine Lieblingskrähe getötet! Ich hab die beiden Vögel unter der Veranda versteckt, damit Benny sie nicht sieht. Ich wollte sie dann irgendwann später begraben.

Die Krähen wagten sich den ganzen Tag nicht zum Futterhaus, aber ich wusste, dass sie da waren. Jedes Mal, wenn ich aus dem Fenster schaute, sah ich, wie sie mich mit eingezogenen Köpfen beobachteten. Ich wollte Mister und seinen Freund begraben, aber ich konnte die Schaufel nicht finden, und dann musste ich arbeiten und dann kam Benny nach Hause. Er war völlig aufgelöst. Normalerweise sehen ihn die Krähen, wenn er aus dem Bus steigt, und begleiten ihn nach Hause. Aber an diesem Nachmittag fiel etwa einen Block von unserem Haus entfernt plötzlich eine Krähe vom Himmel und landete vor seinen Füßen. Sie war offenbar krank, bewegte sich aber noch, und so hob er sie auf. In diesem Augenblick fingen die anderen Krähen an zu kreischen und zu krächzen und griffen ihn an. Er rannte los, aber sie stürzten sich auf ihn, und eine hackte sogar auf seinen Kopf ein. Er zeigte mir die kranke Krähe, die er in sein Hoodie gewickelt hatte, aber da war sie schon tot.

Ehrlich gesagt, Ms. Aikon, wenn mein Sohn mir erzählt, dass Krähen vom Himmel fallen, dann frage ich mich natürlich, ob er lügt oder unter Halluzinationen leidet, auch wenn ich ihm gern glauben möchte. Aber an diesem Morgen habe ich mit eigenen Augen die beiden toten Krähen gesehen. Deshalb glaubte ich ihm. In meiner Situation lernt man, für Kleinigkeiten dankbar zu sein. Aber wir wissen natürlich immer noch nicht, was mit den Krähen los ist.

66

Sie beerdigten die ersten drei Krähen in ihrem Garten. Dazu gruben sie mit einem Schraubenzieher und einem großen Suppenlöffel ein Loch in die Erde. Das war ein mühsames Unterfangen, vor allem, weil Annabelle Angst hatte, dass die Ratten sie wieder ausgraben und auffressen würden, wenn das Loch nicht tief genug war. Benny sagte nichts dazu, aber nach einer Weile fragte er: »Warum tun wir das?«

Sie sah ihn überrascht an. Das war doch offensichtlich. Warum fragte er? »Die Krähen sind tot, Liebes. Wir müssen ein Grab ausheben, damit wir sie beerdigen können.«

Er seufzte. »Das weiß ich. Ich hab gefragt, warum.«

»Weil man das so macht, wenn jemand stirbt.«

»Du hast Dad auch nicht begraben. Du hast ihn verbrannt.«

»Wir haben ihn eingeäschert, Benny. So nennt man es bei Menschen. Und wir haben uns dazu entschlossen, weil man es in Japan so macht.«

»Ich nicht.«

»Stimmt. Du warst noch zu klein ...«

Er wischte sich die Nase mit dem Ärmel ab und blickte auf die toten Krähen. »Und Vögel grillt man?«

»Soll das ein Witz sein?«

»Nein.«

Er sagte nichts mehr und grub weiter, schlug mit dem Schraubenzieher auf den harten Boden ein, während sie mit dem Löffel die Erde wegschaufelte. Als das Loch groß genug war, legten sie die drei Krähen hinein. Ihre Körper fühlten sich ganz leicht an, fast schwerelos. Da kam ihr eine Idee. Sie humpelte ins Haus und kehrte mit einer Handvoll Nippes zurück – einer Schraube, einem Kronkorken, einem glänzenden Kieselstein –, die sie auf die toten Krähen legte.

»Bitte schön, Mister«, sagte sie und schaute traurig in das Loch. »Ein paar Spielsachen. Leb wohl. Du wirst mir fehlen. Du warst so eine lustige Krähe.« Sie wandte sich an Benny. »Möchtest du auch was sagen?«

»Zu den Krähen?«

»Ja, ein paar Worte zum Abschied?«

»Nein, eigentlich nicht.«

»Na gut. Dann begraben wir sie jetzt wohl besser.« Sie schob etwas Erde in das Loch. »Asche zu Asche, Staub zu Staub ...«

»Das wird ihnen nicht gefallen«, sagte Benny.

»Was wird ihnen nicht gefallen?«

»Verbuddelt zu werden. Es sind Vögel. Sie wollen an der Luft sein. Wir hätten eine Himmelsbestattung machen sollen.«

Sie wischte sich die Haare aus der Stirn. »Eine Himmelsbestattung? Was ist denn das?«

»Wie der Name schon sagt. Man beerdigt jemand an der Luft. So machen sie es in Tibet. Man trägt die Leiche auf einen Berg und lässt sie dort, damit sie bis zum Schluss im Freien ist.«

»Was für ein interessanter Gedanke!«

»Normalerweise macht man das mit Menschen, aber bei Tieren geht es auch.«

Woher wusste er so was? War das nicht irgendwie morbid? Musste sie sich Sorgen machen?

An diesem Abend konnte sie nicht einschlafen. Sie musste an Mister denken. Sie wusste nicht, warum, aber sie war sich sicher, dass er es war, der sie am Abend ihres Unfalls gefunden hatte. Mit einem Flattern war er auf ihrem Bauch gelandet und dann näher gehüpft, erst auf ihre Brust, dann zu ihrem Hals, bis unter ihr Kinn, wo er seinen Kopf schief legte und sie ansah. Sie erinnerte sich noch an die scharfen Krallen auf ihrer Haut, die er aber kurz darauf unter sein Gefieder steckte. *Krah, krah*, rief er, und nach und nach kamen die anderen Krähen angeflogen und bedeckten sie von Kopf bis Fuß, wärmten sie mit ihren Körpern und schützten sie mit ihren Flügeln vor dem Regen und der kalten Nachtluft. Es waren ihre Krähen. Sie hatten sie gerettet, und jetzt starben sie. Warum? Gab es etwa eine neue Variante der Vogelgrippe? Sie hatte vor einigen Jahren für eine Versicherungsgesellschaft die Verbreitung des H5N1-Virus verfolgt, als die Nachrichten voll waren von Geschichten über Massentötungen von Geflügel, das Hamstern von antiviralen Medikamenten und die drohende Gefahr einer Pandemie. Aber dann verschwand das Virus einfach aus den Schlagzeilen. Was war aus ihm geworden? War es mutiert? War es ansteckend? Auf Menschen übertragbar? Sowohl sie als auch

Benny hatten die toten Krähen angefasst. Musste sie sich jetzt Sorgen machen?

Im Morgengrauen döste sie endlich ein. Nach dem Aufstehen suchte sie in ihrem Twitter-Feed nach *#Krähen, #plötzlicher Tod, #Vogelgrippe*, wurde aber nicht fündig. Erleichtert loggte sie sich in ihren Firmenaccount ein und überflog die ersten Nachrichten. In der Welt war so viel passiert, während sie sich von ihrem Sturz erholt hatte. In wenigen Tagen waren Wahlen, und die bizarren Wendungen im Präsidentschaftswahlkampf hatten enorme Auswirkungen auf die lokalen Wahlkämpfe, die sie auswertete. Ethnische Konflikte eskalierten, Kundgebungen arteten in Krawalle aus, und die Waldbrände an der Küste wüteten noch immer. Aber ihr fehlte die Zeit, um sich mit den Beiträgen zu befassen, die sie verpasst hatte. Sie starrte auf die maskenhaft-freundlichen Gesichter der Nachrichtensprecher, während ihre Worte an ihr vorbeidrifteten. Es fiel ihr schwer, sich zu konzentrieren. Litt sie immer noch unter den Nachwirkungen der Gehirnerschütterung?

Sie musste eine Pause machen. In der Küche fand sie einen trockenen Mondkuchen, der in den Wäschekorb gefallen war, und brach ihn in Stücke. Mister hatte es einmal geschafft, mit einem ganzen Mondkuchen davonzufliegen. Gieriger kleiner Kerl. Sie trat auf die Veranda, hoffte, das vertraute Krächzen zu hören, aber es waren keine Krähen zu sehen. Auch auf den Bäumen und Dächern rührte sich nichts. Es war ungewohnt still.

Da hörte sie von der Straße Kehrgeräusche. Sie humpelte die Stufen hinunter und schob mit ihrer Krücke den umgekippten Kinderwagen aus dem Weg. Das Geräusch kam aus der Richtung des Containers, den No-Good gemietet hatte. Sie bog um die Ecke des Doppelhauses und sah den Nachbarssohn mit einem alten Besen den Bürgersteig fegen. Auf dem Boden lag eine große Kehrschaufel und darauf war etwas Glänzendes, Schwarzes, Federiges. No-Good stellte den Besen zur Seite und entriegelte die Containertür. Sie schwang auf; das Ächzen des Metalls jagte Annabelle einen Schauer über den Rücken. Er hob die Schaufel auf und kippte den Inhalt hinein.

»He!«, rief sie und humpelte auf ihn zu.

Er drehte sich um, und die Containertür schlug zu. »Ich hab Sie gewarnt«, sagte er und versperrte ihr mit dem Besenstiel den Weg. »Ich hab Ihnen gesagt, dass Sie sie loswerden sollen.«

Sie drängte sich an ihm vorbei und riss die Tür auf. Zwischen den Müllsäcken lagen überall tote Krähen. Ihre kleinen, hübschen Körper waren wie Hände, die zum Gebet gefaltet waren. Ihr glänzendes Gefieder war staubig, und ihre Augen waren stumpf und leer. Sie stellte ihre Krücke ab und betrat den Container, um sie einzusammeln.

»Hey! Was soll'n das?«, rief No-Good.

Sie ignorierte ihn. Sie zog an der Vorderseite ihres Sweatshirts, machte ein kleines Nest und legte die toten Krähen hinein.

»Das dürfen Sie nicht«, sagte er und kam drohend mit seinem Besen auf sie zu.

Sie funkelte ihn an. »Sie haben sie umgebracht. Das heißt noch lange nicht, dass sie Ihnen auch gehören.«

Ein Krähenmord. Ein Krähenmörder.

»Das sind Drecksviecher. Ich hab Ihnen gesagt, dass Sie sie nicht füttern sollen.«

»Wie haben Sie es gemacht?«

Er zuckte mit den Achseln. »Rattengift«, antwortete er. »Sie haben mich auf die Idee gebracht. Mit den Mondkuchen, mein ich. Haben alles brav gefressen.« Er schien auch noch stolz darauf zu sein.

»Sie widern mich an«, sagte sie und wandte sich ab. »Sie sind ein grausamer Mensch.« Sie legte die letzte Krähe in die Kuhle ihres Sweatshirts und drückte das Bündel an sich.

»So dürfen Sie nicht mit mir reden. Ich hab Ihnen das Leben gerettet. Schon vergessen?«

»Nein«, erwiderte sie. »Das waren die Krähen. Die haben mir das Leben gerettet. Sie haben auf mir gesessen und haben mich warmgehalten. Wie ein Ei.«

No-Good schnaubte. »Sie machen wohl Witze. Die wollten Sie fressen! Erst Ihre Augen und dann den Rest. Die haben nur gewartet, bis Sie richtig weich wären.«

»Nein. Sie waren meine Freunde«, widersprach Annabelle und drückte die toten Krähen liebevoll an sich.

Er schüttelte den Kopf. »Oh, Lady«, sagte er, während er zu seiner Seite des Doppelhauses ging. »Ich könnt Sie vor die Tür setzen, weil Sie Krähen halten.« Und als sie nicht reagierte, fügte er hinzu: »Sie haben 'nen Spleen. Kein Wunder, dass Ihr Sohn so 'n durchgeknallter Spinner ist.«

Sie spürte, wie ihr das Blut in den Kopf schoss. »Wie können Sie es wagen, so etwas über meinen Sohn zu sagen! Sie sollten sich schämen, Henry Wong. Was würde Ihre Mutter dazu sagen?«

Seine Züge verdüsterten sich drohend wie ein Gewitter, und sein Muttermal färbte sich tiefrot. Er machte einen Schritt auf sie zu und fuchtelte mit dem Besenstiel herum. »Lassen Sie meine Ma aus dem Spiel!«, schrie er mit schriller Stimme.

Annabelle griff nach ihrer Krücke und hielt sie schützend vor sich, während sie die toten Krähen an ihren Bauch drückte. Er stand etwas unentschlossen da, aber dann ließ er die Arme sinken. Er sah aus, als würde er gleich anfangen zu weinen.

»Henry, was ist denn los?«, fragte sie. »Ist etwas mit Ihrer Mutter? Ich dachte, sie wäre auf dem Weg der Besserung.«

Er wandte sich ab und umfasste den Besen mit beiden Händen. Der Besen gehörte seiner Mutter. Mrs. Wong kehrte fast täglich den Bürgersteig. »Sie hat irgend so 'ne Infektion gekriegt. Sie haben gesagt, dass sie's nicht überleben wird.«

»Oh, Henry! Das tut mir so leid.«

Er drehte sich wieder zu ihr um. »Ach ja? Das sollte es auch. Ihre blöden Krähen haben sie verflucht, und deshalb ist sie die Treppe runtergefallen. Sie sind ja auch die Treppe runtergefallen. Sie haben gedacht, das wär halt Pech? Nix da! Die Krähen haben Sie auch verflucht und hätten Sie mit Sicherheit aufgefressen. Sie sollten mir dankbar sein, Lady. Weil ich Ihnen das Leben gerettet hab.«

Sie wollte etwas einwenden, ihre Krähen in Schutz nehmen, aber sie verkniff es sich. Er war wütend. Er trauerte. Trauer konnte verschiedene Formen annehmen; man durchlief viele Stadien. Sie wusste das. »Henry, kann ich irgendetwas für Sie tun?«

Einen kurzen Moment lang sah sie in seinem mürrischen Männergesicht den kleinen Jungen von früher. »Können Sie«, sagte er und wies mit dem Kopf in Richtung ihres Gartens. »Räumen Sie Ihren Scheiß weg, damit ich's nicht machen muss, wenn ich Sie rausgeschmissen hab.«

»Ich denke nicht, dass es ein Kündigungsgrund ist, wenn man Krähen hält, Henry.«

»Okay, das vielleicht nicht«, räumte er ein. »Aber Zeugs horten schon. Mein Anwalt kümmert sich drum. Ich renovier dieses Loch, und dann verkauf ich's. Und ich lass mir durch Ihren Schrott nicht den Preis vermasseln. Ich hab Ihnen 'ne Chance gegeben, Lady. Sie war'n bei der Besichtigung nicht da. Das war's!«

67

»So viele traurige Geschichten. Wie die von dieser armen Frau.« Aikon drehte ihren Laptop so, dass Kimi den Bildschirm sehen konnte. »Ihr Mann kam bei einem Autounfall ums Leben, und ihr Sohn wurde dadurch traumatisiert und hört seitdem Stimmen. Sie schickt mir auch Fotos.«

Sie saßen zusammen an dem niedrigen Schreibtisch im Arbeitszimmer der Äbtissin. Es fiel ein leichter Regen, der die Blätter des Ahorns in dem kleinen Garten vor der Veranda purpurrot färbte. Sie tranken Tee. Aikon hatte Kimi ihre eigene Tasse angeboten, ein antikes, sorgfältig repariertes Stück, dessen eine Seite ein Gedicht in wunderschöner Kalligrafie schmückte. Ein Goldfaden wand sich durch die grazilen chinesischen Schriftzeichen und verband die einzelnen Teile der Tasse miteinander. Kimi wusste, dass es Aikons Lieblingstasse war, und fühlte sich geehrt. Sie liebte diese ungezwungenen Momente mit ihrer Lehrerin. Sie waren etwas Besonderes.

»Ich kann verstehen, warum Senju Kannons Kopf geplatzt ist«, sagte Aikon. »Bei diesem ganzen Leid.«

Kimi nahm einen Schluck Tee und betrachtete das Foto mit der Familie am Strand. »Der Junge sieht nett aus«, sagte sie. »Ich frage mich, was er wohl hört …«

»Das hat die Mutter nicht erwähnt. Nur, dass er Dinge hört, wie beispielsweise seinen Turnschuh, der mit ihm redet.«

In Japan war es nichts Ungewöhnliches, wenn ein Gegenstand, oder vielmehr sein Geist, redete. Laternen, Schirme, Teekessel, Spiegel, Uhren. Schuhe sprachen auch, aber normalerweise handelte es sich dabei um japanische Schuhe wie Bastsandalen.

Kimi zögerte. »Vielleicht ist der Schuh ein *Tsukumogami*?«

Aikon guckte skeptisch. »Gibt es in Amerika denn *Tsukumogami*? Ich habe noch nie was von einem Sportschuh mit einem ruhelosen Geist gehört, du etwa?«

»Nein …«, stimmte Kimi ihr zu.

»Egal«, sagte Aikon und drehte den Laptop wieder zu sich. »Sie schreibt, dass sich der Zustand ihres Sohns verschlechtert und dass ihr Vermieter ihnen kündigen will, weil sie so unordentlich ist. Eine schreckliche Situation, findest du nicht?«

»Ja.« Kimi zögerte wieder. »Können wir ihnen irgendwie helfen?«

»Was könnten wir denn tun?«

Die Frage ihrer Lehrerin hörte sich wie ein Test an. »Wir könnten für sie singen?«

»Das haben wir bereits«, sagte Aikon. »Und natürlich werden wir das auch wieder tun. Die Mutter heißt Annabelle und der Sohn Benny. Bitte setz sie auf die Liste für die Zeremonie des Mitgefühls in dieser Woche.«

Kimi hatte das Gefühl, die falsche Antwort bekommen zu haben. Sie wiederholte laut die Namen und schrieb sie dann in ihr kleines Notizbuch. Sie spürte den Blick ihrer Lehrerin auf sich.

»Deine Aussprache im Englischen ist sehr gut«, sagte Aikon.

Kimi wurde rot. Sie hatte während der Highschool eine Zeit lang in den USA gelebt und später auf der Universität englische Literatur studiert, »Nein«, sagte sie. »Sie könnte viel besser sein …«

»Aber du kannst Englisch lesen und schreiben, oder?«

Kimi nickte.

»Und du bist fleißig und gewissenhaft. Würdest du dich als Perfektionistin bezeichnen? Erwartest du von dir, dass du jede Aufgabe auch zu Ende bringst?«

Kimi nickte wieder, diesmal etwas selbstbewusster.

»Ausgezeichnet!« Aikon nahm die Teekanne und schenkte Kimi nach. »Ich habe den perfekten Job für dich. Ich möchte, dass du die Beantwortung der internationalen Fanpost übernimmst und dich um die Social-Media-Accounts kümmerst. Und dann kannst du mich als meine Assistentin und Dolmetscherin auf meine Lesereise in die USA begleiten. Was hältst du davon?«

Kimi stellte ihre Tasse hin und verbeugte sich. »Ich fühle mich geehrt, aber ich könnte keinesfalls so einen anspruchsvollen Job übernehmen ...«

»Natürlich!«, erwiderte Aikon. »Der Job ist unmöglich zu schaffen. Du wirst keine Zeit mehr haben, so perfektionistisch zu sein. Deshalb ist er ja auch ideal für dich. Du wirst niemals fertig werden. Das Leben geht weiter. Du wirst in Windeseile von deinen Beschwerden kuriert sein!«

Kimi meinte eine Spur von Belustigung in der Stimme ihrer Lehrerin zu hören. »Gut«, sagte sie. »Ich werde es versuchen.«

»Aber übertreib es bitte nicht. Du musst an dein Herz denken.«

Kimi schaute auf die Namen, die sie sich notiert hatte. »Soll ich auch die E-Mails beantworten? Und die Tweets?«

»Buddha hat gesagt, dass die Beantwortung von E-Mails und Twitter-Nachrichten genauso müßig ist wie den Sand von den Ufern des Ganges kehren zu wollen.«

»Das hat Buddha gesagt?«

»Na ja, vielleicht nicht wörtlich. Aber die Botschaft ist ja eindeutig. Manche Aufgaben sind einfach unmöglich zu bewältigen, selbst für einen Buddha. Selbst wenn du elf Köpfe und tausend Arme hast.«

»Also sollte ich nicht versuchen, sie alle zu beantworten ...?«

»Nur, wenn es etwas nützt.«

»Woher weiß ich das?«

Aikon trank einen Schluck Tee. »Das«, sagte sie, drehte die leere Tasse in der Hand und bewunderte die Glasur, »ist eine gute Frage.«

68

Du wusstest, dass die Wahlen unmittelbar bevorstanden, aber du nahmst sie meist nur als Hintergrundgeräusch wahr, das durch die Dielen zu dir heraufdrang. Als der große Tag schließlich gekommen war, erwachtest du mit Ohrenschmerzen, Halskratzen und erhöhter Temperatur, die gerade hoch genug war, dass Annabelle nach dem Fiebermessen entschied, dass du besser zu Hause bleiben solltest.

»Ich geh nachher wählen«, sagte sie, auf ihre Krücke gestützt. »Ich nehm ein Taxi. Wenn du dich bis dahin besser fühlst, kannst du ja mitkommen.«

»Ich darf noch nicht wählen«, hast du erwidert.

»Ich weiß. Aber ich dachte, dass du gern mal sehen würdest, wie Demokratie funktioniert. Ganz zu schweigen davon, dass es eine historische Wahl ist. Bei der letzten Wahl warst du erst zehn, und bei der nächsten bist du schon alt genug, um selbst zu wählen.« Sie starrte dich an, als wärst du ein Freak oder ein Naturwunder. »Unglaublich! Wie schnell du erwachsen wirst! Na, was hältst du davon?«

»Vom Erwachsenwerden?«

»Nein, Dummerchen. Ich meine, ob du zum Wahllokal mitkommst.«

»Ähm.« Du hast so getan, als würdest du darüber nachdenken. »Eher nicht.«

Sie seufzte und klemmte sich ihre Krücke unter die Achsel. »Ruh dich ein bisschen aus«, sagte sie. »Wenn du dich später nicht besser fühlst, bring ich dir was zu essen hoch.«

Den ganzen Morgen über drangen Stimmen aus der Kommandozentrale zu dir herauf: die aggressiven Stimmen der Kandidaten, die lebhaften der Nachrichtensprecher und die sonoren der Politikexperten, unterbrochen von aufpeitschender Orchestermusik. Dein von Deinem Vater geschultes musikalisches Gehör konnte mühelos die verschiedenen Intros und Outros unterscheiden: die düsteren, dramatischen Motive für Konflikte im Nahen Osten, die pompösen, patriotischen Motive für die neuesten Nachrichten aus den USA. Du lagst in deinem abgedunkelten Zimmer und lauschtest dem An- und Abschwellen der Musik, bis du schließlich in einen traumlosen Schlaf fielst.

Gegen Mittag weckte Annabelle dich mit Crackern und etwas Hühnersuppe in einer Thermoskanne. Auf ihre Krücke gestützt, ein Bein von sich gestreckt, saß sie neben dir auf der Bettkante und sah dir beim Essen zu.

»Wie geht's dir?«

»Mein Kopf tut weh.«

Sie legte die Hand auf deine Stirn. »Dein Fieber ist gesunken.«

»Er tut wirklich weh. Es fühlt sich an, als würde er gleich platzen.« Du gabst ihr den halb leeren Becher zurück und sankst aufs Kissen zurück.

»Mehr isst du nicht?«

»Ich hab keinen Hunger.«

Sie trank den Rest, schraubte den Becher wieder auf die Thermoskanne und stand auf. »Ich fahr in ein paar Stunden los. Willst du wirklich nicht mitkommen?«

Du hast den Kopf geschüttelt, was den Schmerz noch verschlimmerte. Du legtest die Hände auf die Ohren, damit er nicht explodierte.

Am Nachmittag änderte sich etwas am Sound der Nachrichten. Es klang, als würde jemand die Saiten eines Instruments fester spannen. Die Tonhöhe stieg an, die Frequenz nahm zu, und die Geräusche verwandelten sich in zuckende Klangsplitter, die durch die Ritzen im Boden und unter den Türen hindurchkrochen, scharf und schneidend. Du hast den Kopfhörer aufgesetzt, aber das hat nicht geholfen. Du hast dir dein Kissen auf den Kopf gedrückt und laut gesummt, aber die Splitter bohrten sich durch dein klägliches Gesäusel. »Haltet die Klappe«, hast du geflüstert. »Haltet die Klappe, bitte.« Als du es schließlich nicht mehr ausgehalten hast, kam dir eine Idee. Du bist aufgestanden und in Annabelles Zimmer gegangen.

Seit Annabelle unten im Wohnzimmer schlief, wirkte ihr Bett einsam und verlassen. Es war über ein Jahr her, dass ihr beiden hier gesessen und Spareribs gegessen habt und dass du dich auf den Bauch gelegt hast, damit sie dir den Rücken kraulte. Damals warst du ein völlig Anderer. Jetzt hing ein muffiger, säuerlicher Geruch in der Luft. Hier und da lugte ein karierter Ärmel von Kenjis alten Flanellhemden aus dem klammen, verknäulten Bettzeug hervor – wie die Arme eines Ertrinkenden, der im Meer versinkt. In der Kommode fehlte immer noch eine Schublade. Das Loch sah aus wie ein klaffender, dunkler Rachen. Der Nachrichtenlärm war hier noch lauter. Er erinnerte dich daran, warum du hergekommen warst. Und so stiegst du über einen Stapel Bücher hinweg und gingst zum Wandschrank. In dem Karton mit dem alten Mischpult deines Vaters fandest du das Audiokabel für den Grundig-Kopfhörer. Du hast das eine Ende in den Kopfhörer, das andere in die Stereoanlage gesteckt und dann die Platte mit Benny Goodmans berühmtem Konzert in der Carnegie Hall 1938 aufgelegt.

Bei den ersten mitreißenden Trompetenstößen von »Don't Be That Way« entspannte sich dein Körper mit einem tiefen Seufzen. Warum bist du nicht schon früher darauf gekommen? Die Musik schwoll an und übertönte den Lärm der Welt. Als das beschwingte Hauptthema einsetzte, wippte dein Kopf im vertrauten Rhythmus. Dann folgte das langsame, heitere »Sometimes I'm Happy«, und während du gelauscht hast, hobst du den Blick und sahst dich im Spiegel deiner Mutter. Ein ernster Junge mit einem riesigen Kopfhörer auf den Ohren schaute dich an – ein kleiner Astronaut. Du hast deinen Ärmel hochgezogen, und der Astronaut tat es dir nach. Du hast ihm deinen Unterarm gezeigt, auf dem die kleinen Einstiche verheilt waren und nur winzige Narben hinterlassen hatten. Dein Arm sah jetzt aus wie ihrer. Als du ihn an die Lippen geführt und die Sterne geküsst hast, zog sich dein Herz zusammen. Du hast dich vom Spiegel abgewandt und dich in dem Nest aus Kissen und Decken vergraben. Du hast die Augen geschlossen und bist in den sanften, ruhigen Jazz-Klängen versunken.

Als du aufgewacht bist, hast du das Kratzen der Nadel gehört, die in der Auslaufrille kreiste. Im Zimmer war es dunkel. Annabelle war über dich gebeugt und machte ein so trauriges Gesicht, dass du erschrocken hochfuhrst. »Was ist passiert?«

Sie nahm dir behutsam den Kopfhörer ab. »Entschuldige, mein Liebling. Ich wollte dich nicht wecken.« Sie stellte den Plattenspieler aus und legte ihre kühle Hand auf deine Stirn.

»Wieviel Uhr ist es?«

»Schon spät. Schlaf weiter.«

Aus dem Wohnzimmer war die gedämpfte Geräuschkulisse

eines Nachrichtensenders zu hören. Und da fiel es dir wieder ein. »Ist es vorbei? Warst du wählen?«

»Ja«, sagte sie. »Es ist vorbei.«

Als du aufstehen wolltest, schob sie dich sanft aufs Kissen zurück. »Bleib ruhig liegen«, sagte sie. »Ich muss die Nacht durcharbeiten.«

Als du wieder aufgewacht bist, war es draußen hell und du hattest kein Fieber mehr. Die Nachrichten waren verstummt, aber es lag trotzdem eine seltsame Anspannung in der Luft, als wäre die Luft selbst aufgeladen. Du bist aufgestanden und in dein Zimmer zurückgegangen. Die Unruhe schien von draußen zu kommen, aber als du aus dem Fenster sahst, war die Gasse leer. Was war das für ein Geräusch? Es war etwas Wildes wie das wütende Summen von Millionen von Bienen. Oder hast du dir das nur eingebildet?

Nein. Es war real. Es kam von der Welt da draußen.

Du hast deinen schwarzen Hoodie und deine alten Nike-Sneaker angezogen. Unten schlief Annabelle auf dem Sofa. Du bliebst im Türrahmen stehen. Im Schlaf war ihr blasses Gesicht ganz entspannt, und die Sorgenfalten auf ihrer Stirn waren verschwunden. Sie sah aus wie eine schlummernde Prinzessin, wie eine junge sorglose Mutter. Trauer schnürte dir die Kehle zu, aber du hast sie hinuntergeschluckt. Vor dem Sofa lagen zwei bunte Haufen T-Shirts, einer für den Müll, der andere für die Kleiderspende. Daneben stand die ausgeleerte Kommodenschublade, in die sie ein paar der T-Shirts, die sie behalten wollte, einsortiert hatte. Sehr weit war sie nicht gekommen. Und die wenigen T-Shirts waren mutlos in sich zusammengesackt. Du hast dich auf den Boden gekauert und angefangen, sie wieder ordentlich zusammenzulegen. Du hast nicht lange gebraucht. Denn du warst gut im Falten. Und schon bald lagen sie ordentlich aufeinandergestapelt in der Schublade.

Du hast sie betrachtet und in Gedanken gefragt: *Geht's euch jetzt besser?* Aber es waren T-Shirts und keine Gedankenleser, deshalb antworteten sie nicht. Wahrscheinlich war es ihnen nicht so wichtig, hast du dir gesagt, aber wenigstens war die Schublade jetzt schön aufgeräumt. Wenn Annabelle später aufwachte, würde sie vielleicht denken, dass sich die T-Shirts selbst gefaltet hätten. Vielleicht würde sie aber auch erraten, dass du sie zusammengelegt hast, und dir verzeihen, dass du dich aus dem Haus geschlichen hast.

Draußen auf der Straße war das Summen lauter, als ob sich die Bienen zum Angriff bereit machten. Du bist die Gasse entlanggegangen, dem Geräusch gefolgt, und als du den kleinen Park erreicht hast und die riesige Menschenmenge sahst, wusstest du, dass du die Quelle des Geräuschs gefunden hattest. Du hattest noch nie so viele Menschen in dem Wäldchen gesehen. Sie drängten sich zwischen den Zelten der Obdachlosen und hielten Plakate mit wütenden Slogans hoch. Rings um den Park standen Streifenwagen mit blinkendem Blaulicht, dahinter hatten sich mit Schilden und Waffen ausgerüstete Bereitschaftspolizisten postiert. Waffen wollen töten. Du hast deine Kapuze aufgesetzt und bist in die Menge eingetaucht. Mitten im Park sahst du Jake und die andern Jungs, alle schwarz gekleidet. Schnell hast du dich abgewandt, aber es war zu spät. Die Hunde hatten dich schon entdeckt. Der Rüde bellte los, und Jake blickte auf und sah dich ebenfalls.

»Hey, B-Boy!« rief er. »Hier sind wir!«

Genau in diesem Moment packte dich von hinten ein Arm, nahm dich in den Schwitzkasten und presste dein Gesicht gegen den schwarzen Lederärmel, der süßlich nach Gras roch. Ein Reißverschluss kratzte an deiner Wange entlang. Du hast dich gewunden und um dich getreten und versucht, dich zu befreien, aber der Würgegriff wurde nur noch fester. Und dann knurrte eine Stimme in dein Ohr:

»Ganz ruhig, Benny-Boy. Alles cool zwischen uns, oder?« Du konntest sein Gesicht nicht sehen, hast ihn aber an seiner Stimme erkannt. Du hast genickt. Aber das reichte ihm nicht. »Sag ja«, knurrte er jetzt lauter. »Los, sag schon!«

»Ja«, keuchtest du, und dann lockerte sich sein Griff um deinen Hals. Hustend hast du dich von ihm losgerissen und dich umgedreht. Freddy stand vor dir, er hatte eine Skimaske auf, die er jetzt bis zur Stirn hochgezogen hatte. Seine blutunterlaufenen Augen zuckten. Er hatte einen Baseballschläger in der Hand.

»Na bitte, geht doch«, sagte er, boxte dir gegen die Schulter und legte dann den Arm um dich. »Wir sind jetzt Kumpels, klar? Schwamm drüber. Aber raste bloß nicht wieder aus.« Und während sich die Menge in Bewegung setzte und sich wie eine riesige Welle auf das Stadtzentrum zubewegte, drückte er dir den Schläger in die Hand.

69

Oh, Benny, nein.

Wir wussten, dass das passieren würde. Am liebsten würden wir die Szene noch einmal zurückspulen. Du gibst Freddy den Schläger zurück, gehst nach Hause, verkriechst dich wieder in Annabelles Bett, um noch einmal aufzuwachen, diesmal ohne Fieber, aber hungrig. Also gehst du nach unten, um etwas zu essen. Und dann siehst du deine Mutter, die auf dem Sofa schläft. Und während du noch dabei bist, ihre T-Shirts zu falten, wacht sie auf und vergießt ein paar Freudentränen, so dankbar und glücklich ist sie. Dann bestellt sie etwas beim Chinesen. Und gerade als ihr mit dem Essen anfangen wollt, hörst du ein Geräusch an der Hintertür. Es ist Kenji, der von der Probe zurückkommt. Gerade noch rechtzeitig zum Abendessen! Er nimmt seinen Hut ab, legt seine Klarinette auf ihren Platz im Regal und setzt sich zu euch an den Küchentisch. Und dann gibt es ein köstliches Mahl aus Dim Sum, Rindfleisch Chow Fun und Schweinefleisch Mu Shu. Und ihr vergesst nicht, einen Mondkuchen für die Krähenbabys aufzuheben. Wäre das nicht eine gute Idee? Oder ist es dafür zu spät?

Natürlich ist es zu spät. Vergib uns Büchern unsere Vermessenheit zu glauben, wir könnten die Ereignisse in deinem Leben beeinflussen ...

Schließlich wachte Annabelle auf. Sie hatte die Nacht durchgearbeitet, hatte die Berichte über die ersten Proteste verfolgt, die bereits am Morgen als Krawalle bezeichnet wurden. Nach den Frühnachrichten hatte sie sich schlafen gelegt. Und als sie jetzt erwachte und die ordentlich zusammengelegten, nach Farbe sortierten T-Shirts sah, konnte sie es kaum fassen. Es war wie Zauberei. Als wäre ein Weihnachtswichtel durch ihre Schublade gehuscht. Sie stand auf, humpelte in den Flur und rief: »Benny? Vielen, vielen Dank, mein Schatz! Die Schublade ist wunderschön! Du bist ein Genie!« Sie wartete. »Benny?«

Er schlief wohl noch, beruhigte sie sich. Immer noch krank, der Ärmste. Sie sollte noch einmal seine Temperatur messen. Gerade, als sie Treppe hinaufgehen wollte, fiel ihr ein, dass es schon nach zwölf war. Bestimmt würde er bald aufwachen und

Hunger haben. Sie würde ihm etwas Leckeres kochen. Irgendetwas, was seine Lebensgeister weckte. Makkaroni mit Käse? Sie humpelte in die Küche und nahm eine Packung Nudeln vom Regal. Als sie in den Kühlschrank schaute, sah sie, dass er Milch besorgt hatte. Sie stellte den Herd an und setzte das Nudelwasser auf.

Eine Stunde später waren die Käsemakkaroni am Boden der Auflaufform festgebacken, aber das war Annabelles geringste Sorge. Sie stand in der Tür seines leeren Zimmers. Sein Rucksack hing über der Stuhllehne, die Schulbücher waren ordentlich auf dem Schreibtisch gestapelt. Sie ging ins Badezimmer und sah, dass sein Handy an das Ladegerät neben dem Waschbecken angeschlossen war. Sie humpelte die Treppe hinunter in die Küche, zögerte einen Moment und rief dann in der Schule an.

»Ja, wir haben Benny als fehlend eingetragen«, sagte die Sekretärin. »Die E-Mails sind rausgegangen. Haben Sie keine bekommen?«

»Doch, natürlich«, sagte Annabelle. »Ich wollte nur …« Aber dann hielt sie inne. Sie wusste nicht, wie sie den Satz beenden sollte. *Ich wollte nur wissen, ob er nicht doch wie durch ein Wunder aufgetaucht ist, ob er in seinem Klassenzimmer sitzt, ob er Algebra lernt, ob er in Sicherheit ist.* Sie legte auf, bevor die Sekretärin ihr weitere Fragen stellen konnte. Dann setzte sie sich an den Küchentisch und umschlang ihren Oberkörper, als wolle sie ihr Herz festhalten. *Ihr versteht das einfach nicht. Ihr habt keine Ahnung, wie das ist.* Dann straffte sie sich und rief noch einmal die Sekretärin an.

»Entschuldigen Sie«, sagte sie schnell. »Wir sind wohl unterbrochen worden. Ich wollte Ihnen nur Bescheid geben, dass sich Benny heute Morgen nicht wohlgefühlt hat, aber jetzt geht es ihm wieder besser. Er ist auf dem Weg zur Schule. Könnten Sie ihm bitte ausrichten, dass er mich anrufen soll? Er hat sein Handy vergessen, deshalb kann ich ihn nicht erreichen. Diese Kinder, Sie wissen ja!«

Dr. Melanie war die Nächste auf ihrer Liste. Sie sprach ihr auf den Anrufbeantworter, dass Benny wieder verschwunden sei. Dann schaute sie auf die Uhr. Wer noch? Sie suchte die Nummer des örtlichen Polizeireviers heraus, aber es hatte keinen Sinn, jetzt schon dort anzurufen. Und vielleicht war Benny ja wirklich auf dem Weg zur Schule. Das konnte doch sein. Aber ohne seinen Rucksack und seine Bücher ... Sie schüttelte frustriert den Kopf. Mühsam stand sie auf. Mit ihrem gebrochenen Knöchel konnte sie ihn unmöglich suchen gehen. Sie humpelte zur hinteren Veranda, lehnte sich gegen das verwaiste Futterhaus und lauschte dem fernen Sirenengeheul. Nein, dachte sie. Du musst einfach Geduld haben. Bis jetzt ist er noch immer nach Hause gekommen. Du machst dich verrückt wegen nichts und wieder nichts. Ein Hubschrauber flog dicht über das Haus hinweg. Sie spürte das Knattern der Rotorblätter im zitternden Holzgeländer.

70

Es lag Wut in der Luft. Empörung und Fassungslosigkeit. Hubschrauber kreisten in der Luft. Unter ihnen zogen die Demonstranten durch die Straßen, blockierten den Verkehr, skandierten Parolen, die von einem wütenden Hupkonzert beantwortet wurden.

EINIGKEIT macht STARK!

Der geballte Zorn riss dich mit, setzte dich unter Strom.

Freddy war da. Jake war da. Dozer war da. T-Bone war da, und einige andere auch, finstere Typen, schwarz gekleidet und mit Rucksäcken. Woher kamen sie? Nach und nach mischten sie sich unter die Demonstranten, und je mehr es wurden, desto stärker fühltest du dich, als wärst du Teil dieser besonderen Truppe – aber nicht »besonders« wie in der Schule, wo das Wort so etwas wie »gestört« bedeutete, sondern wirklich besonders wie in Sondereinsatzkräfte, Sondereinheit oder Sondereinsatzkommando. Ganz anders als die rechtschaffenen Bürger mit ihren handgeschriebenen Plakaten.

WAS ist Demokratie? DAS ist Demokratie!

»Scheiß auf die Demokratie!«, brüllte dir Freddy ins Ohr. Und du nicktest, weil Freddy im Moment dein Freund war, dein Anführer und dein Vorbild. Und weil sich alles, was er sagte, richtig anhörte.

Keine Gerechtigkeit, kein Frieden! »Scheiß auf die Gerechtigkeit!«, rief Freddy. »Scheiß auf den Frieden!«

Gebt uns die Moneten! Wir retten den Planeten! »Her mit den Moneten und scheiß auf den Planeten!« Er hielt dir ein schmutziges Halstuch hin und zog sich seine Skimaske über Mund und Nase. Obwohl du jetzt nur noch seine zuckenden, blutunterlaufenden Augen sehen konntest, wusstest du, dass er lächelte. »Bind dir das vors Gesicht«, sagte er. »Aber bleib in der Nähe«. Und genau das hast du getan.

Die anderen Typen, die ebenfalls vermummt waren, folgten ihm, während die Menschenmenge vorwärtsdrängte und auf das Stadtzentrum zusteuerte.

Nur wer LIEBT, der SIEGT!

Ihr seid entlang der Buslinie in Richtung Library Square marschiert. Kahle Bäume säumten den Mittelstreifen. Ihr kamt an Geschäften, Bürohäusern, Banken und Cafés vorbei.

SCHLUSS mit LUSTIG! Keine WAFFEN für die BULLEN!

Eine schwarze Luxuslimousine parkte vor dem lokalen Fernsehsender. Als Freddy sie sah, gab er ein Zeichen, und eure Gruppe löste sich aus der Menge.

Legal, illegal, SCHEISSEGAL!

Dozer trat mit seinem Stiefel gegen eine Mülltonne, und der Abfall ergoss sich auf die Straße. »Los!«, brüllte Freddy. Da zog T-Bone ein Brecheisen unter seinem Mantel hervor und schlug auf die Motorhaube der Limousine ein. Das Blech dellte ein, die Alarmanlage heulte los. Du hieltest dir die Ohren zu.

»*Nimm den Schläger!*«, rief Freddy und schob dich zu dem kreischenden Wagen hin. Baseballschläger wollen zuschlagen, wollen Windschutzscheiben zerschmettern, wollen Glas zertrümmern, aber bevor du draufhauen konntest, ging der Wagen in Flammen auf. Du sprangst zurück, den wütenden Schläger fest umklammert. Dann sahst du den Benzinkanister in Jakes Hand, und Dozer, der die Fackel hielt, und Freddy, der aus dem dichten schwarzen Rauch, der unter der Motorhaube hervorquoll, herausschoss. Menschen scharten sich um das Fahrzeug und hielten ihre Handys hoch – wie viereckige Augen, mit ungerührtem, starrem Blick. Flammen schlugen aus dem Motorraum. Baseballschläger wollen zuschlagen. Feuer wollen brennen.

»*Rückzug!*«, rief Freddy, und dann hörte man Stiefelgetrampel. *»Räumen Sie die Straße! Räumen Sie die Straße!«*, plärrte ein Megafon, während die Bereitschaftspolizei auf die Menge zumarschierte. Eine Phalanx schwarzer Ritter. Mit erhobenen Schilden und heruntergeklappten Visieren, mit Brustharnisch, Stulpen und Helm, die Lanzen zum Angriff bereit. Du standest wie angewurzelt da. Nichts konnte sie aufhalten.

»*Die haben Tränengas*!«, schrie jemand. »*Haut ab*!« Die Demonstranten nahmen ihre Plakate herunter und stoben auseinander, nur um kurz darauf – wie Hunde, die Blut geleckt hatten – zurückzukommen und zu filmen, immer wieder zu filmen. Freddy stellte sich neben dich und zeigte auf das große Schaufenster des Nike-Megastores auf der anderen Straßenseite.

»*Los*!«, rief er. »*Nimm den Schläger und hau zu*!« Und deine Sneaker reagierten. Sneaker wollen rennen. Baseballschläger wollen zuschlagen. Die Schaufensterpuppen im Laden sahen aus, als wären sie mitten im Lauf erstarrt. Auf der Scheibe stand in großen schwarzen Buchstaben: *JUST DO IT!* Das klang wie ein Befehl. Und du hast ihn befolgt. Du bist zum Schaufenster gerannt, hast ausgeholt und zugeschlagen. Das Glas knackte, das Holz in deiner Hand bebte. Du schlugst noch einmal zu. Und diesmal zerbrach das Glas in tausend Stücke, die wie funkelnde Diamanten auf den Boden rieselten. Das gezackte Loch in der Scheibe schien zufrieden zu sein, aber die Glasscherben auf dem Boden schrien verzweifelt. Dann hast du hinter dir schwere Stiefel gehört. Du hast dich hingekniet und die Splitter aufgesammelt, die wie gefrorene Tränen durch deine Finger rannen.

»*Es tut mir leid*«, hast du geflüstert und es wirklich so gemeint. Aber eine Scherbe, lang und spitz wie ein Dolch, war nicht so leicht zu besänftigen. Sie wollte zustechen. Und gerade, als du sie aufhobst, berührte dich etwas an der Schulter.

Alarmstufe Rot! Alarmstufe Rot!

Mit der Glasscherbe in der Hand sprangst du auf und fuhrst herum. Vor dir stand ein Alien, ein Monster, mit grässlichen Insektenaugen und einer langen Schweineschnauze. *Gefahr! Gefahr*! Du hobst den Arm, und der gläserne Dolch funkelte in deiner Hand. »*Stopp, Benny, ich bin's!*«, rief eine gedämpfte

Stimme. Du hast sie erkannt, aber es war zu spät, die Scherbe sauste schon durch die Luft. Doch das Aleph wich ihr geschickt aus. Und dann hörtest du, wie das Glas klirrend auf den Boden fiel, aber vielleicht war es auch die Tränengaspatrone, die auf dem Bürgersteig aufschlug und auf euch zurollte. Deine Hand blutete, aber das Aleph war zum Glück unverletzt. Als eine dicke Gaswolke euch einnebelte, griff sie nach deiner Hand. Zuerst nahmst du den Geruch wahr, sauer und beißend. Dann brannten deine Augen wie Feuer, und als du einzuatmen versuchtest, war es, als würde man dir mit einer Streitaxt die Brust spalten. Du hast dir die Hände vors Gesicht gehalten und bist würgend auf die Knie gefallen, aber sie zog dich wieder hoch.

»Komm, schnell!«, rief sie, und du bist blind hinter ihr hergestolpert.

Sie zerrte dich in einen Hauseingang und zog dir die Hände vom Gesicht. Obwohl die Luft hier weniger verqualmt war, konntest du nicht aufhören zu husten, und deine Augen brannten immer noch. Dein Gesicht war blutverschmiert, offenbar von deiner verletzten Hand.

»Nicht reiben«, sagte sie und riss sich die Gasmaske herunter. Dann nahm sie ihr Halstuch ab und band es hastig um deine blutende Hand. Wieder einmal musste sie dich verarzten. Sie griff nach deinem Handgelenk und betrachtete die kleinen Narben. Stirnrunzelnd musterte sie dich, aber du kniffst immer noch die Augen zusammen. Sie holte eine Flasche aus ihrem Rucksack. »Guck nach oben«, sagte sie. Aber deine Augen brannten so sehr, dass du sie nicht aufbekamst. Sie goss eine weiße Flüssigkeit über dein Gesicht. Sie roch wie Milch. »Was für'n verdammter Scheiß«, sagte sie. Sie wischte dir über die Wangen, während du immer noch nach Luft gejapst hast. Und dann fiel es ihr ein. »Oh, Mist! Dein Asthma. Okay, wir müssen hier weg. Komm, los!«

Du zwangst dich, die Augen zu öffnen. Durch die Milch und die Tränen hindurch hast du gesehen, wie sich ihr von hinten zwei Polizisten in Schutzausrüstung näherten. Als sie sich umwandte und die beiden Männer sah, stieß sie dich energisch weg.

»Lauf!«, rief sie. Und in diesem Moment packten sie die Polizisten.

Taumelnd bist du losgerannt. Als du dich noch einmal umgedreht hast, sahst du, wie sie sich wehrte, wild um sich schlug. Die ganze Zeit über schaute sie dich an. Eure Blicke trafen sich. Dann gab sie ihren Widerstand auf. Selbst als die Polizisten sie unter den Armen griffen und wegschleiften, sah sie dich noch an. Du wolltest ihr nachlaufen und sie retten, aber sie schüttelte den Kopf.

Lauf – sagte sie wortlos. Und während du auf ihren Mund gestarrt hast, hörtest du, wie eine andere Stimme, ruhig und vertraut, den Satz vollendete.

Zur Bibliothek.

71

Als die Wahlergebnisse bestätigt wurden, gingen im ganzen Land die Leute auf die Straße. In allen größeren Städten kam es zu Protesten, und die überregionalen Nachrichtensender berichteten live von den Ereignissen. Annabelle saß in der Kommandozentrale vor ihren Monitoren und schnitt die Berichte mit. Benny war immer noch nicht heimgekommen. Und Dr. Melanie hatte sich immer noch nicht gemeldet.

Die Nachricht verbreitete sich wie ein Lauffeuer. Demonstranten blockierten die Straßen und Highways. So viele Menschen. Sie sah auf die Uhr. Es war noch zu früh, um auf dem Revier anzurufen.

Der Lokalsender berichtete aus dem Stadtzentrum, wo ein Fahrzeug brannte. Schwarz gekleidete Randalierer mit Skimasken warfen Mülltonnen um, schlugen die Scheiben von Streifenwagen ein und zertrümmerten Schaufenster. Annabelle beugte sich zum Monitor vor und suchte die verwackelte Aufnahme nach Benny ab. War er das? Sie hielt den Film an. Nein, das war ein anderer Junge. Sie hörte die Megafon-Ansage: *Räumen Sie die Straße! Verlassen Sie unverzüglich das Gelände!* Polizisten in Schutzausrüstung rückten vor. Sie setzten Wasserwerfer und Tränengas ein, um die Demonstranten zu vertreiben. Sie hörte immer noch Hubschrauber, aber sie war sich nicht sicher, ob das Geräusch aus dem Fernsehen oder von draußen kam. Mit den Sirenen war es dasselbe. Drinnen oder draußen? Nah oder fern?

Liebe Ms. Konishi,

ich sitze in meinem dunklen Wohnzimmer. Die Menschen randalieren auf den Straßen, das ganze Land ist in Aufruhr und steuert auf eine Katastrophe zu, und mein Sohn ist schon wieder weggelaufen. Und es gibt nichts, was ich dagegen tun kann. Ich kann nur abwarten. Also dachte ich mir, ich schreib Ihnen einfach eine Mail.

Sie wissen wahrscheinlich, dass wir hier gerade Wahlen hatten. Ich weiß, dass Japan eine Demokratie ist so wie unser Land angeblich auch. Benehmen sich Ihre Politiker auch wie

Raufbolde auf dem Schulhof? Randalieren Ihre Bürger auch nach einer Wahl? Ich weiß nicht mehr, ob ich Ihnen schon geschrieben habe, dass ich für eine Firma für Medienbeobachtung arbeite. Es ist kein toller Job, aber ich kann ihn von zu Hause aus machen und bin trotzdem krankenversichert. Ich glaube, in Japan ist man automatisch krankenversichert, oder? Das muss doch sehr beruhigend sein. Ich habe nicht sehr oft mit internationalen Nachrichten zu tun, deshalb weiß ich nicht besonders viel über Japan. Passiert es in Ihrem Land auch, dass sich Schulkinder gegenseitig erschießen? Brennen bei Ihnen auch die Wälder?

Eigentlich wollte ich nie mit Medienbeobachtung mein Geld verdienen. Es ist ein deprimierender Job. Schon als kleines Mädchen hab ich davon geträumt, Bibliothekarin zu werden. Ich hab sogar eine Bibliotheksausbildung angefangen, aber dann musste ich sie abbrechen, weil ich mit Benny schwanger war. Das war okay, denn ich liebe meinen Sohn. Er ist das Beste, was mir je passiert ist, aber ich wünschte, ich hätte Bibliothekarin *und* Mutter sein können. *Und* Ehefrau, aber leider war ich nicht sehr lange verheiratet. Ich vermisse Kenji so sehr. Ich frage mich ständig, ob Benny diese ganzen Probleme hätte, wenn sein Vater noch lebte. Und ob nicht alles meine Schuld ist.

Also, ich habe gerade bei der Polizei angerufen und eine Vermisstenanzeige aufgegeben. Ich weiß jetzt, wie man das macht. Ich bekomme langsam Übung darin. Bald kenne ich alle Beamten mit Namen. Heute habe ich mit einer Polizistin gesprochen, die mich gefragt hat, ob Benny und ich uns gestritten hätten. Nein, habe ich gesagt, diesmal nicht. Die letzten beiden Male schon, aber heute habe ich geschlafen. Vorher hat er noch meine T-Shirts zusammengelegt. Das war wie ein Geschenk! Er hat sie nach Ihrer japanischen Methode gefaltet, die ich ihm mal gezeigt hatte. Als ich aufgewacht bin, lagen alle T-Shirts nach Farben sortiert in der Schublade. War das nicht lieb von ihm? Welches Kind macht so etwas? Das habe ich der Beamtin allerdings nicht erzählt.

Am Abend vor Kenjis Tod hatten wir einen fürchterlichen Streit. Ich weiß nicht mal mehr, wie es angefangen hat. Wahrscheinlich war es irgendwas Banales. Wir waren im Schlafzimmer, und er hat sich für seinen Auftritt fertiggemacht. Vielleicht hat er gesagt, dass er spät heimkäme und ich nicht auf ihn warten soll. Ich hatte zwar die Nase voll davon, immer auf ihn zu warten, aber dass er wollte, dass ich *nicht* auf ihn warte, wurmte mich genauso, verstehen Sie? Ich wollte doch nur, dass er zu Hause bleibt. Ich wollte, dass er zu Hause bei seiner Frau und seinem Sohn bleiben *will*. Und ich habe wohl irgendwie geahnt, dass er wieder Drogen nahm. Ich weiß noch, dass ich ihm zusah, wie er sein Flanellhemd zuknöpfte. Und dann hab ich so was gesagt wie: »Du bist kaum noch zu Hause« oder »Wir bekommen dich kaum noch zu Gesicht.« Da hat er nur traurig gelächelt und seinen blöden Pork-Pie-Hut aufgesetzt. Eigentlich sieht er ja toll aus mit dem Hut, und das war's wohl auch, was mich so wütend gemacht hat. Dass er so toll aussah und dass er so traurig lächelte. Einerseits schien er mir zuzustimmen und andererseits tat er so, als könnte er nichts dafür, dass er so toll aussah, im Club abhing und sich mit den Jungs von der Band zudröhnte, was natürlich totaler

Quatsch war. Er hat vor dem Spiegel gestanden und seinen Hut zurechtgerückt. Und ich kochte innerlich. Ich hab auf dem Bett gesessen und kein Wort mehr gesagt. Da hat er mich auf die Stirn geküsst und ist nach unten gegangen. Ich hab gehört, wie er seine Klarinette aus dem Wohnzimmer holte und seine Jacke anzog.

Als ich dann in die Küche runterging, stand er vor der Kühlschranktür und spielte mit den Magneten herum. Da wusste ich noch nicht, dass er gerade ein Gedicht für mich legte. »Ich komm bald heim«, hat er gesagt. Aber wir beide wussten, dass das nicht stimmte.

»Vergiss es«, hab ich ihn angeblafft. Und als er zur Hintertür rausgegangen ist, hab ich meine rosa Lieblingsteekanne vom Küchentisch genommen und sie gegen die Kühlschranktür gedonnert.

Und hier ist das Gedicht, das er für mich auf dem Kühlschrank gelegt hat:

Meine Wunder schöne Frau Mutter Göttin Geliebte
zusammen sind wir Sinfonie
Ich bin verrückt nach dir

Ich hab das Gedicht erst entdeckt, als ich nachts aus dem Krankenhaus zurückkam. Aber da war er schon tot.

Sie lehnte sich zurück und sah auf den Bildschirm. Sie wollte die Mail mit etwas Positivem abschließen, deshalb hatte sie das Gedicht eingefügt. Es war nicht mal besonders gut. Nur ein albernes Magnet-Gedicht. Sie las sich noch einmal durch, was sie geschrieben hatte. Das Ganze war ein einziges von Selbstmitleid triefendes Gejammer. Es war ihr peinlich, die E-Mail abzuschicken. Aber gerade, als sie sie löschen wollte, sprang ihr das Wort *Bibliothekarin* ins Auge, und ihr fiel wieder die Sache mit der Toilette ein. Sie erinnerte sich an das Securitybüro, den Sicherheitsmann und die kleine Bibliothekarin. Wie hieß sie noch gleich? Sie hatte Annabelle ihre Visitenkarte gegeben und ihr gesagt, sie solle anrufen, wenn sie Unterstützung brauche. Sie war so *freundlich* gewesen. War sie deshalb auch eine *Freundin*? Ein Mensch, mit dem sie reden konnte? Wo war nur die verdammte Karte?

Sie drückte auf »Senden«, stand auf und begann, die Stapel von Zeitschriften und Briefen auf ihrem Schreibtisch zu durchsuchen, schob sie vorsichtig zur Seite, um auch darunter nachzusehen. Sie hätte die Karte einscannen oder zumindest den Namen und die Nummer der Frau zu ihren Notfallkontakten hinzufügen sollen. Warum war sie bloß so unorganisiert? Sie fand einen Packen abgelaufener Einkaufsgutscheine, die von einer dicken Büroklammer zusammengehalten wurden. Sie warf sie weg. Sie fand eine unbezahlte Rechnung und einen Teller mit Bagel-Krümeln und eingetrocknetem Frischkäse. Sie fand die Briefe von No-Goods Anwalt – die sie vergeblich gesucht hatte –, aber die würden warten müssen. Jetzt musste sie erst mal Benny finden. Das war am wichtigsten. Sie hatte plötzlich das Gefühl – so etwas wie mütterliche Intuition –, dass die kleine Bibliothekarin ihr helfen konnte. Sie musste nur die Visitenkarte finden.

Frustriert ging sie in die Küche. Vielleicht hatte sie sie dort irgendwohin gelegt. Die Auflaufform mit den Käse-Makkaroni stand unberührt auf der Herdplatte. Sie hatte keinen Hunger, aber Benny vielleicht, wenn er nach Hause kam. Also deckte sie die Form ab und stellte sie in den Kühlschrank. Als sie die Tür schloss, fiel ihr etwas ins Auge. Die Magnete hatten sich erneut verschoben, leise und unauffällig. Das Wort *Mutter* hatte sich von *Schmerz* gelöst und sich zu dem nicht weit entfernten *Mond* gesellt. Neben *Mutter* befanden sich zwei weitere Magnete, die fast so aussahen, als wollten sie eine neue Zeile bilden:

Mond Mutter cool bleiben

Unter *cool bleiben* klemmte die Visitenkarte der Bibliothekarin.

Cory.

Cory Johnson.

72

Du bist durch die Eingangstür geschlüpft und hast dich an der Sicherheitskontrolle vorbeigeschlichen. Als du die Rolltreppe erreicht hast, kam die Lautsprecherdurchsage: *Die Bibliothek wird in zehn Minuten geschlossen.* Du fuhrst die Rolltreppe hinauf, ein Stockwerk nach dem anderen, während ein Strom von Besuchern an dir vorbei nach unten schwebte. Du hast dir deine Kapuze tief in die Stirn gezogen, weil deine Augen noch immer brannten und tränten. Zweite Etage, dritte Etage, vierte Etage. Die Altmännertoilette war immer noch da, wo sie sein sollte. Du bist hineingehuscht und hast dein Gesicht unter den Wasserhahn gehalten, bis das Brennen nachließ. Fünfte Etage, sechste Etage. Du hast am ganzen Körper gezittert. Und die Zeit spielte verrückt. Sie setzte ein und stand still, beschleunigte und verlangsamte sich. Vielleicht war es die Wirkung des

Tränengases. Achte Etage. Neunte Etage. Oben angekommen, hast du die schwindelerregende Brücke überquert und bist zu den Lesekabinen gegangen. Der Austauschschüler war schon weg, aber die Tipp-Lady war noch da. Sie packte gerade ihren Laptop ein. Du wolltest dich wegducken, aber da hatte sie dich schon entdeckt.

»He«, sagte sie. »Du hast's ja gerade noch geschafft. Lange nicht mehr gesehen.« Während du mit pfeifendem Atem dastandst, musterte sie dein geschwollenes Gesicht und deine roten Augen. Dann zuckte sie mit den Schultern, zog den Reißverschluss ihres Rucksack zu und streifte sich die Gurte über die knochigen Schultern. Aber als sie an dir vorbeikam, blieb sie noch einmal stehen. »Bleibst du über Nacht hier?«

Du hast auf den Boden gestarrt und geschwiegen.

»Weiß deine Mutter, dass du hier bist?« Und bevor du antworten konntest, sagte sie, eigentlich mehr zu sich selbst: »Wahrscheinlich nicht. Die Ärmste. Sie wird sich Sorgen machen …« Sie sah dich prüfend an, dann tätschelte sie deinen Arm. »Also, pass auf dich auf. Du weißt, dass es unten im Personalraum, gleich neben der Buchbinderei, Snacks gibt. Da willst doch hin, oder?«

Du hattest nicht vorgehabt, in die Buchbinderei zu gehen, aber aus irgendeinem Grund gefiel dir die Idee, also hast du genickt.

»Dann sei vorsichtig. In der Buchbinderei ist alles möglich, weißt du. Du solltest nicht zu lange da unten bleiben.« Als sie deine verstörte Miene sah, tätschelte sie wieder deinen Arm. »Keine Angst. Du wirst es überleben.«

Das klang nicht gerade beruhigend.

Als sie weg war, hast du dich in deiner Lesekabine verkrochen, dich auf dem Boden zusammengerollt und die Arme um deine Knie geschlungen. Du hast immer noch gezittert. Und dann hast du den Geräuschen gelauscht – Schritte und entfernte Stimmen, das Rattern der Bücherwagen und das dumpfe Brummen einer Bohnermaschine, die sich langsam näherte. War das einer der beiden Hausmeister, mit denen der Flaschenmann befreundet war? Hatte er was getrunken? Die Art, wie er die alte Maschine lenkte, machte dich stutzig. Als ob er Musik hörte – einen Walzer vielleicht –, schwenkte er die schweren, rotierenden Bürstenköpfe schwungvoll über den Boden. Du sahst es genau vor dir. Und als er schließlich die Brücke überquerte und sich deinem Versteck näherte, die runde Schnauze der Maschine unter deine Kabine schob, gegen deinen Oberschenkel stieß und sich hinunterbeugte, um nachzuschauen, was das Hindernis war, warst du sicher, dass er dich nicht sehen würde. Nicht, weil er betrunken war, sondern weil du unsichtbar warst.

Zumindest dachtest du das, während du gewartet hast, bis sich das Brummen der Bohnermaschine entfernte und auch die übrigen Geräusche verstummten. Du hast gewartet, bis dir ein Klicken verriet, dass der letzte Mensch die Tür abgeschlossen und das Gebäude verlassen hatte. Bis eine tiefe, friedliche Stille in der Bibliothek einkehrte – das nächtliche Schweigen der schlummernden Bücher, deren Wörter sicher und geborgen zwischen ihren Deckeln ruhten. Und dann bist du aus der Lesekabine geschlüpft und hast dich auf den Weg in die Buchbinderei gemacht.

73

Cory Johnson war noch in der Bibliothek, als Annabelle anrief. Sie schaffte es nie, pünktlich um neun zu gehen, wenn die Bibliothek schloss. Und heute dauerte es noch länger. Es war ein anstrengender Tag gewesen, und sie war total erschöpft. Letzte Nacht war sie erst spät ins Bett gekommen, weil sie die Wahlen verfolgt und bis zuletzt die Hoffnung nicht aufgegeben hatte, aber um drei Uhr nachts stand das Ergebnis unwiderruflich fest. Am nächsten Morgen im Bus hatten die Fahrgäste grimmig und mit versteinertem Gesicht dagesessen und sich gegenseitig misstrauisch beäugt. Der Personalraum der Bibliothek war ihr wie ein Bestattungsinstitut vorgekommen. Die Sozialarbeiterin hatte eine E-Mail herumgeschickt und allen, die sich gestresst fühlten, ihre Hilfe angeboten.

»Gestresst?«, hatte ihr Freund Julio gefeixt, als sie zusammen an der Mikrowelle standen. »Entsetzt trifft es wohl eher. Wie wenn du aufwachst und dich plötzlich in einem Science-Fiction-Roman von Philip K. Dick wiederfindest.«

Die Bibliothek kam ihr immer vor wie ein Spiegel der Gesellschaft, und an diesem Tag mehr denn je. Die Bibliothekarinnen liefen wie Zombies durch die Gegend, konfus und übernächtigt, und die Besucher waren nervös und ungeduldig. Während des Vormittags hatten bereits zwei Drogensüchtige in der Herrentoilette eine Überdosis genommen. Die zuständigen Bibliothekare hatten ihnen sofort Naloxon gespritzt – sie waren dafür ausgebildet, aber sie machten es trotzdem ungern –, und das war, makabererweise, eine willkommene Ablenkung gewesen, aber dann kehrte die Erinnerung an die Wahlen zurück. Wie konnte es dazu nur kommen? Als wäre jemand plötzlich gestorben, dachte Cory. Am einem Tag ist noch alles in Ordnung, und am nächsten erfährst du, dass deine Oma gestorben ist, und nichts mehr ist in Ordnung; es gibt nur noch eine große Leere in deinem Leben. Cory erinnerte sich noch, dass sie ängstlich auf den Anruf ihrer Mutter aus dem Krankenhaus gewartet hatte, und dann an ihren Schmerz, der sämtliche Stadien durchlaufen hatte. Das hier war ganz ähnlich. Als die Bibliothek abends schloss, hatte sie Schock, Fassungslosigkeit, Leugnung und Wut durchlebt und ein paar Stunden mit Recherchen zur kanadischen Staatsbürgerschaft verbracht, bevor sie in eine ausgewachsene Depression fiel. Von Akzeptanz konnte keine Rede sein.

Als das Telefon klingelte, saß sie nicht an ihrem Schreibtisch, sondern versuchte gerade, Naheed, die junge iranische Bibliothekarin, die zu Forschungszwecken in den USA war, zu trösten, deren Eltern sie nach Hause beordert hatten. Als sie zur Multikulti-Ecke zurückkehrte, um aufzuräumen, sah sie, dass ihr Telefon blinkte. Sie zögerte, aber dann gewann doch ihr Verantwortungsgefühl die Oberhand; sie bereute es allerdings noch im selben Moment. Die Nachricht stammte von der Mutter des seltsamen kleinen Jungen, der immer unter ihrem Hocker gesessen hatte. Er war inzwischen ein Teenager. Netter Junge, aber immer noch seltsam. Ob er autistisch war? Als sie ihm damals in der Buchbearbeitung begegnet war, hatte er einen ziemlich verwirrten Eindruck gemacht, und später hatte Jevaun ihn im fünften Stock gefunden, wo er an die Wand hämmerte und die Toilette suchte. Seine Mutter schien eine sympathische Frau zu sein, wirkte aber irgendwie überfordert. Sie tat Cory leid. Es war wirklich traurig, dass ihr Sohn verschwunden war, aber dass sie fragte, ob er sich vielleicht in der Multikulturellen Kinderecke versteckt hielt, war schon ein bisschen nervig. Natürlich war er nicht da. Cory kam gerade von dort.

Sie steckte ihre Wasserflasche und die Schlüssel in den Rucksack und ließ ein letztes Mal den Blick über ihren Schreibtisch schweifen. Sie hatte die Nase voll von Leuten, die Witze über Gespenster machten und zu ihr kamen, wenn sie etwas verloren hatten. Sie hatte nichts gegen Geister, schon gar nicht gegen multikulturelle, aber darüber Witze zu reißen war überhaupt nicht komisch, sondern rassistisch. Nicht dass die Mutter des Jungen rassistisch war oder witzig sein wollte, aber trotzdem. Cory schulterte ihren Rucksack und ging zur Bushaltestelle.

Ihr Bus hatte Verspätung, und dann musste er wegen der Demonstrationen in der Innenstadt einen großen Umweg machen. Die anderen Fahrgäste waren entnervt, ebenso wie sie, aber als ein paar weiße junge Typen abfällige Bemerkungen über die Demonstranten machten, spürte sie, wie ihre Gereiztheit in Wut umschlug. Innerlich kochend, drückte sie auf den Knopf und stieg an der nächsten Haltestelle aus. Gestern noch hätte sie etwas gesagt, aber heute hielt sie den Mund, und das machte ihr zu schaffen. Hatte sie etwa Angst? Ihr kam eine Gruppe von Leuten mit Plakaten entgegen, die Richtung Downtown liefen, und sie hätte sich ihnen am liebsten angeschlossen. Gestern noch hätte sie das auch getan, aber heute ging sie direkt nach Hause, duschte und legte sich ins Bett.

Mitten in der Nacht wachte sie auf und musste an die Voicemail der Mutter des vermissten Jungen denken. Es ärgerte sie, wenn die Arbeit ihr auch zu Hause keine Ruhe ließ und sie am Schlafen hinderte. Warum war sie nicht fähig, Grenzen zu setzen? Die Frau hatte so schüchtern und verlegen geklungen. Ihr Junge war verschwunden. Wenn sie Hilfe brauchte, warum suchte sie sich dann nicht welche?

Aber das hatte sie ja. Sie hatte sie um Hilfe gebeten. Darum ging es bei dem Anruf, aber Cory war nicht darauf eingegangen. Warum hatte sie die Frau nicht zurückgerufen? Warum hatte sie nichts zu diesen weißen Typen im Bus gesagt? Warum hatte sie sich den Demonstranten nicht angeschlossen? Was stimmte nicht mit ihr?

Sie warf einen Blick auf ihr Handy. Es war kurz nach zwei. Zu spät, um anzurufen. Sie fragte sich, ob der Junge inzwischen nach Hause gekommen war. Die arme Frau – Annabelle. Ein eigentümlicher Name. Bestimmt war sie noch auf. Machte sich Sorgen. War verrückt vor Angst. Vielleicht versteckte sich der Junge tatsächlich in der Bibliothek. Sie griff zum Telefon und wählte die Nummer des Sicherheitsdiensts. Jevaun hatte Nachtschicht, und sie wusste, dass er um diese Zeit vor der Konsole mit den Monitoren vor sich hin döste.

»Hey, wach auf! Du musst mir einen Gefallen tun.« Sie ignorierte seinen Protest und fuhr fort: »Erinnerst du dich noch an den Jungen, der versucht hatte, die Wand einzureißen?«

»Im fünften Stock? Klar doch. Netter Junge. Ein bisschen durchgeknallt. Was ist mit ihm?«

»Ich glaube, er ist in der Bibliothek.«

»Unmöglich. Dann hätte ich ihn bestimmt gesehen.«

»Er heißt Benny. Benny Oh. Kannst du mal in der Multikulti-Ecke nachsehen?«

»Dafür gibt's doch Kameras.«

»Vielleicht versteckt er sich unter einem Schreibtisch oder so.«

»Okay.« Sie hörte seinen Stuhl quietschen, als er aufstand. »Ruf mich bitte zurück, okay? Ich kann sonst nicht schlafen.«

Als ihr Handy klingelte, kochte sie gerade Tee. »Und?«

»Nichts.«

Sie nahm ihre Teetasse mit ins Wohnzimmer. »Könntest du vielleicht auch mal im neunten Stock nachschauen?«

Sie hatte den Jungen dort ein- oder zweimal gesehen, wenn sie eine Kollegin vertreten hatte. Er hatte in einer der Kabinen gesessen und sich hinter einer Festung aus Büchern verbarrikadiert. Er sah immer so ernst aus, wie er mit hochgezogenen Schultern auf seinem Stuhl saß, vor und zurück schaukelte und konzentriert in dem Buch las, das vor ihm lag. Einmal, als er gerade nicht da war, hatte sie nachgeschaut, für was er sich so interessierte, und war erstaunt über seine Auswahl gewesen: Bücher über mittelalterliche Rüstungen, über den deutschen Film, surrealistische Kunst, Walter Benjamin und eine Märchensammlung. In der Nachbarkabine saß auch eine Stammkundin, eine Autorin. Sie sah auf, als sie Cory bemerkte.

»Letzte Woche waren es argentinische Literatur und Ratgeber über die Aufzucht von Frettchen«, erzählte die Frau bereitwillig. »Jorge Luis Borges. Unglaublich, oder? Welcher Junge in diesem Alter liest Borges?«

Cory nippte an ihrem Tee und verbrannte sich prompt die Zunge, als ihr Handy erneut klingelte.

»Nada. Und was jetzt?«

Cory überlegte einen Moment. »Könntest du's mal in der Buchbinderei versuchen?«

Als ihr Handy das nächste Mal klingelte, war ihr Tee nur noch lauwarm. Jevauns Stimme klang düster. »Du hattest recht«, sagte er. »Ich steh jetzt vor der Buchbinderei. Er ist da drin.«

Sie stellte die Tasse ab. »Wie geht's ihm?«

»Offenbar ganz gut. Er sitzt auf der alten Papierschneidemaschine und summt vor sich hin. Lächelt irgendwie verträumt. Ich hab gerufen, aber er hat nicht reagiert.«

»Okay. Hör zu. Ich ruf mir ein Uber und ...«

»Er ist nackt, Cor. Er hat überhaupt nichts an.«

»Oh je. Ist ihm irgendwas passiert?«

»Das kann ich nicht sagen. Du weißt, dass ich das melden muss?«

»Warte noch damit. Bitte!«

»Beeil dich.«

Er saß auf der Kante der alten Quintilio Vaggelli; über seinem Kopf ragte – wie ein Krummsäbel – die lange, gebogene Klinge. Cory stand am Eingang und beobachtete ihn. Er schien nicht verletzt zu sein und war auch nicht vollkommen nackt. Er hatte seine Unterhose an, und seine anderen Kleidungsstücke lagen ordentlich zusammengelegt in einem Stapel auf dem Boden. Er war in einer Art Trance, seine Hände lagen in seinem Schoß, während er sich sanft vor und zurück wiegte und leise vor sich hin sang. Ein Kinderlied? Nein, es war wohl eher ein Kanon. *Row, row, row your boat.* Seine nackten Füße schwangen im Rhythmus des Lieds, und seine geröteten Augen waren auf einen fernen Punkt gerichtet. In der Luft hing ein seltsamer Geruch; es roch irgendwie chemisch, auch ein bisschen nach saurer Milch und nach altem Papier und Klebstoff. Überall um ihn herum lagen Berge von kleinen Papierstreifen, die sie an Schneeverwehungen erinnerten. Er hatte mit der Vaggelli gespielt.

»Benny?«, rief Cory.

Er blinzelte, antwortete aber nicht.

Er sah gar nicht aus wie ein Teenager. Die schmale Brust, der leicht gerundete Bauch, die zarten, jetzt tränenüberströmten Wangen waren die eines kleinen Jungen. Seine Haut hatte einen goldenen Schimmer, und seine Haare standen in stachligen Büscheln ab, als wären sie mit etwas Klebrigem in Berührung gekommen. Er hatte eine hohe Jungenstimme, war offenbar noch nicht im Stimmbruch.

»Benny, kannst du mich hören?« Sie machte einen Schritt auf ihn zu. Er bewegte kaum merklich die Lippen, und fast schien es, als käme das Lied von ganz woanders, aus einer fernen Ecke der Buchbinderei oder gar von außerhalb der Bibliothek. Als sie genauer hinhörte, vernahm sie ein Echo, als wären es zwei Stimmen oder auch zehn oder zehntausend, die alle in perfekter Harmonie die melancholischen Verse dieses Kanons sangen.

Merrily, merrily, merrily, merrily, life is but a dream. Das Leben ist nur ein Traum …

74

An was erinnerst du dich noch, Benny? Oder hast du das auch alles ausgeblendet?

Zuerst kam der Sicherheitsmann, aber der ging wieder, dann kam die kleine Bibliothekarin, die blieb da und versuchte, mit dir zu reden. Schließlich kehrte der Sicherheitsmann mit der Polizei zurück. Einer nach dem anderen betraten sie die Buchbinderei, vorsichtig, um dich nicht zu erschrecken. Sie unterhielten sich leise und näherten sich dir behutsam. Sie wussten nicht, was sie erwartete. Sie sahen nur einen kleinen, halb nackten Jungen in einer weißen Unterhose, die Hände schützend über seine Genitalien gelegt, und eine lange, geschwungene Klinge, die über seinen Kopf ragte.

Du hättest ihnen erklären können, dass dir deine Hände Trost spendeten und Sicherheit gaben. Dein Gesichtsausdruck, das zufriedene Halblächeln und der entrückte, starre Blick hätten sie beruhigen können, taten es aber nicht. Jungs sollten nicht auf Papierschneidemaschinen sitzen und in aller Öffentlichkeit ihre Geschlechtsteile berühren. Jungs haben nachts nichts in einer Bibliothek verloren, und schon gar nicht nackt. Du hättest sagen können, dass du dich nur ausgezogen hast, weil deine Kleider nach Tränengas und saurer Milch rochen, und dass die beißenden Dämpfe dir in den Augen brannten. Du hättest ihnen erzählen können, dass Klingen nun mal gern schnitten und dass du dich zwar mit dieser angefreundet hattest, aber trotzdem Vorsichtsmaßnahmen trafst. Aber da du nichts erklärt hast, haben sie auch nichts verstanden. Vielleicht hätten wir dich dazu drängen sollen, mit ihnen zu reden und dein Verhalten zu rechtfertigen, aber das haben wir versäumt. Ehrlich gesagt ist uns der Gedanke gar nicht gekommen. Bücher kritisieren Jungs nicht wegen ihres Verhaltens. Bücher akzeptieren eure Verschrobenheiten. Außerdem waren wir beschäftigt. Wir hatten unsere erste richtige Unterhaltung. Wir waren ganz weit weg.

Die Eindringlinge kamen näher und hörten uns singen. Erinnerst du dich? Wir sangen denselben *canon perpetuus*, den deine Eltern immer gesungen hatten, als du noch im Bauch deiner Mutter warst. Als sich unsere Stimmen mit denen der anderen ungebundenen Bücher, die wie Geister durch die Buchbinderei wandelten, vermischten, waren die Eindringlinge verwirrt. Genau das hatten wir beabsichtigt. Wir sangen diesen Kanon, damit sie unsere gemurmelten Unterhaltungen nicht hören konnten. Unsere Wörter in jener Nacht waren für uns selbst bestimmt. Jeder Junge trägt ein Buch in sich, Benny, aber nicht jeder Junge kann verstehen, was es sagt. Und nicht jeder Junge ist bereit, ihm zuzuhören.

In jener Nacht hast du uns zugehört. Vielleicht lag es an der aufgeladenen Atmosphäre der Buchbinderei oder deinem Zusammenstoß mit dem wütenden Schläger oder auch der Entrüstung und Fassungslosigkeit der Menschen auf der Straße. Vielleicht hast du in diesem Moment einfach ein Buch gebraucht, um die Welt besser zu verstehen. Warum auch immer, du hast uns zugehört, und wir waren dir dankbar.

Erinnerst du dich an unser Gespräch? Erinnerst du dich noch an die Orte, die wir besuchten, und was wir dort sahen? Die Buchbinderei war unser Zugang, jener Punkt des Universums, der alle anderen Punkte enthält. Und in dieser Nacht warst du ein ungebundener Junge, ein kleiner Astronaut, der zum ersten Mal den Sprung in ein unendliches und unbekanntes Universum wagte. Zum ersten Mal konntest du die Stimmen der Dinge *sehen*, die du schon so lange gehört hattest, all die lärmende Materie, die um deine Aufmerksamkeit buhlte. Mit deinen übernatürlichen Ohren konntest du mit absoluter Klarheit die Formen und Konturen der Geräusche wahrnehmen, die Materie von sich gibt, wenn sie sich durch den Raum, die Zeit und den Geist bewegt. Manche waren so wunderschön, dass du gejubelt und begeistert in die Hände geklatscht hast; andere wiederum waren so traurig, dass dir die Tränen übers Gesicht liefen. Und erst die Bilder, die an uns vorbeizogen ...

Glitzernde Containerschiffe, die in einer ruhigen Mondnacht vor der Küste Alaskas liegen. Pyramiden aus Schwefel, die gelb aus dem Nebel aufragen. Der geplünderte Mond mit seinen Kratern, Planeten und Sterne und Asteroiden, eine pechschwarze Krähe mit einem Diamanthaarreif im Schnabel, eine Schar Gummienten, die durch die pazifischen Müllstrudel wirbelt. Ein junges Mädchen hört Schritte und erstarrt, und Andromeda funkelt am Firmament. Feuer wüten, Mammutbäume brennen, und im tiefen Ozean trägt ein Grindwal sein totes Junges auf der Nase, während Meeresschildkröten salzige Tränen in Plastiknetze weinen.

Wie unmöglich es doch ist, diese Vielfalt an Ungebundenem in Worte zu fassen! In einem einzigen Moment wurden wir Zeuge, wie sich Sternbilder bildeten und wieder auflösten. Alles war in Bewegung. Wir nahmen wahr, wie sich pulsierende Materie in eine Murmel oder einen Baseballschläger verwandelte, in einen Sneaker oder eine Geschichte, ein Jazz-Riff oder eine Virusinfektion, eine Eizelle oder einen antiken Silberlöffel.

Wir sahen die reichen Silberminen am Cerro de la Bufa, die von Zacateco-Sklaven abgebaut wurden, um die Spanische Krone zu bereichern; anschließend wurde das Silber geschmolzen und zu besagtem Löffel geschmiedet, der tausend Münder fütterte – weit geöffnete, hungrige, junge und alte, rote und rosige, faulige und zahnlose –, bevor er im Seesack eines Einwanderers zurück übers Meer in die Neue Welt reiste. In der Bronx gehörte er zum Diebesgut eines Ganoven. In Hoboken landete er in einem Pfandhaus und dann in einem weiteren in Reno, bevor er nach Westen trampte, an den Rand des Kontinents, zu seiner jetzigen Bleibe in der verstopften Regenrinne einer unterfinanzierten öffentlichen Highschool irgendwo an der pazifischen Nordwestküste Amerikas.

Auf seinem Weg hat er auch dich gefüttert. Von deinem Platz auf der Papierschneidemaschine aus sahst du deine Mutter, wie sie dir zerdrückte Bananen in den Mund schob. In ihrem Schaukelstuhl schaukelte. Dir von der Kuh und der Mondsichel vorsang. *Hey, diddle diddle.* Da hast du geweint.

All das sahst und fühltest du gleichzeitig. Wie ist das möglich? Weil in der Buchbinderei, wo Phänomene immer noch ungebunden sind, Geschichten noch nicht linear ablaufen. Und wo all die unzähligen Dinge der Welt gleichzeitig passieren, gleichzeitig mit dir existieren. Ungebunden wie sie sahst du, wie das Universum entstand: Wolken aus Sternenstaub stiegen aus einem kleinen warmen Teich auf, dessen gasförmiges Blubbern der Ursprung allen Lebens ist. In diesem ungebundenen Stadium begegnete dir in jener Nacht all das, was jemals war und jemals sein wird: Form und Leere sowie die Abwesenheit von Form und Leere. Du hattest das Gefühl, dich völlig zu öffnen, mit der Materie zu verschmelzen und alles in dich hineinzulassen.

Uns, zum Beispiel. Du hast auch uns hineingelassen, und sobald wir in dir waren, konnten wir auf deine Sinne zugreifen und endlich verstehen, wie es ist, mit Augen zu sehen, mit Ohren zu hören, mit einer Nase zu riechen, mit einer Zunge zu schmecken, mit der Haut zu fühlen. Und das ist es schließlich, was Bücher wollen. Wir wollen einen Körper! Und zum ersten Mal konnten wir uns vorstellen, wie es ist, einen zu besitzen. Wir bekamen eine Ahnung davon, was Bewusstsein ist. Wir schenkten dir die ungebundene Welt, und das war dein Geschenk an uns.

TEIL VIER

DIE STATION

Ihren halb-verwehten Wegen spürt das Kind nach.
Beim Lesen hält es sich die Ohren zu; sein Buch liegt
auf dem viel zu hohen Tisch und eine Hand liegt immer
auf dem Blatt. Ihm sind die Abenteuer des Helden noch
im Wirbel der Lettern zu lesen wie Figur und Botschaft im
Treiben der Flocken. Sein Atem steht in der Luft
der Geschehnisse und alle Figuren hauchen es an.
Es ist viel näher unter die Gestalten gemischt als der
Erwachsene. Es ist unsäglich betroffen von dem Geschehen
und den gewechselten Worten und wenn es aufsteht,
ist es über und über beschneit vom Gelesenen.

WALTER BENJAMIN, *EINBAHNSTRASSE*

TIDY MAGIC

Kapitel 3

Bereits zerbrochen

Eines Tages, als ich meinem Lehrer Tee servierte, rutschte die Teetasse vom Tablett und fiel auf den Boden. Es war eine antike Tasse, sehr alt und sehr schön, mit einem Gedicht darauf. Mein Lehrer hatte sie von seinem Lehrer geschenkt bekommen. Es war seine Lieblingstasse, und sie bedeutete ihm sehr viel.

Mir entwich ein Schrei, als sie auf dem Boden aufschlug. Mein Lehrer sah von seinem Buch auf und nickte. »Bereits zerbrochen«, sagte er und wandte sich wieder seiner Lektüre zu.

Ich war verwirrt. Die Tasse war doch ganz gewesen, und zum Glück hatte sie auch den Sturz überlebt. Ich hob sie auf und untersuchte sie: Sie war weder angeschlagen noch hatte sie einen Sprung. Ich spülte sie und goss meinem Lehrer vorsichtig Tee ein. Als er mich bat, mich zu ihm zu setzen, erwartete ich, dass er mich auf meine Ungeschicklichkeit ansprechen oder erklären würde, was er gemeint hatte, aber das tat er nicht. Er nippte nur schweigend an seinem Tee und blickte in den Garten hinaus, als wäre nichts geschehen. Schließlich hielt ich es nicht länger aus.

»Hojo-san«, sagte ich und stellte meine Tasse ab. »Ihre Tasse ist völlig unversehrt. Warum haben Sie gesagt, dass sie bereits zerbrochen war?«

Er hielt seine Tasse hoch und sah sie bewundernd an.

»Sie ist ziemlich alt, weißt du. Vielleicht zweihundert Jahre. Rengetsu hat sie gemacht. Weißt du, wer Rengetsu war? Nein? Sie war eine große Schönheit, aber sie hatte ein sehr trauriges Leben. Sie war ein uneheliches Kind und wurde schon als Säugling zur Adoption freigegeben. Sie heiratete zweimal, aber beide Ehemänner und alle ihre fünf Kinder starben, und so schor sie sich den Kopf und wurde eine buddhistische Nonne. Sie war arm, aber kreativ, und begann, zu töpfern und auf ihre Tassen und Schalen Gedichte zu schreiben. Diese waren sehr beliebt, und sie verdiente viel Geld damit, aber sie gab alles den Armen.«

Ich hörte ihm ungeduldig zu. Das machte er oft. Er schweifte vom Thema ab und vergaß meine Frage, aber diesmal würde ich nicht lockerlassen. Er las das Gedicht der Nonne auf seiner Tasse vor.

»Der Staub der Welt, verbannt aus meiner Einsiedelei, ich habe alles, was ich brauche, der Wind in den Kiefern …«

»Aber Hojo-san! Die Teetasse ist doch gar nicht zerbrochen!«

Er sah überrascht auf. »Für mich ist sie das«, sagte er. »Es liegt in der Natur einer Teetasse, zerbrochen zu sein. Deshalb ist sie jetzt auch so wunderschön, und deshalb schätze ich es, wenn ich immer noch daraus trinken kann.« Er betrachtete sie liebevoll, nahm einen letzten Schluck und stellte die Tasse behutsam aufs Tablett zurück. »Es gibt sie, und es gibt sie nicht. Sie ist vollkommen.«

An diesem Tag hatte ich eine wertvolle Lektion über die Unbeständigkeit der Form und die Leere aller Dinge gelernt.

Eine weitere Teetassen-Lektion erhielt ich mehrere Jahre später, als mein Lehrer schon tot war. Am 11. März 2011 um 14:46 Uhr erschütterte ein gewaltiges Erdbeben der Stärke 9,0 die Nordostküste Japans. Ich war gerade in der Küche des kleinen Tempels in Tokio, 375 Kilometer vom Epizentrum entfernt, und kochte Tee, als ich plötzlich zur Seite geschleudert wurde und mir Rengetsus Teetasse aus den Händen fiel.

Mein Lehrer hatte mir die Teetasse geschenkt, als er mich zu seiner Dharma-Erbin machte, und sie war mir lieb und teuer. Als sie mir aus den Händen glitt, verfluchte ich meine Tolpatschigkeit, versuchte, sie noch aufzufangen, aber im nächsten Moment lag ich selbst auf dem Boden. Erst da begriff ich, was gerade passierte. Töpfe und Pfannen rutschten von der Arbeitsplatte. Teller fielen herunter und zerbrachen. Ich zog den Kopf ein und kniete mich hin. Der Fußboden hob und senkte sich, warf mich von rechts nach links, und überall flogen Lebensmittel durch die Gegend. Irgendwie gelang es mir, zum Herd zu krabbeln und das Gas abzustellen.

Das Erdbeben dauerte sechs lange Minuten, und als es vorbei war und ich die Küche wieder aufgeräumt hatte, entdeckte ich Rengetsus Teetasse, die zerbrochen auf dem Boden lag. Ich sammelte die Scherben ein und legte sie auf den Altar in meinem Arbeitszimmer vor das Foto meines Lehrers.

»Sie hatten recht«, sagte ich. »Bereits zerbrochen.«

Was wir in Tokio erlebten, war nichts im Vergleich zu dem, was im Norden geschah, wo ein Erdstoß eine Tsunamiwelle ausgelöst hatte, die alles auf ihrem Weg zerstören und mehr als fünfzehntausend Menschen in den Tod reißen sollte. In den darauffolgenden Tagen beobachtete die ganze Welt, wie die tödliche Flut aus dunklem Wasser Deiche durchbrach, in Städte und Ortschaften eindrang und sie in Trümmerhaufen verwandelte. Wir sahen, wie Menschen über Felder stolperten, um sich in höhere Lagen zu flüchten. Wir sahen Autos und Lastwagen, die davongeschwemmt wurden, Fahrer und Passagiere darin gefangen, ihre entsetzten Gesichter an die Scheiben gepresst. Ganze Wohngebäude wurden aus ihren Fundamenten gerissen und von der schwarzen Welle landeinwärts gespült, während sich die Bewohner an den Dächern festklammerten oder aus den Fenstern verzweifelt um Hilfe riefen. Als die Welle die Richtung änderte, trug der Sog sie hinaus aufs Meer.

Unzählige Menschen starben. Unzählige Menschen verschwanden. Andere kamen mit dem Leben davon, verloren aber ihr ganzes Hab und Gut – Häuser und Autos, Kleidung und Schmuck, Haushaltsgegenstände und Elektroartikel –, alles, wofür sie so schwer gearbeitet hatten, ganz abgesehen von ihren kostbaren Andenken: Fotoalben, Briefe, Souvenirs, Erinnerungsstücke und all die Familienschätze, die von einer Generation an die nächste weitergegeben worden waren.

Das war eine weitere wichtige Lektion über die Vergänglichkeit aller Dinge. Japan liegt in einer seismisch aktiven Zone, deshalb sind Erdbeben nichts Ungewöhnliches. Es kann jederzeit zu einer Katastrophe kommen, aber wir vergessen das, sind abgelenkt durch die Annehmlichkeiten unseres täglichen Lebens. Eingelullt von einem trügerischen Gefühl der Sicherheit, schlafen wir ein, und während dieses verführerischen Traums verstreicht unser Leben.

Das Erdbeben rüttelte uns wach, und der Tsunami spülte unsere Hybris und Verblendung fort. Wir waren gezwungen, unsere Werte, nicht zuletzt die Bedeutung, die wir materiellem Besitz beimessen, zu hinterfragen. Wenn ich alles, was ich als »meins« ansehe – meine Besitztümer, meine Familie, mein Leben –, innerhalb von Sekunden verlieren kann, dann muss ich mich doch fragen: *Was ist real*? Die Welle erinnerte uns daran, dass Vergänglichkeit etwas Reales ist. Wir wachen auf und erkennen unsere wahre Natur.

Bereits zerbrochen.

Wenn uns das bewusst ist, können wir alles so annehmen, wie es ist, und einander lieben, wie wir sind – uneingeschränkt, unvoreingenommen, ohne Erwartungen oder Enttäuschungen. Auf diese Weise ist das Leben viel schöner, finden Sie nicht?

Viel später fand ich einen traditionellen Kunsthandwerker, der die Rengetsu-Teetasse mit Gold und Lack reparierte. Jetzt zieren feine Goldnähte die Sprünge und würdigen die Zerbrochenheit der Tasse. In meinen Augen ist sie jetzt schöner denn je.

BENNY

Das war das gleiche Erdbeben wie das in der Schneekugel des Aleph, die ich meiner Mutter geschenkt habe, oder? Ich hab mir nie Gedanken darüber gemacht, wie es sein muss, *mittendrin* zu sein. Ich meine, nicht in der Schneekugel, denn ihr Inhalt ist ja nicht real, sondern in einem wirklichen Erdbeben oder einem Tsunami oder in einem radioaktiven Regen. Diese Dinge sind real, und es muss voll krass sein, so was mitzuerleben.

Und was Aikon über das Leben, das sich wie ein Traum anfühlt, gesagt hat, das versteh ich. Das ist wie in dem Lied, das wir in der Buchbinderei gesungen haben. Nur hat sich das, was da passiert ist, eher wie Aufwachen oder Ausbrechen angefühlt. »Ungebunden« hast du es genannt, du bist ein Buch. Ich weiß nicht, wie ich es beschreiben soll, aber ich erinnere mich noch an das Gefühl. Seit mein Dad gestorben ist, hab ich mich wie in so einer Katastrophen-Schneekugel gefangen gefühlt, und das Glas kam immer näher, und mit jedem Scheiß, der passiert ist, wurde die Kugel kleiner. Aber in der Nacht in der Buchbinderei ist die Schneekugel meines Lebens zerbrochen, und ich konnte alles sehen, und alles war real und genau richtig. Damals hab ich das nicht kapiert – das Ganze wurde ziemlich schräg, als die Bullen kamen und alle ausgeflippt sind –, aber jetzt versteh ich es irgendwie. Meint Aikon das mit Zerbrochenheit? Es hat sich angefühlt, als würde mein Kopf platzen, aber irgendwie war es nicht unangenehm, eher befreiend.

Schon komisch, dass die Frage, die sich Aikon selbst gestellt hat – *Was ist real?* – dieselbe ist, die ich mir immer stelle. Als hätte sie das gewusst, aber vielleicht stellt sich ja jeder diese Frage?

Egal, jedenfalls ist es gut, sich an all das zu erinnern. Also danke, dass du mir die Augen geöffnet hast.

DAS BUCH

Ja, es ist gut, sich zu erinnern.

Viele Menschen haben sich dieselbe Frage gestellt wie du, Benny. Wahrscheinlich ist es die älteste Frage der Menschheit. Aber das heißt nicht, dass sie für dich keine ganz eigene Bedeutung haben kann. Jeder Mensch ist in seiner eigenen Blase der Selbsttäuschung gefangen, und jeder Mensch hat in seinem Leben die Aufgabe, sich aus ihr zu befreien. Bücher können dabei helfen. Wir können die Vergangenheit in die Gegenwart holen, dich in die Vergangenheit zurückversetzen und dir helfen, dich zu erinnern. Wir können dir viele Dinge zeigen, deinen Blick schärfen und deinen Horizont erweitern, aber es ist deine Aufgabe, dich darauf einzulassen.

Es ist schön, wieder deine Stimme zu hören. Schön, dass du wieder da bist, gerade noch rechtzeitig, denn es gibt noch einiges zu tun, bevor wir fertig sind. Ein Buch zu beenden ist schwierig, deshalb brauchen wir deine Hilfe. Bist du bereit?

75

Als die Polizisten den Jungen ins Krankenhaus brachten, entdeckten sie Einstiche auf seinem Arm. Sie sagten es der Aufnahmeschwester, die den Bereitschaftsarzt darüber informierte. Dieser wiederum gab Dr. Melanie Bescheid, die sich am nächsten Morgen mit Annabelle in der Kinderpsychiatrie traf.

Dr. M. scrollte durch Bennys Patientenakte und suchte nach dem Polizeibericht. »Wir warten zwar noch auf die Ergebnisse des Bluttests, aber ich muss schon sagen, das hat mich überrascht. Haben Sie irgendwelche Anzeichen für einen intravenösen Drogenkonsum bemerkt?«

Sie saßen in einem kleinen Sprechzimmer auf der Station. Annabelle war erschöpft. Sie war die ganze Nacht über wach gewesen und hatte sich vor dem Anruf der Polizei gefürchtet, der schließlich gegen sechs Uhr morgens kam. Sie eilte ins Krankenhaus, wo sie Benny kurz sehen durfte, bevor er zur Untersuchung abgeholt wurde. Und dann wartete sie stundenlang auf Dr. Melanie. Jetzt musste sie einen Moment nachdenken. Als sie die Bedeutung von Dr. Melanies Frage begriff, schüttelte sie energisch den Kopf. »Nein! Natürlich nicht!«

Dr. M. beugte sich zum Monitor vor. »Dem Bericht zufolge schien er unter dem Einfluss von Betäubungsmitteln zu stehen, als er in Gewahrsam genommen wurde. Im Streifenwagen auf dem Weg ins Krankenhaus gestand er, eine Schaufensterscheibe eingeschlagen zu haben. Er machte einen verwirrten, desorientierten Eindruck. Sagte irgendetwas über Baseball. Er schien Wahnvorstellungen zu haben, was der einweisende Arzt dann bestätigt hat.« Sie scrollte wieder nach oben. »Hat er sich in letzter Zeit anders verhalten als sonst? Ungewohnt oder auffällig?«

Und wieder wusste Annabelle nicht gleich, was sie antworten sollte. Das Verhalten ihres Sohns war immer ungewohnt und auffällig. Das wusste Dr. M. ja. Was sollte sie noch dazu sagen?

»Nein. Eigentlich nicht.« Ratlos sah sie die Ärztin an, die darauf wartete, ihre Antwort eingeben zu können. »Na ja, wissen Sie, so ist Benny nun mal …« Als ob das irgendjemandem weiterhelfen würde.

»Also nichts Ungewöhnliches? Keine plötzliche Unruhe? Reizbarkeit? Überdrehtheit?«

Annabelle schüttelte den Kopf.

»Erschöpfung? Schläfrigkeit?«

»Am Wahltag war er krank«, versuchte sie es erneut. »Er hatte eine Erkältung und leichtes Fieber. Also habe ich ihn zu Hause behalten. Er hat viel geschlafen. Ich wollte ihn auch am nächsten Tag zu Hause lassen, aber da war er schon weg.«

»Ist er in die Schule gegangen?«

»Nein. Ich hab angerufen, aber er war nicht da. Ich hatte keine Ahnung, wo er war. Ich habe mir schreckliche Sorgen gemacht! Und dann ist er auf einmal in der Bibliothek aufgetaucht.« Sie hielt inne, weil ihr etwas einfiel. »Doch, da *war* was, was ungewöhnlich war«, sagte sie. »Bevor er wegging, hat er meine ganzen T-Shirts zusammengelegt …«

Dr. Melanie sah sie an. »Ihre T-Shirts?«

»Ja, als ich ein Nickerchen machte«, sagte sie eifrig. »Ich hatte ein bisschen aufgeräumt und die T-Shirts aus meiner Kommode zu Häufchen gestapelt. Auf dem Weg nach draußen muss er sie gesehen haben. Er hat sie gefaltet und in die Schublade gelegt, nach Farben sortiert wie ein Regenbogen! Ist das nicht rührend? Er ist so geschickt in solchen Dingen!«

Die Ärztin nickte und schaute wieder auf den Monitor. »Hat er irgendwelche neuen Freunde erwähnt? In der Schule oder in der Nachbarschaft?«

»Nein«, sagte Annabelle verzagt. »In der Schule nicht. Aber es gibt da ein Mädchen. Ich glaube, er hat sie hier auf der Station kennengelernt …«

Die Ärztin blickte auf. »War sie eine Patientin?«

»Ich glaub schon.«

»Wissen Sie, wie sie heißt?«

»Er nennt sie das Aleph, aber das kann ja wohl nicht ihr richtiger Name sein.«

Die Ärztin runzelte die Stirn und begann wieder, durch Bennys Akte zu scrollen. »Ist das nicht die Freundin aus der Bibliothek? Die er aus der imaginären Toilette retten wollte? Er hat mir davon erzählt. Ach ja, hier ist es.« Schweigend las sie ihre Aufzeichnungen. Dann drehte sie sich wieder zu Annabelle um und sah sie forschend an. »Sie ist nicht real, Mrs. Oh. Das wissen Sie doch, oder?«

Annabelle sah die Ärztin mit großen Augen an. »Nicht real?«

»Sie ist eine Figur aus einer Kurzgeschichte eines südamerikanischen Schriftstellers. Ich hab seinen Namen vergessen.«

»Borges«, sagte Annabelle. »Jorge Luis Borges. Er ist Argentinier.«

»Ja, genau. Ich hatte noch nie von ihm gehört. Benny hat in einer unserer Sitzungen eine Freundin namens das Aleph erwähnt. Ich fand den Namen ungewöhnlich und habe ihn gegoogelt.«

»Ich auch, aber …«

»Es ist schon faszinierend«, sagte die Ärztin und sah wieder auf ihren Bildschirm. »In der Geschichte ist das Aleph nicht einmal ein Mensch, sondern nur ein kleiner Gegenstand, nicht größer als ein Golfball.«

»›Ein kleiner regenbogenfarbener Kreis von fast unerträglicher Leuchtkraft‹. Ja, ich weiß, aber …«

»›Ein Punkt im kosmischen Raum‹«

»›… der alle Punkte enthält.‹ Ja, ich hab's auch gelesen. Was meinen Sie mit nicht real?«

Die Ärztin lächelte. »Offensichtlich haben Sie Ihre Hausaufgaben gemacht. Ich meine damit, dass Bennys Alpeh nur eine fiktive Person ist. Ihr Sohn hat eine lebhafte Fantasie.«

»Natürlich! Er ist sehr kreativ.«

»Was mit der Symptomatik einer Psychose übereinstimmt. Es ist ja nicht nur dieses Alpeh. Es gibt wohl mehrere imaginäre Freunde, mit denen er kommuniziert.«

»Imaginäre Freunde?«

»Sie können sie auch imaginäre *Wesen* nennen«, sagte die Ärztin. »Dinge, mit denen er spricht, und noch viele andere, die zu ihm sprechen. Sein Aleph ist eins davon. Er sagt, dass sie auf einem Baum lebt. Und es gibt auch noch etwas, das er als ...« Sie warf einen Blick in ihre Notizen. »Roboter bezeichnet. Genauer gesagt, einen umgebungssensitiven, befehlsorientierten Multifunktionsroboter, der ihn vor möglichen Gefahren warnt. Und dann erzählte er noch von einem Wesen, das er F-Mann oder manchmal auch Flaschenmann nennt, ein Obdachloser mit einer Beinprothese. Das scheinen mir komplexe visuelle Halluzinationen zu sein. Er kann sie sehen und in allen Einzelheiten beschreiben. Daneben gibt es eine größere Gruppe elementarer akustischer Halluzinationen. Benny erwähnte Objekte wie Teekannen, Tischbeine, Duschköpfe, Scheren, Sneaker, Risse im Bürgersteig und Fensterscheiben, um nur einige zu nennen. Aber da ist noch eine, die sich von allen anderen unterscheidet, eine äußerst komplexe akustische Halluzination, etwas, was er als ›das Buch‹ bezeichnet.«

Dr. Melanie hielt kurz inne, wählte dann ihre Worte mit Bedacht: »Die Beziehung zu diesem ›Buch‹ scheint etwas zwiespältig zu sein. Anfangs zeigte Benny Symptome von Paranoia und unterstellte dem Buch bösartige Absichten, behauptete, dass es ihn ausspioniere, in seinen Kopf eindringe und ihn zwinge, ›Dinge zu tun‹, damit es ›seine Geschichte erzählen‹ könne. So hat er es ausgedrückt. Als wir heute Morgen miteinander sprachen, erzählte er mir, dass das Buch ihn aufgefordert habe, in die Buchbinderei zu gehen, damit es ihm ›Dinge zeigen‹ könne. Als ich ihn fragte, was für Dinge das seien, antwortete er nicht. Und als ich nicht lockerließ, sagte er nur: ›*Alles*‹.«

Das Wort hing in der Luft, und der Lärm auf der Station schien zu verstummen. Annabelle hatte die Ärztin noch nie so erlebt. Sie wirkte so anteilnehmend. Und sie schien so viel mehr über Benny zu wissen als sie selbst. Hatte er ihr das wirklich alles erzählt?

»Er wirkte völlig ruhig und entspannt«, fuhr die Ärztin fort. »Keinerlei paranoide Züge mehr. Im Gegenteil, wenn ich seinen Gemütszustand beschreiben sollte, fallen mir Begriffe wie *ehrfürchtig* oder *ergriffen* ein. Ihn mit einem Mystiker zu vergleichen, der Gott gesehen hat, mag übertrieben sein, aber so ähnlich hat er sich ausgedrückt. Und das deutet darauf hin, dass er das Buch jetzt als wohlmeinendes Wesen erlebt.«

Sie schüttelte den Kopf und lachte. »Sie haben einen sehr interessanten Sohn, Mrs. Oh.«

Annabelle räusperte sich. »Entschuldigen Sie, aber ich glaube, Sie irren sich.«

Die Ärztin sah sie erstaunt an. »In Bezug auf das Buch?«

»Nein, ich meine das Aleph.« Annabelle umklammerte die Tasche auf ihrem Schoß und rutschte auf ihrem Stuhl nach vorn. »Sie ist keine Einbildung. Sie ist echt. Benny hat mir zwar auch gesagt, dass er sie sich ausgedacht hätte, aber ich glaube, das war gelogen.«

»Mrs. Oh, ich weiß, wie schwierig das für Sie ist, aber ...«

»Das Aleph ist mit diesem netten chinesischen Jungen befreundet. Mackson. Benny hat ihn hier auf der Station kennengelernt.«

»Ah, Mackson Chu. Ja. Er ist wieder an der Uni. Stanford, glaube ich.«

»Na ja, er kennt sie jedenfalls auch. Sie brauchen ihn nur zu fragen.«

»Mackson war Bennys Zimmergenosse, hab ich recht? Das klingt mir eher nach einer gemeinschaftlichen Halluzination, einer Folie à deux. Ungewöhnlich, aber nicht …«

»Es muss doch eine Patientenakte über das Mädchen geben. Könnten Sie nicht mal nachschauen?«

Dr. Melanie legte die Hände flach auf den Tisch. »Mrs. Oh, ich kann Ihnen versichern, dass kein Aleph bei uns in Behandlung war. Diesen Namen hätte ich mir gemerkt.«

»Aber ich hab doch mit ihr *gesprochen*«, sagte Annabelle. Ihre Stimme zitterte, klang schrill. »Ich hab sie sogar *gesehen*. Sie war das Mädchen mit der Gummiente im Container! Sie war in der Vollmondnacht mit Mackson in der Gasse! Ich hab ihre Nummer in Bennys Handy gefunden und sie angerufen. Und sie ist rangegangen!«

Die Ärztin beobachtete sie jetzt genau. »Haben Sie mit ihr gesprochen?«

»Nicht richtig, aber ich hab ihre Stimme gehört. Klar und deutlich!«

»Verstehe«, sagte die Ärztin ruhig. Sie nahm einen Stift und notierte sich etwas auf einen Block. Dann holte sie tief Luft, straffte die Schultern und beugte sich vor. »Das ist sehr interessant, Mrs. Oh. Möchten Sie mir mehr darüber erzählen? Was glauben Sie, noch gehört zu haben?«

Auf Dr. Melanies Block stand *Jugendamt*.

In der folgenden Woche bekam Annabelle Besuch von einer Sozialarbeiterin, nicht von der netten Ashley aus dem Krankenhaus, die sich nach ihrem Treppensturz so rührend um sie gekümmert hatte, sondern von einer anderen Frau, die unangemeldet vor der Haustür stand und sagte, sie käme vom Jugendamt. Es wäre Annabelle nie in den Sinn gekommen, sie nicht hereinzulassen. Im Flur sagte die Frau dann, sie müsse das ganze Haus besichtigen. Annabelle willigte ein und führte sie zuerst ins Wohnzimmer.

»Das ist die Kommandozentrale«, sagte sie nicht ohne Stolz. Als sie die verwirrte Miene der Frau sah, fügte sie hinzu: »Ach, nur so ein Witz. So nennen wir meinen Arbeitsplatz.«

Die Frau fragte sie nach ihrer Arbeit, und Annabelle erklärte es ihr. Dann zeigte die Frau auf die verstaubten Müllbeutel, die wie Sandsäcke vom Boden bis zur Decke gestapelt waren.

»Was ist das denn alles?«

Annabelle lachte. »Ach, das ist Schnee von gestern.«

»Ist das auch so ein Witz?«

»Nein«, sagte Annabelle. Sie erklärte ihr die Archivierungs-Richtlinie ihrer Firma und sagte, dass sie durch ihren Unfall mit dem Recycling in Verzug geraten sei. »Ist mir alles ein bisschen über den Kopf gewachsen«, sagte sie kleinlaut. Wie um ihre Aussage zu unterstreichen, deutete sie auf den Wust von Kleidern und das verknäulte Bettzeug auf dem Sofa. Sie habe wegen ihres Knöchels unten geschlafen, aber Gott sei Dank heile er gut, und bald würde sie wieder nach oben in ihr Zimmer ziehen können.

»Können wir es uns mal ansehen?«, fragte die Frau.

»Natürlich. Aber passen Sie auf, wo Sie hintreten.« Sie lotste sie zwischen Säcken und Kartons hindurch die Treppe hinauf. »Sie können sich am Geländer festhalten.«

Die Frau folgte ihr wortlos. Oben angekommen, blieb sie im Türrahmen stehen und musterte das Zimmer. »Ist das das Bett?«, fragte sie. Das war keine unhöfliche oder gar sarkastische Bemerkung, sondern schlicht eine Bitte um Information.

Annabelle spähte über die Schulter der Frau. In den Augen einer Fremden musste das Zimmer wirklich erschreckend aussehen. Sie sah die Frau forschend an. Was ging in ihr vor? Jetzt machte sie Fotos mit ihrem Handy. Dann schrieb sie etwas in ihr Notizbuch, mit einem kleinen Kuli, den sie an einer Silberkette um den Hals trug. Als Annabelle das Schweigen nicht mehr aushielt, bewunderte sie den Stift, sagte, wie praktisch es sei, immer einen zur Hand zu haben, und dass sie nie einen finden könne, wenn sie einen brauche.

»Ja«, sagte die Frau. »Das kann ich mir vorstellen.«

Dann bat sie darum, als Nächstes Bennys Zimmer sehen zu dürfen. Bevor sie die Tür öffnete, atmete sie hörbar aus. »Also dann«, sagte sie.

Sie trat ein und betrachtete das sorgfältig gemachte Bett mit der Weltraumdecke, inspizierte den Schrank mit den ordentlich auf Bügeln aufgehängten Kleidern und nahm dann die Bücher in Augenschein, die neben dem Mondglobus, der Murmel und der Gummiente im Regal aufgereiht waren.

»Wie ich sehe, liest Ihr Sohn gern.«

»Ja«, sagte Annabelle stolz. »Er liebt Bücher. Das hat er von mir.«

»Trotzdem scheint er dieses Jahr in der Schule viel gefehlt zu haben.« Sie zeigte auf die Schachtel mit Kenjis Asche. »Was ist das?«

Annabelle erklärte es ihr, worauf die Frau nickte.

»Mein aufrichtiges Beileid«, sagte sie. Sie hielt einen Moment inne, um ihre mitfühlenden Worten wirken zu lassen. Dann deutete sie auf das Bett und sagte: »Vielleicht sollten wir uns hier unterhalten, wo wir es etwas bequemer haben?« Sie bot Annabelle im Zimmer ihres eigenen Sohnes einen Platz an. In ihrem eigenen Haus.

Als die Frau, die bislang recht einsilbig gewesen war, zu reden begann, hörte Annabelle ihr mit bangem Herzen zu. Sie wirkte keineswegs herzlos, als sie Annabelle über den Bericht informierte, den sie beim Jugendamt einreichen würde. Sie erklärte ihr, zu welcher Einschätzung sie gelangt war. Der unaufgeräumte Zustand des Hauses, insbesondere die Papierberge und das Kabelgewirr in ihrem so genannten Archiv, stellten eine ernstzunehmende Brandgefahr dar. Dies gefährde nicht nur die körperliche Unversehrtheit ihres Sohnes, sondern auch, angesichts seiner psychiatrischen Vorgeschichte, seine seelische Gesundheit. Falls Annabelle das Haus nicht gründlich aufräume und die erforderlichen Sicherheitsstandards gewährleiste, müsse sie dem Jugendamt leider empfehlen, Benny in Obhut zu nehmen. Dass Benny im Krankenhaus sei, verschaffe ihr ein wenig Zeit, sagte sie. Sie würde in zwei Wochen wiederkommen, um zu sehen, welche Fortschritte Annabelle gemacht hatte. Und dann wollte sie wissen, ob Annabelle noch irgendwelche Fragen habe.

Annabelle kam nicht auf die Idee zu fragen, woher die Frau von Bennys psychiatrischer Vorgeschichte wusste. Stattdessen fragte sie: »Wie soll ich mit einem gebrochenen Knöchel das Haus aufräumen?«

»Na ja, normalerweise wendet man sich da an Verwandte, Freunde oder das soziale Umfeld.«

Nicht schon wieder. »Ich habe keine Freunde«, sagte Annabelle müde. »Oder Verwandte. Oder ein soziales Umfeld.«

»Verstehe.« Die Frau schrieb wieder etwas in ihr Notizbuch. »Sie sagten, das Haus sei gemietet, richtig? Vielleicht wäre Ihr Vermieter ja bereit, Ihnen zu helfen. Mir ist aufgefallen, dass draußen bereits ein Müllcontainer steht.«

»Den hat der Sohn meiner Vermieterin bestellt. Er will das

Haus verkaufen. Er sucht nach einem Vorwand, um uns vor die Tür zu setzen.«

»Verstehe.« Die Frau machte sich noch eine Notiz. Dann sah sie Annabelle prüfend an. »Dies ist eine ernste Angelegenheit, Mrs. Oh. Das ist Ihnen doch klar, oder?«

Annabelle nickte.

»Ich würde Ihnen außerdem empfehlen, sich Hilfe zu suchen. Es gibt Therapeuten und Selbsthilfegruppen für Menschen mit einem Messie-Syndrom. Und ich kann Ihnen auch andere …«

Messie-Syndrom? Dr. Melanie hatte ihr auch so etwas vorgeschlagen, aber da war es eher um ihre Ängste gegangen. »Eine Selbsthilfegruppe kann mir nicht beim Aufräumen helfen.«

»Mag sein, aber sie kann Ihnen helfen, den Ursachen für Ihr Problem auf den Grund zu gehen. Aber fürs Erste könnte Ihnen auch ein professioneller Reinigungsdienst weiterhelfen. Da kann ich Ihnen gern eine Liste geben.«

»Ist so was nicht teuer?«

»Das kann ich Ihnen leider nicht genau sagen, aber das Haus ist klein, und es gibt keine Verunreinigungen durch Haustiere, kein Ungeziefer und, bis auf den Schimmel und den Staub, auch keine größeren Verschmutzungen. Und viele der Sachen sind ja auch schon in Säcke verpackt. Ich gehe mal davon aus, dass ein Reinigungsteam den Job in rund einer Woche erledigen kann.«

Annabelle betrachtete schweigend Bennys Bettdecke und zeichnete mit dem Finger die bunten Ringe des Saturn nach. Sie hatte die Decke bei eBay ersteigert. Die kleinen Astronauten waren so niedlich, wie sie da zwischen den Sternen und Planeten im All herumschwebten. Als sie wieder aufblickte, sah sie, dass die Sozialarbeiterin sie immer noch beobachtete. Annabelle atmete tief durch.

»Das ist nicht nur ein Job, den man mal eben so erledigt«, sagte sie und erhob sich langsam. »Das ist mein Leben.«

Als am nächsten Morgen ihr Chef anrief, wusste sie, dass das nichts Gutes bedeutete. Allein, dass er anrief, war schon ein schlechtes Zeichen. Und dass er ihr vorher eine SMS geschickt hatte, um zu fragen, ob sie Zeit zum Telefonieren habe, machte die Sache noch schlimmer. Zuerst fragte er sie, wie es ihr gehe, was der Knöchel mache, ob die Kopfschmerzen nachgelassen hätten. Und sie versuchte, möglichst optimistisch und fröhlich zu klingen. Schließlich hielt sie es nicht mehr aus und fragte ihn nach dem Grund seines Anrufs. Sie hörte, wie er tief Luft holte. Und dann sagte er es ihr. Die Firma modernisiere ihr Unternehmenskonzept, um sich neuen Branchentrends anzupassen. Die sozialen Medien revolutionierten die Medienlandschaft. Und die Texterkennungssoftware habe Medienbeobachter überflüssig gemacht. Deshalb habe die Firmenleitung die Nachrichtenabteilung verkleinert und ihre Stelle gestrichen. Der Job, den sie seit fünfzehn Jahren machte, praktisch ihr ganzes Erwachsenenleben lang, war überflüssig geworden.

»Ist es, weil ich mir eine Auszeit genommen habe?«, fragte sie. »Du hast doch gesagt, dass das kein Problem wäre, oder? Dass es okay wäre, wenn ich mich von der Gehirnerschütterung erhole, und ich war dir so dankbar. Und jetzt hab ich mich erholt, und zwar vollständig! Ich arbeite jetzt seit zwei Wochen wieder. Wegen der Wahlen war die Hölle los, aber ich hab es ohne Kopfschmerzen, Sehstörungen oder sonst was geschafft. War ich zu langsam? Nein! Hab ich Fehler gemacht oder Mist gebaut? Nein!«

»Du hörst mir nicht zu, Annabelle. Deine Arbeit ist in Ordnung. Es ist der Job an sich. Die Stelle existiert nicht mehr.

Wegen der Umstrukturierung ist unsere ganze Abteilung aufgelöst worden.«

»Dann schul mich eben um. Ich schaff das. Das hab ich bewiesen. Und das weißt du.«

»Ja, schon. Aber das liegt jetzt nicht mehr in meiner Hand. Wenn ich diese Anrufe erledigt habe, bin auch ich meinen Job los. Es ist vorbei, Annabelle. Es tut mir leid.«

Noch am selben Vormittag kamen Möbelpacker, um die Kommandozentrale mitzunehmen. Sie wickelten die Geräte wie Neugeborene in Umzugsdecken ein und trugen sie zum Transporter, während die Kabel wie Nabelschnüre hinter ihnen her schleiften. Dann kamen sie zurück und bauten ihren hufeisenförmigen Arbeitstisch ab. Sie saß auf einem Stapel Wäsche auf dem Sofa und sah zu, wie sich die Leere in ihrem Wohnzimmer ausbreitete. Als sie ihren ergonomischen Stuhl mitnehmen wollten, protestierte sie. Sie hing an diesem Stuhl. Sie flehte sie an, ihn ihr zu lassen.

»Tut mir wirklich leid«, sagte der Möbelpacker bedauernd. Der Stuhl stehe nun mal auf seiner Liste. Von der Veranda aus beobachtete Annabelle, wie er ihn die Einfahrt hinunterrollte und im Transporter verstaute. Dann schaute sie zu, wie er davonfuhr. Erst als sie ins Haus zurückging, bemerkte sie, dass sie keinen der Müllsäcke und Kartons mit dem Archivmaterial mitgenommen hatten. Sie setzte sich wieder aufs Sofa. Vor ihr auf dem Boden lag immer noch die T-Shirt-Schublade, daneben das aufgeschlagene *Tidy Magic*. Sie las gerade das Kapitel über Erdbeben, Tsunamis und andere Naturkatastrophen. Verglichen damit waren ihre Probleme klein und unbedeutend. Natürlich hatte die Nonne ihr nicht geantwortet. Sie musste sich wohl um katastrophalere Katastrophen kümmern. Annabelle stieß das kleine Buch mit dem Zeh an. Dann hob sie es auf und schleuderte es quer durch den Raum – in die Ecke, wo der Karton mit den ausrangierten Sachen stand. Sie hatte noch nie ein Buch durch die Gegend geworfen. Es flog durch die Luft, und seine Seiten flatterten wie gebrochene Flügel.

76

Aikon legte die Stirn ans Fenster und beobachtete, wie die Rollbahn unter ihr verschwamm. Die Landebahn verschwand, und jetzt konnte sie die Kontrolltürme und die winzigen, ordentlich aufgereihten Flugzeuge sehen. Unter ihr erstreckte sich Narita City, ein Flickenteppich aus dicht besiedelten Wohngebieten und ausgedehnten Agrarflächen, von Autobahnen durchschnitten und rechteckigen Waldparzellen durchsetzt. Sie entdeckte den kleinen Schatten ihres Flugzeugs, der lautlos über die Szenerie hinwegglitt, unbeirrt seinem Kurs folgend, ohne sich von Straßen, Flüssen und anderen irdischen Hindernissen aufhalten zu lassen. Je höher sie aufstiegen, desto weiter dehnte sich die Landschaft aus, bis sie schließlich im graublauen Dunst des Horizonts verschwand und sich der kleine Schatten verflüchtigte.

Aikon lehnte sich zurück und sah sich in der Kabine um. Neben ihr saß Kimi mit geschlossenen Augen, den Kopf an die Nackenstütze gepresst. Es würde ein langer Flug werden, und Kimi flog nicht gern. Sie würden ihre Tour in New York beginnen und dann kreuz und quer durchs Land reisen, um in verschiedenen Großstädten Vorträge zu halten und Pressetermine wahrzunehmen. Sie würden sich mit einem Fernsehteam treffen, um einen Pilotfilm für die neue Reality-Show über amerikanische Messie-Familien zu drehen. Kimi hatte ihr die

»Vorher«-Fotos, die die amerikanischen Produzenten ihr geschickt hatten, gezeigt. Aikon hatte schon viele Bilder von unaufgeräumten Häusern in Japan gesehen, aber japanische Häuser und Wohnungen waren klein. In den USA dagegen waren die Häuser groß und geräumig – grandios wie die amerikanischen Landschaften und wie die Amerikaner selbst, mit ihren großartigen Träumen und ihrem grenzenlosen Optimismus. Doch diese positive Lebenseinstellung hatte auch ihre Schattenseiten. Das bewiesen die verwaisten Entsafter, unbenutzten Bauchtrainer, ausrangierten Kleider und kaputten Spielsachen, die in Garagen, Schränke und unter Betten verbannt waren. All die Hoffnung, Reue und Enttäuschung. Und all die armen verschmähten Dinge.

Natürlich war die Lösung ganz einfach: Die Leute brauchten nur aufzuhören, so viel Zeug zu kaufen. Aber als Aikon dies kürzlich in einem Telefonat mit ihren amerikanischen Produzenten erwähnte, reagierten sie nicht gerade begeistert. Kurz darauf schickten sie ihr ein Memo mit der Bitte, im Pilotfilm nicht über solche Themen zu sprechen. Als Kimi nachfragte, was sie mit »solchen Themen« meinten, mailten sie ihr eine Liste: Konsumismus, Kapitalismus, Materialismus, Warenfetischismus, Online-Shopping und Kreditkartenschulden. Es sei unamerikanisch, sich kritisch zu solchen Themen zu äußern, erklärten sie. Die amerikanischen Zuschauer erwarteten proaktive Lösungen. Und Konsumverzicht war alles andere als proaktiv.

Kimi öffnete die Augen und griff in ihre Tasche, um ihr Handy herauszuholen. Wie Aikon wusste, hoffte sie immer noch auf eine Nachricht von der Mutter des Jungen, der Stimmen hörte. In ihrer letzten E-Mail hatte die Frau über einen Streit mit ihrem Mann am Abend vor seinem Tod berichtet.

Die E-Mail war unvermittelt abgebrochen, und seitdem hatte sie nichts mehr von ihr gehört.

»Gibt's was Neues?«

Kimi sah überrascht auf und schüttelte den Kopf. »Nein.« Sie zögerte kurz, dann sprudelte es aus ihr heraus. »Glauben Sie, dass der Geist ihres Mannes wegen des Streits nicht mehr zur Ruhe kommt? Vielleicht ist er ein Yūrei und spukt in ihrem Haus herum, um sich zu entschuldigen. Und deshalb kann die Frau ihre Trauer nicht überwinden und ihr Leben weiterleben.«

»Gibt es in Amerika auch Yūrei?«

»Es gibt dort wohl auch Geister. Aber ihr Mann war ja ohnehin Japaner ...«

»Stimmt. Was geht dir durch den Kopf?«

Ich überlege, ob wir ihr nicht antworten sollten. Ob jetzt nicht der geeignete Zeitpunkt wäre, um ihr zu helfen.«

77

Benny wusste nichts von der Entlassung seiner Mutter. Er wusste auch nichts vom Besuch des Jugendamts oder von den Drohbriefen No-Good Wongs und auch nichts von den Ängsten, die Annabelle quälten, wenn sie nachts, ganz allein im Haus, wach lag und sich Sorgen machte. Und sie machte sich schreckliche Sorgen.

Auf der Station stand er unter Beobachtung. Seine Bluttests bestätigten, dass er keine Drogen genommen hatte. Jetzt vermutete man, dass er sich ritzte oder sonst wie verletzte. Immer wieder betrachtete er seinen Unterarm, fuhr mit den Fingern sanft über die Narben und presste seine Lippen auf die kleinen Sterne. Sein Arm sah jetzt aus wie der des Aleph, aber das wussten die Schwestern nicht, und er konnte es ihnen auch nicht erklären. Er hatte aufgehört, etwas zu erklären, er hatte aufgehört, überhaupt etwas zu sagen. Selektiver Mutismus, so beschrieb es Dr. M. in ihren Aufzeichnungen, aber das wusste er natürlich nicht. Als niemand hinsah, klaute er eine Büroklammer aus der Schwesternstation. Für alle Fälle.

Und auch mit seinem Körper geschahen seltsame Dinge, die er nicht kontrollieren konnte. Er hatte schon die Nebenwirkungen von Tabletten erlebt, wenn Dr. M. seine Medikamente umgestellt hatte, aber das hier war anders. Sein Körper schien plötzlich ein Eigenleben zu führen, als würde sich jedes seiner Glieder selbstständig machen und auf eigene Faust losziehen. Da sie unerfahren waren und ihre Bewegungen nicht koordinieren konnten, wurde er fahrig und ungeschickt, ließ immer öfter Dinge fallen. Scheinbar über Nacht wuchsen ihm flaumige Haare in der Leistengegend und in den Achselhöhlen. Sein Penis und seine Hoden wurden größer, und das gefiel ihnen. Auch seine Füße wurden größer, nur ihnen gefiel das nicht. Und eines Morgens, kurz nach seiner Klinikeinweisung, wachte er auf und stellte fest, dass sie sich nicht mehr bewegen wollten. Er richtete sich im Bett auf, setzte die Füße auf den Boden und erhob sich, aber als er merkte, dass sie nicht gehen wollten, setzte er sich wieder hin. Er hatte Zeit. Er würde warten, bis seine Füße ihre Meinung änderten. Die Krankenschwester hatte allerdings nicht so viel Geduld. Sie wollte, dass er sich anzog und zu den anderen in den Frühstücksraum ging. Aber da er nicht mehr sprach, konnte er es ihr nicht erklären. Er saß auf dem Bett, während sie erst schimpfte und ihm dann gut zuredete. Schließlich tat er ihr den Gefallen und stand auf, aber als sie versuchte, ihn nach vorn zu schieben, knickten seine Beine ein, und er fiel vornüber. An diesem Morgen brachte man ihm das Frühstück ans Bett und auch das Mittagessen, aber bis zum Abendessen hatte er herausgefunden, wie er seine Füße überlisten konnte. Es war eine wirklich clevere Idee. Wenn er einen zerknüllten Zettel vor seinen großen Zeh warf, war das ein Anreiz für seinen Fuß, einen Schritt nach vorn zu machen. Er hatte jetzt ein Ziel. Dann ließ er einen weiteren fallen. Er trug die Papierkügelchen als Köder in seiner Tasche. Ziele sind wichtig. Das hatte ihm sein Coach gesagt. Auf jedem Zettel stand eine aufmunternde Botschaft, die seine Füße anspornen sollte.

Setz einfach einen Fuß vor den anderen, stand auf einem.

Geh die Dinge Schritt für Schritt an, stand auf einem anderen.

Ein kleiner Schritt für einen Menschen, aber ein riesiger Sprung für die Menschheit, stand auf einem dritten. Und tatsächlich fühlte er sich wie Armstrong, als er seinen ersten Schritt auf dem Mond machte. Und er fühlte sich auch wie Hänsel, der im Wald Brotkrumen verstreute. Als einer der Zettel sich einen Scherz erlaubte und *Ein Schritt vor, zwei zurück* flüsterte, um ihn zu verwirren, trickste er ihn aus, indem er sich umdrehte und rückwärts ging. Das erforderte einiges Geschick, aber es gelang ihm immer, sein Ziel zu erreichen. Doch nach einer Weile versagte auch diese Strategie. Und schließlich gehorchten ihm seine Füße überhaupt nicht mehr, sodass er gezwungen war, einen Rollstuhl zu benutzen. Und so saß er jetzt immer in einer Ecke des Gemeinschaftsraums im Rollstuhl und sah aus dem Fenster, wenn Annabelle ihn besuchte.

Sie kam jeden Nachmittag, immer zu früh, sodass sie auf den Beginn der Besuchszeit warten musste, und sie blieb immer bis zum Schluss. Er spürte, dass auch sie vom Personal beobachtet wurde, und wollte sie warnen, aber seine Stimme blieb stumm, und so war es an Annabelle, die Stille zwischen ihnen zu füllen. Sie glaube, dass es Zeit für eine Veränderung sei, sagte sie. Sie sei es langsam leid, die Nachrichten auszuwerten. Vielleicht wäre jetzt genau der richtige Zeitpunkt für eine berufliche Veränderung. Vielleicht könnte sie fertig studieren und Bibliothekarin werden, jetzt, wo er älter und selbstständiger war. Wäre es nicht schön, wenn seine Mom Bibliothekarin wäre? Außerdem hatte sie genug vom Stadtleben, von der Gentrifizierung und den ganzen Leuten, die mit ihrem Geld, ihren schicken Autos und ihrem elitären Gehabe in ihr Viertel zogen. Es war Zeit für einen Neuanfang. Vielleicht könnten sie aufs Land ziehen. Irgendwohin, wo es eine kleine Stadtbücherei und eine nette Nachbarschaft gab, mit Grünflächen, sauberer Luft, Vögeln, Bäumen und Schmetterlingen. Sie könnten in ein Haus mit Garten ziehen und lernen, wie man Erbsen und Stangenbohnen anpflanzte. Sie könnten Kartoffeln hacken und Marmelade kochen und Kuchen backen. Sie könnten sogar Hühner züchten, diese edle Rasse mit den hübschen blaugrünen Eiern. Sie würden Platz haben, um sich richtig auszubreiten. Sie könnte sich ein Atelier einrichten, einen Raum nur für ihre künstlerischen Projekte. Dann würde sie ihre Bastelsachen nicht mehr in der Badewanne aufbewahren müssen. Und er könnte ein größeres Zimmer haben, mit einem freien Blick auf die Berge und den Nachthimmel, statt auf einen Müllcontainer und eine Gasse voller Junkies und Prostituierter. Sie würde ihm Vorhänge nähen. Und einen bunten Flickenteppich machen. Sie würde ihm ein Teleskop kaufen, und dann könnte er die Sterne beobachten. Und vielleicht würde er eines Tages Astronom oder sogar Astronaut werden!

Er saß neben ihr im Gemeinschaftsraum und hörte ihr schweigend zu.

Als die Besuchszeit zu Ende war, verkniff sie sich die ersehnte Umarmung und tätschelte ihm die Schulter, ehe sie die Schwester bat, sie hinauszulassen. Als die schweren Türen ins Schloss fielen, musste sie sich erst einmal im Flur an die Wand lehnen, um sich zu fassen. Manchmal setzte sie sich auch auf eine Bank und vergoss ein paar Tränen. Auch das wusste Benny nicht.

Und so vergingen die Tage. Eigentlich hätte sie Formulare für die Krankenversicherung ausfüllen und Arbeitslosengeld beantragen müssen. Sie hätte den Räumungsbescheid anfechten und E-Mails von der Schule beantworten müssen. Stattdessen saß sie zu Hause auf dem Sofa, in eine Decke gewickelt, und starrte auf die Stelle, an der sich früher die Kommandozentrale befunden hatte. Keine Nachrichten, keine Aufregung mehr, jetzt gab es nur noch Leere und Stille. Die Frau vom Jugendamt würde in einer Woche vorbeikommen. Sie musste dringend mit dem Aufräumen anfangen. Am besten nahm sie sich etwas Überschaubares vor, vielleicht das Bad im ersten Stock. Sie könnte die alten Bastelsachen wegwerfen. Aber der Gedanke, dass sie sich damit auch von ihren ganzen unverwirklichten Plänen verabschieden müsste, war niederschmetternd. Es wäre ein schrecklicher Verlust. In ihre Decke gehüllt, starrte sie in ihr leer geräumtes Wohnzimmer, bis sie in einen unruhigen Schlaf fiel.

78

Die muntere Klingelmelodie von »By the Seaside« weckte sie. Wer konnte das sein? Das Krankenhaus? Die Schule? Die Sozialarbeiterin? Ihr Chef? Nein, ihr Chef bestimmt nicht, sie hatte ja gar keinen mehr. Das Handy war zwischen die Sofakissen gerutscht. Sie fischte es heraus und warf einen Blick aufs Display. Die Bibliothek? Steckte Benny schon wieder in Schwierigkeiten? Hatten sie noch was entdeckt, was er verbrochen hatte?

Aber es war nur die kleine Bibliothekarin. Annabelle erkannte sie an ihrer angenehmen Vorlesestimme.

»Ich wollte mich nur mal melden«, sagte Cory, »und hören, wie's Ihnen so geht. Und natürlich, wie's Benny geht.«

»Gut«, antwortete Annabelle. »Benny geht's gut. Mir auch.« Sie hatte das Abendessen verschlafen, und ihr Magen knurrte. Was wollte diese Frau? Die Worte, die aus ihrem schlaftrunkenen Mund kamen, hatten nichts mit dem zu tun, was sie wirklich fühlte. Sie kochte innerlich, was sie überraschte. Warum war sie so wütend? Die Bibliothekarin hatte ihr doch nichts getan. Sie wollte doch nur helfen, als sie mitten in der Nacht den Sicherheitsmann anrief und ihn bat, die Bibliothek zu durchsuchen. Und der Sicherheitstyp befolgte nur seine Anweisungen, als er die Polizei rief. Und der Polizist hatte doch gar keine andere Wahl, als Benny mitzunehmen und ins Krankenhaus zu bringen, nachdem er ihn nackt und mit Blut an den Händen und Einstichstellen auf den Armen vorgefunden hatte.

Cory fragte, wie lange er dort bleiben müsse. Annabelle wusste es nicht. Cory fragte, ob sie ihn besuchen könne, und Annabelle erwiderte, das sei noch zu früh. Cory fragte, ob Annabelle irgendetwas bräuchte, vielleicht nur eine Schulter zum Ausweinen? Annabelle legte auf. Neugierige Gans, dachte sie, als sie das Handy ausschaltete.

Als es am späten Nachmittag an der Tür klingelte, ignorierte es Annabelle, aber das Klingeln war so penetrant, dass sie sich schließlich vom Sofa erhob und sich innerlich für eine weitere Konfrontation mit No-Good wappnete. Als sie die Tür öffnete, stand die kleine Bibliothekarin auf der vollgestellten vorderen

Veranda, mit einem Buch in der Hand, das sie ihr wie eine Opfergabe hinhielt. Sie habe Annabelles Adresse in der Datenbank der Bibliothek gefunden, erklärte sie. Sie wolle nicht stören, aber sie wollte Benny ein Buch bringen, das er in der Bibliothek gelesen hatte.

Es war *Das Aleph: Erzählungen 1944–52*, von Jorge Luis Borges.

»Oh! Also hat er das tatsächlich gelesen!«, sagte Annabelle. Als sie danach greifen wollte, fiel das Buch auf den Boden. Sie bückte sich, um es aufzuheben, und als sie sich wieder aufrichtete, bemerkte sie, dass die kleine Bibliothekarin mit offenem Mund ins Wohnzimmer starrte.

»Ach, du meine Güte!«, sagte die Bibliothekarin. »Was ist denn hier passiert?«

Ihre unverblümte Frage war zu viel für Annabelle. Sie sank auf einen Stapel Zeitungen. Ihre Beine zitterten, und ihr Atem kam stoßweise. »Bitte«, sagte sie und presste die Hand auf die Brust. Bitte was? Sie wusste es selbst nicht.

»Haben Sie Asthma?«, fragte Cory. »Haben Sie einen Inhalator?« Sie half Annabelle auf die Beine und führte sie ins Wohnzimmer. Der Inhalator war unters Sofa gerutscht. Annabelle kniete sich hin und holte ihn hervor, ließ sich dann aufs Sofa fallen und inhalierte.

»Es tut mir leid«, sagte sie, als sie wieder Luft bekam. »Ich leide an Allergien.«

Cory nickte. Das Zimmer roch schimmlig. »Kann ich Ihnen etwas bringen? Ein Glas Wasser vielleicht?«

Annabelle schüttelte den Kopf. »Nein, vielen Dank. Es geht mir schon viel besser. Möchten Sie sich nicht setzen?«

Cory sah sich im Zimmer um. Es gab keinen Platz, wo sie sich hinsetzen konnte.

»Ich weiß, hier herrscht ein ziemliches Durcheinander«,

sagte Annabelle. »Normalerweise bekommen wir keinen Besuch …«

Cory zögerte. Dann schob sie einen Berg Kleidungsstücke zur Seite und setzte sich auf die Sofakante. Abgesehen von Annabelles leise rasselndem Atem war es ganz still im Raum. Staubpartikel tanzten im Licht der Spätnachmittagssonne. Keine von ihnen sagte ein Wort. Schließlich unterbrach Cory das Schweigen.

»Wohnen Sie schon lange hier?«

Annabelle schien auf diese harmlose Frage nur gewartet zu haben. Sie erzählte Cory, wie Kenji und sie dieses Haus gefunden hatten und wie glücklich sie hier anfangs gewesen waren. Sie erzählte von der netten Mrs. Wong und ihrem nichtsnutzigen Sohn, von Bennys Geburt und Kenjis Tod. Dass sie ihren Job verloren und einen Räumungsbescheid bekommen hatte und dass jemand vom Jugendamt aufgetaucht war. Sie nehmen mir Benny weg, wenn ich nicht aufräume, sagte sie, und dann erzählte sie von Bennys Problemen. Sie redete, und Cory hörte zu. Hin und wieder stellte sie eine Frage. Als Annabelles Redefluss versiegt war, nickte Cory und fasste die Situation kurz und bündig zusammen.

»Also muss als Erstes das Haus ausgeräumt werden, richtig?« Sie deutete auf die Kommodenschublade mit den ordentlich zusammengelegten T-Shirts. »Offenbar haben Sie ja schon einen Anfang gemacht.«

Annabelle schaute auf die Schublade auf dem Boden. Ein paar T-Shirts hingen über den Rand und sahen aus, als wollten sie flüchten. »Das war Benny«, sagte sie. »Bevor er weggelaufen ist.« Ihr entfuhr ein Schluchzen, aber Cory tat so, als bemerke sie es nicht. Sie deutete auf einen großen Berg Kleider auf dem Boden.

»Sollen die weggeworfen werden?«

Annabelle wischte sich mit dem Handrücken die Nase ab. »Das ist schmutzige Wäsche. Die Sachen zum Wegwerfen sind hier.« Sie zeigte auf einen halb vollen Karton zu Corys Füßen. Ganz oben lag *Tidy Magic*. Cory erkannte den Einband wieder.

»Ist das nicht von einer dieser japanischen Putzfrauen? Solche Titel sind in der Bibliothek sehr gefragt.« Sie nahm das Buch und blätterte darin. »Warum werfen Sie es weg?«

»Ich weiß nicht. Ich hab mich drüber aufgeregt. Ich werfe sonst nie Bücher weg«, fügte sie entschuldigend hinzu. »Sie können es gern haben, wenn Sie wollen.«

»Zen oder die Kunst, deine Wohnung und dein Leben aufzuräumen«, las Cory. »Klingt gut, aber wie soll man das anstellen?«

»Oh, sie hat ihre eigene Philosophie und auch eine bestimmte Methode. Man soll jedes einzelne Stück in die Hand nehmen und sich jede Menge Fragen stellen. Bei mir hat's irgendwie nicht funktioniert.«

»Was für Fragen?«

»Das weiß ich nicht mehr so genau. Ob es einen entzückt und die Energie steigert. Ob es nützlich ist. So was halt.«

Cory hob eine CD vom Boden auf. »Was empfinden Sie dabei?«

»Ich empfinde gar nichts.«

»Moment. Sie müssen sie in der Hand halten, oder? Sie gab Annabelle die CD. »Und jetzt? Spüren Sie was?«

»Nein. Nichts.«

»Keine positive Energie? Keine guten Schwingungen? Keine Freude?«

Annabelle drehte die CD um. *16.04.2007 Virginia Tech, Seung-Hui Cho, Blacksburg, VA.* stand darauf. »Soll das ein Witz sein? Mir kommt's gleich hoch.« Sie gab sie Cory zurück.

»Okay. Das ist ein Anfang. Ist sie nützlich?«

»Eigentlich nicht. Das ist eine Sicherheitskopie. Stammt noch von dem Job, der mir gekündigt wurde.« Sie zögerte. Sie erinnerte sich an die coole Art, Krähen zu verjagen, indem man alte CDs – wie Weihnachtsdekoration – mit Schnüren an Bäume hängte, und wenn sie sich dann in der Sonne drehten, schimmerten sie in allen Regenbogenfarben. Annabelle hatte ihre Krähen nie verscheuchen wollen, aber vielleicht hätte sie das besser getan. Wenn sie sie verscheucht hätte, wären sie jetzt nicht tot. Zum Glück mussten nicht alle sterben, und vielleicht würden die, die überlebt hatten, eines Tages zurückkommen, und dann könnte sie sie mit CDs an Schnüren vertreiben, damit sie sicher wären. Sie streckte die Hand aus. »Eigentlich könnte ich sie doch noch gebrauchen ...«

»Weg damit«, sagte Cory. Sie wollte die CD in den Karton werfen, als Annabelle rief:

»Halt! Man muss sich erst noch bei ihr bedanken.«

»Ich soll mich bei ihr bedanken?«

»Nein, nicht Sie. Sie gehört mir, also muss ich mich erst für ihre Unterstützung bedanken, bevor ich sie wegwerfe.«

Cory betrachtete die Disk in ihrer Hand. »Fühlen Sie sich von dieser CD unterstützt?«

»Nein.«

»Empfinden Sie Dankbarkeit?«

»Nein.«

»Okay.« Sie warf die CD wie einen Frisbee in den Pappkarton und sah sich dann im Zimmer um. »Stammt das Zeug alles von Ihrem Job?«

»Das ist mein Archiv. Aber ja, schon.«

»Also kann es weg?«

Wieder zögerte Annabelle. »Ich sollte wahrscheinlich meinen

Chef anrufen und seine Erlaubnis einholen. Sie sind in dieser Firma ganz schön streng, was das angeht.«

Cory deponierte einen Stapel alter Tonbänder in dem Karton. »Die haben Sie gefeuert, Annabelle. Sie schulden ihnen überhaupt nichts. Sie haben mitgenommen, was sie brauchten, und Sie mit dem ganzen Scheiß alleingelassen.«

»Ich kann das doch nicht alles einfach wegwerfen.«

»Warum nicht?«

»Weil es alles ist, was ich habe. Meine Arbeit, mein Leben …«

»Ihr Leben?«

Sie dachte an all die Jahre, die sie mit Lesen, Zuhören, Zusehen verbracht hatte, die ganzen Geschichten, die sich angesammelt hatten, und alles, was sie gelernt und sorgfältig gespeichert hatte.

»Ja«, sagte sie, »mein Leben.«

»Wirklich? Das ist alles? Sonst gibt es nichts?«

»Doch, natürlich«, sagte sie. »Es gibt noch Benny.« Sie brach ab. »Oh, ich verstehe, was Sie meinen.«

Cory setzte sich auf die Sofalehne. »Hören Sie zu«, sagte sie, »Sie können das nicht alles alleine machen. Es ist zu viel. Kennen Sie denn niemand, den Sie um Hilfe bitten können?«

»Nein, eigentlich nicht.«

»Keine Facebook-Freunde?«

»Sie meinen soziale Netzwerke? Ach, ich bitte Sie!«

»Was ist mit Bennys Freunden? Ein paar stramme Jungs, die sich ein paar Dollars verdienen wollen und was schleppen können?«

Annabelle schüttelte den Kopf. »Er hat keine Freunde. Keine richtigen zumindest. Seine ganzen Freunde sind erfunden.«

»Wie kreativ.«

»Seine Psychiaterin findet das überhaupt nicht. Sie sagt, er wäre fehlangepasst.«

»Das ist wirklich schlimm«, sagte Cory.

Kurz darauf verabschiedete sich Cory und nahm *Tidy Magic* mit. Annabelle fühlte sich sofort etwas erleichtert. Ihr fiel ein, dass sie schon länger nichts gegessen hatte, schälte sich aus ihrer Decke und ging in die Küche. Auf dem Weg dorthin fiel ihr Blick auf die aussortierte CD. Sie erinnerte sich noch an das Virginia-Tech-Massaker, als wäre es gestern gewesen. Ihr erster Amoklauf. Der Schütze, ein koreanischer Junge namens Cho, war Student an dieser Universität. Er hatte zwei halbautomatische Pistolen gekauft und damit auf neunundvierzig Menschen geschossen, von denen zweiunddreißig starben. Benny war damals fünf. Er war gerade in den Kindergarten gekommen. Das war zwar noch vor dem schrecklichen Amoklauf an der Sandy Hook Elementary School, aber Annabelle ließ ihn trotzdem nur ungern aus den Augen. Der Name Cho hörte sich wie Oh an, und sie befürchtete, dass die anderen Kinder ihm das Leben schwermachen würden. Als sie ihre Befürchtungen Kenji gegenüber äußerte, nahm er sie in den Arm und lachte über ihre Ängste. Und tatsächlich war ja auch nichts passiert. Als Kenji noch lebte, war alles so viel einfacher. All diese Erinnerungen waren in dieser kleinen, glänzenden CD enthalten, und sie war froh, sie loszulassen, aber es konnte nicht schaden, auch ein bisschen Dankbarkeit zu zeigen. Es war ja nicht die Schuld der CD. Sie hielt sie vor sich.

»Vielen Dank«, sagte sie und spürte, wie sich ihre Laune ein kleines bisschen hob. Vielleicht war ja doch was dran an der *Tidy-Magic*-Methode. Vielleicht hätte sie Cory doch nicht das kleine Buch geben sollen. Das war das Problem, wenn man sich von Dingen trennen wollte. Man wusste nie, ob man sie noch mal gebrauchen konnte.

79

»Vielen Dank«, sagte Aikon und trat in St. Louis vom Podium zurück. Als der Applaus anschwoll, sah sie auf das Meer aus leuchtenden, eifrigen Gesichtern. Das gesamte Publikum stand vor ihr, eine aufrichtige Dankbarkeitsbezeugung, die später hoffentlich zu mehr ordentlich gefalteten Strümpfen und aufgeräumten Schubladen führen würde. Aikon, die plötzlich eine bleierne Müdigkeit überkam, verbeugte sich noch einmal und legte die Hände vor ihrem Herzen in stillem Gebet zusammen. Mögen alle Wesen glücklich sein.

Später im Hotel informierte Kimi sie über die weiteren Termine. »Als Nächstes geht's nach Wichita, das liegt in Kansas. Das Kamerateam wird uns dort treffen. Kansas ist der Schauplatz von *Der Zauberer von Oz*; deshalb schlagen die Produzenten etwas Entsprechendes für die Pilotsendung vor. Wir filmen den Hausbesuch und haben dann noch Lesungen in zwei Buchhandlungen. Anschließend geht's weiter an die Westküste.«

Aikon saß auf dem breiten Doppelbett, das so groß schien wie die weite Prärie-Landschaft, über die sie geflogen waren. Kimi saß am anderen Ende und wirkte sehr klein und müde. Aikon war ebenfalls müde. Sie unterdrückte ein Gähnen und nickte. »Und das ist dann unsere letzte Station?«

»Ja. Danach fliegen wir nach Hause.«

»Gut«, sagte Aikon und schlug wie Dorothy die Hacken zusammen. »Zu Hause ist es doch am schönsten.«

»Aber das ist natürlich nur die ›Vorher-Folge‹. In sechs Wochen drehen wir dann den zweiten Teil.«

»Natürlich.« Aikon schloss die Augen und atmete tief ein. Sie stellte sich ihren Geist als eine geschlossene Faust vor und löste dann einen Finger nach dem anderen. Sie genoss die Stille und Leere ihres Geists. Aber dann kam ihr ein Gedanke. Warum hatte sie eigentlich zugestimmt, diese Pilotsendung zu machen? Weitere Gedanken folgten. Wem nützte sie? Inwieweit war sie hilfreich? Was war der Sinn des Ganzen? Sie seufzte und öffnete die Augen. Kimi beobachtete sie.

»Klingt alles gut«, sagte sie. »Sind die Verleger zufrieden?«

»Ja«, sagte Kimi. »Ich denke schon.«

»Gut.« Aikon musterte Kimis Gesicht. »Du siehst erschöpft aus.« Sie dachte an die Frauen im Publikum. Es waren alle schwer arbeitende Frauen, und trotz ihrer lächelnden Gesichter war ihnen eine gewisse Erschöpfung anzumerken.

Kimi setzte sich aufrecht hin. »Nein, nein, mir geht's gut.«

»Du arbeitest doppelt so viel wie ich«, sagte Aikon, was nicht unbedingt stimmte. Die Schlange der Frauen, die sich ihr Exemplar signieren lassen wollten, war endlos gewesen. Das Buch an sich gedrückt, hatten sie geduldig gewartet, um ihr zu erzählen, wie die *Tidy-Magic*-Methode ihr Leben verändert hatte.

»Nein, nein«, protestierte Kimi. »Sie machen so viel mehr als ich. Sie helfen so vielen Menschen.«

Woran lag es, dass Frauen es nie schafften, ihre innere Nörgelstimme zum Schweigen zu bringen? Dass sie immer das Gefühl hatten, hinterherzuhinken, dass sie besser sein sollten und könnten? Kein Wunder, dass sie sich klare Regeln wünschten, hilfreiche Tipps, wie man T-Shirts zusammenlegte, Kinder erzog, die berufliche Laufbahn organisierte, das eigene Leben lebte. Sie mussten daran glauben können, dass es einen richtigen und einen falschen Weg gab. Denn wenn es einen richtigen Weg gab, konnten sie ihn vielleicht finden, und wenn sie ihn fanden und die Regeln beherrschten, dann würden sich alle Einzelteile ihres Lebens auf wundersame Weise zu einem Ganzen fügen und sie wären glücklich.

Welch eine Illusion!

Trug *Tidy Magic* noch zu dieser Illusion bei? Schuf es nur noch einen weiteren Standard unsinniger Perfektion? Am liebsten hätte sie ihnen zugerufen: Euer Leben ist kein Selbstoptimierungsprojekt! Ihr seid perfekt, so, wie ihr seid!

Sie lächelte ihre Assistentin an. »Im Grunde lächle ich doch nur und sage irgendwas, was mir gerade in den Sinn kommt, aber du musst mein Geplapper in was Sinnvolles übersetzen. Das muss ganz schön anstrengend sein.«

»Nein, nein! Ich lerne so viel von Ihnen. Es gibt so viel, was ich nicht weiß …«

Du bist perfekt, so, wie du bist. Ihr alter Lehrer hatte ihr das einmal gesagt. Er hatte es eher beiläufig erwähnt, als wäre es nichts Besonderes, aber sie wusste, dass er es ernst gemeint hatte, und es hatte sie überrascht. Ihr Lehrer, der sie in- und auswendig kannte, hatte sie als perfekt empfunden! Wie wunderbar! All das schoss ihr durch den Kopf. Aber er hatte noch mehr gesagt.

Und trotzdem könntest du dich noch verbessern …

Natürlich. Das stimmte ebenfalls. Beides stimmte, und selbst als ihr Hochgefühl wie ein Luftballon zerplatzte, musste sie lächeln. Himmelhoch jauchzend, zu Tode betrübt – das war sie. Schon komisch. Und gleichzeitig war es auch traurig, wie seine zweite Aussage die erste völlig zunichtemachte und nur das Gefühl der Unzulänglichkeit zurückblieb. So fühlten sich die Frauen im Publikum, und es war nicht ihre Schuld. Man hatte ihnen eingetrichtert, dass sie unzulänglich wären, und sie waren so sehr darauf konzentriert, sich selbst zu verbessern, dass sie völlig blind für die eigene Perfektion waren. Am liebsten hätte sie ihnen gesagt: *Entspannt euch! Vergesst die ganze Selbstoptimierung! Hört auf, euch ständig was Neues zu kaufen! Lasst uns einfach zusammen dasitzen und eine Weile lang nichts tun.* Aber das wäre weder dem Filmprojekt noch ihrem Buch zuträglich.

»Hast du was von unserer Freundin Mrs. Oh gehört?«

»Nein, ich hab ihr geschrieben, aber sie hat nicht geantwortet.«

»Ruh dich ein bisschen aus, Kimi.«

Kimi stand auf und ging zur Tür, zögerte dann aber. »Da ist noch etwas ...«

»Ja?«

»Ist eigentlich nicht so wichtig. Aber ich dachte, Sie sollten es wissen. Auf Twitter gab es kürzlich, hm, Kritik. Es ging darum, was Sie über Bücher gesagt haben.«

»Was habe ich denn über Bücher gesagt?«

»Dass Sie nur die behalten, die Sie glücklich machen.«

»Das stimmt«, sagte sie. »Was ist daran falsch?«

»Nichts. Aber Ihre Kritiker sagen, dass Bücher nicht dazu verpflichtet sind, Menschen glücklich zu machen. Dass manche Bücher einen bekümmern oder verwirren und dass das völlig in Ordnung ist.«

»Natürlich ist es das! Das sehe ich auch so.« Sie dachte an ihre alten Ausgaben von Kafka, Mishima, Nabokov, Abe und Woolf, die neben Master Dogen und Mumon auf dem Regal standen.

»Sie sagen, Sie wären ein Bücher-Nazi. Sie behaupten, Sie würden die Leute zum Bücherverbrennen anstiften.«

»Verstehe«, sagte Aikon. Sie schloss wieder die Augen. »Und das geschieht alles auf Twitter?«

»Ja«, sagte Kimi. »Die Fernsehproduzenten sind besorgt und die Buchhändler ebenfalls. Es kursiert schon ein Meme im Netz. Dass japanische Putzfrauen was gegen Bücher haben.«

80

Wenn ich alles, was ich als »meins« ansehe – meine Besitztümer, meine Familie, mein Leben –, innerhalb von Sekunden verlieren kann, dann muss ich mich doch fragen: *Was ist real?*

Cory sah von dem Buch auf und biss in ihr Tempeh- und Avocado-Sandwich. Es war ihre Mittagspause, die sie im Atrium der Bibliothek verbrachte. Früher war es unter den Büroangestellten der umliegenden Firmen ein beliebter Lunch-Treffpunkt gewesen, aber das änderte sich schlagartig, als vor ein paar Jahren Obdachlose das Atrium in Beschlag nahmen. Sie kamen am frühen Morgen, wenn die Obdachlosenheime schlossen, stellten ihre Einkaufswagen an die Café-Tische und verwandelten den Ort in eine Temporäre Autonome Zone, wo sie sitzen und sich ausruhen konnten. Cory erklärte sich mit ihnen solidarisch und aß hier trotz des Gestanks und des Mülls. Als Bibliothekarin für Kinderbücher hatte sie im Gegensatz zu ihren Kolleginnen von der Zeitschriftenabteilung und der Erwachsenenliteratur nicht viel mit ihnen zu tun. Trotzdem kannte sie ein paar von ihnen vom Sehen und manche auch mit Namen.

Am hintersten Tisch erkannte sie Jenny, eine ehemalige Lehrerin, mit einem kleinen Hund namens Tinkerbelle. Der Mann neben ihr war Gordon, ein Veteran aus dem Irakkrieg, mit einem nikotinverfärbten Bart und zitternden Händen. Die Frau ihnen gegenüber hieß Maisie; sie hatte ein breites, offenes Lächeln und eine Sammlung an schmuddeligen Stofftieren, an denen sie gern lutschte. Ganz am Rand saß der liebenswerte, schüchterne Dexter und sah mit gesenktem Kopf die Welt von der Seite an, als fürchtete er, jederzeit einen Fußtritt oder einen Schlag abzubekommen. Slavoj, der alte marxistische Dichter, saß in seinem Rollstuhl an dem Tisch direkt vor ihr. Er gehörte fast schon zum Inventar der Bibliothek. Er war zwar eine Nervensäge, hatte aber ein enormes Wissen. Gerade redete er mit einem jungen Mädchen, das sich das Aleph nannte, obwohl auf ihrem Bibliotheksausweis Alice stand. Ihr Name war kürzlich bei einer Mitarbeiterbesprechung gefallen, nachdem die Sozialarbeiterin das Aleph dabei erwischt hatte, wie sie sich in der Damentoilette einen Schuss setzte. Sie war Künstlerin, Vagabundin und Mülltaucherin, die auf der Straße lebte, wenn sie nicht gerade eine Entziehungskur machte. Die Adresse, die sie für den Bibliotheksausweis angegeben hatte, gehörte zu einem Obdachlosenheim in der Nähe. Ihr Künstlername machte irgendwie Sinn. Sie war unter den Bibliothekaren für eine nicht genehmigte Installation berüchtigt, eine Intervention, die aus labyrinthischen Pfaden bestand, die durch die Sammlungen der Bibliothek führten. Sie nannte es »Pfade, die sich verzweigten«, was laut Jevaun sehr an Borges erinnerte. Während es einige der Bibliothekare überhaupt nicht lustig fanden, wenn sie in den Büchern merkwürdige Dinge entdeckten, war es für Cory immer ein kleiner Nervenkitzel, wenn sie auf die seltsamen Hinterlassenschaften des Mädchens stieß. Sie waren wie Hinweise bei einer Schnitzeljagd: mysteriöse Notizen, Postkarten, Kaugummipapier, verblasste Polaroidaufnahmen, gepresste

Blumen, Kinokarten, Stellenanzeigen und mehr. Auf den ersten Blick schienen sie willkürlich zu sein, und doch konnte man ein subtiles, unterschwelliges Muster erkennen, eine erzählerische Entschlossenheit oder Zielstrebigkeit, die die Auswahl bestimmter Bücher beeinflusst hatte. Cory war nie einem der Pfade von Anfang bis Ende gefolgt, aber die Idee faszinierte sie. Die Pfade versprachen, einen auf eine Reise mitzunehmen, deren Sinn sich irgendwann erschließen würde. Einmal hatte sie in einer alten Ausgabe von *Grimms Märchen* einen Zettel mit einer Handschrift gefunden, die wie Schreibmaschinenschrift aussah. Sie hatte das Buch zurückgestellt, aber als sie später nachsah, hatte jemand den Zettel entfernt. Sie spürte einen Anflug von Neid, fragte sich, wer den Hinweis wohl gefunden hatte und ob dieser jemand eine Reise unternahm, die ihre hätte sein können.

Sie biss wieder in ihr Sandwich und sah sich noch mal den Untertitel des Buchs an: *Zen oder die Kunst, deine Wohnung und dein Leben aufzuräumen*. Nicht alle Bücher waren gleich, ebenso wenig wie Menschen, dachte sie, und es gab vor allem unter den Ratgebern viele, die man aussortieren sollte, aber dieser schien anders zu sein. Das kleine Buch war ein Weckruf, prangerte die Rücksichtslosigkeit des kohlenstoffbasierten Konsumkapitalismus an, weil er den Planeten ruinierte. Das Problem war systembedingt, schien es zu sagen. Die Unordentlichkeit einer Person rührte nicht von Faulheit, Unentschlossenheit, psychologischen Störungen oder Charakterschwächen her. Es handelte sich um ein sozioökonomisches oder sogar philosophisches Problem, ein Problem der Marx'schen Entfremdung und des Warenfetischismus, das nichts Geringeres als eine spirituelle Revolution und eine radikale Neubewertung dessen, was wirklich und wichtig ist, erforderte. Sie drehte das Buch um und betrachtete das Bild der kahlköpfigen Nonne. Die Frau sah sie direkt und irgendwie erwartungsvoll an, und in diesem Moment kam ihr Annabelles erbärmliches Wohnzimmer in den Sinn.

»Was ist?«, fragte Cory die Nonne. »Was soll ich deiner Meinung nach dagegen tun?«

Überrascht stellte sie fest, dass sie tatsächlich eine Antwort erwartete.

Warenfetischismus? Kohlenstoffbasierter Konsumkapitalismus? Marx'sche Entfremdung? War das dasselbe Buch, das Annabelle über eine junge Nonne und ihren Kristallhaarreif las?

Ja und nein. Bücher sind wandelbar. Die Vorstellung von »einem Buch« ist nur eine bequeme Fiktion, die wir Bücher hinnehmen, weil sie den Interessen der Pfennigfuchser im Verlagswesen dient, ganz zu schweigen vom Ego der Autoren. Aber die Realität ist komplizierter. Natürlich gibt es einzigartige Bücher – vielleicht haltet ihr gerade eins in der Hand –, aber das ist nur die halbe Wahrheit. Auf die Gefahr hin, überheblich zu klingen, würden wir behaupten, dass wir sowohl ein Buch als auch viele sind, eine sich ständig wandelnde Vielfalt, ein körperloser Fluss. Wir verändern unsere Gestalt und begegnen eurem menschlichen Auge als schwarze Flecken auf einer Seite oder eurem Ohr als Klangwellen. Von dort aus reisen wir durch euren Verstand, und so verschmelzen wir miteinander und vervielfältigen uns.

Und was ist dann mit dem Autor? Nun, wie jedes Buch bestätigen kann, wird die Bedeutung von Schriftstellern total überschätzt, was nicht heißt, dass sie nicht notwendig sind. Ganz im Gegenteil, Bücher brauchen Autoren. Natürlich brauchen wir sie! Wir haben keine Finger, wir können nicht tippen. Eure großen menschlichen Gehirne sind unsere Vektoren, eure Körper sind unsere Vehikel und eure Ambitionen sind der Treibstoff, dem wir unsere Existenz verdanken. Schriftsteller sind unsere Schnittstelle und unsere Interpreten.

Also ja, Autoren sind absolut notwendig, auch wenn sie wie Aikon nur in der Gegend herumreisen oder vor ihren Laptops dösen wie die Tipp-Lady, umgeben von Nachschlagewerken, von denen sie behaupten würde, dass sie sie ausgewählt hat. Aber natürlich ist das, wie wir gesehen haben, eine Frage der Perspektive. Würdest du die Bücher selbst fragen, würden sie sagen, dass die dösende Lady von ihnen ausgewählt wurde. Und während sie schläft, sind sie fleißig am Arbeiten, besiedeln ihre neuronalen Netze, diese dunkle Unterwelt, die in ihrem Unterbewusstsein versteckt ist, das sie ihre Fantasie nennt. Dort verschmelzen sie ihre DNA mit den Erinnerungen und Erfahrungen der dösenden Lady und rufen ein weiteres von uns Büchern ins Leben. Bald wird sie aufwachen, sich schütteln, sich dafür schelten, dass sie wieder eingenickt ist, und sich erneut an die Arbeit machen, an die mühsame Aufgabe, ein neues Buch Wort für Wort aufs Papier zu bringen. Die Bücher, die sie gelesen hat, sind die Co-Eltern des Buchs, das sie schreibt, und bei seiner Geburt wird sie die Hebamme sein.

Und wenn sie fertig ist und das Buch sich in die Welt hinauswagt, kommen die Leser an die Reihe, und dann findet eine andere Art der Vermischung statt. Denn der Leser ist kein leeres Gefäß, das den Inhalt eines Buchs passiv in sich aufnimmt. Ganz und gar nicht. Ihr seid unsere Mitarbeiter, unsere Mitverschwörer, die uns neues Leben einhauchen. Und da jeder Leser einzigartig ist, verleiht jeder von euch jedem von uns eine andere Bedeutung, unabhängig davon, was auf unseren Seiten steht. So nimmt ein Buch, wenn es von verschiedenen Lesern gelesen wird, immer wieder eine neue Gestalt an; es entsteht eine Vielfalt von Büchern, die wie eine Welle durch das menschliche Bewusstsein fließt. *Pro captu lectoris habent sua fata libelli.* Je nach Auffassungsgabe des Lesers haben Bücher ihre Schicksale.

Und ja, Corys *Tidy Magic* war anders als Annabelles *Tidy Magic* und auch anders als das Buch, das Aikon zu schreiben glaubte und das ihre Kritiker auf Twitter verrissen – und doch waren alle diese Bücher auf ihre Weise vollständig und perfekt.

Wir verändern unsere Form, teilen und vermehren uns und bewegen uns so durch Raum und Zeit.

Ein Geräusch vom Nachbartisch ließ sie aufblicken. Das Aleph und Slavoj unterhielten sich angeregt. Cory konnte nicht verstehen, was sie sagten, aber ihr fiel auf, dass das Mädchen nicht gut aussah. Sie hatte blaue Flecken auf den Armen und Schürfwunden an den Knien. Möglicherweise war sie verprügelt worden. Der alte Dichter griff über den Tisch hinweg nach ihrer zitternden Hand, hielt sie einen Moment lang, drehte sie dann um und studierte ihre Handfläche, als könne er darin ihre Zukunft lesen. Kurz darauf ließ er sie wieder los und begann, in den Einkaufstüten herumzuwühlen, die an seinem Stuhl hingen. Er holte ein halb volles Glas mit Essiggurken heraus, öffnete es und bot ihr davon an. Gemeinsam aßen sie von den Gurken.

Cory sah ihnen zu. Sie hatte das schon früher erlebt. Er teilte immer alles, was er besaß. Das machten sie alle. Und dann kam ihr ein Gedanke, der klitzekleine Funke einer Idee, aber diese Idee würde Annabelles Welt komplett auf den Kopf stellen und ihr Leben von Grund auf verändern.

Na ja, vielleicht. Das wäre schön.

TIDY MAGIC

Kapitel 4

Wir sind alle miteinander verbunden

Unser schöner blauer Planet ist so lebendig und komplex. Astronauten wissen das, weil sie weit genug entfernt waren, um die Erde als Ganzes, als einen einzigen lebenden Organismus zu sehen, der durch das dunkle All schwebt. Aber wir haben diese Perspektive nicht. In die Nichtigkeiten des Alltags vertieft, glauben wir, dass unsere Leben unabhängig voneinander sind und dass auch wir selbst losgelöst von allem anderen sind. Aber da täuschen wir uns. In Wahrheit ist alles von allem abhängig. Eine Blume braucht die Sonne und die Erde und den Regen und die Biene, die sie bestäubt. Sie kann ohne diese Dinge nicht überleben und würde sterben. Bei uns Menschen verhält es sich genauso. Wir brauchen die Sonne und die Erde und den Regen und die Pflanzen, die wir essen. Wir brauchen unsere Mutter und unseren Vater und all unsere Vorfahren, die weit in die Vergangenheit zurückreichen. Wir führen die Linie fort, und ohne sie wären wir nicht am Leben. Wir alle – Blumen und Bienen, du und ich – sind winzige Teile des lebendigen Organismus unseres Planeten.

Im Zen-Buddhismus nennen wir das Verbundenheit oder Intersein oder auch Entstehen in Abhängigkeit. Manchmal bezeichnen wir es auch als »Leere«, was mit dem chinesischen Zeichen für »Himmel« geschrieben wird. Edgar Mitchell, einer der Astronauten, der auf dem

Mond herumspazierte, empfand ein tiefes Gefühl der Leere, als er durch den Weltraum schwebte. Er schaute auf die Erde zurück und verstand plötzlich, dass die Moleküle in seinem Körper, im Körper seiner Kollegen und selbst das Raumschiff aus einer uralten Generation von Sternen herrührten. Und in diesem Moment fühlte er sich eins mit dem Universum. Er sagte: »Es gab kein *Wir* und kein *Sie* mehr, sondern all das war eins.« Im Zen nennen wir das Erleuchtung.

Aus dem All betrachtet ist ein Erdbeben ein Klacks. Ein kleineres kann man nicht mal erkennen. Ein größeres hinterlässt möglicherweise eine Kerbe, die so klein ist wie ein Haarriss in der Glasur einer Teetasse. Auf der Erde erleben wir diese Dinge natürlich anders. Nach dem schweren Erdbeben in Japan beteiligte ich mich an den Hilfsaktionen und reiste zusammen mit anderen Mönchen in die nördlichen Provinzen, um die Menschen, deren Leben zerstört war, mit Lebensmitteln und einer Unterkunft zu versorgen und um ihnen seelischen Beistand zu leisten. Die Szenen der Verwüstung werde ich nie vergessen. Ganze Städte waren fortgeschwemmt, ganze Viertel ausgelöscht worden. Malerische Fischerdörfer waren unter schwarzem Schlamm begraben. Die Häuser und Wohnungen der Menschen waren dem Erdboden gleichgemacht, und ihr Leben lag in Trümmern. Und dennoch halfen sie sich gegenseitig.

Überall, wo ich hinkam, sah ich Menschen, die ihre eigene Familie verloren hatten, aber trotzdem ihre Stiefel anzogen und anderen dabei halfen, die Leichen ihrer Kinder zu suchen. Sie säuberten die Straßen und halfen sich gegenseitig bei der Suche nach Familienschätzen im Schlamm. Wenn jemand etwas Besonderes entdeckt hatte, ein Hochzeitsfoto oder ein Portemonnaie oder ein Schulheft, rief er die anderen herbei, und dann versammelten sich alle um den Gegenstand, entfernten vorsichtig den Schlamm und reichten ihn herum, um ihn zu identifizieren und wertzuschätzen. Aber nicht alles lässt sich so einfach entfernen. Die radioaktive Verseuchung durch die Kernschmelze wird noch jahrhundertelang bestehen, aber selbst in unmittelbarer Nähe des Atomkraftwerks Fukushima halfen die Menschen einander. Das ist Verbundenheit.

Im Zen gibt es folgende Geschichte: Wenn in deiner linken Hand ein schmerzhafter Splitter steckt, was macht dann deine rechte Hand? Sagt deine rechte Hand: »Ach, das ist aber schlimm, aber es nicht mein Problem«? Nein, natürlich nicht. Die rechte Hand zieht den Splitter heraus. Das ist Verbundenheit.

Als ich eins der Erdbebenopfer fragte, warum er jeden Tag hier sei, sah er mich an und schüttelte bekümmert den Kopf. »Was passiert ist, ist passiert«, sagte er. »Wir müssen uns gegenseitig helfen. Allein ist das nicht zu schaffen.«

81

»Ich hab's versucht«, sagte Annabelle und wies vage auf die Müllsäcke. »Nachdem Sie gesagt haben, dass Sie kommen. Ich weiß, es sieht nicht danach aus, aber ...« Mutlos brach sie ab.

»Wunderbar«, rief Cory. Sie hatte vor ein paar Tagen angerufen, um Bescheid zu sagen, dass sie ein paar Helfer gefunden hätte, aber jetzt sah es hier schlimmer aus als vorher. Im ganzen Zimmer gab es kein freies Fleckchen, und selbst das Sofa verschwand unter Bergen von Zeitschriften, Büchern, Kartons und Kleidungsstücken. Woher kam nur dieses ganze Zeug? Es schien, als hätte die angekündigte Säuberungsaktion Annabelles Besitztümern solche Angst eingejagt, dass sie sich jetzt entschlossen vermehrten, um ihrer Vernichtung zu entgehen.

»Gehen wir einen Moment an die frische Luft«, sagte Cory. Sie legte die Hände auf Annabelles Schultern und dirigierte sie durch die Haustür. Sie setzten sich auf die Stufen, mit Blick auf No-Goods Container. »So«, sagte sie. »Dieser alte Container erinnert mich an eine Geschichte. Sie handelt von meiner Grandma Dee …«

Cory verstand sich darauf, eine Geschichte wirkungsvoll zu erzählen. Sie sprach mit derselben ruhigen Stimme, mit der sie auch den Kindern vorlas. Eine Stimme, die vollste Aufmerksamkeit erforderte. Und Annabelle lauschte gebannt, ab und zu nickte sie, oder ein erschrockener Ausdruck huschte über ihr Gesicht wie der dunkle Schatten einer rasch vorüberziehenden Wolke. Hin und wieder wollte sie etwas sagen, aber Cory hob jedes Mal die Hand. »Psst.« Als Bibliothekarin wusste sie, wie man sich Ruhe verschaffte.

Ihre Grandma Dee war eine Hamsterin gewesen, hatte sich selbst, nicht ohne einen gewissen Stolz, als leidenschaftliche Sammlerin bezeichnet. Sie war während der Wirtschaftskrise groß geworden, und ihre Schränke waren voll von wertlosem Plunder – zumindest behauptete das Corys Mutter. Aber für Cory waren die Sachen ihrer Großmutter Schätze, und immer, wenn sie ihre Großmutter besuchte, kam sie mit Bergen voller Geschenke nach Hause, die ihre Mutter prompt entsorgte. Grandma Dee starb, als Cory zwölf war, und Corys Mutter empfand eine diebische Freude dabei, zwei riesige Müllcontainer mit ihren Schätzen zu füllen. Cory half ihr, aber bevor die Abfuhrfirma sie abholte, kletterte sie hinein und rettete an paar Sachen: einen alten, selbst gestrickten Pullover, einen Ball aus Gummibändern, einen JFK-Gedenkteller, der gewissenhaft mit Klebeband und Kleister repariert worden war. Ihr Lieblingsstück war eine kleine, leere Schachtel, die ihre Großmutter sorgfältig mit: »Kleine, leere Schachtel« beschriftet hatte. Cory stellte sie auf ihr Bücherregal. Sie konnte nichts hineintun, ohne dass sie die Schachtel zweckentfremdet hätte, und darüber musste sie lachen, auch wenn diese Absurdität sie daran erinnerte, wie sehr ihr ihre Großmutter fehlte. Grandma Dee hatte einfach ein großes Herz gehabt. Jede zerbrochene Vase und jeder Bindfaden hatte eine eigene Geschichte, jedes Stückchen Alufolie und jede gebrauchte Frühstückstüte konnte wieder benutzt werden, und deshalb war ihr jeder einzelne Gegenstand lieb und teuer.

Annabelle erinnere sie an ihre Grandma Dee, sagte Cory. Auch Annabelle besitze die Fähigkeit, Dinge zu lieben und eine Verwendung für sie zu finden. Und obwohl das gut und bewundernswert sei, bestand doch jetzt das Problem darin, dass sie zu viele Dinge hatte, um die sie sich kümmern musste. Aber, sagte sie, dafür gebe es eine Lösung.

»Letztendlich ist es eine Frage der Verteilung. Sie haben zu viel, und andere haben zu wenig. Also müssen wir nur überlegen, wie wir Ihre Dinge umverteilen und ein Heim für sie finden können, wo sie geliebt und genutzt werden. Wenn wir das schaffen, ist das auch eine Befreiung für Sie. Dann profitieren beide Seiten davon.«

Annabelle nickte geistesabwesend. Sie war abgelenkt von einem Fleck aus getrocknetem Haferbrei auf ihrer Jogginghose, den sie mit dem Fingernagel abzukratzen versuchte.

Cory sah ihr zu und wartete schweigend ab. Sie wusste, wie man mit Ablenkungen umging. Nach einer Weile wandte sie sich an Annabelle. Ihre Stimme war tief und eindringlich, dieselbe Stimme, die sie benutzte, wenn sich Hänsel und Gretel im Wald verirrt hatten und die böse Hexe in ihrem Knusperhäuschen auf der Lauer lag oder wenn der große, böse Wolf in den Büschen direkt hinter der Wegbiegung lauerte.

»Die werden Sie hier rauswerfen, Annabelle. Sie haben schon ihren Job verloren, und jetzt werden Sie auch noch das Haus verlieren. Als Nächstes ist Ihr Kind dran. Die vom Jugendamt kommen bestimmt wieder, und wenn Sie bis dahin nicht aufgeräumt haben, nehmen sie Ihnen Benny weg. Dann wird er ein Mündel des Staats. Sie stecken ihn in eine Pflegefamilie. Sie werden ihn verlieren. Sie werden alles verlieren.«

Der Haferbrei war in die Fasern des Frotteestoffs eingedrungen. Wie war er dahin gekommen? Sie konnte sich nicht daran erinnern, wann sie zum letzten Mal Haferbrei gegessen hatte. Ihre Sicht verschwamm – weinte sie etwa? –, und dann spürte sie eine leichte Berührung auf dem Rücken.

»Jetzt ist nicht die Zeit für Tränen«, sagte Cory. »Sie müssen jetzt proaktiv sein.«

Die Haferflocken hatten sich gelöst; jetzt war nur noch ein kleiner, blasser Fleck zu sehen.

»Annabelle?«

Annabelle seufzte und wischte sich mit dem Handrücken die Nase ab. »Okay«, sagte sie. »Dann fangen wir halt an.«

»Prima.« Cory stand auf und zog ihre Jacke aus. Darunter trug sie ein T-Shirt mit der Aufschrift:

Bibliothekarin ...
weil knallharte Drecksau
keine offizielle Jobbezeichnung ist

Und wie auf Kommando fuhr ein ramponierter weißer Transporter vor, auf dem stand:

AAA Ge-Rümpel-Geh!
Schrott ade!

Die Beifahrertür schwang auf, und ein Mann sprang heraus; Annabelle kannte ihn. Es war der Sicherheitstyp mit den Rastalocken aus der Bibliothek, der Benny gefunden hatte. Er winkte und ging dann zur Rückseite des Wagens. Der Fahrer, ein blasser, untersetzter Mann in einer Hausmeisteruniform, öffnete die Hecktüren. Eine Rampe glitt heraus, und ein magerer Mann mit einem Bart kam zögernd zum Vorschein, gefolgt von einer kleinen, runden, glubschäugigen Lady und einer größeren Frau mit einem räudig aussehenden Hund. Sie standen auf dem Gehweg, während jemand von drinnen Eimer, Besen und Reinigungsmittel herausreichte. Der Hausmeister sagte etwas in einer Sprache, die Annabelle nicht verstand, kletterte dann auf die Rampe und tauchte kurz darauf wieder mit einem Rollstuhl auf, den er vorsichtig die Schräge hinunterschob. Darin saß ein alter Mann. Auf dem Bürgersteig angekommen, schwenkte er in Richtung Haus.

»Das ist der Penner«, flüsterte Annabelle Cory ins Ohr. »Der aus dem Bus, der Benny verfolgt hat.«

»Das ist Slavoj. Die Leute nennen ihn Flaschenmann.«

»Der Flaschenmann!«

»Ja, er recycelt Flaschen. Er ist einer unserer Stammkunden. Jeder kennt Slavoj.«

Der alte Mann rollte die Einfahrt hinauf, und die anderen folgten ihm. Als sie bei Annabelle angekommen waren, breitete er die Arme aus, als wollte er sie, die Veranda und das gesamte Haus umarmen.

»Da sind wir!«, verkündete er triumphierend.

»Sind Sie wirklich der Flaschenmann?«, fragte Annabelle.

»Zu Ihren Diensten«, erwiderte er.

»Also sind Sie doch real.«

»Nun, philosophisch gesehen ist das eine Frage der Auslegung«, sagte der Flaschenmann bescheiden. »Aber ja, für Ihre Zwecke bin ich jedenfalls real genug.«

»Fragen Sie bloß nicht weiter nach«, sagte Cory und reichte Annabelle die Hand. »Philosophieren können wir später noch. Jetzt wird erst mal gearbeitet.«

Annabelle ließ sich von der kleinen Bibliothekarin auf die Beine helfen, aber auf dem Weg ins Haus blieb sie stehen und drehte sich um. »Das ist zwar witzig«, sagte sie und deutete auf die Aufschrift auf dem Transporter. »Aber mein Zeug ist kein Gerümpel. Es ist ein Archiv.«

82

Über die auf Twitter debattierte Frage, ob japanische Putzfrauen etwas gegen Bücher hätten, wurde auch unter uns lebhaft diskutiert. Viele von uns fanden die Vorstellung, dass Bücher Leser erfreuen oder aufmuntern sollen, vollkommen lächerlich.

Ebenso wie Aikons Kritiker waren wir der Meinung, dass es nicht unsere Aufgabe ist, Menschen glücklich zu machen. Andere von uns wiederum führten die ganze Kontroverse auf kulturell und sprachlich bedingte Missverständnisse zurück, ein Problem, das wir Bücher nur zu gut kennen. Und wir alle wussten von den Büchern in Aikons Büchersammlung. Dass Aikon sie liebte und rührend für sie sorgte, denn sie scheuten sich nicht, uns davon zu erzählen. Insgeheim waren selbst Aikons schärfste Kritiker ein wenig neidisch auf ihre Bücher. Wir mögen es, wann man uns abstaubt und sich um uns kümmert. Und wir mögen es gar nicht, wenn man uns vernachlässigt.

Denkt mal einen Moment lang an den Bücherstapel auf eurem Nachttisch. Stellt euch vor, ihr wärt das Buch, das ganz oben liegt, das den Ehrenplatz einnimmt und Abend für Abend eure volle Aufmerksamkeit genießt. Sicher, die Tage sind lang, aber es freut sich schon auf den Moment, in dem ihr ins Bett schlüpft, euch ein Kissen in den Rücken stopft und eure Leselampe einschaltet. Das leise Rascheln, das ihr hört, wenn ihr das Buch aufschlagt, ist ein Seufzer der Erleichterung. Und nun stellt euch seine Bestürzung vor, wenn ein anderes Buch auftaucht und seinen Platz einnimmt, noch bevor ihr seine letzte Seite gelesen habt! Stellt euch vor, wie demütigend es für ein Buch ist, in eurem Stapel immer weiter nach unten zu rutschen, weil es euch nicht fesseln konnte und ihr ihm womöglich eine »leichtere« Lektüre vorgezogen habt. Ist es da verwunderlich, dass diejenigen von uns, die diese Schmach erlitten haben, ein wenig bitter werden? Leider beruht die Diskriminierung der Genre-Literatur auf Vorurteilen, die in Bibliotheken, Buchläden und überall dort, wo es Bücher gibt, weitverbreitet sind. Das ist auch der Grund, weshalb so viele von uns applaudierten, als bedeutende Kritiker und Social-Media-Influencer sie als Bücherfeindin diffamierten und nicht einmal davor zurückschreckten, sich über ihre mangelnden Englischkenntnisse lustig zu machen.

Trotz des Shitstorms, der in den sozialen Medien tobte, verliefen die Signierstunden in Wichita reibungslos, auch wenn wir die Umstände nicht gerade ideal fanden. Aikons Fangemeinde war mittlerweile so groß, dass ihre Lesungen nicht mehr in Buchläden, sondern in Vortragssälen stattfanden. Dies sorgte für einigen Unmut unter uns Büchern, besonders bei den »Ungekauften« in den Buchhandlungen, die sich darüber mokierten, dass man Leser neuerdings als »Fans« und die »Leserschaft« als »Publikum« bezeichnete. Und warum sollten eigentlich die Autoren den ganzen Ruhm ernten, wenn sie bei der Entstehung eines Werks doch nur Geburtshilfe leisteten? Solange sogenannte Literatur-Events in einer Buchhandlung stattfanden, konnten die »Ungekauften« wenigstens darauf hoffen, dass zufällig eine *Tidy-Magic*-Leserin am Klassiker-Regal vorbeikam und sich ein tollkühnes Exemplar von *Große Erwartungen* oder *Jane Eyre* in ihre Arme werfen konnte. Bücher geben die Hoffnung nie auf. Das liegt in unserer Natur.

Aber nicht nur die Bücher waren enttäuscht. Die Verleger waren mit den Verkaufszahlen alles andere als zufrieden. »Es liegt an den Wahlen«, erklärte ein Verlagsvertreter. »Sämtliche Buchumsätze sind rückläufig. Die Leute sind entweder am Feiern oder stehen noch unter Schock. Wer will da schon lesen?«

Dann musste auch noch der Videodreh für die Pilotsendung verschoben werden, weil die ausgewählte Familie einen Rückzieher gemacht hatte. Die Ehefrau, eine Bewunderin Aikons, hatte sich für die Show beworben, nachdem ihr Mann widerwillig zugestimmt hatte. Aber nach den Wahlen stellte er sich quer. Er wolle nicht, dass irgendeine dahergelaufene japanische

Putzfrau in sein Haus käme, seine Sachen durchwühle und ihn herumkommandiere, erklärte er. Im Taxi auf dem Weg zum Flughafen brachte Kimi Aikon auf den neusten Stand.

»Das war's dann mit Kansas. Sie suchen jetzt nach einer anderen Familie an der Westküste …«

»Verstehe«, sagte Aikon und sah aus dem Fenster. Entlang des Highways reihte sich eine Shoppingmall an die andere. Sie hatte noch nie so viele Ladenketten auf einmal gesehen. Best Buy, Party City, Dollar Store, Walmart Supercenter. »Was ist mit Mrs. Oh und ihrem Sohn? Vielleicht könntest du sie ja vorschlagen?«

»Hab ich schon«, sagte Kimi. »Sorry, ich hätte Sie vorher fragen müssen. Ich hoffe, Sie sind mir nicht böse …«

»Überhaupt nicht. Was haben die Produzenten gesagt?«

Kimi seufzte. »Dass sie eine glückliche Familie wollen, mit der man sich besser identifizieren kann.«

»Verstehe«, sagte Aikon. Sie las die Namen der Restaurants, die an ihnen vorbeizogen. Denny's, Wendy's, White Castle, McDonald's, Texas Roadhouse, Golden Corral, Red Lobster.

»Wahrscheinlich hätte es sowieso nicht geklappt«, sagte Kimi. »Mrs. Oh hat nicht mehr zurückgeschrieben. Wir wissen noch nicht mal, wo sie wohnt.«

»Stimmt.« Wo trieb der Red Lobster mitten in Kansas eigentlich Hummer auf? Hinter den Malls dehnte sich die Landschaft endlos aus – grau, flach und trist.

»Also, jedenfalls wurde Ihre letzte Lesung an der Küste auf Dezember verlegt«, sagte Kimi. »Wir sind dann ohnehin wegen der ›Nachher‹-Folge dort. Die Buchhandlung war froh über die Terminverschiebung. Sie wollen die Veranstaltung nämlich in den Vortragssaal der Stadtbibliothek verlegen.«

83

Es gab nicht genug Platz für alle, also arbeiteten Jevaun und Dexter im Haus und schleppten die Archivsäcke aus dem Wohnzimmer auf die Veranda, wo die anderen sie in Empfang nahmen und zum Müllcontainer trugen, einer hinter dem anderen wie auf einer wimmelnden Ameisenstraße. Der Flaschenmann regelte den Verkehr. Cory versuchte, Annabelle in die Küche zu locken, indem sie ihr vorschlug, schon mal mit dem Sortieren zu beginnen, aber Annabelle weigerte sich.

»Ich will dabei sein«, sagte sie und betrachtete wehmütig die Archivsäcke im Wohnzimmer. »Das ist schließlich meine ganze Arbeit.«

Sie nahmen ihr gesamtes Archiv mit: alle Zeitungen und Magazine, die alten Audio- und Videokassetten, die Diskettenlaufwerke und die CDs und DVDs, auf denen Nachrichten aus fast zwei Jahrzehnten gespeichert waren. All die Berichte, die sie ausgewertet hatte. Und mit den Berichten verschwanden auch all die Menschen, von denen sie handelten, all die Opfer von Amokläufen, Unruhen und Naturkatastrophen, Tote und Lebende, die mit der Flut veralteter Nachrichten fortgespült wurden. Annabelle sah zu, wie die Nachrichten, wie Treibgut aus vergangener Zeit, aus dem Haus geschwemmt wurden.

»Alles okay?«, fragte Cory.

»Ja«, sagte sie und wischte sich mit dem Zipfel eines alten T-Shirts die Stirn ab. »Man kann die Zeit nicht festhalten«, sagte sie. »Das versteh ich jetzt.«

Während sie bergeweise Sachen zusammenpackten und hinausbrachten, kamen zum ersten Mal seit Jahren wieder die Wände zum Vorschein und auch Teile des Fußbodens. »Das ist ja Hartholz«, sagte Annabelle. »Hatte ich ganz vergessen.«

Wo die Säcke gestanden hatten, waren Schimmelflecken an den Wänden. »Die müssten gestrichen werden«, sagte sie. »Mit einer fröhlichen Farbe. Gelb wäre schön. Bennys Lieblingsfarbe.«

Im Wohnzimmer war jetzt mehr Platz, sodass die übrigen Helfer im Haus weiterarbeiten konnten. Annabelle saß auf dem Sofa, während sie die Schränke ausräumten und die Sachen vor ihr abstellten. Daumen rauf, Daumen runter. So entschied sie über ihr Schicksal.

»Wie eine Königin«, sagte sie. »Oder wie ein Richter.« Und kaum hatte sie das gesagt, kam Maisie grinsend mit einer großen Tüte herein, die sie in der Abstellkammer gefunden hatte. Sie war mit Überbleibseln eines längst vergangenen Geburtstags vollgestopft: Luftschlangen aus Krepppapier, Fähnchen und Luftballons, Tröten und Trillerpfeifen, Kerzen und Konfetti. Und eine Krone aus Silberpapier, die sie Annabelle aufsetzte. Die Partyhüte verteilte sie an ihre Mithelfer. Annabelle trug ihre Krone mit großer Würde, während sie ihre Entscheidungen traf. Dankbar berührte sie jeden Gegenstand und entließ ihn mit einem Segensspruch hinaus in die Welt, wo er in den Kreislauf der Dinge zurückkehren würde.

Alle durften mitnehmen, was sie gebrauchen konnten: Gordon und Dexter packten alte Regenmäntel und Campingausrüstung in einen Karton. Maisie suchte sich einen Stapel Decken und einige T-Shirts und Handtücher aus. Jevaun bekam Kenjis alte Reggae-Platten, und Cory und Jenny waren bereit, ein paar Bücher mitzunehmen. Der Flaschenmann blieb draußen und sortierte die Spenden für die Obdachlosenheime. Vlado, der Hausmeister, verstaute sie in seinem Transporter, zusammen mit Kenjis alten Mischpulten und diversem Audio-Equipment, das er verkaufen wollte.

Mittags bestellten sie sich etwas beim Chinesen. Während sie auf das Essen warteten, schmückten sie Annabelle mit Girlanden und Luftschlangen und krönten sie zur Entrümpelungskönigin. Dann posierten sie mit ihren Partyhüten vor dem *Schrottade*-Transporter und machten Selfies. Sie aßen auf der Veranda. Es war ein grauer Novembertag, aber es regnete nicht mehr. Und so saßen sie zusammen auf den Treppenstufen und teilten sich Frühlingsrollen, Schweinefleisch Mu Shu und gebratenen Reis. Cory setzte sich neben Annabelle, die einen Teller auf ihrem Knie balancierte.

»Alles okay?«

Annabelle nickte. Sie sah zum Flaschenmann und Vlado hinüber, die rauchend neben dem Transporter saßen und lebhaft auf Slowenisch diskutierten. »Bennys Psychiaterin behauptet, der Flaschenmann wäre nicht real. Sie meint, Benny hätte Halluzinationen und würde sich ihn nur einbilden. Ich hab ihr gesagt, dass ich das anders sehe, aber sie war sich ihrer Sache so sicher, dass ich ihr geglaubt hab.« Sie nestelte an einer Girlande, die um ihren Hals hing. »Sie hält mich für verrückt. Und vielleicht hat sie ja recht.«

»Ich schätze, wir sind alle ziemlich verrückt«, sagte Cory.

Nach dem Mittagessen setzte sich Annabelle wieder aufs Sofa, während sich der Trupp die Küche vornahm. Es ging zügig voran. Dexter kam mit einem Schuhkarton voller rosafarbener Porzellanscherben ins Wohnzimmer und leerte ihn in den Abfalleimer neben dem Sofa.

»Nein!«, rief Annabelle und sprang auf. »Die nicht!«

Ihre Stimme klang so schrill, dass die anderen ihre Arbeit unterbrachen und in den Flur liefen. Mit ihren Partyhüten auf dem Kopf standen sie im Türrahmen und beobachteten, wie Annabelle den Abfalleimer durchwühlte.

»Das ist eine Teekanne«, sagte sie, während sie die Scherben herausfischte – einen abgebrochenen Henkel, eine halbe Tülle – und vorsichtig auf den Boden legte. »Ich hab überall danach gesucht!«

»Sie ist zerbrochen«, sagte Cory leise.

»Das weiß ich«, sagte Annabelle. »Deshalb muss ich sie ja auch reparieren. Ich will sie wieder kleben. Das wird ein hübscher Blumentopf. Es muss hier irgendwo noch eine Kanne geben. Eine gelbe. Auch kaputt, aber ich hab die Scherben in einem Plastikbeutel aufgehoben. Es soll nämlich ein Set werden, ein rosa und ein gelber Topf. Und dann werde ich Kräuter reinpflanzen. Hat jemand die anderen Scherben gesehen? Die müssen in der Küche sein. Ich muss sie finden.« Sie drängte sich an ihnen vorbei und lief in die Küche. »Oh!«

Der Anblick verschlug ihr die Sprache. In der Küche sah es aus, als hätte eine Bombe eingeschlagen. Überall lagen Lebensmittel herum, Dosen, Schachteln und Tüten mit Chips, Frühstücksflocken und Suppen, Sachen aus dem Gefrierschrank, die in der Spüle und auf dem Küchentisch vor sich hin schmolzen, Gewürze, die aus Schubladen quollen und Nudeln, die auf dem Boden verstreut waren, sodass sie keinen Schritt machen konnte, ohne auf sie zu treten.

»Oh, das ist ja furchtbar!«, rief sie. »Was für ein Chaos! Ich muss das aufräumen.«

»Das können wir später machen«, sagte Cory, die hinter ihr stand. »Jetzt lassen Sie uns erst mal die Entrümpelungsphase hinter uns bringen, okay?«

»Aber es ist doch schon so viel weg! Ich finde nicht, dass wir noch mehr entsorgen müssen. Da bleibt ja nichts mehr übrig! Was soll ich Benny denn zum Abendessen machen? Wie soll ich in so einem Chaos kochen?«

»Annabelle, Benny wird nicht ...«

»Nein«, sagte sie entschieden. »Das reicht jetzt. Lasst alles, wie es ist. Ich räum das später selber auf.«

Sie ließ sich nicht umstimmen. Und so gingen sie alle nach oben. Annabelle erlaubte ihnen, den Flur auszumisten, die alten Magazine zu entsorgen und den Weg zum Badezimmer freizuräumen. Aber als Jevaun die Bastelsachen aus der Badewanne wegwerfen wollte, erhob Annabelle Einspruch.

»Die bleiben hier«, sagte sie und versperrte ihm den Weg.

»Kein Problem«, sagte er. »Sagen Sie mir einfach, was weg kann.« Er hielt eine durchweichte Tüte mit Füllwatte hoch. »Das hier?«

»Nein«, sagte Annabelle. »Die brauch ich noch. Ich will Kissen machen.«

»Okay«, sagte er und reichte die Tüte an Jenny weiter, die im Flur wartete. »Und das?« Er zeigte auf ein paar leere Bilderrahmen, die zwischen der Toilette und der Wanne steckten.

Annabelle zog einen hervor und musterte ihn. »Oh, ein Wasserschaden. Wie schade! Aber die sind noch zu gebrauchen. Sieht doch irgendwie verwittert aus, finden Sie nicht? Es ist gar nicht so einfach, so einen Vintage-Effekt hinzukriegen. Ich behalte sie.« Sie reichte die Rahmen Jenny, die sie nach unten brachte, während Jevaun einen alten blauen Koffer unter dem Waschbecken hervorzog.

»Oh«, sagte sie und setzte sich auf den Klodeckel. »Den hab ich ganz vergessen.«

Annabelle betrachtete kurz den Koffer, wischte dann den Schimmel weg und öffnete ihn. Vor ihr lagen Stofftiere und Puppen – ein selbst genähter Sockenaffe, ein Kakadu, ein rosa Nilpferd, ein paar Teddybären und eine Flickenpuppe. Sie nahm einen Seehund heraus und hielt ihn in die Höhe.

Dexter hatte Jennys Platz an der Tür eingenommen. Annabelle bewegte den Seehund auf und ab, als würde er schwimmen.

»Ist ja süß«, sagte er schüchtern.

Der Seehund schwamm auf seine Nase zu. »Hallo, ich heiße Harold.«

Dexter grinste und zog den Kopf ein.

»Ist das nicht ein witziger Name für einen Seehund?«, fragte Annabelle.

Er blickte nachdenklich in den Koffer. »Die würden Maisie bestimmt gefallen. Sie hat Angstzustände. Und da helfen ihr Stofftiere. In die kann sie reinbeißen, und ihnen macht's ja nichts aus.«

Annabelle drückte den Seehund an ihre Brust. »Das würde aber Harold nicht gefallen.« Sie legte ihn in den Koffer zurück und klappte ihn zu. »Ich habe auch Angstzustände, aber ich beiße nicht.« Dann seufzte sie und machte ihn wieder auf. »Aber wahrscheinlich ist das bei jedem anders.« Sie kramte darin herum und zog schließlich einen zerrupften Pinguin hervor. »Hier, den kann Maisie haben.«

Dexter zog mit dem Pinguin ab, und Jevaun nahm sich den Wäscheschrank vor. Annabelle setzte sich auf den Klodeckel und beobachtete mit wachsender Beklommenheit, wie er nach und nach Sachen herausholte und hochhielt. Das originalverpackte Stick-Set, *Zwei Herzen, eine Liebe*, das ihr die Schnipsel-Ladies zur Hochzeit geschenkt hatten, würde sie behalten. Und sie würde auch die Schachtel mit dem Strickzeug behalten, die Nadeln und Strickhaken, die Mustermappen, die verhedderten Wollknäuel und die halbfertigen Babyschuhe für Benny. Sie würde auf jeden Fall die Herbstdekoartikel behalten und das Vogelscheuchen-Kostüm von Bennys erstem Halloween.

Als Jevaun sagte, dass man mit dem Kostüm vielleicht einem

anderen Kind eine Freude machen könnte, schnappte sie sich den Beutel mit den Sachen und ging damit in ihr Zimmer, während sie eine Spur aus Herbstblättern hinter sich herzog. Dort war Cory gerade dabei, eins von Kenjis Flanellhemden an Gordons Brust zu halten, um Maß zu nehmen. Vor ihr stand ein Müllsack, der mit weiteren Hemden gefüllt war. Annabelle schnappte nach Luft.

»Nein!«, rief sie und riss Cory das Hemd aus den Händen. »Die gehören Kenji. Die kriegt ihr nicht. Ich brauch sie für einen Memory Quilt.« Sie hielt das Hemd und den Beutel mit Bennys Vogelscheuchen-Kostüm umklammert. »Okay, ich glaube, das reicht für heute. Ich bin euch wirklich sehr dankbar für eure Hilfe, aber ich finde, ihr solltet jetzt besser gehen.«

»Aber Annabelle, wir müssen doch noch ...«

»Nein«, sagte Annabelle mit hoher, dünner Stimme. »Bitte! Es reicht. Ihr müsst jetzt wirklich gehen. Und zwar gleich!«

Gordon schlich zur Tür hinaus. Sie kauerte sich in eine Ecke, den Beutel an die Brust gepresst.

»Annabelle«, sagte Cory und streckte die Hand aus. »Ich verstehe, dass Sie das Ganze sehr aufregt, aber ...«

»Nein!«, schrie sie. »Kommen Sie nicht näher! Gehen Sie einfach!«

Cory wich zurück und ging zur Tür. »Okay, ich bin so gut wie weg. Aber ...«

»Nein! Seien Sie ruhig! Jetzt hören Sie mir zu! Sie versuchen mir einzureden, ich wäre wie jemand in diesen schrecklichen Messie-Shows im Fernsehen, aber das stimmt nicht. Ich bin kein Messie. Mit mir wird's kein Happy End geben, nur damit ihr euch gut fühlen könnt! Ihr könnt mich zu nichts zwingen!«

»Annabelle, aber nein ... Wir wollen Ihnen überhaupt nichts einreden. Wir wollen nur ...«

»Das ist *mein* Zimmer! *Mein* Haus! Ich mag es so.« Mit gehetztem Blick sah sie sich um.

»Annabelle, sehen Sie mal …« Cory trat ins Zimmer und streckte die Hand nach ihr aus. »Wir rühren nichts an, was Sie nicht …«

»Nein!«, kreischte Annabelle. *»Fassen Sie mich nicht an! Sie sollen mich nicht anfassen …!«*

No-Goods Container war randvoll. Und Vlados weißer Transporter war bis oben hin mit Sachen beladen, die gespendet oder verschenkt werden sollten. Als sie Eimer und Besen verstaut hatten, versammelten sie sich auf dem Bürgersteig.

»Also«, sagte Cory. »Vielen Dank euch allen. Tut mir wirklich leid, aber ich hatte keine Ahnung …«

Jevaun legte den Arm um ihre Schultern. »Ist nicht deine Schuld.«

»Ich hätte sie nicht drängen dürfen …«

»Es war das Vogelscheuchen-Kostüm«, sagte er. »Ich hätte ihr nicht vorschlagen sollen, es wegzugeben. Deshalb ist sie ausgeflippt.«

»Sie wäre so oder so ausgerastet«, meldete sich Jenny zu Wort. »Bei dem ganzen Scheiß, den sie gehortet hat.«

»Es war die Teekanne«, murmelte Dexter. »Ich hätte sie nicht wegwerfen sollen.«

»So ist das eben, wenn man zu viel besitzt«, erklärte der Flaschenmann. »Irgendwann besitzt es dich …«

»Posttraumatische Belastungsstörung«, sagte Gordon und strich sich mit zitternden Fingern durch den Bart. »Klassischer Fall.«

»Vielleicht war's auch der Pinguin«, schlug Dexter vor.

Maisie nahm die Flosse des Pinguins aus dem Mund und

streckte schnüffelnd die Nase in die Luft. »Eindeutig ein Trauma. Dafür hab ich 'nen Riecher.«

»Es waren die Hemden«, warf Gordon ein. »Das war der Auslöser.«

»Wir waren einfach zu schnell«, sagte Cory. »Wir hätten ihr mehr Zeit lassen sollen.«

»Aber wir mussten uns doch beeilen«, erwiderte Jevaun. »Und wir haben 'ne Menge geschafft.«

»Ja, aber nicht genug«, sagte Cory. »Nicht annähernd genug.«

84

Als während der Abendnachrichten kurz nach den Wahlen im Gemeinschaftsraum ein heftiger Streit ausbrach, schaltete eine Schwester den Fernseher aus. Nur ein paar der älteren Kinder auf der Station sahen sich überhaupt die Nachrichten an. Die meisten waren zu jung, um sich für Politik zu interessieren, aber sie waren labil und überempfindlich und hatten ein feines Gespür für atmosphärische Schwingungen und unterschwellige Spannungen, sei es auf der Station oder im ganzen Land. Die gereizte Stimmung, die in den Fernsehberichten mitschwang, verstörte sie. Und so kam es, dass in den Tagen nach dem Streit niemand Lust hatte, den Fernseher einzuschalten. Das war weder eine gemeinsame Entscheidung der Kinder noch eine Anweisung von oben. Das Gerät blieb einfach aus, und niemand störte sich daran.

Doch mittlerweile kursierten im Internet so viele Filmaufnahmen von den Unruhen, dass die meisten Kinder und Pfleger die Bilder kannten. Sie hatten den schwarz gekleideten, vermummten Trupp gesehen, der Mülltonnen umwarf und eine Luxuslimousine in Brand setzte. Sie hatten gesehen, wie die Bereitschaftspolizei mit Steinen beworfen wurde und wie sie mit Gummiknüppeln und Tränengas zurückschlug. Und sie hatten die Aufnahme der Überwachungskamera gesehen, die zeigte, wie Benny das Schaufenster des Nike-Ladens mit einem Baseballschläger zertrümmerte. Das verschaffte Benny sowohl bei den Patienten als auch beim Personal ein gewisses Ansehen, aber er schien sich seines neu erlangten Ruhms nicht bewusst zu sein. Die anderen Kinder fragten sich, ob er wohl wieder ausrasten und gewalttätig werden würde. Und das Personal fragte sich das auch, aber genau das Gegenteil war der Fall. Er war sanftmütig und kooperativ, ließ sich im Rollstuhl zu den Mahlzeiten in die Cafeteria fahren, zur Gruppentherapie, zum Unterricht, zur Kunsttherapie, zum Sport und all den anderen therapeutischen Aktivitäten, an denen junge Psychiatrie-Patienten teilnehmen sollten. Stumm und an seinen Rollstuhl gefesselt, schien er in einer schattenhaften Nebelwelt zu leben, jenseits von Raum und Zeit, losgelöst von den täglichen Abläufen auf der Station. Aber jeden Nachmittag um Punkt 17 Uhr, wenn die Lokalnachrichten begannen, fuhr er in den Gemeinschaftsraum, parkte seinen Rollstuhl vor dem Fernseher und starrte auf den dunklen Bildschirm. Und lauschte.

Damals war es so gut wie unmöglich, zu ihm durchzudringen. Die Medikamente, die er nahm, versperrten uns den Zugang zu seinen Gedanken; sein Geist, der in der Buchbinderei so klar und empfänglich gewesen war, war jetzt so flirrend wie die Schwarz-Weiß-Aufnahmen der Überwachungskamera und voller atmosphärischen Störungen. Wir wussten, dass er Sirenen hörte. Sprechchöre und Gebrüll. Das Trampeln von Stiefeln, das Knattern von Rotorblättern, die Schreie von Glasscherben. Und im Hintergrund ertönten die feierlichen Posaunenklänge und dramatischen Trommelwirbel der Erkennungsmelodie des Lokalsenders.

Und während er vor dem leeren Fernsehbildschirm saß, liefen ihm die Tränen über die Wangen. Die anderen Kinder ließen ihn in Ruhe, ebenso wie das Personal, und das war ihm auch lieber so. Er versuchte, sich zu konzentrieren, aber die Medikamente blockierten ihn, und es fiel ihm schwer, zu hören, was in der Welt, im Fernsehen und in seinem eigenen Kopf vorging.

85

Der weiße Transporter fuhr los, und dann kehrte Ruhe ein. Annabelle stand auf und streckte sich, ihre Beine waren vom vielen Hocken ganz steif. Nachdem der ganze Trupp verschwunden war, kam ihr das Haus leer und still vor. Annabelle schaute sich in ihrem Zimmer um. Sie hatten angefangen, die Kleidungsstücke zu sortieren, waren aber noch nicht weit gekommen. Sie holte den blauen Koffer aus dem Flur und legte ihn aufs Bett. Sie nahm den Seehund, das Sockenäffchen und die Flickenpuppe heraus. Die Stofftiere stammten noch aus ihrer Kindheit, hatten immer auf ihrem Bett gesessen. Sie drehte den Koffer um und schüttelte die restlichen Sachen heraus. Ein paar Stofftiere fielen auf den Boden. Auch damals waren sie oft auf dem Boden gelandet, aber meistens hatten sie nur auf ihrem Bett gesessen und tatenlos zugesehen. Und hinterher hatte Annabelle sie bestraft, indem sie sie einsperrte. Sie nahm das Sockenäffchen in den Arm und schaute ihm tief in die Augen.

Hast du mich lieb? fragte sie, und als das Äffchen Nein sagte, setzte sie es aufs Bett und drehte es mit dem Gesicht zur Wand. Dann nahm sie die Flickenpuppe.

Hast du mich lieb? fragte sie. Nein. Sie setzte die Puppe neben den Affen, ebenfalls mit dem Gesicht zur Wand. Dann griff sie nach dem Seehund.

Hast du mich lieb? Ihre Stimme zitterte jetzt. Dann fragte sie den Bär, die Eule, den Strauß und das Nilpferd, aber einer nach dem anderen wandte sich von ihr ab. Als auch das letzte Tier sie im Stich gelassen hatte, nahm sie einen Kuli vom Nachttisch und begann damit auf ihr Kissen einzustechen. Immer und immer wieder trieb sie die Spitze in die Polyesterfüllung, bis schließlich ein Schluchzen, das tief in ihrem Innern eingeschlossen war, aus ihr herausbrach. Dann folgten die Tränen. Sie lag auf dem Bett, das Gesicht aufs Kissen gepresst, und weinte. Nach einer Weile drehte sie sich auf den Rücken und starrte an die Decke. Ihr Körper fühlte sich erschöpft und leer an. Ihr Geist auch. Sie kannte dieses Gefühl aus ihrer Kindheit und war erstaunt, dass das Ritual nach all den Jahren immer noch funktionierte.

Sie setzte sich im Bett auf. Sie hatte plötzlich Durst. Im Flur herrschte ein einziges Chaos – der Trupp war überstürzt aufgebrochen –, aber das Bad sah eigentlich ganz annehmbar aus. Im Becherhalter steckte tatsächlich ein Zahnputzbecher, wie es sich gehörte. Sie füllte ihn mit Wasser und leerte ihn in einem Zug.

Die Tür zu Bennys Zimmer stand offen, und sie warf einen Blick hinein. Die tadellos aufgeräumten Schränke und Regale gehörten zu einer Welt, in der jedes Ding seinen Platz hatte. Eine Welt, die ihr Sohn ganz allein bewohnte. Oh, Benny, dachte sie. Es tut mir so leid.

Im Flur stieß sie auf einen Karton mit großen Industriemüllsäcken, die aus den Beständen der Bibliothek stammten. Vlado wusste sich zu helfen.

Die Stofftiere saßen immer noch auf ihrem Bett, mit dem Gesicht zur Wand. Während Annabelle sie betrachtete, verspürte sie einen Anflug von Wut. Wie konnten sie sich einfach so von ihr abwenden? Sie drehte eins nach dem anderen um und blickte in ihre glasigen Augen, die schon so viel gesehen hatten. Sie waren ihre Zeugen. Sie hätte ihnen dankbar sein sollen, aber das war sie nicht. Und so stopfte sie sie alle in den Müllsack. Schon besser, dachte sie. Doch dann überlegte sie es sich anders, holte das Sockenäffchen wieder heraus und schob es unter ihr Kissen. Dort würde es bleiben. Falls ihr mal nach Beißen zumute sein sollte.

Das Wohnzimmer sah wüst aus, obwohl sie schon einige Fortschritte gemacht hatten. Es gab jetzt mehr Platz auf dem Boden, und sämtliche Wände waren wieder zu sehen. Jemand hatte ihre Schneekugeln sorgsam auf der Fensterbank arrangiert, neben der Schmuckschale, in der sich die Geschenke der Krähen befanden. Sie legte die Schneekugeln in den Spenden-Karton. Nur die mit der Meeresschildkröte und die Tsunami-Kugel, die Benny ihr geschenkt hatte, behielt sie. Die Schmuckschale behielt sie natürlich auch.

Die Scherben der rosa Teekanne lagen immer noch auf dem Boden neben dem Sofa. Sie sammelte sie auf und warf sie in den Müllsack, der schon überquoll. Sie schleifte ihn nach draußen. Jemand hatte eine abgewetzte Aktentasche auf der Veranda stehen lassen. Wahrscheinlich einer der Obdachlosen. Die sollten ihren Mist gefälligst nicht bei anderen Leuten abladen, dachte sie und nahm die Tasche. Das hatte ihr gerade noch gefehlt. Noch mehr Müll.

No-Goods Container war voll, also trug sie den Abfallsack

und die Aktentasche zum Container vor dem Secondhandladen. Irgendwie schaffte sie es, den Sack auf den Rand zu hieven. Es versetzte ihr einen Stich, als sie an die arme kleine Teekanne dachte, aber dann kippte sie den Sack über die Kante. Die Aktentasche warf sie hinterher.

»Verdammt!«, rief eine Stimme.

»Oh!«, sagte Annabelle. »Ist da jemand drin?«

Sie hörte ein scharrendes Geräusch. Dann flog die Aktentasche wieder heraus und landete auf dem Stapel fleckiger Matratzen, die neben der Straßenlaterne lagen. Über dem Containerrand tauchte ein Kopf auf.

»Ach, du bist es!«, sagte Annabelle. Es war das Gummienten-Mädchen. Macksons Freundin, die sie in der Vollmondnacht getroffen hatte.

»Sie haben mir Ihren Scheiß auf den Kopf gekippt«, beschwerte sich das Mädchen. »Ich hab geschlafen.« Sie kletterte über den Rand des Containers und sprang auf den Boden. Dann hob sie die Aktentasche auf und wischte sie ab. »Wie können Sie was wegwerfen, was Ihnen nicht gehört?«

»Die hat jemand bei mir vergessen«, sagte Annabelle. »Warum hast du denn da drin geschlafen?«

Das Mädchen setzte sich auf eine der feuchten Matratzen und gähnte. »Warum wohl? Das ist der einzige Ort, wo einen die Bullen in Ruhe lassen.«

Sie war fast genauso angezogen wie bei ihrer ersten Begegnung, aber ihre gebleichten Haare waren jetzt verfilzt und schmutzig. Der Haaransatz war nachgedunkelt, nur die Spitzen waren noch weiß. Sie hatte abgenommen. Hektisch kratzte sie sich an den Armen, und Annabelle sah, dass ihre Hände zitterten.

»Du bist doch mit Benny befreundet. Du bist die Künstlerin, stimmt's?«

Das Mädchen musterte sie, kniff wie geblendet die Augen zusammen, obwohl der Himmel bedeckt war. Sie hatte dunkle Ringe unter den Augen.

»Und Sie sind Bennys Mutter. Der Messie, stimmt's?« Ihre Stimme klang hohl, als käme sie immer noch aus dem Container.

Sie gähnte wieder und sank auf die Matratze zurück, drehte sich auf die Seite, zog die Beine an und steckte die Hände zwischen die Knie.

»Bist du das Aleph?«, fragte Annabelle.

»Kommt drauf an«, sagte das Aleph. »Manchmal.« Sie zitterte am ganzen Körper. Auch wenn sie wie ein Schatten ihrer selbst wirkte, schien sie doch ganz real zu sein.

»Du solltest da nicht liegen bleiben«, sagte Annabelle. »Du könntest dir Wanzen einfangen. Willst du mit zu mir kommen?«

Sie räumte in der Küche einen Stuhl frei und wärmte eine Dosensuppe auf, aber das Mädchen wollte oder konnte nichts essen. Sie zitterte, gähnte ununterbrochen und kratzte sich die Arme wund. Sie hatte die Aktentasche mitgebracht und sah immer wieder nach, ob sie noch da war. Sie wirkte erschöpft, aber auch irgendwie aufgedreht.

»Woher kennst du eigentlich Benny?«

»Aus der Kinderpsychiatrie. Wir waren zusammen da, bis sie mich zu den Erwachsenen gesteckt haben.«

»Oh«, sagte Annabelle. »Schön für dich.«

»Von wegen. Die Kinderpsychiatrie ist voll krass, aber die Erwachsenenstation ist noch viel schlimmer. Ein scheiß Pharmaladen.« Sie schlang die Arme um sich.

»Du siehst nicht gut aus«, sagte Annabelle.

»Sie auch nicht.«

»Bist du auf Drogen?«

»Nein. Auf Entzug«, sagte das Mädchen.

»Und wie geht's dir?«

»Fantastisch. Wie soll's einem da schon gehen?«

»Keine Ahnung«, sagte Annabelle. »Deshalb frag ich ja.«

Das Mädchen starrte sie an, als käme sie von einem anderen Stern, sagte dann aber versöhnlich: »Es fühlt sich an wie eine Grippe, nur tausendmal schlimmer.

»Kann ich irgendwas für dich tun?«

»Nein.«

»Kannst du schlafen?«

»Glaub nicht.«

»Willst du dich hinlegen?«

»Okay.«

Sie führte das Mädchen nach oben in Bennys Zimmer, half ihr ins Bett und schloss die Tür. Als sie ein paar Stunden später zurückkam, schien das Mädchen zu schlafen. Wie sie da auf Bennys Weltraumdecke lag, sah sie unglaublich jung und zugleich unglaublich alt aus, wie ein uralter Alien, mit den vernarbten, tätowierten Armen, den fettigen Haaren und den ganzen Piercings. Ihre Atmung war unregelmäßig – mal langsam und gleichmäßig, dann wieder schnell und stockend. Manchmal knirschte sie mit den Zähnen, verzog das Gesicht und stöhnte, riss die Arme hoch und fuhr mit gekrümmten Fingern durch die Luft, als wolle sie sich aus einer Umklammerung befreien. Dann war es plötzlich vorbei, und sie sank wieder aufs Kissen zurück und fiel in einen tiefen, ruhigen Schlaf. Ihr Gesicht war schweißbedeckt und voller Schmutz. Und so holte Annabelle ein feuchtes Tuch, setzte sich auf die Bettkante und legte es sanft auf die Stirn des Mädchens. Eine Art Sehnsucht stieg in ihr auf. Wenn Kenji nicht gestorben wäre, hätten sie vielleicht noch ein zweites Kind bekommen. Ein Mädchen. Sie hatte sich immer eine Tochter gewünscht. Sie strich dem Aleph eine Haarsträhne aus dem Gesicht. Wo war die Mutter dieses armen Mädchens, das sie so dringend gebraucht hätte? Sie dachte an ihre eigene Mutter. Wo war sie gewesen in all den Nächten? Und sie dachte an Benny.

Bald war es Zeit, ihn in der Klinik zu besuchen, aber sie wollte das Mädchen nicht allein lassen. Sie sollte nicht in einem fremden Zimmer aufwachen, ohne zu wissen, wo sie war. Annabelle überlegte, ob das Mädchen sie wohl auf die Station begleiten würde. Sie würde sie zu gern Dr. Melanie vorstellen. Sehen Sie! Sie ist echt! Auch den Flaschenmann würde sie gern mitnehmen, aber der war leider schon weg – na ja, eigentlich hatte sie ihn und die anderen ja rausgeschmissen. Vielleicht könnte sie ihn bitten, noch einmal vorbeizukommen. Als sie wieder das Mädchen ansah, bemerkte sie die Tränen in ihren Augenwinkeln und tupfte sie mit dem Tuch ab. Was für Drogen hatte sie eigentlich genommen? Sie hatte regelmäßig die Berichte über die Opioid-Epidemie verfolgt. Sie wusste, dass ein Entzug gefährlich sein konnte. Sollte sie den Notruf wählen? Sie holte das Handy aus der Tasche und googelte die Symptome eines Drogenentzugs.

Als sie aufblickte, hatte das Mädchen die Augen geöffnet und beobachtete sie.

»Wie geht's dir?«, fragte Annabelle.

»Beschissen«, sagte das Mädchen und starrte sie immer noch an, was Annabelle nervös machte. »Mach ich Sie nervös?«

»Nein«, sagte Annabelle. »Na ja, irgendwie schon. Du stöhnst im Schlaf, als würdest du mit jemandem kämpfen.«

Das Mädchen schnitt eine Grimasse. »Ich hab nur innere Dämonen. Dämonen und Monster.«

»Oh«, sagte Annabelle. »Verstehe«. Das Mädchen schloss die Augen und schien abzudriften. Ihr Gesicht, das jetzt maskenhaft wirkte, sah um Jahre älter aus. »Vielleicht sollte ich dich besser in die Notaufnahme bringen.«

Das Mädchen riss die Augen auf. »Nein!« Sie schob die Decke zurück und richtete sich mühsam auf.

Annabelle legte die Hand auf ihren Arm. »Ist ja gut. Keine Angst, wir müssen da nicht hingehen. Ruh dich erst mal aus.«

Sie fühlte die Narben auf dem Arm des Mädchens, das jetzt von ihr abrückte, aber neben ihr auf der Bettkante sitzen blieb. Sie rieb sich die Arme und sah sich um. »Ist das Bennys Zimmer?«

»Ja.«

»Wie aufgeräumt.«

»Er war schon immer ein ordentlicher Junge.«

Das Aleph griff nach der Murmel, die auf der Ablage neben dem Bett lag. »Hübsch«, sagte sie und ließ sie auf ihrer Handfläche kreisen. »Kann ich die haben?«

»Das musst du Benny fragen.«

»Er hat bestimmt nichts dagegen«, sagte sie und steckte die Murmel in ihre Hosentasche. Dann zeigte sie auf das Bücherregal. »Da ist ja die Gummiente, die ich Ihnen geschenkt hab.«

»Ja, Benny wollte sie haben.«

Der unruhige Blick des Mädchens blieb an dem Mondglobus hängen. »Er mag den Mond«, sagte sie. »Er kennt die Namen sämtlicher großer Einschlagkrater. Hat sie mal alle aufgezählt. Wollte mich wohl beeindrucken.« Sie sah Annabelle von der Seite an. »Er ist in mich verknallt, wissen Sie.«

»Oh!«, sagte Annabelle. Damit das Mädchen nicht dachte,

sie hätte ein Problem damit, fügte sie schnell hinzu: »Das ist schön.«

»Wirklich?«, fragte das Aleph. »Finden Sie nicht, dass er viel zu jung für mich ist? Außerdem kann ich sowieso niemanden lieben. Nicht richtig jedenfalls.« Und wieder musterte sie Annabelle forschend. »Ich hatte eine beschissene Kindheit«, sagte sie schließlich. Als würde das alles erklären.

»Das tut mir leid«, erwiderte Annabelle. »Ich auch.«

»Ja«, sagte das Aleph und nickte. »Hab ich mir schon gedacht.«

»Wieso?«

»Na, dieser ganze Schrott da draußen.« Sie machte eine ausladende Geste, die das ganze Haus einschloss. Aber als sie Annabelles bestürzte Miene sah, fügte sie hinzu: »Machen Sie sich nichts draus. Wenn ich ein Haus hätte, würde ich's auch zumüllen.«

»Ich bin gerade am Ausmisten«, sagte Annabelle. »Hast du denn kein Zuhause?«

Das Aleph zuckte die Achseln. »Eigentlich nicht.«

»Aber wo wohnst du denn dann?«

»Mal hier, mal da. Bei Freunden. Im Sommer schlaf ich auf einem Baum.« Dann wechselte sie das Thema. »Wie ist denn Bennys Vater gestorben?«

»Er ist von einem Lastwagen überfahren worden.«

»Ach, du Scheiße.«

»Es war ein Geflügellaster. Mit lebenden Hühnern drauf.«

»Ist ja voll scheiße.«

»Er ist in der Gasse hinter unserem Haus ohnmächtig geworden. Er war high. Und dann hat ihn der Laster überrollt.«

»Oh, Mann. Haben Sie ihn geliebt?«

»Ja«, sagte Annabelle. »Sehr sogar. Er hatte ein Suchtproblem.« Sie deutete auf die Einstichstellen auf dem Arm des

Aleph. »Hast du mit meinem Sohn zusammen Drogen genommen?«

Das Mädchen zog die Ärmel herunter. »Natürlich nicht«, sagte sie. »Er ist doch fast noch ein Kind. Und außerdem war ich meistens clean, wenn wir zusammen waren.«

»Na gut.«

»Sie glauben mir nicht. Aber es ist wahr. Außerdem hab ich Bennys Arme gesehen. Das sind keine Einstiche. Das sind Löcher, damit die Stimmen rauskönnen.«

»Hat er das gesagt?«

»Nein, aber ich weiß es trotzdem. Hören Sie auch Stimmen?«

»Nein, warum?«

»In der Nacht, als Mackson und ich Sie in der Gasse getroffen haben, hab ich durch Ihr Küchenfenster geguckt. Und da haben Sie mit dem Kühlschrank geredet.«

»Ich habe mit meinem Mann geredet«, sagte Annabelle. »Es war eine schreckliche Nacht. Benny hatte eine tiefe Schnittwunde an der Hand. Er war voller Blut. Ich hab ihn in die Notaufnahme gebracht. Der Arzt meinte, dass die Wunde von einer scharfen Klinge käme. Du warst doch mit ihm zusammen an dem Abend, oder? Ich hab dich auf deinem Handy angerufen. Was ist da passiert? Hat ihn jemand mit einem Messer angegriffen? Er wollte es mir nicht sagen.«

Das Aleph zuckte die Schultern »Niemand hat ihn angegriffen. Wir waren in der Bibliothek. Er hat sich bloß an einer Papierschneidemaschine geschnitten.«

»Das hat er mir auch gesagt, aber ich hab's ihm nicht geglaubt. Ich dachte, er lügt.«

»Tja, Kids lügen eben. Sogar Benny.«

»Hör mal, ich möchte dich um einen Gefallen bitten.«

»Was?«

»Würdest du in die Klinik mitkommen?«

Das Aleph wich zurück. »Auf die Station? Wieso?«

»Um mit Bennys Psychiaterin zu sprechen. Ich möchte, dass du mit ihr redest. Sie glaubt, dass Benny dich erfunden hat. Sie glaubt nicht, dass es dich wirklich gibt.«

Das Aleph sank in sich zusammen. »Vielleicht hat sie ja recht. Außerdem glaubt mir die Ärztin sowieso nicht. Die glauben einem ja nie irgendwas.«

»Wenn sie dich sieht, muss sie dir glauben. Bitte!«

»So ausgeknockt kann ich da nicht hin. Die sperren mich gleich wieder ein.« Sie sah müde aus, ihr Gesicht war bleich und eingefallen, ihre Zähne schlugen aufeinander.

»Schon gut«, sagte Annabelle. »Wir können ja warten, bis du dich besser fühlst. Ruh dich einfach noch ein bisschen aus.« Sie legte die Decke um die knochigen Schultern des Mädchens. Als sie ihre Hand nicht gleich wegzog, spürte sie, wie sich das Mädchen verkrampfte – eine instinktive Abwehrreaktion, die ihr wohlvertraut war. Aber sie wartete ab, blieb ein wenig verlegen neben ihr sitzen. Und gerade, als sie ihre Schulter loslassen wollte, entspannte sich der Körper des Mädchens, ihre Arme fielen herab, ihr Kopf rutschte zur Seite und sank auf Annabelles Schulter. Und so saßen sie noch eine ganze Weile da.

86

Er saß im Gemeinschaftsraum und starrte auf den leeren Fernsehschirm, als Annabelle mit dem Aleph im Schlepptau auftauchte. Die Besuchszeit war fast vorüber, aber Uhren oder Termine hatten für ihn keine Bedeutung. Er bekam auch nicht mit, dass sich Annabelle im Schwesternzimmer anmeldete.

Annabelle hatte angerufen und einen Termin mit Dr. Melanie vereinbart, aber sie hatten den Bus verpasst und waren zu spät dran. Die diensthabende Schwester sah sie zweifelnd an, während sie die Ärztin anpiepste. Sie warteten eine Weile, dann versuchte sie es erneut.

»Es tut mir leid, aber offenbar ist sie schon gegangen«, sagte sie, als Dr. Melanie sich immer noch nicht meldete.

Das Aleph war erleichtert. Sie hatte sich im Hintergrund gehalten, und als sie das hörte, drehte sie sich um und wollte gehen, aber Annabelle hielt sie am Ärmel fest. Sie beugte sich zur Schwester vor.

»Bitte«, sagte sie. »Es ist wirklich wichtig. Können Sie es nicht noch mal probieren?«

»Die Ärzte gehen oft früher, wenn jemand abgesagt hat. Ich kann versuchen, Ihnen einen neuen Termin zu geben.«

»Aber ich habe nicht abgesagt«, protestierte Annabelle. »Wir sind ja hier! Der Bus hatte Verspätung.« Was nicht ganz der Wahrheit entsprach. »Es war nicht unsere Schuld. Bitte!«

»Ich kann Sie zu ihrer Voicemail durchstellen, und dann können Sie ... Moment. Warten Sie. Da kommt sie.«

Dr. M. kam mit energischen Schritten den Flur entlang und sprach dabei in ihr Handy. Sie trug einen Regenmantel und eine schicke Ledermappe unterm Arm.

Annabelle machte einen Schritt auf sie zu. »Oh, ich bin ja so froh, dass wir Sie noch erwischt haben!«

Als die Ärztin sie kommen sah, blieb sie stehen und hob die Hand wie ein Verkehrspolizist, während sie ihren Anruf beendete. »Da sind Sie ja«, sagte sie. »Ich habe auf Sie gewartet, aber als Sie nicht kamen, nahm ich an, es wäre Ihnen etwas dazwischengekommen. Ich wollte gerade gehen, aber eine Minute habe ich noch. Können wir hier reden?«

»Ja, klar«, erwiderte Annabelle. Sie hielt immer noch den Ärmel des Aleph fest und zog das Mädchen jetzt nach vorn. »Dr. Melanie, das ist das Aleph«, sagte sie.

Die Ärztin lächelte das Mädchen an und kniff beim Anblick ihres ausgezehrten Gesichts und ihres verwahrlosten Aussehens die Augen zusammen. »Hallo, Alice. Wie geht's dir?«

Das Aleph rieb sich mit dem Ärmel über die Nase. »Okay.«

Annabelle starrte die beiden an. »Sie kennen sich?«

Das Aleph zuckte mit den Achseln.

»Natürlich kennen wir Alice«, sagte die Ärztin. »Sie war schon mehrmals hier bei uns.«

»Aber das ist nicht Alice. Das ist das Aleph. Sie ist Bennys Freundin, die, über die wir gesprochen haben. Ich hab sie mitgebracht, damit Sie sehen, dass sie wirklich existiert. Dass er sie nicht erfunden hat.«

Das Aleph kratzte sich am Handrücken. »Das Aleph ist mein Künstlername. Mein richtiger Name ist Alice.«

»Nun«, sagte Dr. Melanie mit einem kleinen Lachen. »Ich bin froh, dass das geklärt ist. Gibt es noch etwas ...«

»Warten Sie«, sagte Annabelle. »Es ist egal, wie sie heißt. Entscheidend ist doch, dass Benny sie nicht erfunden hat. Sie ist echt. Sie ist nicht irgendeine Halluzination.«

Dr. M. sah auf ihre Uhr. »Mrs. Oh, lassen Sie uns für einen Moment in ein Sprechzimmer gehen und dort weiterreden. Alice, kannst du hier warten?«

»Ich will Benny sehen.«

»Alice, du kennst die Regeln. Ehemalige Patienten dürfen nicht ...«

Das Aleph sah Annabelle flehend an. »Bitte?«

»Könnte sie nicht doch ...?«, wandte sich Annabelle an die Ärztin.

»Ich muss sehen, ob ich eine Schwester finde«, sagte die Ärztin. »Aber wollen Sie nicht dabei sein?«

Annabelle lächelte. »Ich glaube, Benny ist es lieber so.«

Die Nachrichten waren vorüber, und er saß am Fenster, als sie hereinkam.

»Benny«, sagte Pfleger Andrew. »Du hast Besuch.«

Die Einzige, die ihn je besucht hatte, war seine Mutter, und deshalb reagierte er nicht.

»Hey.«

Er erkannte die Stimme sofort. Er drehte sich um, um zu sehen, ob sie echt war. Beim letzten Mal, als er sie gesehen hatte, war sie ein Alien aus dem All, das von der Bereitschaftspolizei abgeführt wurde. Jetzt sah sie aus wie ein Zombie, aber es war trotzdem sie. Woher wusste sie, dass er hier war? Wie hatte sie es geschafft, hier reinzukommen? Leider konnte er sie nicht fragen, denn seine Stimme funktionierte immer noch nicht.

»Sie haben gesagt, dass du nicht redest.«

Es war nicht nötig, zu antworten. Sie verstand ihn auch so.

»Bist du okay?«

Er schaute aus dem Fenster, durch das dicke Sicherheitsglas, das ihn von der Außenwelt abschirmte. Wo sollte er anfangen? Es gab so viel zu sagen. Er wollte ihr alles erzählen, von der fantastischen Welt, die sich ihm in der Buchbinderei aufgetan hatte, und von den ganzen Dingen, die er gesehen hatte. Aber in Gegenwart des Pflegers war das zu riskant, selbst wenn er flüsterte. Die Stimmen schwiegen ebenfalls, und wenn er redete, wachten sie vielleicht auf, und dann ging das Ganze wieder von vorn los. Deshalb benutzte er stattdessen seine Augen. Draußen saß ein Vogel auf einem kahlen Zweig. Auf der Straße hielt ein Taxi an der Bushaltestelle an. Ein Laster fuhr rückwärts, und er konnte trotz der dicken Mauern und des Sicherheitsglases sein schwaches, hohes Piepen hören. Der Vogel war klein und grau. Ein Spatz vielleicht. Er hatte seine Federn aufgeplustert und machte einen verfrorenen Eindruck. Das Fenster war schmutzig. In seiner Nähe saß ein Junge und steckte sich Wachsmalstifte in den Mund. Pfleger Andrew ging zu ihm.

Das Aleph beobachtete die Szene. Im Gemeinschaftsraum war es heiß und stickig. Sie zog ihr Hoodie aus, und Benny sah die Narben auf ihrem Arm. Der Pfleger hatte ihnen den Rücken zugekehrt und kümmerte sich um die Stifte. Benny nutzte die Gelegenheit und berührte die Narben des Aleph. Neue Sterne. Er schob den Ärmel seines Hoodies hoch und legte seinen Arm neben ihren – sie passten irgendwie zusammen. Er schob seinen anderen Ärmel hoch und zeigte ihr die Sternschnuppen und darüber das Sternbild des Perseus. Er hätte ihr gern erzählt, dass Perseus Andromedas Mann war, der das Seeungeheuer mit seinem Zauberschwert besiegt und sie gerettet hatte. Er hoffte, dass sie das wusste. Er zog sein Sweatshirt hoch und zeigte ihr die Sternenspirale auf seinem Bauch, durch die die Stimmen entweichen konnten. Er wollte, dass sie verstand, dass er alles tat, um wieder gesund zu werden.

Er schaute sie an: Ihr Gesicht war trauriger, als er es je gesehen hatte. »Oh, Benny«, sagte sie. Und dann: »Ich hab was für dich.«

Sie sah sich nach dem Pfleger um, der mit dem Finger im Mund des Jungen herumbohrte und die Stifte herausfischte. Sie griff in die Kängurutasche ihres Hoodies und zog ein Päckchen heraus, das in Zeitungspapier eingewickelt und mit einem Stück Schnur zugebunden war. Sie gab es Benny, und er wickelte es aus. Es war eine Schneekugel. Darin saß ein Junge in einer winzigen Bibliothekskabine. Auf dem Tisch vor ihm lag ein Stapel winziger Bücher.

»Schüttle sie mal«, flüsterte sie. Als er das tat, schwebte eine Bücherwolke durch die dickflüssige Luft. Es gab Wörter und auch einzelne Buchstaben und sogar Satzzeichen. Sie wirbelten herum und ließen sich dann langsam um den Jungen herum nieder. Benny schüttelte die Kugel noch einmal und hielt sie sich dicht vors Gesicht. Ein Semikolon landete auf dem Tisch vor ihm, ein Punkt zu seinen Füßen.

»Jetzt versteck sie lieber«, sagte sie. »Du kannst sie dir ja ansehen, wenn niemand in der Nähe ist.«

Der Junge mit den Malstiften spuckte Andrew blaues, rotes und gelbes Wachs ins Gesicht. Der Pfleger rief Verstärkung. Benny steckte die Schneekugel neben sich in den Rollstuhl und bedeckte sie vorsichtshalber mit seinem Sweatshirt.

»Die Leute sind verrückt«, sagte das Aleph und beobachtete den Jungen.

Benny nickte. Sie stand auf.

»Ich muss jetzt los«, sagte sie. »Ich geh übrigens weg. Du wirst mich eine Weile nicht sehen.«

Er schaute sie an und öffnete den Mund, um zu protestieren. Warum? Das Wort krabbelte seine Kehle hinauf und starb dort. Tränen traten ihm in die Augen.

»Ich habe meine eigene Geschichte, Benny. Ich muss gesund werden. Genau wie du.«

Sie driftete davon, schwebte jetzt meilenweit über ihm, sah, wie eine Träne langsam über seine Wange rann. Sie streckte den Arm aus und berührte mit ihrem schmalen, farbbekleckssten Finger die zarte Stelle zwischen seinen Augenbrauen.

»Sei nicht traurig«, sagte sie und beugte sich vor, bis ihr Gesicht nur wenige Zentimeter von seinem entfernt war. Mit der

Zungenspitze leckte sie sanft die Träne von seiner Wange, und dann küsste sie ihn auf den Mund. Ihre Lippen waren so weich wie damals auf dem Berg, und ihre Zunge schmeckte salzig wie seine Träne. Es war kein leidenschaftlicher Kuss, aber es war auch kein Kuss, den man seinem kleinen Bruder geben würde. Ihre Lippen verharrten kurz auf seinen, was ein bisschen sexy war. Aber dann packte Pfleger Andrew sie am Arm.

»Okay, okay«, sagte das Aleph zu ihm. »Entspann dich. Ich wollte sowieso gerade gehen.« Sie entwand sich seinem Griff und zog Bennys Murmel aus der Tasche ihrer Jeans. »Kann ich die behalten?«

Benny nickte. Sie steckte sie schnell wieder ein, dann beugte sie sich rasch über ihn und flüsterte ihm ins Ohr: »Ich komm wieder. Ich vergess dich nicht, Benny Oh.«

87

»Es war ein verständlicher Fehler«, sagte Dr. Melanie. Sie brachte Bennys Akte im Computer auf den neuesten Stand, während Annabelle ihr gegenübersaß und ihr beim Tippen zusah. »Wir wissen, dass Benny schon öfter Wahnvorstellungen hatte. Er halluziniert. Gut, in diesem Fall nicht, Alice ist echt, aber ...«

»Der Flaschenmann ist auch echt«, unterbrach Annabelle sie. »Er ist wirklich ein Obdachloser mit einer Beinprothese. Ich kann ihn herbringen und Ihnen vorstellen.«

»Nein, nein. Das ist nicht nötig. Ich glaube Ihnen.«

»Dann schreiben Sie das auf. Und Benny hat keine intravenösen Drogen genommen. Er hat noch nie irgendwelche Drogen genommen.«

»Natürlich nicht«, stimmte die Ärztin zu. »Die Blutuntersuchungen bestätigen das. Aber noch mal, Benny hatte Einstichstellen auf dem Unterarm, da kann man doch verstehen, dass die Polizei ihn mitnimmt.«

»Ich spreche nicht von der Polizei, sondern von Ihnen.«

»Wir haben alle nur unsere Sorgfaltspflicht wahrgenommen, Mrs. Oh, und Selbstverletzungen sind durchaus ernst zu nehmen.« Sie schrieb ihre Notiz zu Ende und scrollte durch die Akte. »Ich hatte eigentlich nicht vor, dieses Thema anzuschneiden, aber wie ich hörte, hatten Sie Besuch vom Jugendamt?«

Annabelle sah sie erschrocken an. »Woher wissen Sie das?«

»Dem Bericht der Sozialarbeiterin zufolge sind die Zustände bei Ihnen zu Hause äußerst ungünstig für Bennys körperliche und seelische Gesundheit. Hier ist die Rede von einem Messie-Syndrom …?«

»Ach das. Das hat mit dem Archiv zu tun, das ich für meine Arbeit angelegt hatte. Die Firma wollte das so, aber inzwischen hab ich viel davon entsorgt …«

Die Ärztin beugte sich näher zum Bildschirm. »Sie spricht von einer *Brandgefahr.*« Sie sah Annabelle an. »Sie haben also aufgeräumt? Und das hat gut geklappt?«

»Ja, doch. Ein paar Freunde sind vorbeigekommen und haben mir geholfen.«

»Und Ihre Arbeit? Ich habe mir vor einigen Monaten notiert, dass Sie Angst hatten, die Firma würde Ihnen kündigen.«

Annabelle nickte. »Ja, das stimmt.« Warum hatte sie der Ärztin das überhaupt erzählt? Das kam davon, wenn man keine richtigen Freunde hatte, denen man was anvertrauen konnte.

»Und …?«

Es hatte keinen Sinn, zu lügen. »Na ja, das ist auch passiert, aber ich bin trotzdem noch krankenversichert. Das ist also kein Problem. Ich kann Bennys Behandlung bezahlen. Außerdem hab ich mich auf andere Jobs beworben.« Das stimmte zwar so nicht, aber sie hatte zumindest darüber nachgedacht. Sie hatte überlegt, sich bei *Michaels* als Verkäuferin zu bewerben. Sie kannte deren Warenbestand in- und auswendig, und die Frauen, die dort arbeiteten, machten einen netten Eindruck.

»Ich sehe gerade, es liegt ein Räumungsbescheid vor …«

»Das steht da drin?«

»So etwas ist den Behörden bekannt. Die Sozialarbeiterin hat sich informiert. Sie ist nur ihrer Sorgfaltspflicht nachgekommen. Sie empfiehlt außerdem, dass Sie sich psychologische Hilfe suchen, was ich Ihnen ebenfalls schon öfter geraten habe. Haben Sie schon jemanden gefunden?«

»Nein, noch nicht. Ich war zu sehr mit Aufräumen beschäftigt.«

Dr. M. machte sich einen weiteren Vermerk. Annabelle sah ihr zu. Sie trug heute dunkelroten Nagellack, der aussah wie getrocknetes Blut. Sie konnte schnell tippen, obwohl sie nur drei Finger jeder Hand benutzte. Wie konnte man eigentlich Arzt werden, ohne blindschreiben zu können? Lernte man das denn nicht im Medizinstudium?

»Mrs. Oh?«

»Ja?«

»Ich weiß, es ist schwierig für Sie, aber hören Sie mir bitte zu. In dem Bericht heißt es, dass das Jugendamt empfiehlt, Ihnen das Sorgerecht zu entziehen, wenn Sie Ihr Zuhause nicht in einen akzeptablen Zustand bringen. Aufgrund dieser Empfehlung glauben wir alle, dass es einfacher für Benny wäre, wenn er gar nicht erst wieder nach Hause käme. Wir müssen vor allem Bennys Wohl im Auge behalten.«

»Was wollen Sie damit sagen?«

»Nun, zunächst käme er in eine Betreuungseinrichtung und von dort, wenn möglich, in eine Pflegefamilie, sofern sich Ihre Lebensumstände nicht verbessert haben.«

»Aber unsere Lebensumstände haben sich verbessert! Die Frau vom Jugendamt hat es nur noch nicht gesehen. Sagen Sie ihr, dass sie kommen und es sich ansehen soll!«

»Und was ist mit dem Räumungsbescheid? Und Ihrer Arbeitssituation? Sie haben wirklich viel um die Ohren, Annabelle. Ich darf sie doch Annabelle nennen, oder? Und ehrlich gesagt mache ich mir auch Sorgen um Ihr seelisches Gleichgewicht. Meinen Sie nicht, es wäre besser für Benny, wenn er zwischenzeitlich woanders unterkäme, bis Sie eine neue Stelle gefunden haben und sich ihre häusliche Situation entspannt hat? Suchen Sie sich Hilfe, kommen Sie erst mal wieder auf die Beine!«

»Nein!«, rief Annabelle und hievte sich aus dem Stuhl hoch. Ihre Wangen waren gerötet; sie machte einen Schritt auf den Schreibtisch der Ärztin zu. »Das können Sie nicht machen! Sie können ihn mir nicht einfach wegnehmen! Ich bin schließlich seine Mutter!« Sie zitterte am ganzen Körper, und ihre Stimme war schrill. Sie machte noch einen Schritt. »Ich nehme ihn jetzt sofort mit nach Hause!«

»Ich fürchte, das wird nicht möglich sein, Annabelle.« Sie griff nach dem Telefonhörer.

»Was meinen Sie damit, dass es nicht möglich ist?«, rief Annabelle. Sie beugte sich über den Schreibtisch der Ärztin. »Er ist *mein Sohn*!«

»Bitte, Mrs. Oh, Sie müssen sich wieder hinsetzen.«

»Und Sie müssen dafür sorgen, dass ich Benny sofort mitnehmen kann!«

Da hörte sie ein Geräusch hinter sich. In der Tür standen zwei Pfleger.

»Mrs. Oh«, sagte Dr. Melanie. »Annabelle. Es tut mir leid, wirklich. Aber das steht nicht in unserer Macht. Das ist jetzt Sache des Gerichts.«

BENNY

Okay, stop! Das reicht. Das ist ja völlig abgefuckt! Kapierst du das denn nicht? Du musst dafür sorgen, dass das aufhört. Sie ist meine Mom! Sie braucht Hilfe!

Bist du da? Hörst du überhaupt zu?

Die ganze Zeit behauptest du, mein Freund zu sein, aber das ist offenbar gelogen! Wenn du wirklich mein Freund wärst, dann würdest du nicht zulassen, dass ihr dieser ganze Scheiß passiert. Du hättest längst eine Möglichkeit gefunden, um ihr zu helfen, *uns* zu helfen. Aber das machst du nicht. Du machst gar nichts!

Hey! Ich red mit dir! Hörst du mich?

Es ist mir ernst! Zur Abwechslung musst du mir mal zuhören und tun, was ich sage. Bitte! Du hast gesagt, du könntest die Vergangenheit in die Gegenwart holen. Du hast gesagt, du könntest mich in die Vergangenheit zurückversetzen, damit ich mich erinnere, aber das ist nicht genug. Du musst was unternehmen! Sag bloß nicht, dass du das nicht kannst. Das ist Bullshit. Ich weiß, dass du es kannst! Du bist schließlich ein Buch, und Bücher können so was. Sorg dafür, dass alles wieder in Ordnung kommt!

DAS BUCH

Ach, Benny …

Natürlich bist du wütend darüber, dass deine Mom so viel durchmachen musste, aber das ist nicht deine Schuld. Wir haben alle versucht, ihr zu helfen. Wir haben unser Bestes gegeben.

Denk doch nur daran, wie *Tidy Magic* praktisch vom Büchertisch direkt ins Leben deiner Mutter gehüpft ist und ihr neue Möglichkeiten eröffnet hat. Das kleine Buch gab deiner Mutter Hoffnung, als sie sie dringend brauchte. Und als Annabelle anfing, Fanbriefe zu schreiben, waren wir alle ganz zuversichtlich. Da deine Mutter kein eigenes Buch hatte, brauchte sie jemanden, mit dem sie reden konnte. Und eine Zeit lang war Aikon wie eine imaginäre Freundin für sie. Wir haben uns sogar gefragt, ob sie und Kimi eines Tages mit dem Kamerateam bei euch zu Hause aufkreuzen würden. Wir waren nicht gerade angetan von dieser Vorstellung – schließlich war es das Fernsehen –, aber wir stellten uns vor, wie die beiden Nonnen ihre weiten Ärmel hochkrempelten und sich auf ihre unermüdliche, unerschütterliche Zen-Art an die Arbeit machten. Wir dachten, das könnte eine schöne Geschichte werden, aber die Fernsehproduzenten waren anderer Meinung. Man konnte sich nicht mit euch identifizieren. Ihr wart auch nicht glücklich genug. Das muss wehgetan haben, aber was kann man schon anderes vom Fernsehen erwarten?

Cory und ihr Trupp gaben ihr Bestes, und die Situation gab

auch Anlass zur Hoffnung, bis deine Mom einen Ausraster hatte und sie alle hinauswarf. Ein Trauma ist nicht zu unterschätzen, Benny. Deine Mom hat ihr eigenes Karma, und wir sind nicht ihr Buch, aber selbst wenn wir es wären, wären wir machtlos gewesen. Bücher können Menschen nicht zwingen, etwas zu tun. Wir können lediglich einen Rahmen vorgeben – etwas über die Hintergrundgeschichte verraten, ein mögliches Ende andeuten, vielleicht sogar ein oder zwei Vorschläge machen –, aber in der Regel warten wir nur ab, für was ihr euch entscheidet. Wir warten, wir hoffen, und wenn wir Daumen hätten, würden wir sie drücken.

Um es noch einmal ganz klar zu sagen: Wir sind nicht verantwortlich für die schlimmen Dinge, die deiner Mutter widerfahren sind. Genauso wenig wie für deinen Kuss auf dem Berg, und es hilft niemandem, wenn du uns die Schuld gibst. Schuldzuschreibungen dienen nur dazu, sich aus der Verantwortung für das eigene Leben zu stehlen. Und wenn du uns die Schuld gibst, verzichtest du freiwillig auf deine Entscheidungsfreiheit und Handlungsfähigkeit. Siehst du denn nicht, dass du dadurch zum Opfer wirst, Benny? Der arme, kleine, verrückte Junge. Das gefällt dir doch nicht, oder? Und uns ebenso wenig.

Wir wollen dich nicht verärgern oder dir ein schlechtes Gewissen machen. Wir erzählen dir nicht aus Boshaftigkeit von Annabelles Problemen. Wir erzählen dir davon, weil es unsere Aufgabe als dein Buch ist. Und auch wenn wir am liebsten Märchen mit einem Happy End erzählen würden, könnten wir das nicht. Wir müssen ehrlich sein, auch wenn es wehtut, und das hast du uns eingebrockt. Erinnerst du dich an deine philosophische Frage *Was ist real*? Jedes Buch hat eine Frage, die ihm am Herzen liegt, und sobald du dir deine gestellt hattest, war es unsere Aufgabe, dir dabei zu helfen, die Antwort zu finden.

Ja, wir sind dein Buch, Benny, aber es ist deine Geschichte. Wir können dir helfen, aber letztendlich kannst nur du dein Leben leben. Nur du kannst deiner Mutter helfen.

TEIL FÜNF

WIEDER ZU HAUSE

Jede Ordnung ist gerade in diesen Bereichen nichts
als ein Schwebezustand überm Abgrund.

WALTER BENJAMIN, *ICH PACKE MEINE BIBLIOTHEK AUS*

DAS BUCH

88

Die Fliege an der Wand könnte Folgendes berichten:

Benny sitzt in seinem Rollstuhl in einer Ecke des Gemeinschaftsraums und schaut aus dem Fenster. Auf dem Bürgersteig wimmelt es von Menschen, die geschäftig durch die Gegend laufen und in ihre Handys sprechen. Er sieht seine Mutter an der Bushaltestelle stehen, reglos und allein.

Wenige Minuten zuvor hatte er beobachtet, wie sie von zwei Pflegern aus der Station geführt wurde. Als sie am Gemeinschaftsraum vorbeikamen, blieb sie stehen und sah sich suchend um. Als sie ihren Sohn entdeckte, ging ein Strahlen über ihr Gesicht. Sie winkte, und er sah, dass sie geweint hatte. Sie machte einen Schritt auf ihn zu, aber einer der Pfleger hielt sie am Ellbogen fest. Die Besuchszeit ist zu Ende, hörte Benny ihn sagen. Sie können morgen wiederkommen. Benny sah, wie sie die Schultern hängen ließ, aber dann richtete sie sich auf und lächelte ihn an. Er sah, was diese Anstrengung sie kostete. Bis morgen, mein Liebling, rief sie und winkte noch einmal. Halt durch! Ich hab dich lieb!

Jetzt beobachtet er sie durch die Scheibe, und ab und zu

bewegen sich seine Lippen, als hätte er Streit mit jemandem. Er schüttelt den Kopf. Er runzelt die Stirn. Er ballt die Faust. Wenn die diensthabende Krankenschwester aufmerksamer wäre, würde sie den Jungen mit selektivem Mutismus klar und deutlich sagen hören:
»Das ist Bullshit!«
Und dann: »Du bist schließlich ein Buch!«
Und dann: »Sorg dafür, dass alles wieder in Ordnung kommt!«
Aber die Krankenschwester hört nicht zu. Sie trägt die Patientendaten in ihre abendlichen Berichte ein, notiert, welche Medikamente jedes Kind bekommen hat. Wenn sie von ihrem Computerbildschirm aufschauen würde, könnte sie sehen, wie der Junge im Rollstuhl vor und zurück schaukelt und dann mit Schwung auf die Beine kommt. Jetzt steht er etwas schwankend da und blickt auf seine Sneaker hinunter. Seine Lippen bewegen sich wieder, und er sagt etwas zu seinem Sneaker oder vielleicht auch zu seinem Fuß – von der Ecke aus, wo die Fliege sitzt, ist das schwer zu erkennen –, und dann macht er einen Schritt. Einen Moment lang sieht er verwirrt aus, als wäre er nicht sicher, ob sich sein Schuh oder sein Fuß bewegt, aber das ist egal. Vielleicht arbeiten sie ja zur Abwechslung mal zusammen, ganz harmonisch, um seinen Körper vorwärts zu bewegen. Er macht noch einen Schritt und dann einen dritten. Wenn die Krankenschwester ihm zuschauen würde, statt in ihrer Tasche nach dem Schlüssel für den Medikamentenwagen zu kramen, würde sie sehen, dass der Junge im Rollstuhl wieder läuft. Seine Ärztin hatte gesagt, dass seine motorische Dysfunktion psychisch bedingt sei, also nur in seinem Kopf existiert, demnach ist es auch

kein Wunder, dass er plötzlich wieder laufen kann, aber es ist trotzdem ein Fortschritt, der in seiner Patientenakte festgehalten werden müsste. Aber die Schwester hat dem Gemeinschaftsraum den Rücken zugekehrt; deshalb ist sie völlig überrascht, als eine Stimme hinter ihr sagt: »Entschuldigung.« Sie dreht sich um und sieht den Jungen vor sich, bei dem Schizophrenie, bipolare Störung, selektiver Mutismus und psychogene Abasie diagnostiziert wurde, und der mit ihr redet, als wäre es das Normalste der Welt.
»Ich muss mal telefonieren. Bitte.«
»Oh!«, japst sie. »Hast du mich aber erschreckt! Ich hol einen Arzt.«
»Ja, bitte«, sagt er, klar und deutlich.

Und dann, weil ich keine Fliege an der Wand bin, sondern Benny, sage ich zu ihr: »Ich möchte jetzt nach Hause gehen. Meine Mom braucht mich.«

BENNY

89

Das war der Wendepunkt. Die Schwester war in heller Aufregung und piepste den diensthabenden Arzt an, der wiederum Dr. M. simste, die sich Zeit ließ. Vielleicht hatte sie ja ein Date oder so. Oder ließ sich die Nägel lackieren. Aber irgendwann tauchte sie auf, und ich erzählte ihr, was ich der Schwester schon gesagt hatte. Dass ich nach Hause wollte, weil mich meine Mom brauchte. Ich habe ihr auch gesagt, dass sie das mit dem Heim oder der Pflegefamilie vergessen könnte, und wenn sie mich zwingen würde, würde ich keinen Schritt mehr gehen und kein Wort mehr sagen und vielleicht sogar in den Hungerstreik treten, genau wie Gandhi. Ich habe ihr nichts von dem Gespräch mit meinem Buch erzählt, sondern ihr nur gesagt, was sie wissen musste.

All das äußerte ich ganz ruhig, und ich denke, Dr. M. hat mir wirklich zugehört. Ich erzählte ihr mehr oder weniger genau das, was das Buch zu mir gesagt hatte – dass ich für mein Leben verantwortlich wäre und dass ich den Stimmen nur noch mehr Macht einräumte, wenn ich ihnen die Schuld gab. Sie konnten mir nicht sagen, was ich zu tun hatte. Ich musste die Verantwortung für meine Entscheidungen übernehmen und eine dieser Entscheidungen war, dass ich nach Hause gehen und meiner Mom helfen wollte – und ich meine, *richtig* helfen, nicht nur ihre T-Shirts zusammenlegen, wenn mir gerade danach war.

Ich weiß, das Buch hat Dr. M. so hingestellt, als hätte sie null Ahnung, aber im Grunde ist sie gar nicht so übel. Sie hat mir jede Menge Fragen gestellt, gewiefte Fangfragen, wie um mich zu testen, und in den nächsten ein, zwei Wochen war ich unter strenger Beobachtung. Aber irgendwie muss ich sie wohl überzeugt haben, denn sie beschloss, mir zu helfen. Sie lud meine Mom zu einer Familiensitzung ein. Als sie gesagt hat, dass sie glaubte, ich könnte entlassen werden, hätte meine Mom beinah angefangen zu weinen und uns beide wahrscheinlich am liebsten umarmt, mit einer ihrer verrückten Mom-Umarmungen, aber sie hielt sich gerade noch zurück. Stattdessen stellte sie Dr. M. ein paar ziemlich clevere Fragen. Ob es denn immer was Schlimmes wär, wenn man Stimmen hörte? Ob meine Stimmen mir manchmal nicht auch halfen? Ob es bedeutete, dass ich schizophren wär oder psychotisch? Ich wär doch schon immer kreativ gewesen, ob es vielleicht daran lag?

Mir war klar, dass Mom mit dem Aleph geredet hatte. Ich hielt die Luft an und wartete darauf, dass Dr. M. sie zur Schnecke machen würde, aber Dr. M. überraschte mich. Sie meinte doch tatsächlich, dass an dem, was meine Mom gesagt hatte, was Wahres dran sein könnte und dass sogar Sigmund Freud Stimmen gehört hätte, was ich bereits von dem F-Mann wusste. Und dann sagte sie, dass ich die Selbsthilfegruppe ausprobieren sollte, die mein ehemaliger Zimmernachbar Mackson gegründet hatte. Und das habe ich. Die Gruppe ist super, und Mackson ist total cool. Er kommt während der Semesterferien immer mal vorbei. Ein echt cleverer Typ. Außerdem ist er schwul, also keine Gefahr mehr, was das Aleph angeht. Ab und zu reden wir auch über sie, und ich hab ihm sogar von meinen Gefühlen für sie erzählt. Er hat echt cool reagiert. Er hat auch keine Ahnung, wo sie ist, aber er meint, ich soll mir keine

Sorgen machen, weil sie bisher immer wieder aufgetaucht ist.

Ich durfte die Station nicht sofort verlassen. Zuerst musste die Frau vom Jugendamt unser Haus inspizieren und ihr Okay geben, dass mir dort keine Gefahr drohte. Cory und ihr Trupp packten ordentlich mit an. Und vor dem Besuch der Tante vom Jugendamt legte sogar meine Mom richtig los, sodass die bereit war, ihr noch etwas mehr Zeit zu geben.

Dann war ja noch das Problem mit der Polizei, aber Dr. M. klärte das. Sie kreuzte vorm Jugendgericht auf, um der Richterin zu bestätigen, dass meine Mom eine gute Mom ist, die mich wirklich liebt, und dass es meiner seelischen Gesundheit abträglich wäre, wenn ich von ihr getrennt würde, weil der Tod meines Dad mich schon traumarisiert hätte. Und dann musste ich mit der Richterin reden und hab so was gesagt, wie: Ich denk, ich komm schon klar, und ich kann ganz gut mit den Dingen umgehen, und dann hab ich wiederholt, was mir das Buch gepredigt hat, dass ich mich der Realität stellen und Verantwortung übernehmen muss für das, was in meinem Leben passiert, und das hat der Richterin gefallen. Sie hat gesagt, ich wäre einsichtig, und ich dürfte wieder nach Hause, wenn ich versprechen würde, weiter zu Dr. M. zur Therapie zu gehen und keine Löcher mehr in mich zu bohren. Das hab ich versprochen, und das werd ich auch nicht mehr machen. Ich weiß jetzt, dass Grasrauchen ziemlich bescheuert ist und dass ich mich nicht hätte selbst verletzen sollen, aber wisst ihr, was? Ich höre kaum noch Stimmen, also sind sie vielleicht doch durch die Löcher entwichen. Dr. M. behauptet, das hätte nichts mit den Löchern zu tun, aber sie gibt zu, dass sich was verändert hat, denn obwohl die Dinge immer noch plappern und Lärm machen, sind es jetzt eher Hintergrundgeräusche. Die meisten richtig schrecklichen Stimmen sind weg. Nur mein Buch höre ich noch.

Aber viel seltener. Keine Ahnung, warum. Ich zeig's euch:

»*Hey, Buch! Bist du da?*«

Seht ihr? Keine Antwort. Aber ich weiß, dass es noch zuhört.

Im Dezember kam ich dann endlich nach Hause. Diesmal gab es kein Willkommensbanner auf der Veranda und auch kein Spruchband in der Küche. Und keine Luftballons. Auf dem freigeräumten Tisch stand eine Vase mit ein paar Weihnachtssternen aus Plastik, was richtig festlich aussah. Im Haus war's ruhig und irgendwie normal. Die ausrangierten Sachen waren schon im Container, und jetzt waren nur noch die übrig, die verkauft oder gespendet werden sollten. Mom hatte Cory angerufen, die Vlado informiert hatte, der mit ein paar Slowenen gekommen war, um mit anzupacken. Mom und ich sortierten weiter aus, während sie das Zeug zu dem weißen Transporter schleppten. Mom war eigentlich ganz entspannt, obwohl sie sich zuerst quergestellt hat, aber wie ich der Richterin gesagt habe: Ich kann ganz gut mit den Dingen umgehen. Ich weiß, was sie wollen.

»Mom, du musst mir zuhören.«

»Ja, Benny. Das tu ich doch.«

»Ich weiß ganz sicher, dass Dads Schallplatten hierbleiben wollen, aber seine Kleidung und Schuhe wollen alle weg. Sie möchten irgendwohin, wo sie sich nützlich machen können, das gilt auch für die Hemden. Ihnen passt die Vorstellung nicht, dass sie zerschnitten und zu einer Patchworkdecke verarbeitet werden. Das finden sie total blöd.«

»Nicht mal zu einem Memory Quilt? Voller schöner Erinnerungen an deinen Dad …?«

»Das sind *deine* Erinnerungen, Mom, nicht ihre. Es sind schließlich Hemden! Sie haben ihr eigenes Leben. Sie haben keine Lust, eine Decke zu sein.«

Mom seufzte und nickte Vlado zu. »Gut, Sie können auch die ganzen Kleider mitnehmen. Alles, was in dem Wandschrank ist, bis auf die Schallplatten.«

»Den Plattenspieler soll er auch dalassen. Aber Dads Bücher und seine Instrumente können weg. Die müssen gespielt werden.«

»Aber vielleicht willst du irgendwann darauf spielen ...«

»Nein, will ich nicht. Außerdem kann ich's auch nicht, jedenfalls nicht wie Dad, nicht so, wie sie gespielt werden wollen.«

Sie öffnete den Klarinettenkasten und setzte das Instrument behutsam zusammen. »Es ist schon traurig«, sagte sie und fuhr mit dem Finger über ihren glänzenden Körper.

Was meine Mom meinte, war, dass *sie* traurig war – und das war ein gutes Beispiel dafür, dass Wörter etwas anderes aussagen können, als man beabsichtigt hat; aber das, was sie aussagen, ist wahrer, als man denkt.

»Ja«, sagte ich und betrachtete Dads Klarinette, die sich in ihren ungeschickten Händen sichtlich unwohl fühlte. »Es ist traurig. Sehr traurig.«

Der F-Mann saß auf der Veranda, mit einem Klemmbrett auf dem Schoß, und machte eine Liste der Gegenstände, die gespendet werden sollten.

»Ah, Kleiner«, sagte er, als er mich sah. »Wie geht's dir?«

»Okay.«

»Die Jungs aus Ljubljana sind im Nu fertig. Das sind echte Recycling-Profis.«

Ich schaute über den Zaun, wo Mrs. Wong auf ihrer Veranda saß und den Slowenen bei der Arbeit zusah. Sie winkte mir zu, und ich winkte zurück. Mrs. Wong saß jetzt auch im Rollstuhl, und zusammen mit dem Rollstuhl des F-Manns und Moms Krücken, die am Geländer lehnten, sah es hier aus wie in einem Altersheim oder einem Rehazentrum.

Mrs. Wong war ein paar Tage nach mir nach Hause gekommen. Meiner Mom ist alles aus dem Gesicht gefallen, als sie sah, wie Henry seine Mutter die Auffahrt hochschob.

»Oh! Ich dachte, Sie wären ...!« Typisch meine Mom, plappert alles aus, was ihr in den Sinn kommt.

Zum Glück hat sie gerade noch rechtzeitig die Kurve gekriegt; vielleicht bessert sie sich ja doch, aber Mrs. Wong hätte es wahrscheinlich sowieso nichts ausgemacht. Sie nimmt auch kein Blatt vor den Mund.

»He, Dicker! Du gut aufräumen!«

Und dann sagte es meine Mutter doch. »Ich dachte, Sie wären tot! Was ist denn passiert?«

»Ha!«, schnaubte Mrs. Wong und deutete mit dem Daumen auf Henry. »Er sich wünschen. Nichtsnutziger Sohn wollen mein Haus stehlen. Ich sagen, nix da! Ich sterben in eigene Bett.«

Sie bellte irgendwas auf Kantonesisch, und er half ihr aus dem Rollstuhl und die Stufen hinauf. Später erfuhren wir, dass sie einen Anruf vom Jugendamt bekommen hatte, das wissen wollte, was es mit der Räumungsklage auf sich hatte, die ihr Sohn in ihrem Namen eingereicht hatte. Sie hatte überhaupt nichts davon gewusst und war fuchsteufelswild. Sie rief ihren Anwalt an, und er hat ihr alles erzählt. Dass No-Good mich und meine Mom rauswerfen und das Doppelhaus verkaufen wollte. Und sie hat die Sache sofort abgeblasen, und so hatten wir weiterhin ein Zuhause.

No-Goods Container war inzwischen randvoll, und nachdem der *Schrott ade*-Transporter weggefahren war, tauchte die Abfuhrfirma auf, um ihn mitzunehmen. Der Laster mit dem Hakenlift fuhr rückwärts in die Einfahrt, und ich setzte mich neben den Rollstuhl des F-Manns auf die Treppe, um zuzusehen. Ein langer hydraulischer Arm mit einem großen Haken am Ende fuhr aus. Der Haken erfasste den Müllcontainer, hob ihn an, und als der Container kippte, konnten wir die ganzen Müllsäcke sehen, die mit dem Archiv meiner Mom und anderem Zeug gefüllt waren. Ein paar Krepppapier-Streifen und etwas Konfetti entkamen und flatterten über den Rand. Dann fuhr der hydraulische Arm langsam wieder ein und setzte den Container auf der Ladefläche ab.

»Wie schön«, seufzte Slavoj, als der Laster wegfuhr. »Findest du nicht, mein Junge?«

Ein kegelförmiger Aluhut rollte über den Bürgersteig. »Das ist doch bloß Müll«, sagte ich.

»Genau! Wir müssen lernen, unseren Müll zu lieben! Poesie in unserem Abfall zu entdecken! Das ist die einzige Möglichkeit, die ganze Welt zu lieben.«

Er konzentrierte sich wieder auf seine Arbeit, und ich saß noch eine Weile da und dachte über die Liebe nach. Ich wollte ihn nach dem Aleph fragen, ob er etwas von ihr gehört hätte oder eine Ahnung hatte, wo sie war, aber ich wusste, dass sie ihm auch fehlte, und wollte nicht, dass er melancholisch wurde. Die Aktentasche, die sein Epos *Erde* enthielt, war mit Spanngurten an der Rückenlehne seines Rollstuhls befestigt. Er erzählte mir, dass er sie schon oft beinah verloren hätte und dass er jetzt, da er fast fertig war, kein Risiko mehr eingehen wolle.

»Ich bin kein gläubiger Mensch«, sagte er. »Der große Philosoph Karl Marx hat einmal geschrieben: ›Die Religion ist der

Seufzer der bedrängten Kreatur, das Gemüth einer herzlosen Welt, wie sie der Geist geistloser Zustände ist. Sie ist das Opium des Volks.‹ Vielleicht hast du dieses berühmte Zitat ja in der Schule gelernt?«

»Nein.«

»Wie bedauerlich. Nun, wie gesagt, ich bin kein gläubiger Mensch. Im Grunde bin ich Atheist. Aber wenn ich mit einem Buch fast fertig bin, ertappe ich mich dabei, dass ich bete *Bitte, lieber Gott, lass mich nicht sterben, bevor ich dieses Buch zu Ende gebracht habe!*«

Ich überlegte, was mein Buch über das Ego eines Schriftstellers sagen würde, aber ich beschloss, dieses Thema lieber nicht anzuschneiden, sondern fragte ihn stattdessen nach Gott. »Wenn Sie nicht glauben, dass Gott existiert, warum sollte er Ihnen dann helfen? Denken Sie nicht, dass er den Unterschied zwischen jemandem kennt, der glaubt, und jemandem, der es nur vortäuscht?«

»Gott ist eine Geschichte«, erwiderte er. »Ich glaube an Geschichten, und das weiß Gott. Geschichten sind real, mein Junge. Sie sind wichtig. Wenn du den Glauben an deine Geschichte verlierst, verlierst du dich selbst.«

Ich dachte darüber nach. Ich hatte dem F-Mann nie von meinem Buch erzählt und dem ganzen ungebundenen Zeug, das es mir damals nachts in der Buchbinderei gezeigt hatte, und auch nicht von den ganzen Geschichten, die es mir über mein Leben erzählt hatte, die ich noch nicht kannte oder lieber vergessen wollte. »Ich habe jede Menge Geschichten«, sagte ich. »Ich hätte sie beinah vergessen, aber meine Stimmen haben mir geholfen, mich an sie zu erinnern.«

»›Unsere Geschichten sind alles, was wir sind.‹ Ein berühmter Cherokee-Autor namens Thomas King hat das einmal gesagt. Wir sind die Geschichten, die wir uns erzählen, Benny-Boy. Wir erfinden uns selbst. Und wir erfinden uns gegenseitig.«

Ich fragte mich, ob das Aleph in seinem Gedicht vorkam oder ich. Es wär ganz schön schräg, in jemandes Gedicht oder Buch aufzutauchen.

Apropos Bücher, meine Mom bekam einen Anruf von Cory, die ihr erzählt hat, dass Aikon, die Zen-Autorin, der meine Mom immer diese verzweifelten Fanmails geschrieben hatte, in der Bibliothek einen Vortrag über *Tidy Magic* halten würde, und ob wir auch kommen wollten. Ich hatte keine Lust, aber Mom dafür umso mehr, also bin ich mitgegangen. Ich hatte mir überlegt, mich in den neunten Stock zu verdrücken, wenn es mir zu langweilig wäre. Wir waren früh dran, und Cory nahm uns mit ins Büro der Bibliotheksleiterin, wo Aikon schon wartete. Als ich reinging, sah sie mich mit großen Augen an, so, als würde sie mich von irgendwoher kennen.

»Oh!«, sagte sie. »Du bist *Kannon*!«, was ich natürlich in diesem Moment nicht begriff. Ich dachte, sie hätte *Kanone* gesagt, und obwohl ich eine Menge über mittelalterliche Waffen und Belagerungsmaschinen weiß, ergab es keinen Sinn. Aber dann erklärte die Dolmetscherin, die ziemlich gut Englisch sprach, dass Kannon tausend Arme und elf Köpfe hatte und die Stimmen von Wesen hören konnte, die sie um Hilfe baten. Ich sagte, dass ich das gut nachvollziehen könnte. Und dann erzählte sie uns, dass Kannon die Göttin des Mitgefühls war. Mom kriegte ganz feuchte Augen und sagte: »Oh, ja! Benny hat jede Menge Mitgefühl!« Und dann drückte sie mich, und ich ließ es zu, obwohl ich nur zwei Arme und einen Kopf habe, wie ich klarstellte.

Dann machte meine Mom was echt Verrücktes. Sie griff in

ihre Einkaufstasche und holte die Schachtel mit der Asche meines Dads heraus, die sie von meinem Bücherregal geklaut haben musste. Ich schwöre, dass ich sie daran gehindert hätte, wenn ich es gewusst hätte, aber das ist typisch meine Mom. Jedenfalls gab sie sie Aikon, die zuerst dachte, es wäre ein Geschenk für sie, und sich bedankte: »Das ist aber nett von Ihnen!«. Aber dann erklärte Mom, dass es sich um die Asche meines Dads handelte, und erzählte, dass wir keine richtige Trauerfeier für ihn gehabt hätten, weil er ja Buddhist war. Sie fragte Aikon, ob sie ihn segnen könnte oder so was. Und Aikon wirkte gar nicht überrascht, sondern stimmte gleich zu. Dann waren plötzlich alle ganz eifrig bei der Sache, und Cory und die Leiterin räumten ein Regal frei, um die Asche da hinzustellen. Aikon legte sich eine Art Lätzchen um den Hals und zog dann eine Kerze, Streichhölzer und einen kleinen Holzkasten mit Räucherstäbchen aus ihrer Tasche. Ich fand das voll schräg, wie als wär sie immer drauf vorbereitet, dass jemand plötzlich eine Beerdigung haben wollte. Aber wahrscheinlich rechnen Nonnen mit so was. Die Leiterin war ganz panisch, als sie die Streichhölzer sah, aber Aikon beruhigte sie und erklärte, dass man die Kerzen nicht unbedingt anzünden müsste. Sie legte die Kerzen und die Räucherstäbchen neben die Asche, und Cory borgte sich ein paar Blumen vom Schreibtisch einer Kollegin. Aikon schrieb den Namen meines Dads in kunstvollen japanischen Schriftzeichen auf ein Blatt Papier, das sie ebenfalls zur Asche legte. Sie verbeugte sich und machte irgendwas mit den Räucherstäbchen und sagte was Unverständliches, und dann sangen sie und die Dolmetscherin eine japanische Hymne, deren merkwürdig wirre Töne mich an die Stimmen erinnerten. Niemand verstand auch nur ein Wort, außer vielleicht mein Dad, der ja schließlich Japanisch konnte. Und das reichte ja eigentlich. Schließlich war es seine Beerdigung. Nach dem Lied sagte Aikon, meine Mom und ich sollten uns die Hand geben, uns verbeugen und ein paar Räucherstäbchen über Dads Asche halten. Dann redete sie mit meinem Dad auf Japanisch, als wäre er immer noch lebendig, was ganz gruselig war, aber auch irgendwie nett. Sie meinte, wir sollten jetzt auch etwas zu ihm sagen, und meine Mom war völlig fertig, fing an zu heulen und sagte so was wie: »Oh, Kenji, ich liebe dich, und es tut mir so leid, was ich an dem Abend gesagt hab. Ich hab es nicht so gemeint. Das weißt du doch, oder? Kannst du mir jemals verzeihen? Ich liebe dich, und du fehlst mir so sehr, und ich geb mir so viel Mühe ...«

Ehrlich gesagt war das schwer auszuhalten. Sie meinte ihren Streit an dem Abend, als mein Dad starb. Das weiß ich, weil ich oben in meinem Zimmer war und das Ganze mitbekam. Ich habe gehört, wie mein Dad sagte: *Ich komm bald heim*, und meine Mom erwiderte: *Vergiss es*. Und dann schepperte es, und das war's. Er kam nie mehr heim. Wörter sind mächtig und können einem Angst machen. Und als ich ihr jetzt zuhörte, kapierte ich plötzlich, dass sie sich die Schuld an seinem Tod gab, und damals sah ich das ja auch so. Aber inzwischen nicht mehr.

All das ging mir durch den Kopf, während sie redete. Und dann war ich an der Reihe. Ich drückte meine Mom und sagte dann zur Asche meines Dads: »Erde an Dad. Erde an Dad. Hörst du mich? Ich bin's, Benny. Du fehlst mir. Auf welchem Planeten bist *du*?« Ich wusste, dass er das lustig finden würde.

Und dann war es auch schon vorbei. Mom bedankte sich überschwänglich, umarmte alle und ließ sich endlos über diesen würdigen Abschied aus. Aikon ging super nett damit um, aber ihr Vortrag fing gleich an, und so mussten wir uns beeilen. Vorher signierte sie noch ihr Buch für mich, was ich ziemlich cool fand. Wie ihr wisst, mag ich Bücher sehr, und obwohl ich von ihrem nicht unbedingt begeistert war, hatte ich ja noch nie eine richtige Autorin getroffen. Mom dagegen war total begeistert und schlug ständig das Buch auf und las vor, was Aikon geschrieben hatte.

»Hör zu! ›*Für Benny, der die Rufe der Welt hört.*‹ Ist das nicht schön? Und es stimmt, findest du nicht?«

Ich wusste nicht, ob es stimmte oder nicht, aber wenn es sie glücklich machte, sollte es mir recht sein. Da ich keine Lust hatte auf das *Tidy-Magic*-Theater, sagte ich meiner Mom und Cory, dass ich in den neunten Stock gehen würde. Sie warfen sich einen Blick zu und nickten. Ich nahm die Rolltreppe und schaute dann von der Brücke in die Tiefe, hörte aber nichts. Kein Wind. Kein Calypso. In der Kabine neben meiner schlief ein anderer Austauschschüler, aber die Tipp-Lady war noch da und tippte.

»Da bist du ja wieder!«, rief sie. »Du hast uns gefehlt. Wir haben uns gefragt, wo du warst.«

Als ich ihr erzählte, dass ich im Krankenhaus war, nickte sie nur, als wüsste sie das schon und als wär das nichts Ungewöhnliches.

»Geht's dir jetzt besser?«

»Ich denk schon.«

»Gut. Freut mich. Du hast nicht viel verpasst.«

Wir sahen uns beide um. Mir fiel auf, dass in den Regalen weniger Bücher standen, und sie zuckte mit den Achseln, als könnte sie meine Gedanken lesen.

»Sie haben sie weggeräumt, um mehr Platz für PC-Arbeitsplätze und Co-Working-Bereiche zu schaffen. Und sie haben die Buchbinderei jetzt endgültig geschlossen und die ganzen Maschinen entfernt. Ansonsten ist alles beim Alten.«

Was sie über die Buchbinderei gesagt hatte, machte mich traurig. Es war zwar ein furchterregender Ort, aber auch ein wunderschöner.

»Ja, es ist wirklich eine Schande«, sagte die Tipp-Lady, die offenbar wieder meine Gedanken gelesen hatte. »Die ganzen schönen alten Maschinen. Wahrscheinlich denken sie, dass wegen des Internets Wörter nicht mehr gebunden sein müssen. Ich persönlich finde das nicht. Ich glaube, dass Wörter es vorziehen, auf Papier festgehalten zu werden. Sie brauchen Grenzen. Ohne Disziplin und gewisse Einschränkungen können sie ja sagen, was sie wollen. Aber ich fürchte, ich bin in dieser Hinsicht ein bisschen altmodisch.«

Während sie sprach, passierte etwas ganz Merkwürdiges. Sie schien plötzlich zu altern. Ihre Wangen erschlafften. Ihre Haare wurden grauer. Die Verwandlung schien direkt vor meinen Augen abzulaufen, aber vielleicht war das auch nur eine optische Täuschung. Sie schaute auf die halb leeren Regale, nahm ihre Brille ab und rieb sich übers Gesicht.

»Nun ja«, sagte sie und setzte ihre Brille wieder auf. »Ich kann's nicht ändern, ich mag nun mal Bücher. Als Gegenstände, meine ich.«

»Ich auch«, sagte ich.

In meinem Rucksack steckten mein Schreibheft und ein Bleistift. Ich setzte mich in meine Kabine, die frei war und offenbar nur auf mich gewartet hatte. Ich hatte nicht vor, irgendwas zu schreiben. Um ehrlich zu sein, fühlte sich mein Kopf ziemlich leer an. Aber seit der F-Mann mir gesagt hatte, dass ich ein guter Schriftsteller wäre, wollte ich immer vorbereitet sein, für den Fall, dass ich eine Stimme hörte oder mir irgendeine Idee kam. Aber an diesem Abend hörte ich nichts, nur das Tippen der Lady, das sich wie Regentropfen anhörte, oder wie Stare oder Kiesel, die von den Wellen an den Strand gespült werden. Es war ein angenehmes Geräusch, beruhigend, und schon bald war ich eingenickt.

90

Liebe Ms. Aikon, liebe Ms. Kimi,

haben Sie vielen Dank, dass Sie sich die Zeit genommen haben, mich und Benny zu treffen, und auch für die wunderschöne Zeremonie für uns in der Bibliothek. Die Trauerfeier für Kenji hat uns geholfen, endlich loszulassen. Und seitdem ist bei uns zu Hause Ruhe eingekehrt. Benny ist das auch aufgefallen. Er hat mich gefragt: »Glaubst du wirklich, dass uns Dads Geist heimgesucht hat und dass er jetzt seinen Frieden gefunden hat?« Ich habe ihm gesagt, dass es sich auf jeden Fall so anfühlt.

Es ist so schön, dass Benny wieder zu Hause ist. Der letzte Krankenhausaufenthalt hat ihn wirklich verändert. Er ist jetzt viel erwachsener, übernimmt Verantwortung und ist mir eine große Hilfe. Wir können uns wieder richtig unterhalten, so wie früher, bevor Kenji starb und Benny Stimmen hörte.
Er geht jetzt auch in eine Selbsthilfegruppe, und das hilft ihm sehr im Umgang mit anderen Menschen. Er hört jetzt wirklich zu und erzählt bereitwillig, was in ihm vorgeht.
Er sagt, dass er immer noch Stimmen hört, aber sie machen ihm keine Angst mehr, und wenn er mit den Dingen freundlich, aber bestimmt redet, dann fühlen sie sich nicht abgelehnt und werden nicht paranoid und rasten aus. Seine

Ärztin ist auch zuversichtlich, aber trotzdem noch etwas skeptisch. Sie warnt mich vor allzu viel Optimismus, hat mir erklärt, dass eine klinische Genesung nicht reibungslos verläuft und dass es Rückschläge geben wird. Das weiß ich, und Benny weiß es auch, aber wir glauben, dass wir es gemeinsam schaffen.

Wir haben auch viel im Haus gearbeitet, und es sieht jetzt wirklich gemütlich aus! Ich nähe sogar Vorhänge für Bennys Zimmer; mit meinem Angestelltenrabatt habe ich in meinem Lieblingsbastelgeschäft günstig einen hübschen Stoff bekommen. Ich arbeite dort jetzt halbtags, und es macht mir viel Spaß. Meine Kolleginnen sind sehr nett, und der Job hält mich auf Trab. Die Bewegung tut mir gut. Jetzt, wo ich regelmäßig aus dem Haus gehe und wieder unter Leuten bin, merke ich erst, wie einsam ich war. Ich verstehe jetzt, dass ich mich durch meinen Kummer und meine Schuldgefühle gegenüber Kenji völlig isoliert hatte.

Ich arbeite jetzt auch ehrenamtlich in der Bibliothek und helfe meiner Freundin Cory. Sie ist die Bibliothekarin, die Sie bei der Trauerfeier getroffen haben, und sie lässt mich in der Kinderstunde den Kleinen vorlesen. Ich liebe es, wenn mich die kleinen Gesichter ansehen; sie sind wie bunte Blumen. Ich freue mich schon die ganze Woche drauf. Ich hab auch schon ernsthaft überlegt, ob ich wieder an die Uni gehen und mein Studium beenden soll. Ich weiß, so was geht nicht von jetzt auf gleich, aber das ist mein Traum.

Träume sind wichtig, stimmt's? Das sage ich auch immer zu Benny. Ich sage ihm, dass sein Vater und ich jede Menge

Träume hatten und dass aus manchen nichts wurde, aber dass unser größter Traum in Erfüllung ging, als wir ihn bekommen haben, unseren Benny!

In Dankbarkeit
Annabelle

91

Wellen und Stare, Kiesel und Krähen ...

Bist du da, Benny? Kannst du uns hören? Träume sind der einzige Ort, wo wir dich jetzt noch erreichen können. Öffne die Augen. Siehst du, wo du bist?

Du stehst auf einem Hügel und schaust auf eine weite Landschaft. Der Himmel ist grau und voller Vögel – Krähen und Möwen und Raben und Raubvögel –, die alle über dir kreisen. Es weht eine leichte Brise, und du lauschst auf etwas, das sich wie Musik anhört, nur hast du diese Musik noch nie zuvor gehört. Es ist eine seltsame, disharmonische Symphonie, aber nicht unangenehm. Die Schreie der Vögel gehören dazu, und auch der dröhnende Bass der riesigen Planierraupen, die aus der Entfernung aussehen wie Spielzeuge. Während du ihnen zusiehst, begreifst du, dass du dich auf einer Mülldeponie befindest und dass der Hügel, auf dem du stehst, aus tonnenweise Abfall besteht.

Auf deinem Gesicht spiegeln sich Ungläubigkeit und Entzücken. Während du den Blick über die endlose Mülllandschaft schweifen lässt, bleibt er an einzelnen Gegenständen hängen – einem Reifen, einer Toilettenschüssel. Und jetzt erkennst du bestimmte Dinge. Du siehst einen Berg zerbrochener Schneekugeln, ein paar Teekannenscherben und einige ziemlich mitgenommene Plüschtiere. Zerknäulte Socken, einen verbogenen Notenständer und einen großen Haufen Tonbänder, CDs und Zeitungen. All die Nachrichten, die wie Treibgut aus eurem Haus geschwemmt wurden. Das ist die Endstation der Träume deiner Mutter und ihrer guten Absichten, und du bist Zeuge. Deine Kehle krampft sich zusammen, und du fängst an zu weinen, vergießt die Tränen, die nicht kommen wollten, als Kenji starb.

Der Gedanke an deinen Vater verändert etwas an deinem Gehör, und du lauschst angestrengter. Während die fernen Bulldozer und Bagger den Müll herumschieben, geben ihre Motoren ein Brummen von sich, das sich wie ein jazziges Motiv in den polyfonen Klangteppich webt. Der Wind zerzaust dir die Haare. Er frischt auf, und du wendest ihm das Gesicht zu. Du bemerkst, dass du eine abgewetzte Aktentasche in der Hand hältst. Du stellst sie neben dich, breitest die Arme aus, erhebst dich auf die Zehenspitzen und versuchst, das Gleichgewicht zu halten.

Mit geschlossenen Augen lehnst du dich gegen den Wind, und wir sehen, dass du jetzt größer und schlanker bist; der Babyspeck ist verschwunden. Deine Akne ist besser geworden, und dein Gesicht ist wieder ganz glatt, nur an deinem Kinn wächst jetzt ein bisschen Flaum, den du aber schon bald abrasieren wirst. Deine Nase und dein Kiefer sind ausgeprägter und deine Wangen etwas hohler. Du siehst schon ein bisschen aus wie der Mann, der du einmal sein wirst. Du ähnelst sehr deinem Vater.

Du hast die Augen geschlossen, die Arme ausgebreitet. Der Wind wird stärker und droht, dich umzuwehen. Da berührt etwas deine Stirn. Du musst sie gar nicht sehen, um zu wissen, dass sie es ist. Sie ist das Mädchen aus deinen Träumen, das schönste Mädchen der Welt, und sie ist gekommen, um zu verhindern, dass du fällst, und es ist deine Aufgabe, zu verhindern, dass sie wieder davonschwebt. Ein schwaches Lächeln huscht über dein Gesicht, als du nach ihrer Hand greifst. Sie driftet zur Erde herab und stellt sich neben dich. Du hebst die Aktentasche auf; sie lehnt sich an dich, legt den Kopf auf deine Schulter und seufzt. *Wie schön …*

Ein Buch muss irgendwo enden, Benny.

Pssst, flüsterst du. *Hört mir zu …*

DANKSAGUNG

Ein Buch ist ein sprechendes Objekt, und dies ist der Ort, an dem es sich bedanken möchte. Und so werde ich diese schöne Aufgabe in seinem Namen übernehmen. Zunächst möchte ich Zoketsu Norman Fischer und den vielen anderen Zen-Lehrern danken, deren Gedanken in dieses Buch eingeflossen sind.

Ich danke Dr. Gail Hornstein und Dr. Annie Rogers, die meine ersten Entwürfe gelesen und mich in psychologischen und literarischen Fragen beraten haben. Ihre persönlichen Erkenntnisse und Veröffentlichungen haben mir Augen und Ohren geöffnet, ebenso wie die Bücher und Quellen, auf die sie mich hingewiesen haben. Es sind zu viele, um sie hier alle aufzuzählen, aber ich möchte an dieser Stelle zumindest Intervoice erwähnen, das International Hearing Voices Network (www.intervoiceonline.org) und Hearing Voices USA (www.hearingvoicesusa.org) sowie die bahnbrechenden Studien von Dr. Marius Romme und Dr. Sandra Escher, deren erfahrungsorientierte, nicht pathologisierende Beschäftigung mit dem kaum erforschten Phänomen des Stimmenhörens uns neue Einblicke in diese Materie gewährt hat.

Ganz herzlich bedanke ich mich bei den Stimmenhörenden, den Künstlern und den verrückten Aktivisten, deren mutige schriftliche und mündliche Berichte mein Wissen erweitert und meine Erfahrungen bestätigt haben. Mein besonderer Dank gilt meiner neuen Freundin Alison Smith, Aktivistin, Autorin und wunderbare Geschichtenerzählerin, die mich an ihren Gedanken über das Stimmenhören, Revolutionen und Hühnerzucht teilhaben ließ; und meinem alten Freund Sascha Altman »Scatter« DuBrul, dessen Engagement für das Icarus Project, soziale Gerechtigkeit und psychische Vielfalt mein Schreiben und Denken im Laufe der Jahre befruchtet hat.

Ich bin all meinen Freunden dankbar, die mich an ihrem fundierten Fachwissen teilhaben ließen. Matthew Budden, Künstler, Musiker, Medienbeobachter und Archivar, weihte Annabelle geduldig in die Grundlagen ihres gemeinsamen Berufs ein und beriet sie in Erziehungsfragen. Yoosun Park und Emily Myer wiederum halfen mir, bei ein paar Cocktails im Green Room, die Erfahrungen, die ich als Kind mit psychiatrischen Fachkräften machte, neu einzuordnen und zu bewerten; ich danke auch Andrew Rundle für seine hilfreichen Anregungen.

Unendlich dankbar bin ich Katie Young, Liz Gaudet, Karen Joy Fowler, Linda Solomon, Oliver Kellhammer, Adrienne Brodeur und Claire Kohda für ihre großzügige, erhellende und gewissenhafte Lektüre der verschiedenen Manuskriptfassungen. In all den Jahren, die ich an diesem Buch arbeitete, war ihre Unterstützung von unschätzbarem Wert. Bücher brauchen aufmerksame Leser, treue Freunde und Schreibkräfte, die sie zu dem machen, was sie sind. Wir danken euch von ganzem Herzen.

Mein Dank gilt auch dem Schriftstellerinnenhaus Hedgebrook für die Ruhe, den schwesterlichen Gemeinschaftsgeist und die Rückzugsmöglichkeit.

Ich danke herzlich Paul Slovak, Cheflektor bei Viking Books, für die kluge fachliche Betreuung, ebenso Brian Tart und Andrea Schwartz für ihre unermüdliche Unterstützung. Und ich bedanke mich bei Jamie Byng und seinem wunderbaren Team von Canongate Books für ihre grenzenlose Begeisterung für alles, was mit Büchern zu tun hat. Darüber hinaus möchte ich meinen Agentinnen Molly Friedrich und Lucy Carson für ihr langjähriges Vertrauen in meine Arbeit danken, und natürlich gilt mein Dank auch Molly Zakoor, meiner unersetzlichen Assistentin, die mich vor Fehlern bewahrt und mich bei Laune und auf Kurs hält.

Und ich kann nicht oft genug meiner lieben Freundin, ehemaligen Lektorin und Schriftstellerkollegin Carole DeSanti danken. Carole erwarb die Rechte an diesem Buch, als sie bei Viking tätig war und ich noch mit dem Manuskript kämpfte. Sie war die Erste, die das Buch sprechen hörte, und ihr feines Gehör, ihr scharfes editorisches Auge und ihre einfühlsame Beratung in Fragen des Erzähltons und der Struktur halfen dem Buch, sowohl seine Stimme als auch seine Form zu finden. Im Laufe der Jahre hat mir Carole auf vielfältige Weise geholfen. Sie hat mich gelehrt, wie man Schriftstellerin wird, und sie hat meine unausgereiften Manuskripte zu den Büchern gemacht, die sie sein wollen. Ich schätze mich glücklich, sie als Freundin und Weggefährtin zu haben.

Und schließlich danke ich, wie immer, meinem geliebten Oliver, der mein Leben so interessant macht und immer ein offenes Ohr für mich hat. Seine Gedanken inspirieren mich. Seine Worte eröffnen mir neue Welten und beflügeln meine Fantasie.